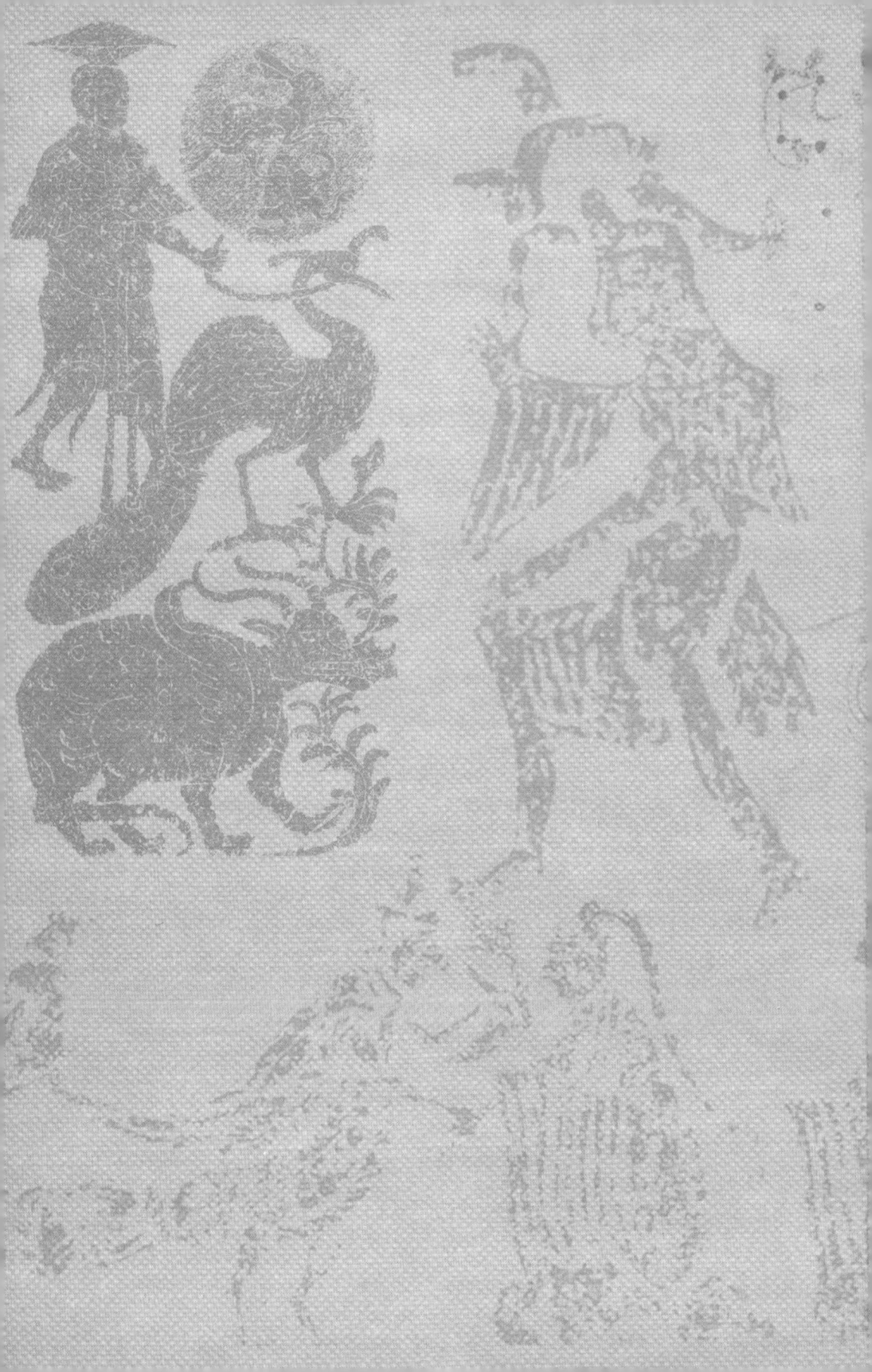

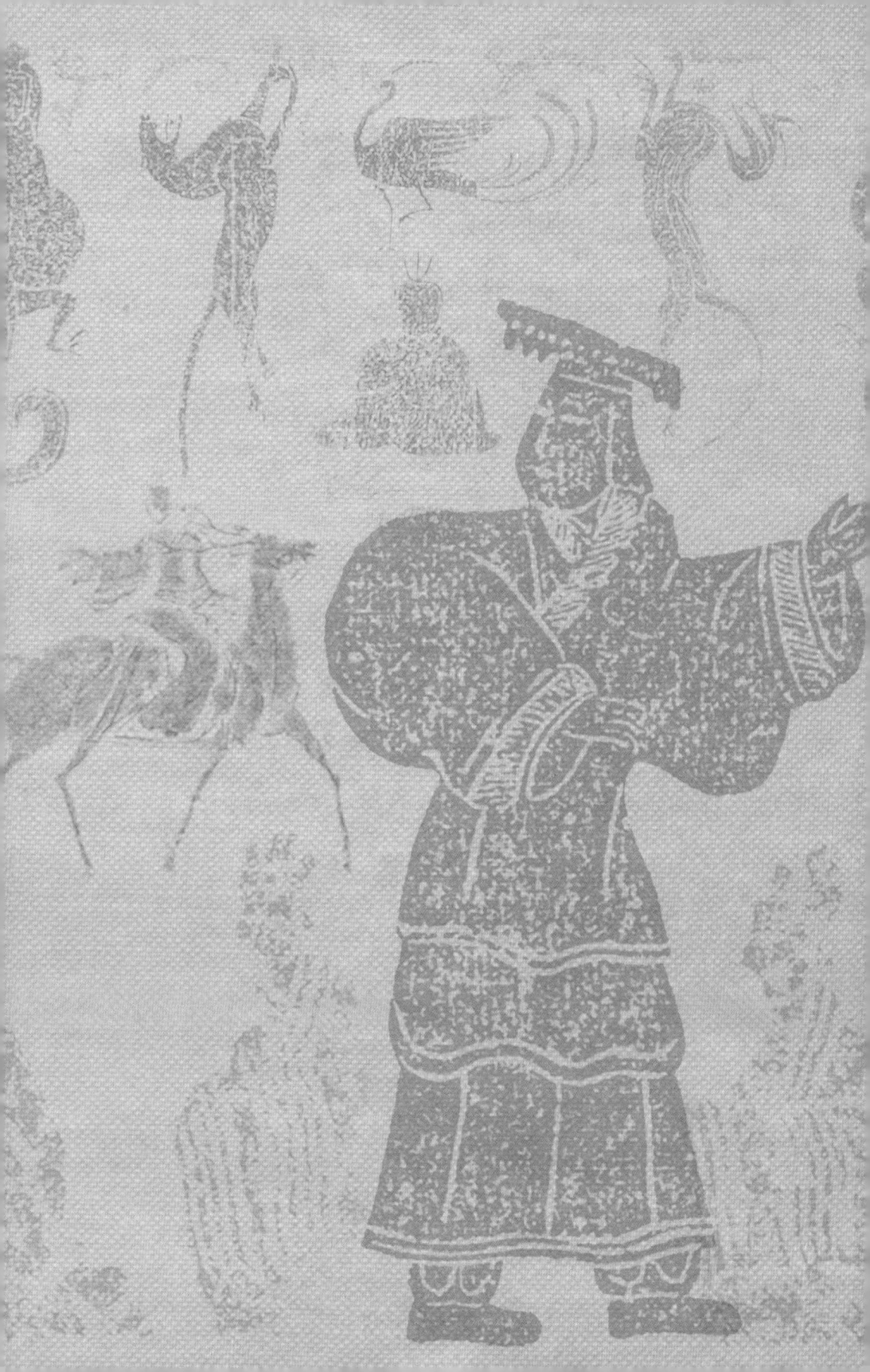

中国古医籍整理丛书

圣济总录

（第十册）

宋·赵佶　敕编

主　校　王振国　杨金萍
校注者（按姓氏笔画排序）

王飞旋　王春燕　田丹枫　刘　鹏　李怀芝

李建业　李绍林　何　永　张丰聪　陈　聪

范　磊　周　扬　金秀梅　孟　玺　郭君双

路明静　臧守虎

中国中医药出版社

· 北 京 ·

图书在版编目（CIP）数据

圣济总录 /（宋）赵佶敕编；王振国，杨金萍主校 . —北京：中国中医药出版社，2018.12（2023.10重印）
（中国古医籍整理丛书）
ISBN 978 – 7 – 5132 – 3940 – 0

Ⅰ . ①圣…　Ⅱ . ①赵…②王…③杨…　Ⅲ . ①方书 – 中国 – 宋代　Ⅳ . ①R289.344

中国版本图书馆 CIP 数据核字（2016）第 312837 号

中国中医药出版社出版

北京经济技术开发区科创十三街31号院二区8号楼
邮政编码　100176
传真　010 64405721
保定市中画美凯印刷有限公司印刷
各地新华书店经销

开本 710×1000　1/16　印张 281.5　字数 3005 千字
2018 年 12 月第 1 版　2023 年 10 月第 2 次印刷
书号　ISBN 978 – 7 – 5132 – 3940 – 0

定价　2980.00 元
网址　www.cptcm.com

服 务 热 线　010–64405510
购 书 热 线　010–89535836
侵 权 打 假　010–64405753

微信服务号　zgzyycbs
微商城网址　https://kdt.im/LIdUGr
官 方 微 博　http://e.weibo.com/cptcm
天猫旗舰店网址　https://zgzyycbs.tmall.com

如有印装质量问题请与本社出版部联系（010 64405510）
版权专有　侵权必究

第十册目录

卷第一百八十五

补益门

补益门

补益统论

论曰：《黄帝难经》曰：一损，损于皮毛，皮聚而毛落；二损，损于血脉，血脉虚少，不能荣于五脏六腑；三损，损于肌肉，肌肉消瘦，饮食不为肌肤；四损，损于筋，筋缓不能自收持；五损，损于骨，骨痿不能起于床。此损之为病也。又曰：损其肺者，益其气；损其心者，调其荣卫；损其脾者，调其饮食，适其寒温；损其肝者，缓其中；损其肾者，益其精。此补益之大法也。夫人之血气与天地同流，不能无盈虚也。有盈虚矣，不能无损益也。治疗之宜，损者益之，不足者补之，随其缓急而已。是故有平补，有峻补，或益其气，或益其精，或益其血脉，或壮其筋骨，以至益髭发，驻颜色，其治不一。要之，随宜适可，无过不及之患，斯为善矣。

平　补

论曰：一阴一阳之谓道，偏阴偏阳之谓疾。不明乎道，未有能已人之疾者。世人贪饵药石，惟务酷烈，非徒无益，反伤和气。故方书论平补之法，欲阴阳适平而已。

平补诸虚，地黄煎丸方

生地黄二十斤。洗，捣取汁　熟干地黄焙。二斤　生干地黄焙。二斤　甘草炙，剉。半斤　醇酒一斗。用无灰者　菟丝子酒浸，别捣　鹿角胶炙燥　白蒺藜炒，去角　牛膝酒浸，切，焙　干漆末，用

酒拌和，炒令烟尽　白茯苓去黑皮　白槟榔煨，剉　枳壳去瓤，麸炒　萆薢　覆盆子去梗。各四两

上一十五味，除生地黄汁并酒外，余并各细捣罗为末。先取地黄汁与酒五升，于银锅内慢火煎三二十沸，次下鹿角胶搅匀消尽，次下地黄末，又次下诸药，添酒，以柳枝不住手搅，候堪为丸，即分为二十剂余，以蜡纸裹于宽瓷瓶内封贮。逐一剂旋取丸如梧桐子大。每服三十丸，加至五十丸，空心食前温酒下。余药收经三月余，取于日中暴之，依前收封。此药兼治虚劳诸风等疾，牢牙齿，荣须发。久服坚筋骨，长肌肉，悦颜色，聪耳明目，令人壮健，万病不生。用黄酒下尤佳。

平补诸虚，久服轻身延年，活血益气，润泽肌体，**石菖蒲丸方**

石菖蒲九节者佳。一两半　柏子仁　杜仲去粗皮，炙，剉　百部　山芋　甘草炙，剉　五味子炒　贝母去心　丹参各一两　人参　防风去叉　白茯苓去黑皮　茯神去木。各一两半　生干地黄焙　麦门冬去心，焙。各二两　远志去心。半两

上一十六味，捣罗为末，炼蜜和丸如弹子大。每服一丸，空心食前熟水嚼下，日三。

平补五脏，治百病，**延年丸方**

菟丝子酒浸七日，炒黄。三两　枸杞子去梗　覆盆子去萼　车前子酒浸　巴戟天去心　远志去心　生干地黄　细辛去苗叶　白术炒　菖蒲剉　何首乌去黑皮　地骨皮　牛膝酒浸一宿　续断　菊花去梗萼。各一两半

上一十五味，除菊花外，以温水和酒少许洗过焙干，杵罗为末，炼蜜丸如梧桐子大。每日空心常服三十丸，丈夫盐汤妇人醋汤下，午食前更一服。服至十服，其人病却有发时，是药动病本功应[①]也。

---

① 药动病本功应：明抄本、乾隆本、文瑞楼本同，日本抄本作"药动病未切应"。

平补，**枸子丸方**

枸杞子汤洗　菊花拣净　肉苁蓉酒浸一宿，切，焙　桂去粗皮　黄耆涂酥炙，剉　牛膝酒浸一宿，焙　生干地黄酒浸一宿，焙　远志去心　山芋各二两　柏子仁酒浸，焙炒　人参　白茯苓去黑皮。各一两半

上一十二味，捣罗为末，以浸药酒煮面糊丸如梧桐子大。每服空心温酒下三十丸，盐汤亦得。

平补壮气，活血驻颜，轻身健骨，**神仙八味丸方**

牛膝去苗。一斤　威灵仙洗净　巴戟天去心。各四两　天麻半斤。切。以上四味，用好酒二斗浸两宿，焙　石斛去根。四两　肉苁蓉去土。二斤。洗，切，用前浸药酒同于银石器内慢火熬成膏　何首乌一斤。去黑皮，米泔浸软，切，于黑豆中蒸烂，焙干　海桐皮剉。半斤

上八味，除苁蓉膏外，捣罗为末。用苁蓉膏和捣千杵，丸如梧桐子大。每服二十丸至三十丸，空心食前温酒下，日三。久服辟风邪，调荣卫，顺三焦，乌髭鬓。

平补，益颜色，乌髭发，令人肥健，**小地黄煎丸方**

生地黄十斤。洗，滤出，一宿后捣，绞取汁　鹿角胶一斤　紫苏子炒。二斤①　酥一升半　生姜半斤。绞取汁　蜜二升　酒四升

上七味，先以文火煎地黄汁一二沸，即以酒研紫苏子滤取汁投之，又煎二十沸下胶，候胶销尽，下酥、蜜、姜汁等同煎稠如饧，收于净瓷器中。每服取一匙，暖酒调化饮之。

平补诸虚不足，**石斛丸方**

石斛去根　远志去心　槟榔煨，剉　牛膝酒浸一宿，焙　桑螵蛸炙焦，再炒　桂去粗皮　干姜炮。各半两　五味子炒　覆盆子微炒　肉苁蓉酒浸，去皴皮，切，焙　巴戟天去心，微炒　枳壳去瓤，麸炒　柏子仁研　陈橘皮汤浸，去白，焙。各二两　鹿茸一对。去毛，酥炙　泽泻　白蒺藜炒，去角。各三分　天雄炮裂，去皮脐　菟

---

① 斤：文瑞楼本同，明抄本、乾隆本、日本抄本作"升"。

丝子酒浸，捣烂，焙三日。各二两

上十九味，捣罗为细末和匀，炼蜜丸如梧桐子大。每服三十丸，空心盐汤下。

平补诸虚，益气血，壮筋骨，**鹿茸丸方**

鹿茸去毛，酥炙　附子炮裂，去皮脐　续断　侧柏叶　厚朴去粗皮，生姜汁炙　黄耆剉。各一①两　阿胶炙燥。二②两　当归切，炒　熟干地黄焙　麝香研。各半两

上一十味，为细末，炼蜜丸如梧桐子大。空心米饮下三十丸，温酒盐汤皆可服。

平补诸虚百损，**山芋丸方**

山芋　牛膝酒浸，切，焙　菟丝子酒浸，别捣　白茯苓去黑皮　巴戟天去心　泽泻　赤石脂各二两　五味子炒　杜仲去粗皮，酥炙，剉　山茱萸各一两

上一十味，捣罗为末，炼蜜丸如梧桐子大。每服三十丸，空心温酒下。

平补换骨，延驻神仙，**三黄丸方**

生地黄三十斤。木臼捣取自然汁　生干地黄焙　熟干地黄焙。各一斤。为末　鹿角胶炙燥，为末　大麻仁研　干漆捣末，点醋炒，烟尽为度。各四两　甘草炙，剉　杏仁去皮尖、双仁，研　蜜各半斤

上九味各修制，捣研，七味为末。先以无灰酒一斗，与生地黄汁并蜜于银器内用慢火煎，以柳枝搅，将欲成膏，便入诸药同熬，候可丸，即丸如梧桐子大。每服三十丸，空心食前，面东温酒下，加至五十丸。

平补诸虚百损，五劳七伤，头痛目眩，手足逆冷，或烦热有时，或冷痹骨疼，腰髋不随，饮食虽多，不生肌肉，或少食而胀满，体无光泽，阳气衰绝，阴气不行。此药能补经脉，起阴阳，

①　一：日本抄本、文瑞楼本同，明抄本、乾隆本作"二"。
②　二：日本抄本、文瑞楼本同，明抄本、乾隆本作"一"。

安魂魄，开三焦，破积聚，厚肠胃，强筋练骨，轻身明目，除风去冷，无所不治，**无比山药丸方**

干山药二^①两　苁蓉剉，酒浸。四两　杜仲去皮，剉，炒。三两　五味子拣净。六两^②　菟丝子酒浸。三两　牛膝剉，酒浸。一^③两　泽泻一两　熟干地黄一^④两　山茱萸一^⑤两　茯神去皮并心木。一^⑥两　巴戟去心。一^⑦两　赤石脂一两^⑧

上一十二味，捣筛为末，炼蜜和搜为丸如梧桐子大。每服二十丸至三十丸，食前温酒下，温米饮亦得。服之七日后，令人身轻健，四体润泽，唇口赤，手足暖，面有光悦，消食，身体安和，音声清响，是其验也。十日后，长肌肉。此药通中入脑，鼻必酸疼，勿怪。

平补下元，治诸虚冷，益阳道，令人久立不倦。年八十岁服之，面不焦。乳母服之，令子肥白。**楮实丸方**

楮实一升。淘去浮者，焙炒　牛膝去苗。半斤。剉，洗　桂去粗皮。五两　附子炮裂，去皮脐　干姜炮　巴戟天去心　麋角镑，酥炒　石斛去根，剉。各二两

上八味，杵罗为末，炼蜜丸如梧桐子大。每日空心温酒下三十丸，加至四十丸。

平补，壮元阳，**附子苁蓉丸方**

附子炮裂，去皮脐。一枚　肉苁蓉酒浸一宿，切，焙　楮实酒浸一宿，蒸熟　蘹香子炒　菟丝子酒浸一宿，蒸熟，研，焙　牛膝酒浸，切，焙　补骨脂炒　杏仁去皮尖、双仁，炒　白茯苓　当归切，焙　荜拨炒　桃仁去皮尖、双仁，炒。各半两　远志去心　山

---

①　二：文瑞楼本同，明抄本、乾隆本作"二两五钱"，日本抄本作"三"。
②　六两：日本抄本、文瑞楼本同，明抄本、乾隆本作"二两五钱"。
③　一：日本抄本、文瑞楼本同，明抄本、乾隆本作"二"。
④　一：日本抄本、文瑞楼本同，明抄本、乾隆本作"二"。
⑤　一：日本抄本、文瑞楼本同，明抄本、乾隆本作"二"。
⑥　一：日本抄本、文瑞楼本同，明抄本、乾隆本作"二"。
⑦　一：日本抄本、文瑞楼本同，明抄本、乾隆本作"二"。
⑧　一两：日本抄本、文瑞楼本同，明抄本、乾隆本作"一两。一方有远志二两"。

茱萸打破，炒　柴胡去芦头　黄耆剉细　巴戟天去心。各三分　芜
荑炒　山芋各一两　大蒜煨。六颗　蜀椒去目及闭口，炒出汗　黄
蜡各二两

上二十二味，除苁蓉、桃、杏仁、楮实、蒜、蜡外，并捣罗
为末。先取精羊肉去皮骨一斤半，细切，用水煮熟，次入好酒三
升熬烂，次入黄蜡，候熔，都取出细研。入楮实、桃、杏仁、苁
蓉、蒜等，一处烂研如膏，入前药末，和丸如梧桐子大。每服
十五丸，加至二十丸，空心盐酒盐汤下。

平补诸虚，大益气血，**六神丸方**

石菖蒲洗，剉，焙　地骨皮洗，焙　远志去心　牛膝去苗，酒
浸，焙　生干地黄　菟丝子酒浸七日，炒，别捣罗为末。各等分

上六味，除菟丝子外，并捣罗为末，再与菟丝子一处和匀，
炼蜜丸如梧桐子大。每服二十丸，空心食前温酒或盐汤任下，加
至三十丸。

平补诸虚，**五补丸方**

人参　白茯苓去黑皮　地骨皮净择　熟干地黄焙　牛膝酒浸一
宿，切，焙。各五两

上五味，捣罗为末，炼蜜丸如梧桐子大。空腹以温酒或粥饮
下三十[1]丸。忌铁器，宜于石木臼内捣。

平补，**熟干地黄丸方**

熟干地黄焙　枳壳去瓤，麸炒　地骨皮洗，焙　菟丝子酒浸，
别捣末　牛膝酒浸，切，焙。各五两

上五味，杵罗为末，炼蜜丸如梧桐子大。每日空心盐汤下
二十丸，加至三十丸。

平补，**苁蓉四倍丸方**

苁蓉酒浸一宿，去粗皮，切，焙。二两　牛膝酒浸一宿，切，
焙。四两　菊花六两　枸杞子八两

上四味，捣罗为末，炼蜜丸如梧桐子大。每服三十丸，空心

---

① 三十：明抄本、乾隆本、文瑞楼本同，日本抄本作"二十"。

温酒下。

平补，除风痰，益年寿，**山芋四倍丸方**

山芋半两　枸杞子一两　甘菊花二两　熟干地黄焙。四两

上四味，捣罗为末，炼蜜丸如梧桐子大。空心食前盐汤下三十丸，温酒亦得。

平补五脏，壮筋骨，益颜色，美饮食，**四金丸方**

肉苁蓉酒浸一宿，焙　牛膝酒浸一宿，焙　天麻　青盐细研。各三①两

上四味，除盐外，捣罗为末，与盐和匀，用木瓜一枚，除心蒸烂去皮，入臼中与四味药同捣，丸如梧桐子大，若干，少少入酒丸。每服五十丸，空心夜卧暖酒吞下。

平补，**枸杞丸方**

石斛去根。一两　鹿茸去毛，酥炙　地骨皮各一分

上三味，焙，捣罗为末。以红枸杞子自然汁二合，无灰酒一合，白蜜半两，熬成膏，丸如梧桐子大。每服三十丸，空心温酒或生姜盐汤下。

平补，**仙术丸方**

苍术三斤。米泔浸一宿，切，炒，为末　枸杞子为末　生干地黄切，焙，为末。各一斤

上三味，用好酒二升，先调枸杞末成膏，次将苍术、地黄二药，同捣三百杵，丸如梧桐子大。每服三十丸，空心新汲水下。

平补诸虚，益精壮阳，**补骨脂丸方**

补骨脂炒　松脂　山芋　白茯苓去黑皮。各八两　杏仁汤浸，去皮尖、双仁，炒。三升　胡桃肉　枣各一斤　鹿角胶炙燥。十两　桂去粗皮　牛膝酒浸，切，焙　泽泻　菖蒲　薏苡仁　草薢　槟榔煨，剉　独活去芦头　蒺藜子炒，去角　蛇床子各一两　生地黄二十斤。取汁

上一十九味，除地黄汁外，捣罗为末。煎地黄汁成煎，入药，

---

① 三：明抄本、乾隆本、文瑞楼本同，日本抄本作"一"。

点蜜和丸如梧桐子大。每服空腹温酒下三十丸。

补气血，强筋力，**麋角丸方**

昔道士戴宁古，于城市中遇一醉人，召饮讫，送一诗曰：尾闾不禁沧溟竭，九转灵丹徒用说。惟有斑龙顶上珠，可补玉堂关下血。约九月于峨眉山相见，宁古如期而往，果于太虚岩下见之，授以修养之术。曰：子血气动荡，虚且竭矣，宜先服麋角丸，使血气有补，筋力壮盛，乃可行此术。宁古始悟斑龙之句，服之逾年，体轻色润，用其术，寿至一百七十，留方以遗后人。取大麋角五具或四具、三具、两具、一具为一剂。如无麋角，以大鹿角代之，取当年新者为上，须看角根有斫痕处即堪用，退角根下平者不堪。先去尖一大寸，余各长七八寸截断，量令把锛得，即以物盛，垂于长流水中浸十宿。无流水，净盆中汲水浸亦得，每夜易。日满取出，削去皱皮，以利锛白处，至心即止。又以清米泔浸两宿，初经一宿即干，握去旧水，置新绢上暴干，择去粗恶骨皮及锛不匀者。入无灰醇酒，于瓷器中浸两宿，其酒随药多少。浸之日满，并于净釜中，初武火煎一食久，又著文火微煎如蟹眼沸，以木篦不住手搅，困则易人，不得住，时时添酒。屑消似稀胶，然后入牛乳五升，酥一升，以次渐下后药

秦艽去苗、土　人参　甘草炙，剉　肉苁蓉酒浸，去皱皮，焙　槟榔剉　木通剉　菟丝子酒浸两宿，别捣。各一两

上七味，捣罗为细末，投麋角膏中，再煎得所，放冷，候可丸，即众手丸如梧桐子大，新瓷器中盛。空腹酒下三十丸，日加一丸，至五十丸为度，日二服。初服恐气涩，宜服槟榔汤，后乃不用。忌大黄、大蒜，余无所忌。若丸时著手黏，即用少酥涂手。初服一百日，忌房室。服经一月，腹内诸疾自去，有微利勿怪，后渐多泄气能食。明耳目，补心神，安脏腑，填骨髓，理腰脚，能久立。服至二百日，面皱复展，有光泽。一年，齿落更生，强记，身轻若风，日行数百里。二年，常令人肥饱少食，老者复少，精力过倍。合时净室中，不得令鸡、犬、妇人见。妇人服之亦佳。

峻 补

论曰：阴阳之气，本自和平，过则生患。峻补之药，施于仓卒，缘阳气暴衰，真气暴脱，或伤寒阴证诸疾急于救疗者，不可缓也。盖人之禀受有限，嗜欲太过，疾病横生，固当助阳气以扶衰弱，则峻补诸方，经所谓补下治下制以急，急则气味厚者，此之谓也。

峻补一切虚冷，煅金液丹方

硫黄好者，研。二十两

上一味，入罐子内，用盖子盖定。采石龙芮并水鉴草各一握烂捣，更入黄土一掬，捣匀如泥，裹药罐子厚五六分，独罐口不裹。平地上四面簇炭五斤，上安熟火一斤烧之，候将通赤，专看口缝有碧焰起，急手拨火，将柴灰三斗厚盖，勿令透气，候冷拨灰取出，刮去泥土，如此煅至五度。若火候得所，煅出如熟鸡子香为佳。若急要服，只煅两度亦可。煅毕，将炉子于净地中埋一宿出火毒，又取出用水煮一二十沸，然后敲破。取药捣烂，更点煎水研烂如泥，以干为度。每一两药，用蒸饼一两水浸握干，入药和捣千杵，丸如梧桐子大，晒干收，服法如后。每觉腹脏稍秘及饮食减少，似作寒热，速以温米饮服五十丸，早晨、日午、近晚各一服。如此服一二百丸，其疾当退，必逐下腹中积滞，次日再进一二服，候小便清为度。平时无患，逐日早服二十丸至三十丸，诸疾不生。若遇有患，不问冷热，并宜服之，以效为度。更不宜杂服他药，亦不得用他药吐泻，此药自然补泻，与常不同。不问男女老少，有患并服。若小儿有病，夜啼心惊，奶伤痰涎，无辜泻痢之类，并速研药一分，以米饮调灌之，日再。大人泻痢不止，以黄连、贝母二味煎汤下，亦可丸服。若肠风痔疾，以白前末一钱匕调米饮下。若刀疮痛疮，以末傅之。若久患气疾，肺疾积冷，及伤寒疟疾，胸膈不利，头疼壮热，并宜多服。伤寒之病，多被庸医误下转药，或发汗失时，不分阴阳，遂致难起。但多取此药，令日服一二百丸，得泻勿怪，泻尽病愈。此药可疗众疾，临时看深浅加减服之，除皮肤之疾不可服，病已者不必多服。石龙芮，一名狗蹄草；水鉴草，一名水田草，生稻田中，独茎四花，状如田字。如无此二草，以益母草代之。

治久冷，峻补元脏，**青硫丸方**

硫黄一斤。酒甘草水，研三日　附子炮裂，去皮脐　山茱萸各四两　牛膝酒浸，切，焙。三两　白豆蔻去皮　肉豆蔻去壳　木香各二两　艾叶焙干。一两

上八味，捣研为末，拌匀，蒸木瓜肉和捣，丸如梧桐子大。每服十丸至十五丸，空心盐汤下。如腰脚疼痛，用木瓜汤下。

治虚冷，补元阳，益气血，**安息香丸方**

安息香　天雄炮裂，去皮脐　硫黄研　阳起石研　附子炮裂，去皮脐　钟乳研　白矾熬令汁枯，研　木香　蛇床子炒　白龙骨研。各一两

上一十味，捣研为末，更合研三日，用黄狗外肾去筋膜细研，以法酒同熬成膏，和剂丸如梧桐子大，每服二十丸，温酒下。

补元脏，治久冷，**益神丸方**

硫黄酒甘草水，研一日　木香　肉豆蔻去壳　槟榔剉　桂去粗皮　附子炮裂，去皮脐　青橘皮汤浸，去白，焙　干姜炮。各一两

上八味，捣研为末和匀，用糯米粥丸如梧桐子大。每服十丸至十五丸，空心酒下。

治元脏久冷，益真气，进饮食，壮筋骨，驻颜色，**玉壶丸方**

乌头大者。炮裂，去皮脐。十五枚　硇砂水飞，研　阳起石煅，研。各一两　硫黄半两。研

上四味，捣研为末，酒煮面糊丸如梧桐子大。每服十五丸，空心盐汤下，妇人醋汤下。

治肾虚，脏气寒，**生阳丹方**

硫黄生，研　附子炮裂，去皮脐　桂去粗皮　干姜炮。各一两

上四味，捣研为末，酒煮面糊丸如梧桐子大，丹砂末为衣。每服二十丸，食前温艾汤下，温米饮亦得。

大补益，水火既济，**四神丹方**

丹砂　雄黄　雌黄　硫黄各一钱

上四味，研细入银锅子内歇口，炭火熔化，滴入水中，令成丸子如绿豆大。每服二丸，空心温酒下。

治元阳气虚，补暖，**金液丹方**

硫黄甘草水浸，柳木椎研，水飞过　阳起石煨，研　石膏煅，研。各四两

上三味，合研如粉，煎甘草汤煮糊丸如梧桐子大。每服二十丸，温酒或盐汤下。

治元阳虚弱，风气攻注，脚膝疼痛，**羌活硫黄丸方**

羌活去芦头　硫黄研　天雄炮裂，去皮脐　蘹香子炒　木香　天麻　硇砂水飞，研。各一两　艾叶四两

上八味，捣五味为末，用木瓜一枚，切开顶，去皮子，入硫黄、硇砂、艾叶三味在内，再以元顶子密盖蒸烂，与前药末和捣，丸如梧桐子大。每服二十丸，盐汤或盐酒下。

治元气虚冷，面色黑黄，饮食减少，皮肉枯燥，**正阳丸方**

硫黄研　菖蒲去毛，炒　天雄炮裂，去皮脐　阿魏醋浸，去砂石，面和作饼，炙。各一两　沉香剉　厚朴去粗皮，生姜汁剉炙　草豆蔻去皮　干姜炮　桃仁去皮尖、双仁，炒　槟榔剉。各半两

上一十味，捣研为末，合研令匀，面糊丸如梧桐子大。每服十五丸，加至二十丸，空心食前盐汤下。

补虚益气

论曰：形不足者，温之以气；精不足者，补之以味。形精相感，气血生化，则荣卫循流，不失其度。食饮不节，起居靡常，嗜欲之过，形劳精摇，则真气将耗，虚损之疾，由是而生，治法当补虚益气。

治虚损，**白茯苓丸方**。

白茯苓去黑皮。二两　菟丝子半两。酒浸，别捣　熟干地黄焙。二两　天雄炮裂，去皮脐　石斛去根　肉苁蓉酒浸，去皱皮，切，焙。

各一两半 石菖蒲 山茱萸 栝楼根 山芋 牛膝去苗，酒浸，切，焙 赤石脂 细辛去苗叶 防风去叉 续断 蛇床子炒 柏子仁炒 巴戟天去心 远志去心 杜仲去粗皮，炙。各一两

上二十味，捣罗为末，炼蜜和丸梧桐子大，每日空心温酒下三十丸。

治骨髓伤败，补虚益气，**沉香续断丸方**

沉香剉 续断 牛膝去苗，酒浸，切，焙 石斛 藿香子炒 补骨脂微炒 荜澄茄 山茱萸 防风去叉 熟干地黄焙 白茯苓去黑皮 杜仲去粗皮，炙 肉苁蓉酒浸，切，焙。各三分 菟丝子酒浸一宿，别捣 桂去粗皮 鹿茸去毛，酥炙 附子炮裂，去皮脐 泽泻 石龙芮各一两 巴戟天去心 桑螵蛸炒 芎藭 五味子 覆盆子 木香各半两

上二十五味，捣罗为末，酒煮面糊丸梧桐子大。每服三十丸，空心温酒或盐汤下。

治脏真衰耗，气羸力乏，胁肋虚胀，痞满喘急，肠鸣腹痛，头昏多倦，膝胫疼疼，肢体怠惰，饮食无味，**藿香乌药丸方**

藿香子炒。四两 乌药剉。半斤① 石斛去根。四两 胡芦巴炒 巴戟天去心。各二两 乌头炮裂，去皮脐 羌活去芦头 楝实炮，去皮。各四两 苍术去黑皮。半斤 地龙去土。二两 青盐一两 蜀椒去目并闭口，炒出汗。二两 马蔺花醋拌，炒 赤小豆各四两

上一十四味，捣罗为末，酒煮面糊丸梧桐子大。每服二三十丸，温酒或盐汤下，空心食前。

治丈夫元脏风虚，气血劳伤，饮食减少，四肢疲乏，气劣心悸，上热下冷，口苦舌干，**威灵仙汤方**

威灵仙酒浸，去芦头 仙灵脾剉碎，羊脂拌炒过 防风去叉 人参 白茯苓去黑皮 羌活去芦头 独活去芦头。各三分 附子炮裂，去皮脐。一两 柴胡去苗。一两半 秦艽童子小便浸一

---

① 斤：明抄本、乾隆本、文瑞楼本同，日本抄本作"两"。

宿，洗，焙　槟榔　木香各三分　鳖甲童子小便浸一宿，炙黄，去裙襴　黄耆各一两　枳壳去瓤，麸炒　甘草炙　沉香　桂去粗皮　芎劳各三分　苁蓉酒浸，切，焙　巴戟天酒浸一宿，去心。各一两　牛膝酒浸一宿，切，焙　半夏生姜汁浸一宿，焙　当归酒浸一宿，瓦上炒　乌药生米泔浸一宿，剉，焙。各三分

上二十五味，剉如麻豆。每服五钱匕，水一盏半，姜五片，羊肾半枚，同煎减半，入酒半合，更煎三两沸，去滓。通口服，空心午前各一服。

治形气衰惫，积气上攻，心膈不利，身体羸瘦，饮食无味，**补益紫金丸方**

青蒿　柴胡去苗。各二两　芍药　五加皮　续断　石斛去根　黄耆　羌活去芦头。各一两

以上八味剉，以无灰酒、童子小便各二升浸，置日中暴三日，逐日转动，日足漉出焙干，捣罗为末。其浸药者酒，留熬后药。

当归切，焙　牛膝酒浸，切，焙。各一两　桃仁去皮尖，麸炒　肉苁蓉酒浸，切，焙。各一两半　地黄汁三升

以上五味，除地黄汁外捣罗为末，同地黄汁并入前浸药酒内，慢火熬，时时搅转，令膏凝，即住火。

芎劳　人参　白茯苓去黑皮　桂去粗皮　附子炮裂，去皮脐　蛇床子炒　卷柏去根，土炒　蜀椒去目并闭口，炒出汗　厚朴去粗皮，姜汁浸，炙　木香　荜澄茄各一两

上二十四味，除十三味外，余一十一味，捣罗为末，并入药膏，同前八味拌和令匀，干不可丸即添炼蜜，和丸如梧桐子大。每日空心日午温酒下三十丸。服一月，除百病，肌肤充实，颜色红润，进饮食，壮筋骨，暖血海，黑髭发。妇人屡经产育，血海冷惫，腰腹气痛，并能治之。

治下元伤惫，驻颜悦色，**骨补丸方**

黄狗脊骨一条。两头去两节，截为五段，取硇砂一两细研，以浆水一升调搅令消化作水，下脊骨在汁中浸三宿后，用炭火炙干，以汁刷之，汁尽为末　肉苁蓉酒浸，切，焙　桂去粗皮　附子炮裂，去

皮脐　干姜炮。各一两　蛇床子炒　牛膝酒浸，焙干。各半两　鹿茸一只。酥炙　阳起石火煅，研为粉　五味子　胡椒各半两

上一十一味，捣罗十味为末，和前狗脊骨末，用枣肉五两、酥一两相和，搜捣一二千杵，硬软得所，丸如小豆大，暴干。每日盐汤下一十丸。服一月，其精温暖；两月，精结实；三月，精秘不泄。益颜色，壮筋力，百病不生。

补元脏，益脾胃，止脐腹疼痛，思进饮食，固真气，美颜色，**菟丝子丸方**

菟丝子水淘去浮，酒浸七日，别捣取末　草薢各二两　黑狗脊骨并髓炙焦。一两半　肉苁蓉酒浸一宿，切，焙。四两　熟干地黄二①两。焙　枳实微炒　山芋各一两

上七味，捣罗为末，酒煮面糊和丸梧桐子大。每服三十丸，米饮下，空心食前。

治元脏气衰，风虚劳冷，腰脚无力，筋骨疼痛，日加痿瘁，饮食不化，脾泄泻痢，面无颜色，及治伤寒头痛，**附子丸方**

附子炮裂，去皮脐。四两　硇砂半两。用浆水半升，同附子慢火煎干　沉香一两　蒺藜子微炒，去角。三两

上四味，捣罗为末，炼蜜和丸梧桐子大。每服二十丸，空心温酒下。如不饮酒，即以盐汤下。渐加丸数，久服。

治下部虚损，腹内疼痛，不喜饮食，平补，**肉苁蓉丸方**

肉苁蓉二斤。酒浸三日，细切，焙干

上一味，捣罗为末，分一半醇酒煮作膏，和一半入臼中捣五百下，丸如梧桐子大。每服二十丸，加至三十丸，温酒或米饮下，空心食前。

治脏真衰惫，面色萎黄，牙齿疏落，眼目昏暗，腰脚痠疼，四肢困乏，口苦舌干，久服延年益寿，补益精气，壮腰脚，和荣卫，**菖蒲丸方**

菖蒲九节，叶细如剑脊者，八月取根阴干，不限多少，米泔浸，

---

① 二：明抄本、乾隆本、文瑞楼本同，日本抄本作"一"。

硬竹刀刮去黑皮。约一斤。以淘净黑豆一斗分一半铺甑中，次安菖蒲，即将一半豆铺履，炊之良久，将釜水仍洒甑中，俟过熟去豆，取菖蒲用

上取菖蒲薄切焙干，捣罗为末，水浸炊饼和丸如梧桐子大。每服三十丸，空心温酒或盐汤下，稍加丸数。

治上热下冷，五劳七伤，补虚益气，**地黄沉香丸方**

沉香剉　鹿茸酒浸，去皮，酥炙　肉苁蓉酒浸，切，焙　牛膝酒浸，切，焙　附子炮裂，去皮脐　菟丝子酒浸一宿，别捣为末。各三两　黄耆剉。一两　熟干地黄焙。四两　蒺藜子炒，去角。二两　巴戟天去心　芎䓖　石斛去根　木香　山茱萸　羌活去芦头　补骨脂炒　蛇床子炒　人参　楝实取肉　桂去粗皮　槟榔剉　蘹香子炒　骨碎补去毛　安息香用胡桃瓤二枚先研。各一两

上二十四味，捣罗为末，别取地黄自然汁七升，枣膏四两，酒三升，蜜半斤，酥五两，于银石器中熬如膏，放冷，入羖羊筒骨内髓半升，炼油去滓，和前末杵千百下，丸如梧桐子大。每空心温酒或盐汤下三十丸，加至四十丸。

治下经积冷，补虚损，益气血，壮筋骨，**正元丹方**

附子炮裂，去皮脐　阿魏醋化面和作饼，慢火炙。各一分　硫黄研　远志去心　沉香各半两　槟榔炮，剉。二枚　木香一分　青橘皮汤浸，去白，焙　蜀椒去目并合口，炒取红　干姜炮　蘹香子炒　桃仁去皮尖、双仁，炒。各半两

上一十二味，捣罗为末，酒煮面和丸如梧桐子大，以丹砂为衣。每服十五丸至二十丸，食前温酒或盐汤下。

治五劳七伤，补虚益气，**威灵仙丸方**

威灵仙　肉苁蓉酒浸，切，焙　补骨脂炒　龙骨　菟丝子酒浸一宿，别捣　远志去心　人参　白茯苓去黑皮　熟干地黄焙　杜仲去粗皮，切，炒　续断　牛膝酒浸，切，焙　山芋　山茱萸　附子先去皮脐，黑豆内煮透，切，焙　五味子　泽泻　覆盆子　黄耆剉　桂去粗皮。等分

上二十味，捣罗为末，炼蜜和丸如梧桐子大。每服三十丸，

空心温酒或盐汤下，服一月后，减半常服。

治下脏积冷，补虚益气，润泽肌肤，**黄耆丸方**

黄耆剉　肉苁蓉酒浸，切，焙　人参　防风去叉　桂去粗皮　桔梗炒　牛膝酒浸，切，焙　白术　芍药　白茯苓去黑皮　天雄炮裂，去皮脐　附子炮裂，去皮脐。各一两

上一十二味，捣罗为末，炼蜜和丸如梧桐子大。每服二十丸，温酒或盐汤下，空心服。

补虚损，益正气，**巴戟天丸方**

巴戟天去心。一两　沉香剉。半两　山芋一两　菟丝子酒浸一宿，别捣。一两半　藁香子炒　茯神去木　五味子　海桐皮剉。各一两　牛膝酒浸，切，焙。一两半

上九味，捣罗为末，炼蜜丸如梧桐子大。空心食前盐汤或温酒下十五丸至二十丸。

治脾肾风劳，补益元脏，和一切气，**硇砂煎丸方**

硇砂研了，水飞。三①两　附子一半炮裂，去皮脐，一半生　天雄如附子修制　沉香别为末　木香　巴戟天去心　肉苁蓉切，焙　牛膝切，焙　藁香子炒　桂去粗皮　槟榔剉　当归切，焙　补骨脂　干姜一半炮，一半生　阿魏各二两。用米醋一升研化，细绢滤去滓，留醋用　楝实三两。去核，别为末

上一十六味，除沉香、楝实、硇砂、阿魏外，余药捣罗为末。先以沉香、楝实二味末，用好酒一升，入银石铫子煎沸，入硇砂慢火熬，欲尽，又添酒一升再熬，又欲尽，下阿魏醋并酒二升或三升，准前熬，将前药末分作五分，将二分入酒醋内，慢火又熬，徐徐添酒一二升，成膏为度。倾入净器内，将前三分药末拌匀，杵一千下，丸如梧桐子大。每服二十丸，空心盐汤或温酒下。妇人无孕，当归酒下。

益气补精，**枸杞丸方**

枸杞子净择。一斤　肉苁蓉酒浸，切，焙　干枣肉　石斛去

---

① 三：明抄本、乾隆本、文瑞楼本同，日本抄本作"一"。

根。各八两　远志去心。六两　菟丝子酒浸一宿，别捣　续断各五两　熟干地黄十两　天雄炮裂，去皮脐。二两

上九味，捣罗为末，炼蜜和杵千百下，丸如梧桐子大。每服温酒下三十丸，五日后加至四十丸，十日后至五十丸，二十日后至六十丸，三十日后却减十丸，减至三十丸止，每日空心一服。

补精益气，**仙灵脾酒方**

仙灵脾六两。剉，鹅脂一两炒　陈橘皮汤浸，去白，焙。半两　连皮大腹剉　槟榔剉。各三枚　黑豆皮一合　桂去粗皮。一分　豉一合　生姜半分　葱白三茎。切

上九味剉碎，以生绢袋盛，用好酒一斗二升浸，挂药不令到底，煻灰火外煨一复时，取出候冷。空心夜卧各一盏，服此酒后，更用此小浴药淋浴，壮阳气。

紫梢花散方

紫梢花　桂去粗皮　附子炮裂，去脐　马蔺花　牡蛎粉　地骨皮　蛇床子　五加皮　防风去叉　蜀椒去目，炒去汗　白矾灰等分

上一十一味，捣罗为末。每用一匙，水一升半，煎至七八合，乘热先熏，通手浴之。

益气补不足，却老延年，**附子天门冬散方**

附子炮裂，去皮脐。二两　石菖蒲　木香　桂去粗皮　天门冬去心，焙　干姜炮。各一两

上六味，捣罗为散。每服一钱匕，温酒调下，空心服。

补虚益气，乌髭，**枸杞煎丸方**

枸杞根叶花不拘多少，木臼中烂捣，水煮一复时，绞取浓汁。五升。入酒五升同熬成膏　肉苁蓉酒浸，切，焙　附子炮裂，去皮脐　白术各二两　熟干地黄焙　何首乌剉碎，用大豆蒸透，焙干，去豆　补骨脂炒。各三两

上七味，捣罗为末，以煎膏和丸如梧桐子大。每服三十丸，空心温酒下。

补虚益气，顺三焦，壮筋骨，**补中丸方**

乌头炮裂，去皮脐　威灵仙去苗、土　巴戟天　苍术米泔浸一

宿，切，慢火焙干　赤芍药各一两

上五味，捣罗为末，酒煮面糊和丸如梧桐子大。每服二十丸，温酒下，食前服。

补虚益气，**四倍丸方**

木香一两　硫黄二两。柳木椎研，频以甘草水洒　附子三两。炮裂，去皮脐　蘹香子微炒。四两

上四味，捣罗为末，酒煮面糊和丸如梧桐子大。每服空心盐汤或温酒下十五丸至二十丸。

益气血，补元脏，悦颜色，**四补丸方**

柏子仁生绢袋盛　何首乌切作小片　肉苁蓉切作小片　牛膝细切，生绢袋盛。各三两

上四味，用酒三升，春夏浸七日，秋冬浸二七日，取牛膝、柏子仁先捣如泥，次将何首乌、苁蓉同杵得所，为丸如梧桐子大。每服二十丸至三十丸，空心温酒下。

补虚益精髓

论曰：《内经》谓肾者主水，受五脏六腑之精而藏之。又曰，肾之合骨也，骨者髓之府。故嗜欲过伤，精髓耗惫，则必用补肾之剂以益之。凡病，虚则补之，不必专用热药。若肾虚之证，尤当以益精髓为先。《圣济经》于阳剂刚胜则曰天癸竭而荣涸。盖谓是也。

治脏腑虚惫，腰脚痿弱，续筋骨，秘精髓，安魂魄，辟疫气，换肌，壮阳，益寿，**玉霜丸方**

龙骨一斤。黏舌者，研如粉，水飞三度，晒干，黑豆一斗内蒸一复时，熟绢夹袋盛，蒸了再晒干　天雄一十两。长大者，酒浸七日，地坑内炭火半秤，烧地坑赤，速去灰火，净扫，以醋二升泼坑内，候干，乘热投天雄，盆合土拥，经宿，去皮脐　鹿茸半斤。麻茸连顶骨者，炙去毛，取三寸截断，酒浸一复时，慢火炙　菟丝子五两。酒浸一复时，炊过焙，别捣　紫梢花如无，以木贼代　牡蛎厚者，火煅如粉。各三两　巴戟天穿心者，炒　肉苁蓉酒浸一复时，批

薄，酒洗，炙　泽泻洗净，酒浸一宿，炙　牛膝酒浸，炙　石斛去根，炙　磁石火煅，醋淬七遍　丹砂别研。各二两　韭子微炒。五两　桂去粗皮　蘹香子炒。各一两

上一十六味，捣罗为末，炼蜜、酒相拌和捣千百下，丸如梧桐子大。每日空心晚食前，温酒下三十丸，临卧冷酒下三十丸，相次更饮冷酒一杯投之。

补虚续绝，益精髓，治百病，**地黄煎丸方**

生地黄七斤。洗五遍，取汁，余滓更入酒二升同研，更搦汁，银石器内慢火熬成膏　熟干地黄焙　生干地黄焙。各五两　山芋二两　黄耆剉　远志去心　五味子　牛膝酒浸，焙　柏子仁　干枣肉焙　巴戟天去心。各一两　干漆三钱。末，酒炒烟尽　枸杞子去蒂　石菖蒲九节者。各二两　桂去粗皮。半两

上一十五味，除前膏外，捣罗为末，入膏和丸如梧桐子大。每服三十丸，空心温酒或盐汤下，加至五十丸。

补益精髓，温中下气，安五脏，利腰脚，除膀胱癞疝，脐胁冷气刺痛，**补骨脂丸方**

补骨脂炒　蘹香子炒　槟榔鸡心者，剉　胡芦巴　巴戟天去心　京三稜湿纸裹煨令熟，椎破　楝实去核，麸炒　青橘皮汤浸，去白。各一两　枳壳去瓤，麸炒　荜拨　附子炮裂，去皮脐　荜澄茄　木香　丁香　桂去粗皮。各三分①

上一十五味，除桂外，焙干捣罗为末，炼蜜和丸如梧桐子大。每服五十丸，空心温酒下。

补虚，益精髓，**地黄石斛丸方**

生地黄五斤。研取汁，银石器中熬去半，入白蜜四两，慢火熬成膏　石斛去根　巴戟天去心　牛膝去苗，切，酒浸，焙　肉苁蓉酒浸，去皴皮，切，焙　桂去粗皮　补骨脂炒　鹿角胶炒令燥　菟丝子酒浸，别捣末　木香　附子炮裂，去皮脐　枸杞子焙　鹿茸去毛，酥炙。各一两

① 分：日本抄本、文瑞楼本同，明抄本、乾隆本作"两"。

上一十三味，除膏外，捣罗为末，入膏和丸如梧桐子大。每服二十丸至三十丸，空心临卧温酒或盐汤下。

治五劳七伤，骨髓虚惫，**覆盆子丸方**

覆盆子去梗　巴戟天去心　五味子　桂去粗皮　山芋　鹿茸去毛，酥炙。各半两　黄耆锉　牛膝酒浸，切，焙　熟干地黄焙。各一两　远志去心。一分　石斛去根　肉苁蓉酒浸，去皴皮，切，焙。各三分

上一十二味，捣罗为末，炼蜜和丸如梧桐子大，空心温酒下三十丸。

壮元气，去风冷，益精髓，长肌肉，**天雄石斛丸方**

天雄炮裂，去皮脐　石斛去根　肉苁蓉酒浸，去皴皮，切，焙　牛膝酒浸，切，焙　独活去芦头　巴戟天去心。各一两　桂去粗皮　补骨脂炒。各二两半　生干地黄焙。三两半

上九味，捣罗为末，腽肭脐三两细锉，以酒二升浸两宿，去筋膜，研取肉，布绞滤去滓，文武火煎膏，和前药末捣千百下，丸如梧桐子大。空心温酒，或盐汤下二十丸。如药稠，更入熟蜜。

补不足，填精髓，除风变白，**九仙丸方**

生地黄二十斤。捣取汁　生牛膝十斤。捣取汁　生姜三斤。取汁　巨胜子甑内炊熟，暴干，九遍，汤浸，去皮，炒，研　菟丝子酒浸三日，水洗去浮者，焙，别取末　杏仁汤浸，去皮尖、双仁，炒，细研　桃仁汤煮，去皮尖、双仁，炒，细研　蒺藜子炒，去角，末。各一升　白蜜一斤

上九味，先将地黄汁量三升，入银石器中，浸到处刻记定；次入余地黄汁，慢火煎至刻处；次下牛膝汁，又煎至刻处；次下生姜汁，又煎至刻处，其火常令如鱼眼沸；次下杏仁、桃仁末，次下巨胜末，次下蒺藜末，次下菟丝子末，次下白蜜，搅勿住手，候可丸，即捣三千下，丸如梧桐子大。每服空心温酒下三十丸，加至四十丸，晚再服。百日后白发变黄，二百日后从黄变黑，诸风悉除，尤补腰肾，益气明目。

补下元，益精髓，去一切风冷，**保寿太阳丹方**

硫黄光明者，研两复时，取末。一十一①两　青盐四两半。研　阳起石别研如粉　附子炮裂，去皮脐　牛膝酒浸，切，焙　楮实　桂去粗皮。各三两

上四味，将四味草药捣罗为末，与前三味研药同搅，再研匀，别取干姜六两细末，煮姜面糊为丸，如梧桐子大。每服空心酒下二十丸至三十丸。

暖下元，益精髓，壮阳益气，**巴戟天丸方**

巴戟天去心，微炒　山茱萸　龙骨研如粉　肉苁蓉酒浸，研如膏　韭子微炒　附子炮裂，去皮脐。各一两　补骨脂炒　薥香子炒。各二两

上八味，除膏外捣罗为末，渐次入苁蓉膏内研匀，炊枣肉丸如梧桐子大。空心盐汤或温酒下十五丸至二十丸。

壮元气，益精髓，补虚损，**金锁丸方**

龙骨一两。茅香汤浴三遍，研如面　鸡头粉三两　沉香剉　山茱萸酒浸，取肉，焙　桂去粗皮　附子炮裂，去皮脐　肉苁蓉酒浸，去皴皮，切，焙　莲花蕊七八月采，干。各二两

上八味，捣罗为末，以金樱煎膏丸，如无即炼蜜丸，如梧桐子大。空心酒下二十丸至三十丸。

治肾寒羸瘦，生阳气，补精髓，**鹿角霜丸方**

鹿角霜　肉苁蓉酒浸，去皴皮，切，焙　附子炮裂，去皮脐　巴戟天去心　蜀椒去目及闭口，炒出汗。各一两

上五味，捣罗为末，酒煮面糊和丸如梧桐子大。每服二十丸，空心温酒下。

治精耗血少，阳气衰弱，调荣卫，利腰脚，**香茸丸方**

鹿茸去毛，酒浸煮，焙干。一两　麝香细研。一分　山茱萸去核，焙干。二两　沉香剉。一钱②

上三味，捣罗为末，入麝香研匀，炼蜜和丸如梧桐子大。每

---

① 一十一：明抄本、乾隆本、文瑞楼本同，日本抄本作"一"。
② 钱：明抄本、乾隆本、文瑞楼本同，日本抄本作"分"。

服空心温酒或盐汤下三十丸。

补精血，**楮实丸方**

楮实半斤。淘，炒　山芋四两　桑螵蛸剉，炒　枸杞子各二两

上四味，捣罗为末，炼蜜和丸如梧桐子大。每服三十丸，空心日午盐汤下。

治精极，填骨髓，**地黄煎方**

生地黄一斤。绞取汁　牛酥一斤　白蜜一斤

上三味，慢火煎地黄汁减半，内牛酥更煎良久，次下蜜搅匀，候稀稠得所，瓷器盛。每日空心晚食前，温酒调下半匙。

养精气，益元阳，**龙骨丸方**

龙骨　远志去心。等分

上二味，捣罗为末，炼蜜和丸如梧桐子大。空心临卧，冷水下三十丸。

壮元气，益精髓，润髭鬓，久服无暴性，**补真丸方**

肉苁蓉半斤。酒浸一宿，去皱皮，切，焙，为末　菟丝子酒浸一宿，净洗，焙，捣末

上二味，同捣匀，取生地黄汁二升，于银石器内慢火熬成膏，别取青竹沥一盏，时时洒膏内，候稠黏，放冷，和前药，丸如梧桐子大。空心温酒或盐汤下三十丸至五十丸，日中再服。

治肾久虚，精气耗惫，腰脚疼重，神色昏黯，耳鸣焦枯，阳道萎弱，此由精少，欲事过度，益精，**鹿茸散方**

鹿茸去毛，酥炙

上一味，捣罗为散。每服一钱匕，渐至二钱匕，空心，浓煎苁蓉酒七分一盏，放温，入少盐调下。如欲为丸，即以

鹿茸去毛，酥炙。一两　肉苁蓉酒浸一宿，焙干　蛇床子洗，焙干。各一分①

上三味，同为末，炼蜜和捣，丸如梧桐子大。每服二十丸至三十丸，温酒或盐汤下。

---

① 分：明抄本、乾隆本、文瑞楼本同，日本抄本作"两"。

治精极，骨髓虚竭，补益，**麋茸**[①]**煎方**

麋茸五两。去毛，酥炙黄

上一味，捣罗为末，以清酒二升，银石器中慢火熬成膏，瓷器盛。每服半匙，温水调下，空心食前服。

治脾肾气虚，补骨髓，通利耳目，**灵芝丸方**

苍术一斤。米泔浸，时换水

上一味，用竹刀刮去皮并土，夏浸三日，冬七日，晒干，木臼内捣罗为末，枣肉丸如梧桐子大。空心枣汤下三十丸至五十丸。

秋石方

凡世之炼秋石者，但得火炼一法而已。此药须兼用阴阳二石，方为至药，今具二法于后。凡火炼秋石者，阳中之阴，故得火而凝，入水则释然消散，归于无体。盖质去但有味在，此离中之虚也。水炼秋石，阴中之阳，故得水而凝，遇暴润千岁不变。味去而质留，此坎中之实。二物皆出于心肾二脏，而流于小肠，水火腾蛇，玄武正气，外假天地之水火，凝而为体，服之还补太阳、相火二脏，上为养命之本，具方如后。

阳炼法

小便不计多少，大约两桶为一担。先以清水接好皂荚浓汁，以布绞去滓，每小便一担桶，入皂荚汁一盏，用竹篦急搅，令转百千匝乃止。值候小便澄清，白浊者皆淀底，乃徐徐辟去清者不用，只取浊脚，并作一满桶。又用竹篦子搅百余匝，更候澄清，又辟去清者不用。十数担不过取得浓脚一二斗，其小便须是先以布滤过，勿令有滓。取得浓汁，入净锅中熬，刮下捣碎，再入锅以清汤煮令化，乃于筲箕内布筋纸两重，倾药入纸筲箕内淋过，取淋下清汁，再入锅熬干，又用汤煮化，再依前法淋，直候色如霜雪即止。乃入固济沙盒内歇口，火煅成汁倾出。如药未成，更煅一两遍，候莹白玉色即止。细研入沙盒内固济，顶火四面，养

---

① 麋茸：明抄本、乾隆本、文瑞楼本同，日本抄本方名和药物均作"鹿茸"。

七昼夜，久养火尤善，再研。每服二钱，空心温酒下，或用枣肉为丸，如梧桐子大，每服三十丸亦得。空心服阳炼，日午服阴炼，各一服。一名还元丹。昔有人得瘦疾且嗽，万方不效，服此辄愈。又有病颠眩腹鼓，久之渐加喘满垂困者，亦服此即差。此法极省力，只一小锅便可炼，体如金石，永不暴润，与常法功力不侔，久疾人只数服便效。

阴炼法

小便三五石，夏月虽腐败亦堪用，分置大盆中，以新水一半以上相和，旋转搅数百匝，放令澄清，辟去清者，留浊脚。又以新水同搅，水多为妙。又澄去清者，直候无臭气，澄下秋石如粉即止。暴干刮下，如腻粉光白，粲然可爱，都无臭气味为度，再研。以乳男儿乳和如膏，烈日中暴干，如此九度。须拣好日色乃和，盖假太阳真气也。第九度即以枣肉丸之，如梧桐子大，暴干。每服三十丸，温酒下。

治五劳七伤，精髓虚惫，**鹿茸丸方**

鹿茸去毛，酥炙　山茱萸　杜仲剉，炒丝断　桂去粗皮　五味子炒。各三分　菟丝子酒浸，蒸，捣，取粉。一两半　肉苁蓉酒浸，炙　山芋　酸枣仁炒。各一两　腽肭脐细切，研。一两一分。用酒二升淘滤精细，入铫子慢火煎成膏

上一十味，捣罗九味为末，将腽肭脐膏杵和丸如梧桐子大。每服三十丸，空心用温酒下。

治丈夫虚羸，精髓衰惫，不能饮食，**苁蓉丸方**

肉苁蓉酒浸，去皱皮，切，焙　牛膝酒浸，切，焙　熟干地黄焙　麦门冬去心，焙　山茱萸　枳壳去瓤，麸炒　五味子各三两　远志去心。一两　石斛去根　人参各二两

上一十味，捣罗为细末，炼蜜丸梧桐子。温酒下三十丸，日再服，空心食前。

治五劳七伤，补益精髓，**四味丸方**

熟干地黄焙　天门冬去心，焙　白茯苓去黑皮　远志去心。各三两

上四味，捣罗为末，炼蜜和丸如梧桐子大。每服三十丸，温酒下。

王倪丹砂，无所不主，尤补心，益精血，愈瘰疾^①，壮筋骨，久服不死。王倪者，丞相遵十二代孙，文明九年为沧州无棣令。有一人善相，见倪曰：公死明年正月乙卯，我有药可以不死，公能从我乎？倪再拜称幸，乃出炼丹砂法饵之。开元元年倪妻之弟，亦遇异人授以杏丹法曰：吾闻王倪能炼丹砂，愿以此易之。倪以杏丹赐其子弁，而倪与授杏丹者后皆仙矣。刺史李休光表闻，赐其第为道观。

炼丹砂法

丹砂二十八两　甘草　远志去心　槟榔仁　诃黎勒皮各一两　桂去粗皮。八两。捣碎

上甘草等四味判，以二大斗釜，用细布囊盛丹砂悬于釜中。著水和药，炭火煮之。第一日兼夜，用阴火，水纹动；第二日兼夜，用阳火，鱼眼沸；第三日兼夜，用木火，动花沫沸；第四日兼夜，用火火，汩汩沸；第五日兼夜，用土火，微微沸；第六日兼夜，用金火，沸乍缓乍急；第七日兼夜，用水火，缓调调沸。先期泥二釜，一釜常暖水用添，煮药釜水涸，即添暖水，常令不减二斗。七日满，即出丹砂，于银盒中盛，其盒中先布桂肉一两拍碎，即匀布丹砂，又以余桂一两覆之。即下盒置甑中，先布糯米厚三寸，乃置盒，又以糯米拥覆上，亦令上米厚三寸许，桑薪火蒸之，每五日换米桂，其甑蔽，可用完竹子为之，不尔，蒸多甑堕下釜中也。甑下侧开一小孔子，常暖水用小竹子注添釜中，勿令水减。第一五日用春火，如常炊饭，兼夜；第二五日兼夜，用夏火，猛于炊饭；第三五日用秋火，似炊饭乍缓乍急，兼夜；第四五日用冬火，兼夜，火缓于炊饭，依五行相生，用文武火助之。药成，即出丹砂，以玉椎，力士钵中研之，当腻如面，即

---

① 愈瘰疾：文瑞楼本同，明抄本、乾隆本作"愈瘦疫"，日本抄本作"愈瘰疾"。

可服之，以楮实煎丸如梧桐子大。每日食前服一丸，每日三食，计服三丸。炼成丹砂二十两为一剂，二年服尽。尽后，每十年即炼服三两，仍取正月一日起，服一月使尽。既须每十年三两，不可旋合，宜预炼取一剂。

补虚固精

论曰：肾主水，受五脏六腑之精而藏之。所谓天一在脏，本立始也。若肾脏衰，精气不固；或因溲而出；或因闻见而溢；或因虚劳，漏泄精气；或因邪气乘虚，客于阴为梦遗，皆肾虚也。宜补以固之，故法宜以涩去脱。

治精气不固，诸虚百损，**太一金锁丹方**

钟乳粗捣，净淘，淡竹叶一握，地榆半两，剉，同入沙铫内，水煮一复时，取乳石净淘，研细，水飞，取细者不住手研三日，研无声，加面，焙取二两　芡实和壳暴干　大豆黄卷微炒　巴戟天去心　附子炮裂，去皮脐　补骨脂炒熟　鹿茸去毛，涂酥炙。各一两　肉苁蓉酒浸一宿，去皱皮，切，蒸烂，研成膏。三两

上八味，除膏外捣罗为末，入苁蓉膏，捣千百下，如硬，更入炼蜜同捣，丸如梧桐子大。每服十丸，空心临卧温盐酒下。一月精秘，还元补脑，面目光，精神爽。百日肌肤充悦，须发光润，诸气及积年伤惫冷疾皆愈。常服补气延年。

治虚损，去风，闭精，固元阳，**九物金锁丹方**

龙齿　败龟酥炙　雄蚕蛾未对者　巴戟天去心　白莲花叶各半两　莲子心　肉苁蓉各一两　雄鸡肝一分　山芋二两

上九味，同罗为末，面糊和丸如梧桐子大。每服十丸，空心温酒下。

秘精，补脾元①，强志，解虚烦，**韭子丸方**

韭子微炒　巴戟天去心　桑螵蛸剉，炒　菟丝子酒浸，别捣　牛膝酒浸，焙　牡蛎左顾者，火煅　熟干地黄各一两　干姜炮。

---

① 补脾元：日本抄本、文瑞楼本同。明抄本、乾隆本作"补肾元"，义胜。

半两

上八味，捣罗为末，醋煮面糊和丸如梧桐子大。每服二十丸，空心盐汤下。

补虚，**固精丸方**。

补骨脂炒末。半两　莲子心末　安息香各一分。将安息香汤化为水，三味用无灰酒一升熬膏　丹砂研　沉香末　山茱萸末　矾蝴蝶枯如粉。各半两

上七味，除前膏外，细研匀，与前膏和丸如梧桐子大。每服十丸，煎桃仁酒下，空心食前。

固精，补元气，悦颜色，实丹田，**还元丸方**

木香　干莲子去心。各二两　沉香末　天雄长大者，汤浸一食久，新水又浸两食久，去皮脐，候干，文武火炮裂，地坑子内碗合一复时。一两半　龙骨为末，研千遍，用粗甘草半两煎，水一升，飞过，更研取二两

上五味，捣罗为末研匀，煮熟鸡卵黄和丸如梧桐子大。每日空心新水或温酒下三十丸。

补中，安神定魄，去风湿劳气，治腰膝，固元气，黑髭鬓，悦颜色，**玉真丸方**

龙骨捣罗水飞三遍，重研令细，去水，干，入熟绢袋盛，缝合，置五斗米下炊一遍了，干，重研细　菟丝子酒浸一宿，酒煮一日令烂，去酒捣烂，焙干为末。各八两　鹿茸新嫩带血者，去毛，酥炙。六两　韭子净拣，微炒。四两半

上四味，捣罗为末，炼白蜜和捣千下，丸如小豆大。每日温酒下七丸，日再服。

治肾脏虚惫，遗精，盗汗，梦交，**煨肾附子散方**

獖猪肾一只　附子末。一钱

上二味，将猪肾批开，入附子末，湿纸裹煨熟，空心稍热服之，即饮酒一盏送下。

治梦泄，**补骨脂丸方**

补骨脂炒。四两　龙骨　山茱萸　巴戟天去心。各一两

上四味，捣罗为末，炼蜜和丸如梧桐子大。空心盐汤，或酒下三十丸。

治梦泄，**神效散方**

白茯苓去黑皮。一两　猪苓去黑皮。二钱

上二味，水煮合宜，去猪苓，将茯苓焙干，捣罗为散。每服一钱匕，温酒调下，空心夜卧各一服。

治梦泄，除痰利胸膈，**半夏丸方**

半夏二两。汤洗七遍，入猪苓四两，剉，同炒令猪苓紫色，去猪苓，用半夏

上一味，捣罗为末，酒面糊和丸如梧桐子大。每服十五丸，空心温粥饮下。

治因多饮，积热自戕，致梦泄，**黄甘丸方**

黄檗去粗皮　甘草等分

上二味，并生捣罗为末，炼蜜和丸如梧桐子大。每服二十丸，空心夜卧温热水或麦门冬汤下。

治热盛梦泄，怔忪恍惚，膈壅舌干，**清心丸方**

黄檗去粗皮，剉。一两

上一味，捣罗为末，入龙脑一钱匕同研匀，炼蜜和丸如梧桐子大。每服十九至十五丸，浓煎麦门冬汤下。

治肾脏虚冷，腰胯痠疼，腿膝冷痹，夜多小便，梦寐遗泄，日渐赢瘦，面无颜色。兼治女人恶露，赤白带下，**韭子丸方**

韭子七升。净拣

上一味，以醋汤煮千百沸，取出焙干，旋炒令作油麻香，捣罗为末，炼蜜和丸如梧桐子大。每日空心温酒下二十丸，加至三十丸。

补虚壮元阳

论曰：阴阳气血之在人，初无余欠。及劳动妄作，嗜欲过度，戕真太甚，则有阴阳伤惫之疾，气血虚损之证，法宜补之。

补益阳气，秘精还元，丰肌驻颜，**太一金锁丸方**

附子炮裂，去皮脐　巴戟去心　芡实①和壳暴干。各一两　石钟乳杵碎，净淘，剉，淡竹叶一握，地榆半两，同入铫内，水煮一复时，只取钟乳研细，水飞，不住手再研三日，候无声如面方止，焙干用。二两　大豆黄卷微炒　补骨脂炒香　鹿茸涂酥炙，去毛。各一两　肉苁蓉三两。酒浸一宿，切，蒸令烂，研成膏

上八味，七味捣为细末，入苁蓉膏内，杵一千下，如硬更入少炼蜜，丸如梧桐子大。每服十丸，空心临卧温酒下，盐汤亦得。

补壮元阳，**椒附丸方**

蜀椒去目及闭口者。四两。醋浸一宿，取出，却用酒一升炒干，为末　白羖羊肾二对。切，焙干，为末　附子炮裂，去皮脐　青盐　巴戟天去心　蒺藜子炒，去角　肉苁蓉酒浸，切，焙干　蘹香子炒。各一两

上八味，捣罗为细末，用生羊肾二对，去脂膜，细切，研如面，搜药末熟，丸如梧桐子大。每服三十丸，温酒下，盐汤亦得。

补壮元阳，**木香丸方**

木香半两　附子炮裂，去皮脐　巴戟天去心　蘹香子慢火炒过　莲实肉麸炒香。各一两　蛇床子炒黄。一分

上六味，捣罗为细末，糯米粥丸梧桐子大，空心食前盐汤下十丸。

壮阳益气，暖元脏，补虚乏，轻腰膝，止腹痛，**胡芦巴丸方**

胡芦巴半两　蘹香子炒香。三两　王瓜　巴戟天各一两　苍术麸炒黄，刮去皮。三两

上五味，先将王瓜、苍术二味同捣令匀，焙干后，与诸药同捣为末，酒煮面和丸如梧桐子大。每服二十丸，空心食前温酒或盐汤下。

补元脏，益精气，利腰脚，**苁蓉丸方**

肉苁蓉酒浸，切，焙。二两　天雄炮裂，去皮脐。一两　白马

---

① 芡实：明抄本、乾隆本、文瑞楼本同，日本抄本作"枳实"。

茎酥炙。二两　蚕蛾微炒。一两　雀卵四十九枚　菟丝子酒浸三日，焙干。一两

上六味，将五味为末，以雀卵并炼蜜和丸如梧桐子大。每服十丸，空心温酒或米饮下。

补真元，壮腰膝，进饮食，秘精益气，**草四神煎方**

苁蓉半斤。细切，以酒烂煮，细研为膏，次将下三味都为细末入此膏中，研令匀　巴戟天去心，炒　补骨脂炒　附子炮裂，去皮脐　胡桃仁各二两　杏仁汤去皮尖、双仁炒　桃仁汤去皮尖、双仁。各一两

上七味，先将桃、杏、胡桃仁等三味同细研，次用白蜜一斤滤过，于银器内炼熟，入前药一处和如膏。每服一小弹子大，以热酒化下，日进二服。

补元脏，壮筋骨，疗积冷及一切气疾，令人轻健，**楮实丸方**

楮实半升。去白，微炒　鹿茸去毛，酥炙　附子炮裂，去皮脐　牛膝去苗，酒浸两宿，切，焙　巴戟天去心　石斛去根。各四两　干姜炮　桂去粗皮。各二两

上八味，捣罗为末，枣肉和杵千余下，丸如梧桐子大。每服三十丸，盐汤或温酒下。

固丹田，壮筋骨，**青盐丸方**

青盐细研。一两　蜀椒去目并闭口者。一两半　肉苁蓉酒浸一宿，切，焙　牛膝酒浸一宿，焙　巴戟天去心。各二两

上五味，为末，用獖猪肾一对，去脂膜，细切研烂，以浸药酒熬为膏，丸如梧桐子大，焙干。每服五十丸，空心食前，温酒或盐汤下。

治阳衰，下脏虚弱，**法制煨肾方**

巴戟天米泔浸，去心　荜澄茄　茴香子炒　附子浆水煮三二十沸，控干，炮裂，去皮脐

上四味，各等分，捣罗为末。每服用羊肾一对，各批开去白，入药末一钱半匕，匀掺，入葱丝少许，用湿纸裹，慢火中煨熟食之。

补暖元脏，驻颜，**麋角霜丸方**

麋角一副。用水浸一七日，刮去皱皮，镑为屑，盛在一银瓶内，以牛乳浸一日，如乳耗更添，直候不耗，于麋角屑上乳深二寸，用油单数重密封瓶口，别用大麦一斗，安在甑内，约厚三寸，上安瓶，更用大麦周围填实，露瓶口，不住火蒸一复时。如锅内水耗，即旋添热汤，须频取角屑看，烂如面相似即住火，取出，用细筛子漉去乳，焙干。每料用干角屑八两 附子炮裂，去皮脐 山芋各三两

上三味，捣罗为末，以枣肉和丸梧桐子大，每日空心温盐酒下十五丸至二十丸。

补虚益气，壮元阳，**菟丝子丸方**

菟丝子淘去浮者，以酒浸七日，烂杵，焙干。三十两 蘹香子微炒。八两 青盐三两

上三味，捣罗为末，用浸药酒煮面糊丸如梧桐子大，每服空心温酒下二十丸至三十丸。

补益元气，悦泽肌体，开心明目，**回阳丸方**

牡蛎煅通赤 干姜炮。各半斤

上二味，为细末，姜汁煮半夏和丸如梧桐子大，空心温酒下二十丸。

外固洗浴，**还童汤方**

藿香叶 吴茱萸汤洗，焙干，炒 桂去粗皮 干姜炮 肉苁蓉去皱皮。各半两 白附子 蝉蜕 天南星 菟丝子酒浸一宿，别捣为末 莎草根各一分 零陵香三分

上一十一味，粗捣筛。每用五钱匕，水半碗，煎三五沸，热使以软帛干裹，避风。

外固淋浴，**丁香汤方**

丁香 桂去粗皮 紫梢花 顽荆 蛇床子各一两 苍术 杜仲细剉，汤洗，焙干。各二两

上七味，粗捣筛。每用半两，水三升，同煎至二升，连脐腹、丹田淋浴。

补元阳，**淋洗方**

蛇床子炒令焦黄色　百花窠烧烟尽为度。各二两　零陵香　藿香各一两

上四味，粗捣筛。每临卧时，用药末五钱匕，水五升，同煎三五沸，乘热淋洗。

卷第一百八十六

补益门

补虚益血　补虚壮筋骨　补虚强力益志　补虚治风　补虚治痼冷　补虚理腰膝

补益门

补虚益血

论曰：气为阳，血为阴，阴阳和平，诸疾不生。一或衰弱，则有偏阴偏阳之疾。故虚损之人，荣血不足，津液涸少，不能充养，肌肉枯槁，髭发黄瘁，手足多寒，面颜少色。补虚治法，当加以益血之剂。

治脚腰，通九窍，利三焦，及治五劳七伤，诸风冷气。安和五脏，益血补虚，**灵宿丹方**

菟丝子酒浸一宿，别捣末。五两　覆盆子三[①]两。酒浸，焙　槟榔煨　牛膝去苗，酒浸，切，焙　肉苁蓉去皱皮，酒浸，切，焙　天麻[②]酒浸，剉，焙　熟干地黄酒浸三日，焙干。各二两　鹿茸一对。涂酥炙　桂去粗皮　巴戟天紫者，去心　附子炮裂，去皮脐　石斛去根　青橘皮去白，焙　楮实炒　蘹香子微炒　白龙骨碎，研　杜仲去粗皮，切，炒　补骨脂微炒　胡芦巴　石韦去毛　枸杞子　远志去心　五味子炒　沉香剉　蛇床子炒　山茱萸　萆薢　山芋捣末。各一两

上二十八味，捣罗为末，用浸药酒调山芋末煮糊，更入酥、蜜各一两，和药捣三五百杵，丸如梧桐子大。空心温酒或盐汤下二十丸至三十丸。

---

① 三：明抄本、乾隆本、文瑞楼本同，日本抄本作"半"。
② 槟榔……天麻：日本抄本、文瑞楼本同，明抄本此4药剂量作"一两"，乾隆本肉苁蓉作"二两"，余同明抄本。

补益血脉，乌髭发，润肌肤，去风冷诸疾，**地金丸方**

生地黄十七斤。竹刀子切，木臼烂捣　木香　菟丝子酒浸一日，蒸过，别捣末　牛膝酒浸一宿，切，焙。各二两　陈曲一斤。捣末　何首乌用黑豆蒸一复时[1]，暴干，木臼捣末　杏仁去皮尖、双仁，研，纸压去油。各四两。以上七味和匀，入瓦罐内盛令平，用新油单盖覆，缚定，以白盐一两和灰泥固济，勿令透气，掘坑深广二尺，先用慢火烧热，方安药罐子在内，用糠火[2]细细烧三昼夜，开验药如豉汁色即住。如未，更烧一日，烧药及开药时勿令妇人、鸡、犬触犯。取出，研细入后药　鹿茸酥涂炙　五味子焙　肉苁蓉酒浸一宿，切，焙　白茯苓去黑皮　覆盆子焙　山茱萸　巴戟天去心。各二两半。同用木臼捣为末

上一十四味，和作饼子，捣干山芋一斤半，于盆内表里按淹过，安在竹棚子上，用纸铺盖阴干，用新瓦器中盛贮，旋取，用木臼捣末细罗，炼白蜜和，更捣一千杵，丸如梧桐子大。空心温酒下三十丸，食后更一服。经一百日后，日一服。其黏罐子药用酒洗，别以瓶子贮，可每日一杯。

补虚益血，调荣卫，进饮食，治手足疼痛，肢体倦怠，**白术石斛汤方**

白术　石斛去根，剉，酒炒。各半两　荆芥穗三钱[3]　桔梗剉，炒　秦艽去苗、土。各一分　白芷　白芍药各三钱　黄耆剉，炒　当归切，焙

上九味，捣筛为粗散。每服四钱匕，水一盏，入生姜五片、枣三枚，煎至八分，去滓，食前温服，日三。

补虚劳不足，饮食减少，不生肌肤，三焦不调，**五劳丸方**

大黄一斤　前胡二两　茯苓一两　细辛一两　苁蓉一两。酒浸，焙干，剉　半夏一两。汤洗七遍，去滑　当归去芦头。一两。剉　葶苈一两。炒　芍药一两

上九味，捣罗为末，炼蜜和丸如梧桐子大。每服五七丸，食

---

① 一复时：日本抄本、文瑞楼本同，明抄本、乾隆本作"熟"。

② 火：原作"大"，文瑞楼本、日本抄本同，据明抄本、乾隆本及文义改。

③ 三钱：日本抄本、文瑞楼本同，明抄本、乾隆本作"二钱"。

后生姜汤下，日三。

补虚益血，调荣卫，进饮食，除五劳七伤，手足疼痛，肢体倦怠，润肌肤，去风冷，**薯蓣丸方**

薯蓣二两　石龙芮一两　覆盆子一两　熟干地黄二两　五味子一两　萆薢一两。剉　蛇床子一两　肉苁蓉一两。酒浸，焙干　远志一两。去心　菟丝子二两。酒浸一宿，焙干　石斛一两。去根，剉　桂心一两　杜仲一两半。去皴皮，炙微黄，剉　山茱萸一两　人参一两。去芦头　防风一两。去芦头　五加皮三分　天雄一两。炮裂，去皮脐　狗脊一两　黄耆一两。剉　秦艽一两。去苗　白术一两　石南一两①　麦门冬一两半。去心，焙　巴戟一两

上二十五味，捣罗为末，炼蜜和丸如梧桐子大。每服三十丸，空心温酒下。

补虚壮筋骨

论曰：人之有身，不自爱惜，竭情纵欲，遂致劳伤筋骨。肝肾虚弱，精气不足，则骨髓枯竭，形体消瘦。气血既虚，则百病斯作，故为虚损也。肾主骨，肝主筋，补肝养肾，使精血气实，则所以筋骨自壮也。

补虚损，除风冷，壮筋骨，明耳目，**蘹香丸方**

蘹香二两。炒　川乌头二两。炮裂，去皮脐　川楝子二两　陈橘皮二两。去白瓤　萆薢二两　地龙二两。去土，微炒　旋覆花　蜀椒去闭口及目，炒出汗。各二两

上八味，捣罗为末，炼蜜丸如梧桐子大。每服二十丸，空心临卧②酒下。

补虚，益血脉，**补骨脂煎丸方**

补骨脂微炒，别捣。二两　附子炮裂，去皮脐　胡芦巴微炒　巴戟天去心　白槟榔炮，剉。各一两　桃仁一两。去皮尖、双

---

① 一两：明抄本、日本抄本、文瑞楼本同，乾隆本作"各二两"。
② 空心临卧：日本抄本、文瑞楼本同，明抄本、乾隆本作"空心日午临卧各一"。

仁，以酒一升别研如酪，于银石器中熬五七沸，次入蜜二两，又煎五七沸，入安息香半两，以酒半盏研细，滤入煎内，次入补骨脂末熬成膏　沉香半两

上七味，捣罗五味为末，以煎膏为丸梧桐子大。每服三十丸，生姜盐汤下。

补壮筋骨，乌润髭发，益血脉，助阳气。治一切风攻，手足沉重，皮肤不仁，遍身麻木，风劳气疾，**何首乌煎丸方**

何首乌洗净，以竹刀刮去黑皮，切。一斤。与净黑豆一斤同用新汲水浸一宿，炊以豆烂为度，取出暴干　牛膝去苗，酒浸，切，焙。半两　天南星炮，去皮脐　菖蒲紧小者，去皮毛。各四两

上四味，捣罗为末，以酒四升、醋二升慢火熬，用竹篦子不住手搅，候将药杵和丸如梧桐子大。空心食前温酒下三十丸[①]。

通流五脏，润泽血脉，反老成少，**五子丸方**

余甘子　覆盆子酒浸，焙　菟丝子去浮者，酒浸，蒸熟，焙　五味子炒　车前子酒浸，焙。各五两

上五味，捣罗为末，取二三月间枸杞嫩叶，捣研取汁二大升，和药末，令汁尽为度。又取杏仁一升，去皮尖，与无灰酒同研，取汁五升，于银石器中煎，令杏仁无苦味，然后下地黄汁半升、真酥五两、鹿角胶末五两，同于前汁中略煎过，次下五子末，以柳枝急搅之，慢火熬，可丸，即并手丸如梧桐子大。每日空心温酒下三十丸。如热，任意加减。此药又制金石药毒。

壮筋骨，益血脉，悦颜色，**椒红丸方**

蜀椒去目及闭口者，炒出汗，取红。三两　牛膝去苗，酒浸三宿，洗，暴干。四两　生地黄五两。取汁，熬为膏　附子二两。炮裂，去皮脐　石斛一两。去根，剉　桂心二[②]两　肉苁蓉二两。酒浸，去皱皮，炙　巴戟一两　菟丝子二两。酒浸，焙干，为末　木香一两　吴茱萸一两。汤浸，焙干，炒　鹿茸二两。去毛，涂酥炙

---

① 丸：日本抄本、文瑞楼本同，明抄本、乾隆本此后有小字注"一方去菖蒲、南星，加熟地、赤芍"。

② 二：明抄本、乾隆本、文瑞楼本同，日本抄本作"一"。

微黄　硫黄一两。细研，水飞过　磁石二两。烧，醋淬七遍，细研，水飞过

上十四味，捣罗为末，入研了药令匀，炼蜜和捣三二百杵，丸如梧桐子大。每日空心以盐汤下三十丸。

治补虚，益精髓，悦颜色，久服轻身倍力，耐寒暑，壮筋骨，暖下元，**硫黄丸方**

硫黄四两。酒煮黑色，细研　雄雀儿五十只[1]。取肉，研　天雄四两。炮裂，去皮脐　阿魏二两。面裹，煨，令面熟为度　硇砂二两。细研　桂心二两　远志三两。去心　菟丝子二合半。酒浸，焙干，为末　晚蚕砂二两半。醋浸，焙干

上九味，捣罗为末，入研了药令匀，炼蜜和捣三五百杵，丸如梧桐子大。空心盐汤或温酒下二十丸，无问老少并得服[2]。

补虚冷，壮腰脚，明耳目，暖下元，**巴戟丸方**

巴戟天去心　羌活去芦头　独活去芦头　蘹香子炒　白茯苓去黑皮　人参　枳壳去瓤，麸炒　木香　桂去粗皮　槟榔生，剉　牛膝去苗，酒浸，焙　当归切，焙　半夏汤浸七遍，焙　厚朴去粗皮，生姜汁涂炙　草豆蔻去皮　附子炮裂，去皮脐　沉香剉　白附子炮　天麻　肉苁蓉酒浸两宿，焙　荜拨　蜀椒去目及闭口者，炒出汗　白豆蔻去皮　甘草炙　陈橘皮汤去白，焙　京三棱炮，剉。各一两

上二十六味，捣罗为细末，炼蜜和丸如梧桐子大。每日空心温酒及盐汤下三十丸。

补壮筋骨，**乌头煎丸方**

乌头半斤。不去皮尖，水浸三两宿　天麻一两　巴戟天去心。半两　海桐皮剉。一两　补骨脂炒。半两　牛膝去苗，酒浸，切，焙。一两半　肉豆蔻去壳。半两　蘹香子炒。一两　草薢半两　木香一两　石斛去苗。半两　沉香剉。一两　大枣十五枚。烂煮，去皮核，入膏中

---

① 五十只：文瑞楼本同，明抄本、乾隆本作"五十枚"，日本抄本作"三十只"。

② 得服：日本抄本、文瑞楼本同，明抄本、乾隆本作"宜服之"。

上一十三味，先用黑豆半升煮乌头，以豆熟为度，取出，切作片子，焙干。用青盐二两炒令黄色，去盐，捣为细末。以醇酒二升，先暖酒令滚沸，次下乌头熬成膏，然后以诸药焙干，捣罗为末，并枣膏入膏内和纳得所，丸梧桐子大。每服三十丸，空心盐汤下。

补虚损，益气血，壮筋骨，**五味子丸方**

五味子　熟干地黄焙　补骨脂炒　牛膝去苗，酒浸，切，焙。各二两　杜仲去粗皮，炙，剉　石斛去根　山芋　海桐皮剉　黄耆细剉。各一两　菟丝子六两。淘去浮者，酒浸三日，别捣取末。三两　天雄半两。炮裂，去皮脐

上一十一味，捣罗为细末，炼蜜丸梧桐子大。每服三十丸，空心温酒下。

补虚，壮筋骨，益气血，**萆薢丸方**

萆薢一两半　当归剉，焙　厚朴去粗皮，生姜汁涂炙　干姜炮　京三棱炮，剉　桂去粗皮　附子炮裂，去皮脐。各一两　陈橘皮汤去白，焙。六两

上八味，捣罗细末，酒煮面糊丸梧桐子大。每服三十丸，空心食前盐汤下。

补元气，壮筋骨，明目驻颜，**补真丸方**

蘹香子炒。一两　附子炮裂，去皮脐　巴戟天去心。各半两　陈橘皮汤浸，去白，焙。一两　青橘皮汤浸，去白，焙　补骨脂炒　青盐研。各半两　牛膝去苗，酒浸一宿，切，焙干　蜀椒去目并闭口者，炒出汗，取红。各一两

上九味，捣罗为细末，用羊肾一对，去筋膜细切，于沙盆内研令极细，入酒半升煮成糊，和丸梧桐子大。每服三十[1]丸，空心温酒或盐汤下。

补虚，壮筋骨，治脐下撮痛及小肠气，**补气丸方**

胡芦巴炒　高良姜炒　补骨脂炒　乌头炮裂，去皮脐　威灵仙

---

① 三十：明抄本、乾隆本、文瑞楼本同，日本抄本作"二十"。

去土。各半两　蘹香子炒。一两半　槟榔生。二枚

上七味，捣罗为细末，醋煮面糊和为丸如梧桐子大。每服十五丸，空心温酒下。

补元气，壮筋骨，益精驻颜，**肉苁蓉丸方**

肉苁蓉酒浸，切，焙　牛膝去苗，酒浸一宿，切，焙　胡芦巴炒　蜀椒去目并闭口者，炒出汗　楝实去核，炒　蘹香子炒。各一两　青盐炒，研。半两

上七味，捣研为细末，用猪肾一只，去筋膜细切，将浸药酒煮熟研烂，入前件药末和匀，为丸如梧桐子大。每服二十丸，稍加至三十丸，空心温酒下。

补虚，益气血，实丹田，悦颜色，壮筋骨①，**续命丸方**

干柏叶一斤　甘菊花未开者　白茯苓去黑皮。各半两　山芋三两　熟干地黄焙。四两　松脂一斤。用桑柴灰汁二斗，煮令白色为度

上六味，捣罗为细末，炼蜜和丸梧桐子大。每服三十丸，空心温酒下。

补壮筋骨，**肉苁蓉丸方**

肉苁蓉酒浸一宿，切，焙　附子炮裂，去皮脐　牛膝去苗，酒浸一宿，切，焙　菟丝子酒浸二宿，别捣末。各一两　鹿茸酥微炙，去毛。半两

上五味，捣罗为细末，酒煮面糊丸梧桐子大。每服三十丸，盐汤或酒下。

补益丹田，壮筋骨，**萆薢煎丸方**

萆薢一斤。用新米泔洗净，焙干，入新瓦罐子内，以醇酒五升浸，用油单密封口，放日中晒一七日，取焙干为末　补骨脂炒。四两　狗脊去毛，醋炙　巴戟天去心　牛膝去苗，酒浸，切，焙　蘹香子以盐一两同炒。各二两

---

① 悦颜色壮筋骨：明抄本、日本抄本、文瑞楼本同，乾隆本作"壮筋骨，悦颜色"。

上六味，捣罗为细末，酒煮面糊丸梧桐子大。每服十五至二十丸，空心温酒或汤下，妇人久冷亦可服。

补元脏，壮筋骨，益气力，疗风寒湿痹，身体手足不随，**乌头丸方**

乌头一斤。河水浸三日，竹刀刮去皮脐，四破之，更浸七日，逐日两次换水，切片，焙干。半斤　青盐四两。捣碎，与乌头同于银石器内炒乌头赤色为度，并盐皆用　蘹香子微炒。二两　蜀椒去目并闭口者，炒过，捣筛取末。四两　牛膝去苗，细切，醇酒二升，浸七日，烂研，慢火熬成膏。四两

上五味，捣罗四味为细末，以牛膝膏和剂，杵千百下，如硬，更入少酒，丸梧桐子大。每服三十丸，空心温酒或米饮下，渐加至五十丸。

治风活血，壮筋骨，润肌体，**何首乌丸方**

何首乌一斤。米泔浸一宿，用竹刀刮去黑皮，切作片，焙干　赤芍药　牛膝去苗，用醇酒浸一宿，切，焙干　熟干地黄焙干。各四两

上四味，木臼中捣罗为细末，以酒煮面糊丸梧桐子大。每服三十丸，空心温酒或米饮下①。

壮元气，治一切筋骨疼痛，**四生丸方**

萆薢　防风去叉　狗脊去毛　乌头去皮脐，生用

上四味，等分，先以河水浸乌头七日七夜，切作片，每乌头一两即用盐半两同炒黄。次与诸药同捣罗为细末，用米醋面糊，丸如梧桐子大。每日空心十丸，渐加至三十丸，温酒或盐汤下。

补虚强力益志

论曰：肾在骨，故肾惫则力劣；心藏神，故心虚则多忘。强力益志，必补心肾，心肾得所养，则力强而志益矣。心肾合德，

---

① 空心温酒或米饮下：日本抄本、文瑞楼本同，明抄本、乾隆本作"或酒、米饮空心下"。

水火相济，则精全神王，无所不通，况强力益志哉。

育神气，强力益志，及治风劳气冷，美颜色，变髭发，**枸杞子丸方**

枸杞子焙　覆盆子　车前子　生干地黄焙　地骨皮　续断　何首乌去黑皮　巴戟天去心　菊花去萼，焙　白术　菖蒲米泔洗，日曝　远志去心　细辛去苗叶　牛膝酒浸，切，焙　菟丝子酒浸一宿，捣烂，再焙为末，方入前药。已上各一两

上一十五味，捣罗为末，炼蜜丸如梧桐子大。每日空心酒下十丸至二十丸，不拘时。

补心育神，强力益志，兼止肺嗽及肾脏风冷，**麦门冬丸方**

麦门冬去心，焙。二两半　天门冬去心，焙。一两三分　茯神去木　杜仲去粗皮，炙，剉　柏子仁　石菖蒲切，焙　枸杞子　生干地黄焙　百部根去皮。各一两　白茯苓去黑皮　山芋　人参　肉苁蓉酒浸，切，焙　贝母去心，炒。各一两半　防风去叉　五味子　丹参各一两一分①　远志去心。半两

上一十八味，捣罗为细末，炼蜜丸如梧桐子大。每日空心米饮下二十丸，食后常含化一丸。

治真元衰惫，耳焦面黑，精神不爽，补益血气，强力益志，**远志丸方**

远志去心　山芋　柏子仁　巴戟天去心　续断　杜仲去粗皮，炙，剉。各二两　菟丝子酒浸，焙干，别捣　荆实　山茱萸　五味子各二两半　肉苁蓉酒浸，焙，切　牛膝酒浸，切，焙。各四两

上一十二味，捣为细末，炼蜜丸如梧桐子大。每服三十丸，空心温酒下。服之月余，气壮精倍。若体涩，加柏子仁；精冷，加五味子；阳衰，加续断各一倍。

补虚治心，强力益志，**麋茸丸方**

麋茸去毛，酥炙。二两　枸杞子三两　茯神去木　人参各一两半　干姜炮。二两　桂去粗皮。半两　远志去心。三分

---

① 各一两一分：明抄本、乾隆本、文瑞楼本同，日本抄本作"各一两半"。

上七味，捣罗为末，取地黄汁一升，和捣令匀，丸如梧桐子大。每日食前盐酒服十丸，加至二十丸。

补心气，强力益志，断谷不饥，**大豆丸方**

大豆黄卷一升。微炒　薰陆香研　白龙骨研　黄蜡酒煮过。各一两　蜜二升　真酥半升①　白茯苓去黑皮。一斤

上七味，捣研四味为细末，入蜜、蜡、真酥，和捣三五千杵，丸如鸡子黄大。每日空心酒嚼下②一丸③，食后再服。

治健忘，补心气，强力益志，**远志散方**

远志去心　黄连去须。各二两　白茯苓去黑皮。二两半　菖蒲切，焙。三两　人参一两半

上五味，捣罗为散。每于食后温酒调下一钱匕。

补益真气，强力益志，**菟丝子丸方**

菟丝子酒浸，焙干，别研　菖蒲切，焙　远志去心　地骨皮　生干地黄焙。各二两

上五味，捣罗为末，炼蜜丸如梧桐子大。每服三十丸，茶酒下。合时须斋戒，仍忌妇人、鸡、犬见。

治一切冷气，调顺经络，生精补气，强力益志，**四神汤方**

附子炮裂，去皮脐　木香炮。各一两　白茯苓去黑皮　人参各半两

上四味，剉如麻豆。每服三钱匕，水一盏，生姜二片，枣二枚，葱白二寸，同煎至七分，去滓，早晚各一服。

强力，益志，延年，**远志丸方**

远志去心。一两　山芋　人参　白茯苓去黑皮。各半两　金箔　银箔各十片

上六味，捣研为末，炼蜜丸如梧桐子大。每服十丸，茶酒随意下。

开心智，强力益志，**龟甲散方**

---

① 升：日本抄本、文瑞楼本同，明抄本、乾隆本作"斤"。

② 酒嚼下：日本抄本、文瑞楼本同，明抄本、乾隆本作"酒下"。

③ 一丸：日本抄本、文瑞楼本同，明抄本、乾隆本作"半丸至一丸"。

龟甲去裙襴，醋炙　龙骨　远志去心　菖蒲切，焙。等分

上四味，为散。每服一钱匕，温酒调下，空心食前各一。

补元气，强力益志，**菖蒲丸方**

菖蒲切，焙　苍术等分。剉

上二味，米泔浸三宿，控干，再用酒浸一宿，焙，捣罗为末，炼蜜丸如梧桐子大。每服二十丸至四十丸，空心盐汤下，日三。

补虚治风

论曰：风者，百病之始。清净则肉腠闭拒，虽有大风苛毒，弗之能害。体虚之人，本脏亏耗，风邪易乘。其证或心神惊悸，手足颤掉，筋脉拘急。凡此之类，皆因虚挟风所致。法宜于补药中，加以治风之剂。

治本脏虚冷，补暖，壮筋骨，去风明目，**牛膝苁蓉丸方**

牛膝切，酒浸，焙　肉苁蓉酒浸三日，焙干。各二两　补骨脂炒　胡芦巴　蘹香子炒　枸杞子　楝实　巴戟天去心　白附子炮　附子炮裂，去皮脐　青盐　羌活去芦头　独活去芦头　蜀椒去目并合口者，炒出汗　白蒺藜炒　黄耆剉，炒。各一两

上一十六味，捣罗为细末，分三处。将两处药用前浸牛膝、苁蓉酒煮面糊为丸如梧桐子大。每服空心温盐酒①下二十丸至三十丸。服一月，面上红，脐下暖，进酒食，减昏困为验。余药为散子，如伤冷腹痛，用羊肾或羊肉上掺药一钱匕，青盐半钱匕，炙得香熟吃，以温酒下。如患小肠气及小便赤涩，每服一钱匕，入蘹香子、青盐各少许，水一盏，煎至八分，空心食前服。

治木脏虚损，补暖逐风冷，聪明耳目，**椒红丸方**

蜀椒去子及合口者。八两。以火烧一坑子，泼酒在上，次倾椒在上，急用一新瓦盆紧合定四缝，以新土密闭一复时，取出，杵取红，不用白　附子炮裂，去皮脐。二两　木香　肉豆蔻去壳。各半两　陈橘皮汤浸，去白，焙。二两　生姜四两。切作片子，炙

---

① 温盐酒：日本抄本、文瑞楼本同，明抄本、乾隆本作"温酒"。

黄　巴戟天去心　肉苁蓉酒浸，切，焙　牛膝酒浸，切，焙　五味子炒　桂去粗皮　补骨脂微炒黄　蘹香子微炒　蒺藜子炒，去角。各一两　槟榔剉。半两

上一十五味，捣罗为末。用羊肾四对，去筋膜，细剉，入青盐二两，于沙盆内同研，和前药为丸如梧桐子大。若稠时，更入少面糊和丸。每日温酒下三十丸，盐汤下亦得，空心食前服。

治肾脏久虚，补暖，**天仙丸方**

木香一两　硫黄二两。柳木椎研一七日，频以甘草水洒　蘹香子微炒。四两　附子炮裂，去皮脐。三两　胡芦巴　补骨脂炒　金铃子　桂去粗皮　巴戟天去心　槟榔剉　牛膝切，酒浸，焙　草薢　青橘皮汤浸，去白，焙　沉香剉。各一两

上一十四味，捣罗为末，酒煮面糊为丸如梧桐子大。空心盐汤或酒下十五丸，渐加至二十丸，加五味子尤佳。此药亦名大玉辰丹①。

治虚损，大补益，调气除风，**万安丸方**

干蝎炒。二两　白花蛇酒浸，取肉炙　桃仁去皮尖、双仁，炒，研。各四两　肉苁蓉酒浸，切　槟榔剉　木香　当归切，焙　蘹香子炒　羌活去芦头　芎䓖　天麻　桂去粗皮　沉香剉　白附子炮　阿魏米醋研用　安息香研。各一两半

上一十六味，捣罗为末，用蜜一斤，拌和为丸如鸡头实大。每服温酒或茶嚼一丸。

治风顺气，调利三焦，明耳目，益真元，壮筋骨，驻颜容②，**保生延寿仙茅丸方**

仙茅切片，刮去皮，米泔浸，暴干　羌活去芦头　白术　狗脊去毛　防风去叉　白茯苓去黑皮。各一两　姜黄　菖蒲　白牵牛各一两半　威灵仙去土。二两　何首乌去黑皮　苍术浸，切，焙。各一两

上一十二味，并生用，细捣为末，以生白蜜和为剂，再入白

---

①　大玉辰丹：日本抄本、文瑞楼本同，明抄本、乾隆本作"大王辰丹"。
②　驻颜容：日本抄本、文瑞楼本同，明抄本脱，乾隆本作"驻容颜"。

杵三千下，丸如梧桐子大。每服十五丸至二十丸，冷水下，不嚼。妇人月候不通，红花酒下，半月见效。

治上热下冷，元脏风虚，膀胱气攻，四肢腰脚无力疼痛，头目昏眩，腹胁妨闷。大补益，**肉苁蓉煎丸方**

肉苁蓉好肉者，酒浸，薄切，焙干，秤。一斤　牛膝去苗用。半斤。酒浸一宿，炒干。二味捣罗为末，用无灰酒二升，入银石瓷器中重汤煎成膏　巴戟天去心　附子炮裂，去皮脐　蘹香子微炒。各四两　胡芦巴　桂去粗皮　木香　肉豆蔻去壳　青橘皮酒浸，去白，焙　白附子炮　山芋　干蝎用黄色头尾全者，微炒。各二两

上一十三味，除膏外，细捣罗为末，候膏成，稀稠得所，便入诸药末一处，和丸如梧桐子大。空心温酒或盐汤下二十丸。恐药软，但于盘内摊，可丸即丸，入新瓷器①中盛。服药一月见效，百日后诸病俱退。

治风顺气，补元阳，活血，大壮筋骨，滑肌肤，明目益寿，驻颜，久服轻身，**地仙丸方**

萆薢　防风去叉　白蒺藜炒　狗脊去毛　乌药剉　附子炮裂，去皮脐　白附子炮　赤小豆拣　地龙去土　骨碎补炒　蘹香子炒　羌活去芦头　天南星炮　黄耆剉，炒。各半两　肉苁蓉酒浸，切，焙　牛膝酒浸，切，焙　何首乌去黑皮　蜀椒去合口及目，炒出汗　覆盆子去蒂。各一两　木鳖子去壳。三分

上二十味，捣罗为末，酒煮面糊为丸如梧桐子大。每服二十丸，空心食前，盐汤或茶、酒任下。男子久冷，元气虚惫，脚手疼痛等疾皆可服。

治真元虚弱，风寒冷气乘虚入于肠间，使心腹暴痛，背脊痠痛，肠鸣泄泻，心虚嗜卧。调顺阴阳，安和脏腑，散风冷外邪，补丹田正气，**谷神厚朴丸**

厚朴去粗皮，生姜汁炙　枳壳去瓤，麸炒　蘹香子炒香　肉豆蔻去壳　桂去粗皮　白术各一两　丁香　荜澄茄　诃黎勒皮　没药

---

①　瓷器：日本抄本、文瑞楼本同，明抄本、乾隆本作"瓦"。

研　细辛去苗叶，洗，焙　当归切，焙。各半两　赤石脂　独活去
芦头　天麻　防风去叉。各三分　芎䓖半两

上一十七味，捣罗为细末，酒煮面糊和丸如梧桐子大。每服
二十丸至三十丸，温酒下，米饮下亦得，空心食前服。如呼吸风
冷气，心腹疼痛，里急后重，亦宜温酒下，并二服。

治男子脾肾风劳，大补益元脏，和一切气，**硇砂煎丸方**

硇砂半两。水煎为霜用　附子去皮脐，一半炮，一半生[①]　沉
香剉　天雄如附子修制　木香　巴戟天去心　肉苁蓉酒浸，切，
焙　牛膝酒浸，切，焙　蘹香子炒　桂去粗皮　槟榔剉　当归切，
焙　补骨脂炒　干姜一半生，一半炮[②]　阿魏用米醋一升化，以布滤
过。各二两　楝实去核，取肉别杵。三两

上一十六味，除沉香、苦楝肉、硇砂、阿魏外，余药一处杵
罗为细末。其沉香、苦楝二味同研令匀，用好酒六升，先下酒一
升，入银石铫子内，便入硇砂水，以慢火同熬。欲尽，又添酒一
升再熬。欲干，次下阿魏水，又添酒一升准前熬，相次又添入酒
一升并楝子末同熬。已熬了四升酒，然后将前药末分作五分。内
将二分入硇砂煎中慢火熬，徐徐添尽酒二升成膏为度，倾入净盆
器内。将前三分药搜拌令匀，入臼杵一千下，丸如梧桐子大。每
服二十丸，空心盐汤或温酒下。妇人无孕可服，用当归酒下。合
了用好瓷合[③]收藏，停久不妨。

治肾脏虚损，补真脏气，去丹田风冷，调顺阴阳，和胃气，
进饮食，却老，**苁蓉丸方**

肉苁蓉酒浸，切，焙。二两　山芋　五味子炒。各一两一
分　菟丝子酒浸三日，焙干，别取末　赤石脂研　白茯苓去黑
皮　泽泻　熟干地黄焙　山茱萸焙　巴戟天去心　覆盆子去梗　石

---

① 一半炮一半生：明抄本、乾隆本、文瑞楼本同，日本抄本作“半两生，
半两炮”。

② 一半生一半炮：文瑞楼本同，明抄本、乾隆本作“炮半两”，日本抄本作
“半两生，半两炮”。

③ 瓷合：日本抄本、文瑞楼本同，明抄本、乾隆本作“瓷器”。

斛去根。各一两

上一十二味，捣罗为细末，酒煮面糊，入蜜少许，同和丸如梧桐子大。每服二十丸至三十丸，温酒下，粟米饮亦得，空心食前服。

治肾脏虚风，补益元气，**黄耆羌活丸方**

黄耆略炙　羌活去芦头，剉，米泔浸一宿，焙　附子炮裂，去皮脐　蒺藜子炒，去角　乌头炮裂，去皮脐　沙苑蒺藜生用　牛膝酒浸，焙一宿　木鳖子去壳　防风去叉，净洗，剉　萆薢净洗，切。各一两　狗脊去毛，生用。一两半

上一十一味，捣罗为末，酒煮面糊为丸如梧桐子大。每服二十丸至三十丸，空心盐汤下。

补虚损，逐风气，益精驻颜，壮筋骨，通血脉，**牛膝丸方**

牛膝酒浸，切，焙　益智炒　大枣用灯心煮熟，去皮核。各四两　干姜炮。一两半　桂去粗皮。二两半　厚朴去粗皮，生姜汁炙。三两　陈橘皮汤浸，去白，焙。二两　乌头炮裂，去皮脐　远志去心。各一两　蜜①一斤。炼

上一十味，除蜜枣外捣罗为末，先将枣肉同药末研后入蜜同和。若干燥，即将浸药酒添助少许，和丸如梧桐子大。每服二十丸至三十丸，空心盐酒下。

治元气虚损，理脾胃风劳，解二毒伤寒，除腰膝疼痛，疗酒色伤惫，霍乱吐泻，偏风冷疼，痛麻痹痛②，脚气注肿，行履不得等疾，**十华饮方**

附子炮裂，去皮脐　黄耆剉，炒　羌活去芦头　白术炒　青橘皮汤浸，去白，焙　桔梗剉，炒　干姜炮　桂去粗皮　甘草炙　五加皮用吴茱萸一两，以水一碗同煮，水尽为度，去茱萸取五加皮，细切，焙干。各一两

上一十味，粗捣筛。每服三钱匕，水一盏，入生姜二片，大枣二枚，擘破，煎至六分，去滓，不拘时候温服。

---

① 蜜：日本抄本、文瑞楼本同，明抄本、乾隆本作"白蜜"。

② 痛麻痹痛：日本抄本、文瑞楼本同，明抄本、乾隆本作"痛痹麻痛"。

治男子下元虚冷伤惫，筋骨衰弱，遍身瘾疹，及风气上攻下注，疼痛不可忍，**牛膝附子煎丸方**

牛膝去苗，细切。五两。酒浸三日取出，研如面糊，用酒于铜银瓷器内慢火熬成膏　虎骨酥炙黄色。各三两　芎䓖　附子炮裂，去皮脐　补骨脂炒　胡芦巴　肉苁蓉酒浸三日，细切，焙。各四两　巴戟天去心，生用　仙灵脾去茎，生用。各一两

上九味，捣罗八味为细末，用牛膝膏和，入臼杵令软硬得所，丸如小弹子大。若难丸，更入少许熟蜜同丸。早晨夜卧温酒化下一丸，服一月永无风气等疾。

治下经不足，去风冷邪气，调顺脾胃，壮气明目，进美饮食，**人参地黄丸方**

人参　巴戟天去心　肉苁蓉酒浸一宿，切，焙　白术　甘菊花　菟丝子酒浸一宿，焙干，捣末　五加皮剉　石斛去根　柏子仁别研　熟干地黄焙。各一两

上一十味，捣罗为细末，炼蜜和丸如梧桐子大。每服三十丸，温酒下，食前服。

治下脏风虚，耳内蝉声，久服壮筋骨，驻颜，利胸膈，调脾胃，补益，**海桐皮丸方**

海桐皮剉　楝实剉，炒　木香　石斛去根　蘹香子　牛膝寸截，酒浸一宿，焙干。各一两　槟榔煨，剉。一两　芎䓖一分

上八味，捣罗为末，炼蜜为丸如梧桐子大。每服温酒或盐汤，空心下二十丸至三十丸。

治肾脏虚冷，风气等疾，**小牛膝丸方**

牛膝寸截①，用酒一碗浸一复时，煮三两沸，捣烂掠汁，熬成膏　防风去叉　附子炮　赤小豆拣。各二两　人参　地龙去土　檀香剉。各半两　乳香三分

上八味，捣七味为末，入膏和丸如豌豆大。每服十五丸加至二十丸，空心盐汤下。

---

① 寸截：文瑞楼本同，明抄本、乾隆本作"中截"，日本抄本作"寸切"。

治风温①，补血气，**地骨皮丸方**

地骨皮　牛膝　菟丝子焙　枳壳去瓤，麸炒　远志去心　熟干地黄各六两

上六味，并使酒浸三日，焙干为末，用浸药酒煮面糊为丸如梧桐子大。每服三十丸，空心温酒下

治水脏虚冷，壮筋骨，缩小便，大治风，**乌头丸方**

乌头一斤。用东流河水浸二七日，每日三度换水，日满取出，去黑皮并脐尖，切作柳叶片，入牵牛子一合同炒，候香熟即去牵牛子不用　蘹香子炒，别杵为末。二两　青盐别研。五两　蜀椒去目并合口者，炒出汗　牛膝各五两。细切，以好酒浸七日，烂研　陈橘皮汤浸，去白，焙。二两

上六味，用牛膝膏和匀，入臼再捣千下，丸如梧桐子大。每日空心盐汤或温酒下十五丸至二十丸。牛膝须酒浸后烂研，与诸药末拌和，恐难得细，或只将牛膝浸日足后，焙干为末，却将浸牛膝酒煮糊和末为丸亦得。

治丈夫元脏气虚损，及妇人血海虚冷，月脉惫漏，五般带下，脐腹疼痛，及一切虚风冷气攻注，**沉香紫桂丸方**

桂去粗皮　乌头炮裂，去皮脐　赤石脂烧。各一两　干姜炮　蜀椒去目及合口者，炒出汗。各半两

上五味，捣罗为末，酒煮面糊和丸如梧桐子大。每服二十丸，空心食前醋汤下，丈夫②盐汤下。

治本脏虚风，皮肤疮肿，固济丹田，**内养丸方**

肉苁蓉酒浸，焙干。二③两　巴戟天去心，炒　菊花　枸杞子炒。各一两

上四味，捣罗为末，炼蜜和丸如鸡头实大。每日空心午时临卧，盐酒嚼下一丸。

治元脏虚损，一切风冷，**鹿茸丸方**

---

①　风温：日本抄本、文瑞楼本同，明抄本、乾隆本作“风湿”。
②　丈夫：文瑞楼本同，明抄本、乾隆本作“男人”，日本抄本作“大夫”。
③　二：明抄本、乾隆本、文瑞楼本同，日本抄本作“一”。

鹿茸去毛，酥炙　附子炮裂，去皮脐　当归酒浸一宿，焙　细辛去苗叶，生用　白术　桂去粗皮，生用。各一两

上六味，为细末，炼蜜为丸梧桐子大。每服空心日午，盐酒下[①]二十丸至三十丸。

治虚损，补暖丹田，去风冷气，**五纬丸方**

附子一枚。炮裂，去皮脐，为末　硫黄细研　桂去粗皮，为末。各一分　干姜炮，为末。二[②]钱

上四味，同研细，面糊和丸如梧桐子大，丹砂为衣。遇脾胃冷，不思饮食，腹中疼痛，频频泄泻，及赤白痢，并浓煎艾汤放冷，下十丸，良久再服。或怕冷物，用冷水下十丸。如小儿有此患，化下一丸。如冬天远出早行，亦用冷水下五七丸，大御寒气。此药不热甚温，亦无反恶，大无所忌。常服五七粒，永不患结胸、阴毒、伤寒等疾，不拘时候服。

治八部诸风，延年却老，驻颜色，益气血，**神仙延年除风散方**

白术　甘菊花　白茯苓去黑皮　天门冬去心。各一两　天雄炮裂，去皮脐。半两

上五味，捣罗为细散。每服一钱匕，温酒调下，空心食前，日进二服。

治肾虚，还元保命，壮气除风，**四灵丸方**

巨胜子　生干地黄焙　麦门冬去心，焙。各一两　白茯苓去黑皮。三两

上四味，捣罗为细末，炼蜜和丸如梧桐子大。每服三十丸，煎枣汤下，水饮亦得。服至百日，自觉有异。

治本脏诸虚，延年益算，祛风气，通荣卫，活血脉，壮腰脚，**通神三灵丸方**

柏叶四斤。米泔浸七日，每日换泔洗净，次一日取出，近日阴处

---

① 盐酒下：日本抄本、文瑞楼本同，明抄本、乾隆本作"盐汤下或酒下"。
② 二：明抄本、乾隆本、文瑞楼本同，日本抄本作"三"。

阴干，杵为末　**甘菊花**一斤。蒸一日，暴干，为末　**松脂**四两。用滴乳者，以桑柴灰汁内煮半日以上，候化取出，绞取净汁，入新水内候凝，细研如粉

上三味，一处拌匀，炼蜜和丸剂，再杵一千下，丸如梧桐子大。每日空心临卧，茶酒或温水下五十丸。

治虚风，补暖，煨肾散方

黄耆蒸过，焙干　**白蒺藜**炒　**羌活**去芦头。各半两

上三味，杵为散。每服猪肾一对，入末四钱，盐少许，掺于肾内，湿纸裹，煨熟食之，次用温酒一盏投之妙。

治肾虚，补元脏，除诸风，益脾实肾，苁蓉丸方

乌头一斤

上一味，炮裂，去皮脐，入米泔浸七日，逐日一换水。七日了，便别捣生黑豆末一斗。后以水两石煮乌头，切作片子如钱大，渐渐添豆末入水，自平明煮至黄昏了，取出豆末，只将乌头片于长流水浸半月，出热毒，日满阴干，入青盐三两同捣末，别用苁蓉半斤酒浸二日了，入饭甑蒸三度，每度添酒满再蒸，候蒸得如泥软，便入沙盆研如泥。牛膝半斤，酒浸三日了蒸，蒸一日了便焙干，都捣末，并前乌头、青盐等，入在苁蓉膏内和匀，丸如两皂子大。日三两服，每服一丸，温酒嚼下，永绝脾肾冷气。

补虚治痼冷

论曰：字书谓阳为实，阴为虚。虚非无也，无实而已。人之本脏亏损，虚而无实，则血气衰悴，阴阳不守，脏腑俱弱，故寒冷内生。久而不差，蕴积沉固，谓之痼冷。其证或为瘕聚，或为疼痛，或为呕逆，与夫脾胃不能消谷，脐腹多痛，皆其候也。

治本脏虚损，痼冷诸疾，大膃肭脐丸方

膃肭脐一对。慢火酒炙，别杵为末　**精羊肉**一斤。煮熟，切，焙为末　**硇砂**水煎至燥，研。半两　**沉香**末　**面曲**炒为末。各四两　**羊髓**二升。去筋脉，研　**酒**一斗。同煎六味于银石器内，慢火熬成膏，瓷合盛　**附子**半斤。去皮脐，入青盐半斤，浆水一斗，煮

水尽，切，焙　肉苁蓉酒浸，去皱皮，切，焙。四两　巴戟天去心　荜澄茄　白豆蔻去皮　补骨脂炒　蘹香子炒　木香　丁香　肉豆蔻炮，去皮　桂去粗皮　槟榔剉　大腹子剉　沙苑蒺藜炒　紫苏子　胡芦巴炒　芎䓖　人参　青橘皮汤浸，去白，焙　阳起石浆水煮一日，细研　钟乳粉　天麻　山芋　枳壳去瓤，麸炒。各二两

上三十一味，除酒膏外，捣罗为末，入前膏内搜成剂，于臼内捣千余杵，为丸如梧桐子大。每服二十丸，空心温酒或盐汤下。

治元脏冷，固真气，暖丹田，坚筋骨，壮阳道。除久寒痼冷，补劳伤虚损。治男子腰肾久冷，心腹积聚，胁下冷癖，腹中诸虫，失精遗溺，形羸力劣，脚膝疼痛，冷风顽痹，上气衄血，咳逆寒热，霍乱转筋，虚滑下利。又治痔瘘，湿䘌生疮，下血不止。**金液丹**方

硫黄一十两。先飞，拣去沙石秤，研为细末，用磁盒子盛，以水和赤石脂封口，以盐泥固济，晒干，地内先埋罐子，盛水令满，安盒子在上，用泥固济讫，慢火养七日七夜，候足加顶火一煅，候冷取出，研为细末

上一味，药末一两，用蒸饼一两，汤浸握去水，搜和为丸梧桐子大。每服三十丸，多至百丸，温米饮下，空心服之。又治伤寒阴证，身冷脉微，手足厥逆，或吐或自汗不止，或小便不禁，不拘丸数，宜并服之，得身热脉出为度。

补骨髓，益真气，治痼冷，润皮肤，悦颜色，**香黄丸**方

硫黄一两。研　硇砂一两。研，水煎成霜　生木瓜一枚。去皮，切取盖子，剜瓤尽，入硫黄、硇砂末在内，却盖，竹签定，蒸一复时，研膏　肉豆蔻去壳，炮。三枚　槟榔三枚。生，剉　当归切，焙　石斛去根　牛膝酒浸，切，焙　附子炮裂，去皮脐　巴戟天去心　肉苁蓉酒浸，切，焙干　蘹香子炒　木香　沉香剉。各半两　白茯苓去黑皮　京三棱炮，剉　干姜炮　丁香　麝香　乳香别研　人参　桂去粗皮　荜澄茄　阿魏醋化面调作饼子，炙干。各一分

上二十四味，除前膏外捣罗为末，入前膏和丸如桐子大。每

服二十丸至三十丸，空心食前温酒下。

治元脏虚损，痼冷诸疾，**橘皮煎丸方**

陈橘皮汤浸，去白，焙。十五①两。别为末　石斛剉，去根　巴戟天去心　牛膝酒浸，切，焙　肉苁蓉酒浸，去皱皮，切，焙　鹿茸酒浸，炙去毛　菟丝子酒浸三日，焙　杜仲去皮，炙　阳起石酒煮，细研　桂去粗皮　厚朴去粗皮，生姜汁炙　吴茱萸炒　当归切，焙　附子炮裂，去皮脐　干姜炮　京三棱煨，剉　草薢各三两　甘草炙。一两

上一十八味，捣罗为末，先以好酒五碗，于银石器内煎橘皮末如饧，入诸药同搜匀，杵三五百下，丸如梧桐子大。每服二十丸至三十丸，空心温酒或盐汤下。

治肾脏虚冷，不思饮食，倦怠，**羊骨煎丸方**

羊脊骨一条。去肉，截成段，用硇砂二两，醋二升同煎，旋煎旋蘸骨炙令焦黄，以醋尽为度，细剉，焙干　沉香剉　木香　槟榔剉　桂去粗皮　人参　牛膝酒浸，切，焙　白茯苓去黑皮　山芋　郁李仁汤浸，去皮　附子炮裂，去皮脐　白术　丁香　肉苁蓉酒浸，去皱皮，切，焙　石斛各半两　阿魏一分。醋化入面和作饼，炙干

上一十六味，捣罗为末，酒煮面糊，丸如梧桐子大。每服空心盐酒或盐汤②下，二十丸至三十丸。

补虚，破宿冷，**内灸丸方**

附子炮裂，去皮脐　白茯苓去黑皮　远志去心　巴戟天去心　破故纸酒浸，炒　虎头骨酥炙　牛膝酒浸，切，焙　楝实炒，去核　木香各一两　吴茱萸酒浸一宿，炒　白牵牛炒。各半两

上一十一味，捣罗为末，先用伏③道艾二两，酒一升，熬减半，滤去艾，入大黄末、硇砂末各一分。再于银石器内熬成膏，候冷拌和众药，如干，入酒糊和丸梧桐子大。每服十丸，早晚盐

---

① 十五：文瑞楼本同，明抄本、乾隆本、日本抄本作"五"。
② 盐汤：日本抄本、文瑞楼本同，明抄本、乾隆本作"汤"。
③ 伏：日本抄本、文瑞楼本同，明抄本、乾隆本作"狄"。

汤下。

治下元虚惫，腰疼，小便滑数，冷气攻筑，虚损不足，**硇砂丸方**

硇砂半两。细研，水煎，炼成霜　青盐细研。三两　生姜五斤。绞汁　附子半斤。生，去皮脐，为末，与硇砂、青盐、附子、生姜汁内慢火煎稠，取出瓷器盛　肉苁蓉酒浸，去皱皮，切，焙　远志去心　木香　山茱萸　巴戟天去心　山芋　石斛去根，剉。各二两

上一十一味，捣罗为末，与前药和匀，炼蜜丸如梧桐子大。每服空心温酒下二十①丸。

补虚冷，固元脏，消脾胃久积，**金髓丸方**

羊脊骨一条。去肉，以硇砂末半两，酽醋一碗化硇砂，令匀涂脊骨上，慢火炙醋尽骨酥为度，焙，别为末　牛膝酒浸，切，焙。一两　京三棱炮，剉。一两半　附子炮裂，去皮脐　蘹香子炒　楮实各一两　桂去粗皮　石斛剉。各一两半②

上八味，除羊骨、硇砂外，捣罗为末，同前末拌匀，酒煮面糊，丸如梧桐子大。每服二十丸至三十丸，空心温酒下。

治元脏积冷，奔豚气冲，心腹疼痛，补气化积，**沉香丸方**

沉香剉　木香各半两　硇砂半两。水煎，炼成霜　附子炮裂，去皮脐。一两　丁香　槟榔剉　蘹香子炒。各半两

上七味，捣罗为末，酒煮面糊丸如梧桐子大。每服二十九至三十丸，空心盐汤或盐酒③下。

治一切冷气伏火，**太阳丹方**

硫黄十两　丹砂五两

上二味，合研极细末，飞过，针砂二十五两，水淘净，入三斗铁锅内，用水常及七分以来，煮七复时，汤耗旋添热汤，频以连皮东南柳条子搅转，如药着条子上，逐旋以桑白皮刮下，却入锅中。候日数足，取少许于火上烧，无鬼焰为度。若有鬼焰即更

---

① 二十：日本抄本、文瑞楼本同，明抄本、乾隆本作"三十"。
② 一两半：日本抄本、文瑞楼本同，明抄本、乾隆本作"一两"。
③ 盐酒：日本抄本、文瑞楼本同，明抄本、乾隆本作"酒"。

煮，直候无鬼焰住火。再用水飞，澄去针砂不用，将丹砂、硫黄锅内慢火泣尽水脉，团成块，安生铁器中，用炭一秤以上围簇煅成汁，候火尽停冷，取药以纸五七重裹，掘地坑埋一宿，取出细研，用灯心煮枣，剥取肉和丸如梧桐子大。每服两丸至三[①]丸，空心温水或温酒下。

治脾肾久虚，脐腹痼冷，目暗耳焦，身重足痛，行步艰难，腿膝无力。补丹田，壮筋骨，**二石丸方**

磁石二两。火煅，醋淬七遍　硇砂半两

上二味，椎碎入砂盒子内，盐泥固济，木炭火烧令通赤，候冷取出细研，以酒煮羊肾一对，细切，烂研取汁，入少面为糊，和丸如梧桐子大，阴干。每服三十丸，空心食前盐汤下。

治男子元气虚冷，妇人赤白带下，血海诸冷，**附子丸方**

附子一两。炮裂，去脐皮　硇砂一钱。水煎，炼成霜

上二味，捣研为末，酒煮面糊丸如梧桐子大。每服三十丸，男子盐汤妇人醋汤下，空心服。

补虚理腰膝

论曰：《内经》谓：腰者，肾之府。转摇不能，肾将惫矣。膝者，筋之府。屈伸不能，行则偻附，筋将惫矣。盖肾主腰，肝主筋，筋聚于膝。若肾脏虚损，肝元伤惫，则筋骨受病，故腰膝为之不利。

治元脏虚冷，腰膝无力疼痛。滋润肌肤，悦泽颜色，进饮食，**腽肭脐丸方**

腽肭脐酒浸，微炙　鹿茸去毛，酥炙　肉苁蓉酒浸，切，焙　牛膝酒浸，切，焙　人参　木香　独活去芦头　天麻　白术　防风去叉　巴戟天去心　麝香研　铁粉研　五味子各一两　石斛去根　沉香剉　白茯苓去黑皮　远志去心　菖蒲米泔浸，切，焙　山芋　荜澄茄　丁香　肉豆蔻去壳　诃黎勒皮各三分　槟榔

---

① 三：明抄本、乾隆本、文瑞楼本同，日本抄本作"三五"。

剉　熟干地黄焙　草薢　松花各一两半　丹砂研　赤石脂研。各二两

上三十味，捣研为细末，同罗令匀，炼蜜和捣，丸如梧桐子大。每服二十丸至三十丸，空心食前温酒下，粟米饮亦得。

治肾肝虚损，腰膝无力疼痛，及妇人虚冷，赤白带下，壮筋骨，**木瓜煎丸方**

木瓜宣州大者，三枚。切开顶去瓤作瓮子，入硇砂末，用新罐子盛，蒸如稀饧，烂研　硇砂半两。水煎成霜　羌活去芦头　菊花蒸　地骨皮　骨碎补　牛膝酒浸，切，焙　吴茱萸汤浸，焙，炒。各二两　胡椒　荜澄茄　诃黎勒煨，去核　桂去粗皮　胡芦巴　补骨脂炒　巴戟天　人参各一两　干姜炮　甘草炙。各半两

上一十八味，杵一十六味为末，以木瓜、硇砂膏[①]和匀，入熟蜜少许，捣三千杵，丸如梧桐子大。每服二十丸，空心夜卧温酒下，每二日加一粒，至四十丸止。

治肝肾久虚，腰膝不利，肌肤羸弱憔悴，渐成劳疾，服此强筋骨，悦颜色，耐寒暑，倍力，补精益髓，**石斛丸方**

石斛去根　牛膝酒浸，切，焙　山茱萸　续断　沉香剉　肉苁蓉酒浸一宿，切，焙　钟乳研　桂去粗皮　熟干地黄焙　白茯苓去黑皮　泽泻　黄耆剉　菟丝子酒浸三日，别捣，暴干　蛇床子　山芋　附子炮裂，去皮脐　鹿茸去毛，酥炙　巴戟天去心　杜仲去粗皮，炙　补骨脂炒。各一两

上二十味，同为细末[②]，炼蜜和捣丸如梧桐子大。每服二十丸至三十丸，空心温酒盐汤任下。

治腰膝无力，四肢倦闷，腹胁冷痛。壮筋力，和气血，补暖，**木瓜丸方**

木瓜宣州者。二枚。去皮瓤，剜作瓮子　硇砂半两。上绢袋贮在木瓜内　羊肾一对。研。以上用好酒四升银石器中，候硇砂尽，去

---

① 硇砂膏：日本抄本、文瑞楼本同，明抄本、乾隆本作"硇砂"。

② 细末：日本抄本、文瑞楼本同，明抄本、乾隆本作"末"。

袋子熬成膏 雄雀一对。去皮、毛、嘴、爪、肠、肚、骨，用肉，研 肉苁蓉酒浸一宿，切，焙。二①两 胡芦巴 附子炮裂，去皮脐 沉香剉 木香 蘹香子舶上者。炒 楝实剉，炒 巴戟天去心 椒红 青橘皮去白，焙 槟榔剉 桂去粗皮。各一两

上一十六味，捣罗一十二味为末，以前四味膏和丸如梧桐子大。每服三十丸，空心盐酒下。

温养肝肾，调顺气血，补虚排邪，理腰膝风痹，皮肤不仁，或下注步履艰难，久服无健忘，益心气，清头目，定神魂，**虎骨酒方**

虎胫骨一两。酥炙 黄耆剉 桔梗炒 酸枣仁炒 茯神去木 羌活去芦头 石菖蒲米泔浸一宿，切，焙 远志去心 芎藭 牛膝酒浸一宿，切，焙 肉苁蓉酒浸一宿，切，焙 熟干地黄焙 附子生，去皮脐，以新汲水浸半日，又破作两片，换水浸一日，焙干 萆薢 石斛去根。各一两 防风去叉 羚羊角镑。各半两

上一十七味，剉细，以生绢袋盛，入醇酒一斗浸之，密封瓶口，春夏三日，秋冬七日。每服温饮一盏，日二。如服尽，添酒五升浸之。又服尽，取滓焙干为末，每服一钱匕，酒调下。或以蜜丸如梧桐子大，每服三十丸，空心温酒下。

治下元风冷，流注腰膝，行步不能，状似软风，补益阳气，**乌头煎丸方**

乌头五两。换水浸令透软，去皮脐，细切，用好酒三升熬烂，更细研成膏 木瓜三枚。下面剜去瓤核，将熟艾捣末入在木瓜内填实，蒸熟，烂研 海桐皮剉 牛膝去苗，酒浸，切，焙 羌活去芦头 巴戟天去心 肉苁蓉酒浸，切，焙。各一两半 青盐研 青橘皮去白，焙 蘹香子炒 狗脊去毛 萆薢各二②两

上一十二味，捣罗十味为末，入前二味膏中和匀，丸如梧桐子大。每服三十丸，空心温酒盐汤任下。

---

① 二：明抄本、乾隆本、文瑞楼本同，日本抄本作"一"。
② 二：明抄本、乾隆本、文瑞楼本同，日本抄本作"一"。

治下经伤惫，腰膝无力，四肢皴黑，筋骨疼痛，行履艰难，**羊骨煎丸方**

羊脊骨一条。寸截　附子炮裂，去皮脐　槟榔剉　黄耆蜜炙，剉　枳壳去瓤，麸炒。各一两　沉香剉　蜀椒去目并合口，炒出汗　桂去粗皮　木香各半两

上九味，杵罗八味为末，用硇砂二两飞过，法酒、米醋各一升，同羊脊骨入银器内，文武火熬，令酒醋尽，焙燥，杵罗为末。别用酒作面糊，同前八味药末和捣，丸如梧桐子大。每服二十丸至三十丸，空心夜卧温酒或盐汤下。

治四体沉重，脚膝无力，骨髓冷疼，壮筋骨，明耳目，**八神散方**

附子去皮脐。一两　乌头去皮脐　草头乌各二两。并每个剉作三段，同用盐二两，慢火煮一日，焙干　防风半斤。以上四味并剉令块子相似　蛇床子　莨菪子　马蔺子　吴茱萸各二两

上八味，同用慢火炒令烟出，急倾在净地上，拣取附子、防风、乌头等四味，杵罗为细散，以瓷合子盛。每服一钱匕，空心取井华水，面东调下十丸，日后渐加至三钱匕。

治元脏虚损，下注腰膝，行步艰难，膝胫少力，**补虚萆薢丸**[①]**方**

萆薢六两　杜仲去粗皮，炙。二两半　牛膝酒浸二日，切，焙　续断　干木瓜焙。各三两　桂去粗皮。半两

上六味，捣罗为细末，炼蜜丸如小弹子大，研丹砂末为衣。每服一丸，食前温酒嚼下，木瓜汤亦得。

治元脏虚损，腰膝筋骨疼痛，**倍力丸方**

补骨脂二两。微炒　桂心二两　缩砂一两。去皮　附子二两。炮裂，去皮脐　木香二两　安息香二两。以酒熬成膏　鹿角胶二两。捣碎，炒令黄燥

---

① 补虚萆薢丸：日本抄本、文瑞楼本同，明抄本、乾隆本作"开虚草薢丸"。

上七味，捣罗为末，炼蜜并安息香膏相和，捣三二百杵，丸如梧桐子大。每日空心以温酒下三十丸。

暖下元，补筋骨，久服令人壮健悦泽，**补骨脂丸方**

补骨脂五两。微炒，捣罗为末　胡桃仁二两。研如脂　蜜四两。

上三味，以蜜胡桃仁相和，熬如稀饧，后入补骨脂末，和丸如梧桐子大。每日空心以 ① 温酒下三十丸。

治骨极肾虚，脚膝骨髓酸疼，宜服补益，**酸枣仁散方**

酸枣仁八两。微炒　虎胫骨八两。涂酥炙，令黄　熟干地黄八两　杜仲二两。去粗皮，炒黄　桂心三两　牛膝三两。去苗

上六味，杵罗为散。每服二钱匕，胡桃酒调下，葱茶调亦得，空心日午夜卧各一服。

治骨极肾虚，脚膝痠疼，**酸枣仁散方**

酸枣仁微炒　虎胫骨酥炙　熟干地黄焙。各八两　杜仲去粗皮，炙　桂去粗皮　牛膝去苗。各三两

上六味，细剉，以酒一斗五升浸，经三日，暴干后，再入酒浸三日，暴干，如此酒尽为度，捣罗为细散。每服二钱匕，空心食前温酒调下。

补益，壮筋骨，驻颜，**牛膝木瓜丸方**

牛膝二两。酒浸一宿，切，焙　木瓜一枚。去顶并瓤，入艾一两蒸熟　巴戟天去心，炒　蘹香子炒　木香各一两　桂去粗皮。半两

上六味，将五味为末，入熟木瓜并艾同捣千杵，丸如梧桐子大。每服二十丸，空心盐汤下。

治下脏冷气，腰膝无力，**沉香丸方**

沉香剉。一两　白芷一两　乌药剉。四两　丁香　蘹香子炒。各半两

---

① 每日空心以：日本抄本、文瑞楼本同，明抄本作"每服空心"，乾隆本作"每服空心日午"。

上五味，捣罗为末，炼蜜丸如小鸡头大。每服一丸[①]，食前温酒嚼下。

治脚膝，壮筋骨，乌髭鬓，理风虚，悦颜色，补益，**何首乌丸方**

何首乌一斤半　菖蒲半斤。二味同米泔浸五日，逐日一换，铜刀切，暴干　牛膝去苗。一斤　天南星四两

上四味，并生为末，酽醋五升，好酒一斗，入药末调之，以文武火熬成膏，可丸即丸如梧桐子大。每服二十至三十丸，空心盐汤下，临卧盐茶下十丸。

补益，壮腰脚，**大效四倍丸方**

蜀椒去目并合口，炒出汗。一两　菟丝子酒浸三宿，别捣。二两　草薢洗，焙。四两　牛膝酒浸二宿，切，焙。八两

上四味，同为细末，炼蜜和捣五百杵，丸如梧桐子大。每服三十至五十丸，早晚温酒盐汤任下。服之一年，行如奔马。

补下元，乌髭鬓，壮脚膝，进饮食，悦颜色，治腰疼，**杜仲丸方**

杜仲去粗皮，炙为末　补骨脂炒香熟，为末　胡桃仁汤浸，去皮，研。各一两

上三味，研匀，炼蜜丸如梧桐子大。每服三十丸，空心温酒下。

治腰膝无力，行步艰难，虚惫冷积，面黄体肿，饮食进退，**吴茱萸丸方**

吴茱萸汤洗，焙，炒　青橘皮去白，焙　干姜炮。各等分

上三味，捣罗为末，用无灰酒和成剂，别用无灰酒和面作饼子，厚一指，每一饼内安药一鸭子大，用秆草一束，一半已烧成草火[②]，一半旋添同烧，仍安药饼子于火内，煨令香熟，放冷去面取药，酒和成剂，丸如梧桐子大。每服三十丸，空心日午夜卧盐汤下。

---

① 如小鸡……服一丸：此9字日本抄本、文瑞楼本同，明抄本、乾隆本作"如梧桐子大，每服十丸，或如小鸡头大，每服三丸"。

② 草火：日本抄本、文瑞楼本同，明抄本、乾隆本作"灰草火"。

治腰膝，补下元，壮筋骨，**地黄散方**

生地黄五斤　五加皮五两　牛膝去苗。半斤

上三味，各细剉，先以酒浸地黄一宿，后九蒸九暴，同捣罗为散。每服二钱匕，空心温酒调下，粳米粥调亦得。

治腰膝疼痛及腹内一切冷病，令人颜色悦泽，骨髓坚固，行及奔马，**地仙煎方**

山芋末一斤　杏仁汤浸，去皮尖、双仁。一升　生牛乳一升

上三味，先研杏仁极细，入生牛乳绞取汁，次取山芋末相拌，入新瓷器密封安于釜中，重汤煮一日煎成。每服一匙，空心温酒调下。

治腰膝积冷痠疼，或痛麻无力，壮真元，**菟丝子丸方**

菟丝子　牛膝寸截。各一两

上二味，于银石器内好酒渍之，令酒过药一寸，经五日，控干焙燥，捣罗为末，将原浸酒煮面糊，丸如梧桐子大。每服三十丸，空心食前酒下。

治骨髓虚惫，腰膝无力，**巴戟丸**[①]**方**

巴戟天去心。三分　黄耆剉。一两　远志去心　牛膝去根，酒浸，焙　熟干地黄焙　山芋各三分　桂去粗皮　五味子　附子炮裂，去皮脐。各半两　猪肾一对。去脂膜，破开，内蜀椒四十九粒，盐花少许，拌匀，湿纸裹煨熟，去椒，细研如糊，搜诸药

上一十味，捣罗九味为末，以猪肾和丸如梧桐子大。每服二十丸，温酒下。

---

① 巴戟丸：日本抄本、文瑞楼本同，明抄本、乾隆本作"巴戟天丸"。

卷第一百八十七

补益门

补虚进饮食　　补虚调腹脏　　补虚消痰　　补虚明耳目
补虚益髭发　　补虚驻颜色　　补虚治小肠　　补益诸疾

补益门

补虚进饮食

论曰：脾播百物气泽，以埤诸脏腑者也。真气强盛，则可以腐熟水谷，播诸脏腑，滋养荣卫，充实肌肤。若中下气虚，内生寒冷，阳气不足，则不能腐熟水谷，故虚而不嗜食，当补虚以助其阳气也。

治脾肾虚冷，不思饮食，**芜荑丸方**

芜荑炒。六两　　乌梅肉炒。二两　　黄连去须。半两　　厚朴去粗皮，生姜汁炙。五两　　补骨脂炒　　肉苁蓉酒浸，切，焙　　巴戟天去心　　附子炮裂，去皮脐　　鹿茸去毛，酥炙　　陈橘皮去白，切，焙。各四两

上一十味，捣罗为末，粟米粥丸如梧桐子大。每服三十丸，空心日午温米饮下。

补脾肾，止心腹痛，进饮食，**沉香丸方**

沉香剉。二两　　鹿茸去毛，酥炙　　厚朴去粗皮，生姜汁炙　　乌药剉　　楝实剉，炒　　白茯苓去黑皮　　石斛去根　　白术　　诃黎勒炮，去核　　人参各一两

上一十味，捣罗为细末，酒煮面糊，丸如梧桐子大。每服二十丸至三十丸，温酒或米饮下，空心食前①。

治元脏虚冷，脾胃不和，不进饮食，肌肤瘦瘁，面黄腹胀，

---

① 空心食前：日本抄本、文瑞楼本同，明抄本、乾隆本作"空心"。

四肢怠惰，精神不乐，兼疗膀胱积冷气痛，**蓬莪茂丸方**

蓬莪茂　京三棱各四两。同煨，乘热椎碎，捣罗为末，以米醋于银石器煮，入獖猪胰一枚，去脂膜，烂研细，与硇砂末半两同熬成膏，醋不拘多少，约药末为数　硇砂飞，研。半两　楝实炮　舶上茴香子炒　山芋　槟榔煨，剉　附子炮裂，去皮脐　枳壳去瓤，麸炒。各二两

上九味，除前三味制了外，六味捣罗为末，以前膏和捣三五百杵，丸如梧桐子大。每服二十丸至三十丸，温酒或盐汤下，空心食前服。

治脾元虚冷，饮食减少，面黄腹痛，**荜澄茄汤方**

荜澄茄　石斛去根　附子炮裂，去皮脐　桂去粗皮　巴戟天去心。各一两　白术剉，炒　五味子　芎䓖各三分　人参　白茯苓去黑皮　木香　槟榔　白豆蔻去皮。各半两

上一十三味，剉如麻豆。每服三钱匕，水一盏，生姜二片，枣二枚，擘破，煎至七分，去滓，空心日午近晚温服。

治脾元虚弱，冷气上攻，饮食减少，**硇砂丸方**

硇砂水煎，飞成霜　木香　桂去粗皮　肉豆蔻去壳，炮　附子炮裂，去皮脐　茴香子炒　青橘皮去白，焙　陈橘皮去白，焙。各半两　山芋半斤[①]　木瓜二枚

上一十味，内八味捣罗为末，先以木瓜切盖出瓤，如小瓮子样，存取元盖，逐个木瓜共入硇砂末半两，以元盖紧缚，用无灰酒三升，于银石器内以慢火煮，候酒欲干木瓜烂取出，入前八味药末相和杵，丸如梧桐子大。每服二十丸至三十丸，盐汤或盐酒下。

治脾元虚冷，心胸满闷，饮食减少，脐腹撮痛，面色黄黑，耳焦枯，阳事弱，**正阳丹方**

硫黄研　菖蒲切　天雄炮裂，去皮脐　阿魏醋调面和饼子，炙。各一两　沉香剉　厚朴去粗皮，生姜汁炙　草豆蔻去皮　干姜

---

① 斤：明抄本、日本抄本、文瑞楼本同，乾隆本作"两"。

炮　桃仁去皮尖、双仁，炒　槟榔剉。各半两

上十味，捣罗为末，再研令匀，面糊为丸如梧桐子大。盐汤下十五丸至二十丸。

治脾气虚，心腹胀满，少思饮食，**陈橘皮散方**

陈橘皮一两半。汤浸，去瓤，焙　胡椒半两　桂心三分　附子一两。炮裂，去皮脐　高良姜一两①。剉　甘草半两。炙微赤，剉　厚朴二两。去粗皮，涂生姜汁炙令香熟　诃黎勒一两。煨，用皮

上八味，捣为末。清粥饮调下一钱匕。忌油。

治元气虚损，腹胁雷鸣，中脘胀满，或发冷疼，**胡芦巴汤**方

胡芦巴炒　川芎　木香　京三棱煨　白术　官桂去皮　白蒺藜微炒　当归　益智　陈橘皮去白。已上各一两　沉香　附子炮，去皮脐　舶上藿香微炒。各一两半　干姜半两。炮　甘草三分。炙令黄　苦楝子三两。取肉，不用核

上一十六味，捣罗为细末。每服二钱匕，煎沸汤点，不拘时服。

补虚进食，正脾元，**豆蔻丸方**②

肉豆蔻去壳，炮　槟榔剉　桂去粗皮　青橘皮去白，焙　半夏姜汁制　附子炮裂，去皮脐　干姜炮。各一两　白术二两　京三棱煨，剉。一两半

上九味，捣罗为末，醋煮面糊，丸如梧桐子大。每服二十丸至三十丸，空心盐汤或温酒下。

治男子妇人患后，不思饮食，补虚，**理中汤**方

槟榔剉　白茯苓去黑皮　益智去皮，炒　桂去粗皮　陈橘皮去白，焙　半夏姜汁制　沉香各一两③。剉

上七味，粗捣筛。每服三钱匕，水一盏，生姜二片，枣二枚，擘破，煎至七分，去滓温服，不拘时。

---

① 一两：明抄本、乾隆本、文瑞楼本同，日本抄本作“一两半”。
② 豆蔻丸方：明抄本、日本抄本、文瑞楼本同，乾隆本作“酒下丸”。
③ 一两：明抄本、乾隆本、文瑞楼本同，日本抄本作“二两”。

治脾脏虚冷，脐腹疼痛，胸胁痞闷，不思饮食，**人参丸方**

人参　白茯苓去黑皮　厚朴去粗皮，生姜汁炙　青橘皮去白，焙。各一两　高良姜炒　半夏汤浸七遍，焙　桂去粗皮。各半两　甘草炙。三分①

上八味，捣罗为末，生姜汁煮面糊，丸如梧桐子大。每服二十丸，生姜汤下，不拘时候。

补脾胃，悦颜色，长肌进食，**大枣丸方**

大枣四升。蒸熟，去皮、核，研膏　熟艾叶浓煮粳米粥拌匀，焙干。六两　杏仁去皮尖、双仁，炒　半夏姜汁浸一宿，炒。各二两　人参四两

上五味，捣罗四味为末，以枣膏丸如梧桐子大。每服二十丸，空心温酒或米饮下。

治脾胃虚冷，不进饮食，**硇砂丸方**

硇砂水煎成霜，别研。半两　人参　白术　蓬莪茂煨，剉②　吴茱萸汤浸，焙，炒　白茯苓去黑皮　青橘皮汤浸，去白，焙　陈橘皮汤浸，去白，焙　荜拨各一两半

上九味，除硇砂外捣罗为末，同和匀，酒煮面糊丸如梧桐子大。每服二十丸，盐汤下，不拘时服。

补虚驻颜，进饮食，治一切冷气，**少阳丹方**

苍术四两。去黑皮，剉成块子，用浆水浸一宿，取出，用井水洗七遍，焙干，炒　蘹香子三两。炒　附子二两。去皮脐，浆水浸一复时，取出，别用浆水沙锅子内煮，切成片子，焙干　丹砂半两。研细，为衣

上四味，除丹砂外捣罗为末，酒煮面糊丸如梧桐子大，以丹砂为衣。每服二十丸，空心夜卧温酒或盐汤下。

治脾元不和，中焦痞闷，气滞噎塞，不进饮食，补虚，**沉香煮散方**

---

① 三分：文瑞楼本同，明抄本、乾隆本作"三"，日本抄本作"三两"。
② 人参……煨剉：此9字明抄本、乾隆本、文瑞楼本同，日本抄本作"蓬莪术炮　人参　白术各一两"。

沉香剉　木香　青橘皮汤浸，去白，焙　陈橘皮汤浸，去白，焙　人参　郁李仁汤浸，去皮，研　甘草炙。各一两　槟榔剉　草豆蔻去皮　桂去粗皮　干姜炮。各半两

上一十一味，捣罗为散。每服三钱匕，水一盏，煎至七分，去滓温服，不拘时。

补虚调腹脏

论曰：脾者仓廪之官，胃为水谷之海。其气和平，布散精微，上注于心肺，下流于肾肝。虚损之人，仓廪不足，谷气衰弱，腹脏不调，治法宜以调和脾胃为先。

补虚治气，调顺三焦，安和脏腹，进饮食，**沉香汤**方

沉香一两　肉豆蔻仁　桂去粗皮　木香　厚朴去粗皮，生姜汁炙　槟榔　青橘皮汤浸，去白，焙　诃黎勒皮　白术　当归焙　京三棱醋浸一宿，煨，剉　人参　枇杷叶炙，刷去毛　芎藭　干姜炮　蓬莪茂煨，剉　黄耆　郁李仁汤浸，去皮并双仁　附子炮裂，去皮脐　白茯苓去黑皮　石斛去根，酒浸，微炙　前胡去芦头　枳壳去瓤，麸炒　甘草炙。各半两

上二十四味，剉如麻豆。每服五钱匕，水一盏半，入生姜三片，大枣三枚，擘破，煎至八分，去滓，稍热食前服。

治脏腑虚弱，眼目昏暗，腰膝无力或多脑冷瘘疼，饮食减少，补暖，**木瓜煎丸**方

木瓜宣州者。两枚。去子，蒸令熟　黑豆拣细紧者。一升　陈橘皮汤浸，去白　吴茱萸各四两。上先煮黑豆令熟，泯干，却入三味拌匀，用好酒一斗入豆内同煎，泣干漉出，令烂研似面糊，然后入下项药末　附子炮裂，去皮脐　桂去粗皮　芎藭　羌活去芦头　肉豆蔻去壳　槟榔剉。各一两

上一十味，捣罗六味为末，入在前膏内，搜和令匀，再杵得所，为丸如梧桐子大。每服十五丸至二十丸，空心夜卧盐汤下，候见效即减五丸，甚妙。

补元气，调脏腹，解二毒伤寒，除腰膝疼痛，及治真阳伤惫，

霍乱吐泻，偏风瘴麻痹痛，脚气注肿^①，行履不得，**十华汤方**

附子炮裂，去皮脐　黄耆剉　羌活去芦头　白术炒　青橘皮汤浸，去白　桔梗炒　干姜炮　桂去粗皮　甘草炙　五加皮用吴茱萸一两，以水一碗同五加皮煮之，水尽为度，去茱萸，细剉皮，焙干用

上一十味，等分，剉如麻豆。每服三钱匕，水一盏，入生姜三片，枣二枚，擘破，煎六分，去滓温服。

治真脏气弱，洞泄寒中，腹内雷鸣，时多便泄^②，饮食减少，多困嗜卧，**石斛黄耆丸方**

石斛去根。二两　肉苁蓉酒浸，切，焙干。一两半　五味子　黄耆微炙，剉　枳壳去瓤，麸炒　熟干地黄焙。各一两　诃黎勒皮半两　木香　山芋　苍术切碎，炒　泽泻各一两

上一十一味，捣罗为末，以酒煮面糊和丸如梧桐子大。每服二十九至三十丸^③，温酒或盐汤下，空心食前。

治元脏冷气，脐腹疼痛冲心，及久泻痢，诸药不差者，**归命丸方**

青橘皮汤浸，去白，焙　桂去粗皮　半夏洗七遍，去滑，焙　乌头去皮脐　附子去皮脐　干姜　硫黄舶上者。各半两　槟榔剉。二枚　胡椒四十九^④粒　肉豆蔻去壳。二枚

上一十味，并生为末，唯硫黄别研极细为度，入众药末中令匀，以米醋面糊，更入盐少许，同和丸如绿豆大。每日空心温酒下十五丸，疾甚不可救者，煎盐艾汤下二十丸。

治脾元虚冷，泄痢，不思饮食，时多干哕，补益，**枳壳煎丸方**

枳壳去瓤，麸炒。四两　厚朴去粗皮，生姜汁炙　杏仁去皮尖、双仁，炒　吴茱萸洗　干姜炮　附子炮裂，去皮脐。各半两　艾叶伏道者。四两。揉如绵

---

① 注肿：明抄本、乾隆本、文瑞楼本同，日本抄本作"强肿"。
② 时多便泄：明抄本、乾隆本、文瑞楼本同，日本抄本作"多便泄"。
③ 至三十丸：日本抄本、文瑞楼本同，明抄本、乾隆本无。
④ 四十九：明抄本、乾隆本、文瑞楼本同，日本抄本作"四十五"。

上七味，捣罗六味为末，以酽醋一斗，于银石器内煎艾得所，次入药末同煎，再入白杵千百下，为丸如梧桐子大。每服空心温酒或生姜汤下二十丸，加至三十丸。

补中益气，调顺脾元。治心胸满闷，不思食，上热下冷，**白豆蔻汤**方

白豆蔻仁半两　肉豆蔻仁三枚　白术一两　桂去粗皮。半两　青橘皮汤浸，去白。半两　厚朴去粗皮，生姜汁炙。半两　甘草炙。三分

上七味，粗捣筛。每服二钱匕，水一盏，入生姜二片，粟米少许，枣二枚，擘，同煎至七分，去滓热服。

治一切冷气，积年气痢，补暖，**莨菪子丸**方

莨菪子水浸石灰清汁煮一复时，掬出芽，暴干，炒　附子炮裂，去脐皮　干姜炮　陈橘皮汤浸，去白，焙　桂去粗皮　厚朴去粗皮，生姜汁炙。各半两

上六味，捣罗为末，水煮面糊和丸如梧桐子大。每服二十丸，食前米饮下，加至三十丸。如觉热发，以绿豆汁解之。

补暖下元，止泄痢，**雪粉丸**方

阳起石狼牙者。半两。杵研如粉　钟乳研。半两　砒霜细研。半两　黄蜡用浆水煎炼三五遍令白。半两　羊肾肶脂水洗过。二两

上五味，合研三味令匀，粗瓷碗中炭火上熔蜡脂成汁，下药末搅匀拈下，乘热丸就如梧桐子大。每服三丸，空心新汲水下。

散宿冷，调脏气，治腰膝疼痛，**调中丸**方

阿魏三钱。用醋化成膏，入白面和作饼子，焙干　厚朴捣作粗末，用生姜自然汁拌匀，慢火铫子内炒干秤。一钱　白附子捣作粗末，用醋拌匀，慢火铫子内炒干，秤。一钱　草豆蔻和皮捣作粗末，秤。一钱。入青盐二钱，入铫子内同炒黄色

上四味，捣罗为末，酒煮面糊，丸如绿豆大，以丹砂为衣。每服二十丸至三十丸，空心食前米饮下。

补虚，厚肠胃，美饮食，**朴附丸**方

厚朴去粗皮。一斤 生姜一斤。同厚朴于木白内捣匀，取出晒干 附子炮裂，去皮脐。二两 干姜炮。半斤

上四味，捣罗为末，熟枣肉并面糊丸如梧桐子大。空心食前，温酒或米饮下五十丸至七十丸。

治脏寒，补下元，**内灸丸方**

艾叶一斤

上于五月五日采取，用米醋洒湿，压一宿，以文武火焙干为末，却用五日煮粽汁七升，于锅内熬成膏，捣数百杵，丸如梧桐子大。每服二十丸，空心盐酒下。

补虚消痰

论曰：脾胃者，仓廪之官，播百物气泽，以坤诸脏腑者也。脾，土也，土能制水，则水不溢。虚损之人，脾胃气弱，故于水谷不能克消，土气不能胜水，津液停积，结聚上膈，是为痰也。今补虚兼以助脾之药，则痰自消矣。

补益五脏，去痰饮，三焦虚热，风劳毒气攻手足，寒热烦躁，**枇杷前胡汤方**

枇杷叶去毛 前胡去芦头 白茯苓去黑皮 木香 泽泻 五味子 诃黎勒皮 桔梗炒。各三分 白芷 防风去叉 鳖甲醋炙，去裙襴 木通剉 大腹皮剉 京三稜炮，剉 厚朴去粗皮，生姜汁炙。各半两 当归切，焙 芍药 牡丹皮 枳壳去瓤，麸炒 甘草炙 知母焙。各一分 人参 藿香 白术各一两一分 半夏汤洗十遍，米炒微黄。一两

上二十五味，粗捣筛。每服五钱匕，入生姜半分，拍破，枣二枚，擘，水二盏，煎至一盏，去滓，稍热服，空心晚食前各一。

治身体劳倦，四肢拘急，腹内刺痛，体弱，风痰头疼，肾脏伤惫，胸臆噎塞，久积冷气，妇人血海冷滞，补不足，**附子汤方**

附子炮裂，去皮脐 乌头炮裂，去脐皮 柴胡去苗、土 前胡去芦头 黄耆 芎䓖 白术 人参 木香 当归切，焙 羌活去芦头 甘草炙 桔梗炒 白芷 地榆 桂去粗皮。各一两

上一十六味，剉如麻豆大。每服三钱匕，水一盏，生姜二片，枣二枚，葱白一寸，同煎七分，空心服。

治肝肾久积风冷痰，滞气上攻，眼目肿涩疼痛，肌肉瞤动，心神多倦。去痰涎，壮筋骨，补元气，益心利肺，**天麻煎丸方**

天麻半斤。净洗，焙干，捣末　牛膝酒浸，切，焙。一斤。捣为末　杏仁汤浸，去皮尖、双仁，细研。四两　生地黄五斤。好者，净洗，于木臼内杵取汁三斤

上四味，一处于银器内，以水三斗，煎至五七升，以布绞取汁，却将滓于木臼内捣令极细，后以水三五升浸取汁，同于银器内熬，更用无灰酒五升，安息香三两，慢火煎成膏。后入

胡芦巴三两　天雄炮裂，去皮脐　石斛去根　沉香剉　巴戟天去心　玳瑁错末　桂去粗皮　白花蛇酒浸，炙，去皮骨，焙。各一两　槟榔剉。半两　独活去芦头。三①分　芎䓖一两　大腹一两。和皮剉　当归切，焙。一两　木香一两　益智去皮。三分　远志去心。三分　干姜炮裂。一两　酸枣仁炒。一两

上二十二味，除前四味作膏外捣罗为末，入前膏内和为团，于木臼内杵一二千下，丸如梧桐子大。每服以温酒下二十五丸，加至三十丸。若常服，空心一服；有疾，早晚各一服。

补虚，下气去痰，**茱萸丸方**

吴茱萸汤洗七遍，焙。一两半　硇砂半两。用醋浆水淹搅五七百度，用纸滤过，瓷器内慢火逼令干　木香一两　京三棱三两。炮，热捣②　青橘皮汤浸，去白。一两半　干姜炮裂。一两半　附子炮裂，去皮脐。一两半　半夏汤洗十遍，微炒。一两半　巴戟天去心，酒浸一宿。一两　蘹香子一两。微炒　硫黄一两。甘草水洒研七日

上一十一味，各捣研为末，先用硫黄末，以精羊肉十五两细切，拌和令匀，淹一宿，便用好醋一升半煎，泣尽醋刮在臼内，

---

① 三：明抄本、乾隆本、文瑞楼本同，日本抄本作"二"。
② 炮热捣：文瑞楼本同，明抄本、乾隆本作"炮"，日本抄本作"炮熟捣"。

后将药末并硇砂同入臼内，杵一千下，丸如梧桐子大。空心盐汤下一十丸。

治痰盛，利胸膈，和脾肺气，止嗽思食，治心经虚热，咽喉干煿，舌涩壅闷，口内生疮，**五味子汤方**

五味子　人参　诃黎勒皮炒　白术　白茯苓去黑皮　桔梗炒　枳壳麸炒，去瓤　前胡去苗、土　贝母去心，炒　陈橘皮汤浸，去白　甘草炙　半夏生姜汁和作曲，焙干。各一两　麦门冬去心，焙　干姜炮裂　桂去粗皮。各半两

上一十五味，粗捣筛。每服三钱匕，水一盏，入生姜一枣大，切，煎至七分，去滓温服。

治上膈多热，下脏虚冷，皮肤不泽，气力乏少，大便秘涩，或时泄利，头旋痰滞，口干舌强，益寿延年，**五精煎丸方**

白茯苓去黑皮，别取末　甘菊花炊一复时，不住洒酒，暴干，别取末　菖蒲石上生者，酒浸三日，炊一日，焙干，别取末　桂去皮，取心中好者，别取末。各四两　天门冬去心，焙　白术切作片子，白者可用　人参　牛膝各一斤。捣碎，各以水并酒共一斗浸药三日，绞取浓汁，滤去滓，于银器内慢火各熬成膏　生黄精五斤　生地黄五斤。二味各捣取汁，于银器内慢火熬成膏

上一十味，先将下六味逐味取汁，熬至半斤可住火，然后将膏六件，共合成三斤，以前四味散药同和匀暴干，再入膏和搜，直后入尽三斤膏药，再入臼中杵五六千下，丸如梧桐子大。每服三四十丸，食前后清酒或米饮下，久服自觉神效。

补虚，治痰饮，兼患后余毒，不思饮食，三焦气惫，**理中汤方**

槟榔剉　赤茯苓去黑皮　木通剉　桂去粗皮　陈橘皮汤浸，去白　半夏用生姜捣碎，焙　沉香各等分

上七味，粗捣筛。每服三钱匕，水一盏，生姜半分，切，煎至八分，去滓，食前温服。

补虚治痰，**羊肾丸方**

天南星一两。切生姜十片，同水煮过　半夏一两。切生姜十

片，同水煮过，焙干　蘹香子一两。微炒　附子两枚。炮裂，去皮脐　白附子一两。炮　干姜一两。炮　木香一两

上七味，捣罗为末，用羖羊肾一对，和前药一处入臼内杵三千下，丸如梧桐子大。每服十丸，炒盐汤下，早晚二服。

暖元脏，温胃去痰。治心腹一切痃癖冷气吐逆，及年高风秘冷秘，泄泻诸疾，**半硫丸方**

硫黄明净好者，研至细，柳木槌子研过尤善　半夏汤洗七遍，焙干，捣罗为末

上二味，等分①，生姜自然汁同熬，入干炊饼末搅和匀，入臼杵数百下，丸如梧桐子大。空心温酒或生姜汤下十五丸至二十丸，妇人醋汤下。常服有效。

补虚明耳目

论曰：《内经》谓智者有余。有余则耳目聪明，身体轻强，老者复壮，壮者益治。盖肾开窍于耳，肝开窍于目，肾肝二脏，水木之相生者也。若肾经不足，肝元自虚，水木不能相生，其窍俱不利。故耳听不聪，目视不明，当补下经以益之。

治肝肾气虚，耳目不聪明，及一切冷气，腹胁疼痛。久服延年轻身，爽神益气，补壮筋骨，**苁蓉木瓜煎丸方**

肉苁蓉一斤。以酒浸，净刮去皱皮及沙石尽，细切，焙干，捣罗为末，秤　牛膝八两。去苗，酒浸，剉，焙干，捣罗为末，秤　菟丝子尝甜滑者，以水淘去浮者。四两半。酒浸三五日，以软烂为度，沙盆内研如泥　木瓜四枚。如无花木瓜，只用小黄熟木瓜十枚，并削去皮子，别以酒煮烂为度，入沙盆研如泥，又用法酒一斗五升匀调，同煎四味②，入银器内重汤慢火熬成膏，不住手搅，勿令焦，仍相度后药末多少或硬，更入炼熟好蜜，亦须带软搜，所贵滋润易为丸也　附子六枚。炮裂，去皮脐，剉，以青盐末三两，拌和匀，炒令黄色，同

---

① 等分：日本抄本、文瑞楼本同，明抄本、乾隆本作"各等分"。
② 同煎四味：日本抄本、文瑞楼本同，明抄本、乾隆本将"麋角"移至"木瓜"前，故此处作"同前四味"。

用　麋角锉末。五两。用酥拌和，炒黄色　椒红四两　肉豆蔻仁二两　补骨脂三两。拣净，秤，炒香　楮实红实熟成者用。三两半。淘去浮者，焙干，秤　巴戟天去心，炒黄。三两　木香二两　鹿茸去毛，酥炙。三两　桂去粗皮。三两　蛇床子拣择净用。二两　槟榔二两。锉　干姜炮裂。三两

上一十七味，捣罗十三味为细末，将前膏和成剂，再入臼内捣三二千下，入真酥少许，丸如梧桐子大。每服三十丸，空心温酒下，盐汤亦得，渐加至五十丸，晚食前再服。

治男子元脏虚惫，目昏耳聋，阳道衰弱，夜多小便[①]，膀胱积滞，脐下疼痛，疝气攻注，夜梦鬼交，精神恍惚，腰重胯痛，脚膝痠疼，筋力困乏，并妇人血海虚弱，子宫久冷，面无颜色，心腹疼痛，四肢羸瘦。丈夫久服，乌须鬓，驻颜色，进食壮气，女人久服，除风气诸疾，**五补丸方**

巴戟天去心　牛膝酒浸，焙　山芋　蜀椒去目并闭口，炒出汗　肉苁蓉酒浸令软，切，焙。各四两　附子炮，去皮脐　桃仁浸，去皮尖、双仁，炒　黄耆锉　补骨脂酒浸一宿，炒干　蘹香子舶上者，炒。各三两　木香　人参　白茯苓去黑皮　山茱萸　五味子　桂去粗皮　羌活去芦头。各二两

上一十七味，捣罗为末，酒煮面糊为丸如梧桐子大。每服三十丸，盐汤温酒下，空心食前。

补益十二经脉，安魂定魄，还精补脑，开三焦，破积聚，消五谷，调脏腑，除心中伏热，令耳目聪明，强骨轻身，去诸风冷，**山芋丸方**

山芋二两半　肉苁蓉去皱皮，酒浸，切，焙。四两　五味子二两半　杜仲去皮，炙，锉。三两　牛膝酒浸，切，焙　菟丝子酒浸，捣研令烂，焙干　赤石脂　白茯苓去黑皮　泽泻　熟干地黄焙　山茱萸　巴戟天去心。各二两　远志去心　石膏各一两

上一十四味，捣罗为末，炼蜜为丸如梧桐子大。每日空心酒

---

① 夜多小便：日本抄本、文瑞楼本同，明抄本、乾隆本作"夜少小便"。

下三十丸。服七日后，四体光泽，唇口赤，手足热，面有光润，消食体轻，舌厚通中，脑鼻辛酸，勿疑。夏秋蜜丸，冬即为散，酒调服。

治元脏诸虚，壮气去风，聪明耳目，疗筋骨疼痛，**羌活丸方**

羌活去芦头　独活去芦头　青橘皮去白，焙　附子炮裂，去皮脐。各二两　虎骨涂醋，炙黄　牛膝酒浸，切，焙。各三两　当归去芦头，切，焙。二两　桂去粗皮　没药研。各一两　木香一分

上一十味，捣罗九味为末，入没药再拌研匀，用宣州木瓜二枚，切开头，剜去瓢子，各满填熟细艾在内，以竹扎元盖子盖了，入甑内烂蒸，取出入白杵如膏，入诸药和，更杵为剂。如药末多，更入酒面糊少许，为丸如梧桐子大。每日空心温酒下二十丸，男子妇人并宜服之。

壮筋骨，明耳目，补虚，爽神，益气，**乌头煎丸方**

乌头一斤[①]。大者，刮去黑皮，剉作小片子，用雪水三升浸一宿，入盐六两同煮干，炒令黄，秤　牛膝三两。酒浸一宿，切，焙，秤　肉苁蓉细切，用法酒一升浸一宿，焙令干。四两　巴戟天去心。一两　大枣半斤。汤浸，去皮、核，焙，秤　桃仁浸去皮尖，麸炒熟。五两　陈橘皮汤浸，去白，焙。半斤　蜀椒去目并闭口。二两。炒出汗　厚朴去粗皮，生姜汁炙。三两

上九味，捣罗为末，以酒煮面糊为丸如梧桐子大。每服三十丸，盐汤下，空心服。

补肝益肾，平养心气，聪耳明目[②]，**覆盆子丸方**

覆盆子三两半[③]。拣去梗萼，秤　巴戟天穿心紫者。去心　肉苁蓉酒浸，去皱皮，片切，焙干　远志去心　牛膝酒浸一宿，焙干　五味子洗净，焙干　续断各二两　山茱萸去核，焙干秤。一两

上八味，捣罗为末，炼蜜丸如梧桐子大。每服五十丸，空心

---

　① 一斤：明抄本、乾隆本、文瑞楼本同，日本抄本作"十斤"。

　② 聪耳明目：日本抄本、文瑞楼本同，明抄本、乾隆本作"聪明耳目"。

　③ 三两半：文瑞楼本同，明抄本、乾隆本与后药同作"二两"，日本抄本作"一两半"。

温酒下，渐加至百丸，久服益验。

益精气，通血脉，除风湿，明耳目，悦颜色。年高者服之，五十日力倍气充，百日致神明，如三十时，力能引弩，疾在腰膝者此酒悉治，**壮元酒方**

天雄生，去皮脐　白敛各三两　茵芋去粗茎。一两　蜀椒去目并闭口者，炒汗出　羊踯躅各半升　乌头生，去皮脐　附子生，去皮脐　干姜各二两

上八味，并细剉，以酒三斗渍之，春夏五日，秋冬七日，去滓。初服半合，稍加至三合。暴滓为散，服方寸匕，日三，以知为度。夏日恐酒酸，以油单覆，下悬井中。

治劳伤，头目昏眩，安神延年，乌髭黑发，令身体轻健，耳目聪明，宽膈进食，除寒热，调荣血，**地仙丸方**

枸杞子　陈曲炒　甘菊　熟干地黄焙　桂去粗皮。各二两　肉苁蓉切，酒浸一宿，焙干。一两半

上六味，捣罗为末，炼蜜和丸如梧桐子大。每服三十丸，酒饮任意下，空心食前服。

明耳目，暖水脏，驻颜色，**丹砂椒方**

丹砂细研一二①日，用水飞过。二两　白茯苓去黑皮，取末。一两　人参末。一两　蜀椒去目并闭口者。半斤

上四味，用好酒三升，于新瓷器内，向太阳三伏热时，一处用竹杖搅，令酒尽干为度。每日早晨服二七粒，冷水或温酒下。

治丈夫妇人元气血气久冷，腰膝沉重，行履无力，手脚疼疼，下元虚惫，夜多小便，服之壮神益气，添精髓，倍气力，令耳目聪明，**大效四圣丸方**

草乌头米泔浸两宿，取出净洗，去皮尖，薄切　蜀椒拣去目并合口者　苍术米泔浸一宿，净洗，去皮，薄切　干姜净洗，去皮，剉作片子。各三②两

---

① 一二：明抄本、乾隆本、文瑞楼本同，日本抄本作"二"。
② 三：明抄本、乾隆本、文瑞楼本同，日本抄本作"二"。

上四味，用盐半斤，先著铫内炒欲干，先入草乌头炒赤色，次入苍术，次入干姜，次入椒炒，候椒香熟为度，都倾出，纸衬地上出火毒，夏月都筛去盐，冬月三分留一分在药内，同为细末，用法醋捣熟为丸如梧桐子大。如难丸，入少薄面糊和之。每服三十丸，空心温酒下，盐汤亦得。如久服，夜卧再服亦可。

去风邪，补不足，明耳目，耐寒暑，**延年丸方**

白术　白茯苓去黑皮　甘菊花各三两　耐冬叶一名忍冬。二两

上四味，捣罗为末，用生地黄捣取汁，银石器内熬如膏，以药末和匀，如干更别入炼酥蜜，和捣三二千杵，丸如梧桐子大。每日空腹清酒下三十①丸。

补虚冷，调元气，壮筋骨，明耳目，进饮食，和脾胃，**延年草还丹方**

菊花拣去萼　枸杞子拣去尘土及蒂　巴戟天去心　肉苁蓉酒浸。各四两。焙干，切

上四味，捣罗为末，炼蜜为丸如梧桐子大，以丹砂为衣。空心温酒或盐汤下三十丸。

补益元气，壮精华，明耳目，及治五劳七伤，**小还丹方**

肉苁蓉酒浸一宿，切，焙。五两　肉豆蔻四枚。去壳，生用　山芋三两

上三味，捣罗为末，炼蜜和丸如梧桐子大，以丹砂为衣。每服三十丸，温酒下，空心食前。

治元脏伤惫，耳聋目暗，**椒红丸方**

蜀椒去目及闭口者，暴干，捣罗取红，秤一斤，再捣为末　生地黄七斤。肥嫩者

上二味，先将地黄捣绞自然汁，铜器中煎至一升许住火，候稀稠得所，即和前椒末为丸如梧桐子大。每日空心暖酒下三十丸。合药时勿令妇人鸡犬见。服百日觉身轻少睡，足心力，是药效也。服及三年，心智爽悟，记忆不倦，目明倍常，面色红悦，髭发光黑。

---

①　三十：明抄本、乾隆本、文瑞楼本同，日本抄本作"三"。

补虚益髭发

论曰：手阳明经其支络主髭，足少阳经其荣在鬓，足少阴经其华在发，三者经络所属虽不同，然所禀血气则一也。故血气内充，则能上荣于髭发。若本脏虚损，冲督衰弱，精血不荣，骨髓枯竭，则髭发颁白，甚者堕落。治宜补精益血之剂，则可变白返黑。间有揩齿以乌髭发者，盖齿者骨之余，髓之养也。

治气血虚损，补益，乌髭发，**地金丸方**

生地黄一十七斤。净拣，以苦竹刀切，柏木杵臼捣。避风，忌铁　菟丝子二^①两。酒浸蒸烂，研　法曲一斤。捣末。亦忌铁　木香二两末　牛膝酒浸一宿　何首乌黑豆水蒸一复时，暴干，竹刀切。各三两　杏仁汤浸，去皮尖。四两。烂研，铺纸数重上，压出油。上七味调和，先入瓷缸内　鹿茸去毛，酥炙　肉苁蓉切，酒熬干　五味子　巴戟天去心　覆盆子　白茯苓去黑皮　山茱萸各二两。七味并为末，药成用

上一十四味，以瓷缸一口，盛地黄等七味，无灰酒三斗，依法和缸内，盖覆瓷器盖，以白盐一两和泥固济缸口，勿令透气，掘地坑广深二尺，先以火烧地坑令热，始安药缸在内，用爴灰火烧三昼夜，开缸验药如豉汁色即住火，未成即更烧一日。药成开缸满室香为度，烧药三日。勿令妇人鸡犬及纵嗜欲并食狗肉人见。药成，于大沙盆内，烂研鹿茸等末，和搜拍为饼子，表里按捺，以竹帘作棚，上单铺窨干，瓦器内收贮。每次修合，取饼子十两，即用炼蜜五两和剂，柏杵臼中捣，和丸如梧桐子大。空心温酒下三十丸，食后更服。百日后白髭自落，生者皆黑，润肌肤，和血脉，去风冷，益元阳，百日外大效。

治诸虚损，调顺荣卫，补填骨髓，续筋脉^②，助真元，滑肌肉，

---

① 二：明抄本、乾隆本、文瑞楼本同，日本抄本作“一”。
② 续筋脉：明抄本、乾隆本、文瑞楼本同，日本抄本作“续筋”。

驻颜益气，乌髭发，**地黄煎丸方**

地黄二十斤。沉者，净洗阴干，令水脉尽，木臼内杵绞汁，余滓更入法酒五斗，重杵再绞，与前汁相和，于银石器内慢火煎，柳木篦子搅，膏成，放冷，更入乌鸡子清一十枚，大麻油五合，搅匀，次入诸药　山芋四两　鹿角胶炙燥。三两　山茱萸焙。一两　牛膝酒浸，切，焙　肉苁蓉去皱皮，酒浸，切，焙　菟丝子酒浸一宿，烂捣，拍作饼，焙　巴戟天去心　白茯苓去黑皮　虎骨酥炙　附子炮裂，去皮脐　干漆炒　牡丹皮剉，焙　泽泻炮　续断各二[①]两　生干地黄焙，木臼捣　熟干地黄焙，木臼捣　甘草炙，剉。各四两

上一十八味，除地黄外，捣罗为末，入煎和木臼捣千数，丸如梧桐子大。早辰日午空心温酒或盐汤下四十丸，渐加至六十丸。初服择日斋洁[②]，服药后忌房事百日。

治气血不荣，髭发衰白，**真人换白丸方**

白芷　甘菊花　桂去粗皮　巨胜子　旋覆花　白茯苓去黑皮。各三分　牛膝酒浸，切，焙　荜澄茄各半[③]两　覆盆子一分　莲子草一两

上一十味，捣罗为末，炼蜜和丸如梧桐子大。空心温酒下三十丸，晚食前再服二十丸，饮少酒引药力。兼治风疾。

治元脏虚损，坚实脏腑，变白返黑，满骨髓，令风邪不能侵。久服除百病，益精血，延年却老，**太一护命丸方**

甘菊花　麦门冬去心，焙　枸杞子焙　白术　人参　白茯苓去黑皮　远志去心　菖蒲石上者　桂去粗皮。各六两　熟干地黄一斤。焙

上一十味，择开成日，同捣罗为粗末，取春采生地黄五十斤绞取汁，同药末于银石器内，逐旋入地黄汁微炒，候入尽汁焙干，再捣为细末，炼蜜和丸，更入酥少许，同捣一二千下，丸如梧桐子大。每服空心食前清酒下二十丸，渐加至五十丸，从五十丸复

---

① 二：明抄本、乾隆本、文瑞楼本同，日本抄本作"三"。
② 斋洁：日本抄本、文瑞楼本同，明抄本、乾隆本作"斋戒"。
③ 半：日本抄本、文瑞楼本同，明抄本、乾隆本作"五"。

渐减至二十丸，终而复始。

治气血虚瘁，髭发变白，**草还丹方**

生干地黄净洗　石菖蒲节密细者　牛膝酒浸，切，焙　菟丝子入盐少许，炒，乘热捣末　地骨皮　肉苁蓉酒浸一宿，细切，焙。等分

上六味，捣罗为末，炼蜜和丸如梧桐子大，以丹砂为衣。空心温酒下四十丸，日午再服二十丸。一月内百疾俱退，一年白发俱黑，身体有力，颜色如童，睡少欲薄，十年之后，预知前事。

治气血不荣，变白返黑，**灵芝丸**方。

三叶酸一斤。阴干　黑桑椹一斤。暴干

上二味，捣罗为末，炼蜜丸如弹子大。每服温酒化下一丸，日再。

治精血虚损，变白身轻，**枸杞酒方**

枸杞子二升①　生地黄汁。三升

上二味，每以十月壬癸日，面东采枸杞子，先以好酒二升于瓷瓶内浸二十一日了，开封，再入地黄汁不犯生水者同浸，勿搅之，却以纸三重封头，候至立春前三十日开瓶。空心暖饮一杯，至立春后髭鬓却黑。勿食芜荑、葱。

治诸虚及虚风，乌髭发，**延寿丸方**

牛膝酒浸，切，焙　熟地黄焙　枳壳去瓤，麸炒　地骨皮各一两　菟丝子二两。酒浸一复时，烂研，入诸药

上五味，捣罗为末，炼蜜和木臼再杵千下，丸如绿豆大。每服三十丸，温酒下，空心食前。

补虚驻颜色

论曰：血气者，人之神。又心者，生之本，神之变，其华在面，其充在血脉。服药以驻颜色，当以益血气为先。倘不知此，

---

① 升：明抄本、乾隆本、文瑞楼本同，日本抄本作"两"。

徒区区于膏面染髭^①之术，去道远矣。

补益元脏，疗一切气疾，暖脾胃，久服令人身轻，悦颜壮筋骨，**楮实丸方**

楮实微炒。半斤　鹿茸涂酥炙，去毛　附子炮裂，去皮脐　牛膝去苗，酒浸，切，焙　巴戟天去心　石斛去根。各四两　干姜炮　桂去粗皮。各二^②两

上八味，捣罗为细末，煮枣肉和杵一千下，丸如梧桐子大。每服三十丸，温酒或盐汤下。

去万病，通神明，安五脏，延年驻颜，**枸杞煎方**

枸杞汁　地黄汁各三^③升　麦门冬汁半升　杏仁汤去皮尖、双仁，研如膏。一升　人参捣末　白茯苓去黑皮，捣末。各三两

上六味，以银锅慢火先熬前四味如稀饧，入人参、茯苓末拌匀又煎，候如膏，以瓷合盛。每服半匙，温酒和服之，日二。

补真气，壮丹田，悦颜色，充肌肤，**枸杞丸方**。

枸杞子十两　甘菊花四两　桂去粗皮。一两半　白茯苓去黑皮　茯神去木　熟干地黄焙。各一^④两

上六味，捣罗为细末，炼蜜五两，入薄荷汁半盏，同熬得所，和丸如梧桐子大。每服二十丸，空心食前温酒下。

益真气，长肌肉，悦颜色，美食明目，**巴戟丸方**

巴戟天去心。二两　熟干地黄焙。一两半　枸杞子一两　附子炮裂，去皮脐。半两　甘菊花择。二两　蜀椒去目并闭口者，炒出汗。一两^⑤

上六味，捣罗为细末，炼蜜丸如梧桐子大。每服十五丸，温酒或盐汤下，空心食前。

补虚损，活血，驻颜益寿，**八味丸方**

---

① 髭：明抄本、乾隆本、文瑞楼本同，日本抄本作"发"。
② 二：明抄本、乾隆本、文瑞楼本同，日本抄本作"一"。
③ 三：明抄本、乾隆本、文瑞楼本同，日本抄本作"一"。
④ 一：明抄本、乾隆本、文瑞楼本同，日本抄本作"二"。
⑤ 一两：日本抄本、文瑞楼本同，明抄本、乾隆本脱。

熟干地黄焙。一两　桂去粗皮。三分　白茯苓去黑皮。一两　泽泻三分　附子炮裂，去皮脐　山芋各一两　山茱萸　牡丹皮各三^①分

上八味，捣罗为末，炼蜜和丸如梧桐子大。每服二十丸，空心温酒下。

悦颜色，丹砂油方

丹砂研。二两　麝香研。一分^②　龙脑研。一分　蜜炼。二两

上四味，将丹砂以水飞过，澄去清水，入后三药，一处合和，入一新竹筒内，别用铛一口，黑豆五升，安药筒子在豆内，四围令固，以火煮，候豆熟为度，将柳杖子搅，候成油取出，用瓷合盛。每日空心温酒调下半钱匕。

补丹田，悦颜色，长肌肤，进饮食，**山芋丸方**

山芋　仙灵脾各一两　车前子酒浸润经宿，焙干。三两　菟丝子酒浸经宿，别捣，焙干。三两

上四味，捣罗为细末，炼蜜和丸如梧桐子大。每服十五丸，温酒或盐汤下，食前。

变白，延年驻颜，**秦椒散方**

秦椒去目并闭口，微炒出汗　白芷　旋覆花各五两　桂去粗皮。二两

上四味，捣罗为细散。每服一钱匕，空腹以井华水调下。

延年驻颜，**三灵丸方**

松脂炼成者，别研，炼法在后　甘菊花去茎叶　白茯苓去黑皮。各二斤

上三味，除松脂外捣罗为细末，入松脂、炼蜜和捣千余杵，丸如弹子大。每服一丸，温酒空心嚼下。

炼松脂法

松脂十斤，以桑柴灰汁煮三五次，候色白止，即用布滤，入

---

① 三：明抄本、乾隆本、文瑞楼本同，日本抄本作"一"。
② 分：明抄本、乾隆本、文瑞楼本同，日本抄本作"两"。

冷水中，其精者入水即凝，其滓弃之。将精者再以无灰酒一斗，慢火微煮令软再滤，令色白如玉，净器密收，合药旋取。

壮元气，驻颜色，破久冷，**二气丹方**

丹砂　雄黄各一两

上二味，一处研细，用瓦盒子一只，入药在内，先用赤石脂封口，后捣纸筋泥固济阴干，次用粗瓷碗一口盛药盒子，又用阴干浮萍草三两拥定，更以一瓷碗覆之，内外用纸筋泥固济，亦候阴干，然后于地上掘一小坑，坐定碗足令稳，用炭半秤簇定顶上，煅令通赤，去火候冷，取药细研，又用天南星半两为末煮糊，丸如梧桐子大，取瓦盆一只，盛水半盆，以竹筛子安盆上摊药，日内晒干。每日空心以井华水吞下一丸，服此药一料尽后，过三二行，方可再服。

润体悦色，养气，补脏腑，**牛乳丸方**

黄牛乳半斤　生姜汁四两

上以生姜汁和牛乳煮熟，入椒红末一分，白茯苓、人参末各半两，熬成膏，为丸如梧桐子大。每服二十丸，食前温水下。

补虚治小肠

论曰：肾与膀胱俱虚，其气盛有余则病小肠。故二经俱虚，则寒邪乘之。久而不愈，传为小肠之疾。补虚之法，务去肾间寒邪，常须温暖，盖为此也。故今补虚，又参以治小肠之药。

治肾脏虚惫，腰膝疼，小肠膀胱等气攻冲，**胡芦巴散方**

胡芦巴　补骨脂炒。各二两　荜拨　荜澄茄　蘹香子炒　木香　丁香　楝实剉，炒　桂去粗皮　槟榔剉　巴戟天去心　京三棱煨，剉　青橘皮汤浸，去白，焙　附子炮裂，去皮脐　枳壳去瓤，麸炒。各一两

上一十五味，捣罗为散。每服二钱匕，水酒共一盏，同煎三五沸，温服。如作丸，用酒煮面糊，丸如梧桐子大，空心盐汤下十五丸。

治小肠撮痛，补益，**楝实散方**

棟实剉，炒　蓬莪茂煨，剉　京三稜煨，剉　芎䓖　补骨脂炒　菟丝子酒浸，别捣。各半两　木香　胡芦巴　蘹香子炒　桂去粗皮　荜澄茄　陈橘皮汤浸，去白，焙　丁香各一分

上一十三味，捣罗为散。每服二钱匕，热酒或生姜汤调下，食前服。

治小肠虚寒撮痛，**蘹香子丸**方

蘹香子炒　蜀椒去目并闭口，炒，取红　附子炮裂，去皮脐　巴戟天去心　木香　青橘皮汤浸，去白，焙　青盐别研　肉苁蓉酒浸，切，焙　阿魏醋化面和作饼，炙　棟实剉，炒　干蝎去土，炒　荜澄茄　补骨脂炒　胡芦巴　大戟各一两　肉豆蔻去壳。三枚　硫黄舶上者，研。二两

上一十七味，捣研为末，用白羊肾四对，去筋膜，沙盆内研如面糊，将药一处木臼中。更入炼蜜杵千百①下，丸如梧桐子大。每服温酒下二十丸。元气痛，煨葱白热酒下三十丸，空心食前服。

治积年伤惫，小肠久冷及疝气，**备急蘹香附子丸**方

附子炮裂，去皮脐　桂去粗皮　胡芦巴　马蔺花炒　青橘皮汤浸，去白，焙　蘹香子炒　棟实取肉，炒　干姜炮　巴戟天去心　补骨脂炒。各半两

上一十味，捣罗为末，酒煮面糊，丸如绿豆大。每服空心盐酒下二十丸。

治元阳虚惫，脐腹冷疼，面黄肌瘦，多困少力，腰膝痠疼，饮食减少，膀胱小肠气痛，脾虚滑泄，**玉蕊丸**方

木香三分　蘹香子炒　蝎梢各半两　附子炮裂，去皮脐。一两　白矾烧令汁枯。一分　阳起石煅　硫黄研。各半两　硇砂飞，研。一分

上八味，捣罗为末，酒煮面糊，丸如梧桐子大。每服二十丸，温酒下。小肠膀胱气痛，烧绵灰热酒；阴阳二毒伤寒，甘草汤；泻痢虚滑不止，腹内撮疼，煎艾汤；妇人赤白带下，没药酒；脾

---

① 千百：明抄本、乾隆本、文瑞楼本同，日本抄本作"千二百"。

胃虚弱，米谷不化，温酒下，并食前服。

治下元虚冷，脐腹撮痛，及小肠气疼，**内固丸方**

丹砂研。一两　硇砂水飞，研。一分　茴香子炒　芫花醋煮，炒焦色　延胡索　海蛤　楝实取肉，麸炒　半夏汤洗七遍　胡芦巴　芸薹子研　海桐皮剉。各半两　高良姜　没药研　乳香研　红娘子糯米炒，别研。各一分

上一十五味，捣研为末，酒煮面糊，丸如梧桐子大。每服十五丸，炒生姜盐温酒^①下，食前服。

治下元虚冷，脐腹撮痛，及膀胱小肠气疼，**木香丸方**

木香半两　干蝎去土，炒　阿魏醋化面调作饼，炙。各一分　茴香子炒　天麻酒浸，切，焙　海蛤　牛膝酒浸，切，焙　胡芦巴炒　银矿错末，细研。各半两

上九味，捣罗为末，粟米饭丸如鸡头实大。每服一丸，炒生姜盐酒化下，食前服。

治劳伤，补诸不足，**鹿茸丸方**

鹿茸去毛，酥炙。一对　木香半两　胡芦巴一两　石斛去根。半两　茴香子炒。三分　巴戟天去心。一两　附子炮裂，去皮脐。半两　牛膝酒浸，切，焙。一两　槟榔三分。剉　熟干地黄一两　破故纸一两。酒浸，炒　肉苁蓉一两。酒浸，焙　官桂半两　菟丝子一两。酒浸一日　蛇床子半两。酒浸　苦楝子一两　薯蓣半两　干姜半两

上十八味，捣为末，酒面糊为丸如梧桐子大。每服五十丸，空心温酒或盐汤下。

治小肠虚冷气痃，小腹如刀刺，或绕脐结痛冷汗，宜服**吴茱萸散方**

吴茱萸一分。汤浸，焙干，微炒　厚朴半两。去皮，涂生姜汁炙熟　芎䓖半两　干姜半两。炮裂，剉　甘草半两。炙微赤，剉　附子三分。炮裂，去皮脐

---

① 盐温酒：明抄本、乾隆本、文瑞楼本同，日本抄本作"盐酒"。

上六味，捣粗筛为散。每服三钱匕，水一中盏，煎至六分，去滓，不计时候稍热服。

治小肠虚冷，小便数多，**鹿茸丸方**

鹿茸一两。去毛，涂酥炙令微黄　白龙骨一两。烧过　桑螵蛸三分。微炒　附子一两半。炮裂，去皮脐　山茱萸一两　椒红一两。微炒

上六味，捣罗为末，炼蜜和捣一二百杵，丸如梧桐子大。每服空心盐汤①下二十丸。

治下元久冷，虚气攻刺心脾，小肠冷痛不可忍，**腽肭脐散方**

腽肭脐切，焙　吴茱萸汤洗，焙，炒　甘松洗，焙　陈橘皮汤浸，去白，焙　高良姜各一分

上五味，捣罗为末，先用猪白脏一个，去脂膏，入葱白三茎，椒十四粒，盐一捻，同细剉，银石器中炒，入无灰酒三盏煮令熟，去滓。每服七分盏调药二钱匕，日三。

治下元积冷伤惫，筋骨无力，及小肠气疼痛，并肾脏风毒，腰膝乏力沉重，**青盐丸方**

青盐研。一两　牡蛎研。三两

上二味，同研，入小瓷合内，以盐泥固济令干，火煅通赤，取出候冷再研匀。

天雄炮裂，去皮脐　蘹香子炒　青橘皮汤浸，去白，炒　附子炮裂，去皮脐。各一两

上六味，除前二味外，捣罗为末，再同研匀，酒煮面糊，丸如梧桐子大。每服二十丸，温酒或盐汤下，不拘时候②。

治小肠虚冷，时发搐痛，不思饮食，或时干哕，补益脏腑，**芍药汤方**

芍药　牡丹皮　莎草根炒，去毛　高良姜各一两　木香　附子炮裂，去皮脐。各半两

① 盐汤：明抄本、乾隆本、文瑞楼本同，日本抄本作"温汤"。
② 不拘时候：日本抄本、文瑞楼本同，明抄本、乾隆本作"不拘时服"。

上六味，剉如麻豆。每服三钱匕，水一盏，生姜三片，枣二枚，擘，煎至七分，去滓①，温服。

补虚，治小肠气，**正元煮散方**

楝实取肉，炒　木香　桂去粗皮。各半两　甘草炙。一两　蘹香子炒。一分

上五味，捣罗为散。每服三钱匕，水一盏，煎至七分，临熟入盐少许温服，温酒调服亦可。

治小肠气发动，**降真丸方**

附子生，去皮脐　青橘皮汤浸，去白　木香　芎䓖各等分

上四味，捣罗为末，浓糯米饮丸如梧桐子大。每服七丸至十丸，生姜盐汤下，日三。

治小肠气，**白术散方**

白术　楝实取肉。各二两　青盐一分

上三味，细剉，慢火炒黑色留性，捣罗为散。每服二钱匕，热酒调下，日三。

补益诸疾

论曰：血气者人之神，所以荣养于一身，而肾为之本。若本脏充实，则精与神相感，血与气通流，内有所守，病安从来。或乖将慎，本脏虚损，则气血从之，动辄生疾。故有因虚而为风，因虚而成积，或耳目不能聪明，或腰膝不能轻利，或为痼冷，或为诸劳，宜有方剂以补益之。

治诸虚损，补脏腑，利腰脚，壮元气，充骨髓，**山芋丸方**

山芋　石斛去根　牛膝去苗，酒浸，切，焙　鹿茸去毛，酥炙　白茯苓去黑皮　五味子　续断　巴戟天去心　山茱萸　人参　桂去粗皮　熟干地黄焙　泽泻　杜仲去粗皮，炙　蛇床子炒　远志去粗皮，炙　菟丝子酒浸一宿，别捣末　天雄炮裂，去皮脐　覆盆子去梗、萼　肉苁蓉酒浸，切，焙。各一两

---

① 擘煎至七分去滓：日本抄本、文瑞楼本同，明抄本、乾隆本作"水煎"。

上二十味，捣罗为末，炼蜜和捣三五百杵，丸如梧桐子大。每服三十丸，空腹晚食前，温酒下。

治五劳七伤，诸虚不足，目视眊眊，耳无所闻，**黄耆丸方**

黄耆剉　干姜炮　当归切，焙　羌活去芦头　芎䓖　甘草炙　白茯苓去黑皮　细辛去苗叶　桂去粗皮　乌头炮裂，去皮脐　附子炮裂，去皮脐　防风去叉　人参　芍药　石斛去根　熟干地黄焙　肉苁蓉酒浸，切，焙。各二两　羊肾一具。薄切，焙干　枣膏五合

上一十九味，捣罗为末，以枣膏和炼蜜，丸如梧桐子大。每服十五丸至二十丸，温酒下。

治肾脏虚损，脚膝无力，腰背拘急，口苦舌涩，补益，**鹿茸丸方**

鹿茸去毛，酥炙　石斛去根，剉。各一两　附子炮裂，去皮脐　熟干地黄焙。各二两　牡丹皮　泽泻　山芋　桂去粗皮　杜仲去粗皮　萆薢剉　山茱萸　白茯苓去黑皮　五味子各一两　肉苁蓉酒浸一宿，切，焙　补骨脂炒。各二两　远志去心　防风去叉　黄耆剉。各一两

上一十八味，捣罗为末，炼蜜和捣三五百杵，丸如梧桐子大。每服二十丸，空腹晚食前，温酒下。

治诸虚损乏力，精气不足，**阳起石丸方**

阳起石煅　白石英研　磁石煅，醋淬，七遍　熟干地黄焙　石斛去根。各二两　五味子　石南　肉苁蓉酒浸一宿，切，焙　菟丝子酒浸一宿，别研　五加皮　胡麻　巴戟天去心　桂去粗皮　人参各一两　蛇床子炒。半两

上一十五味，捣罗为末，炼蜜和捣三二百杵，丸如梧桐子大。每服二十丸，空腹及晚食前，温酒下。

治肾气虚损 ①，腰脚痜痹，肢节疫疼，目暗眊眊，恍惚善忘，夜卧多梦，觉则口干，饮食无味，心多恚怒，房室不举，心腹胀

---

① 虚损：日本抄本、文瑞楼本同，明抄本、乾隆本作"虚冷损"。

满，尿有余沥，大便不利，**五补丸方**

人参　五加皮剉　五味子　天雄炮裂，去皮脐　牛膝酒浸，切，焙　防风去叉　远志去心　石斛去根　山芋　狗脊去毛。各一两　肉苁蓉酒浸，切，焙　熟干地黄焙。各三两①　巴戟天去心　白茯苓去黑皮　菟丝子酒浸，别捣。各一两半　覆盆子去梗、萼　石龙芮各二两　草薢②　石南　蛇床子炒　白术各三分　天门冬去心。一两三分　杜仲去粗皮，炙。一两半　鹿茸酥炙，去毛。三两

上二十四味，捣罗为末，炼蜜为丸如梧桐子大。每服二十丸，温酒或盐汤下，日三。

治五劳七伤，羸瘦补益，**覆盆子丸方**

覆盆子三两　肉苁蓉酒浸，切，焙　巴戟天去心　白龙骨　五味子　鹿茸去毛，酥炙　白茯苓去黑皮　天雄炮裂，去皮脐　续断　山芋　白石英研。各二两半　熟干地黄焙。二两　菟丝子酒浸，别捣。三两　蛇床子炒　远志去心　干姜炮。各一两半

上一十六味，捣罗为末，炼蜜和丸如梧桐子大。每服十五丸，加至二十丸，温酒或盐汤下。

治五劳七伤，骨髓虚惫，肢体羸悴③，**柏子仁丸方**

柏子仁研。一两　巴戟天去心。二两　远志去心　五味子各一两　牛膝去苗，酒浸，切，焙。二两　熟干地黄焙。三两　桂去粗皮。一两　肉苁蓉酒浸，切，焙。二两　鹿茸去毛，酥炙　菟丝子酒浸一宿，别捣。各一两半　补骨脂炒。二两　干漆炒烟出。一两

上一十二味，捣罗为末，炼蜜和捣三百杵，丸如梧桐子大。每服二十丸，空腹及晚食前，温酒下。

补诸虚，益精血，壮阳充肌，**鹿角丸方**

鹿角镑　石斛去根　山芋　人参　防风　白马茎阴干　熟干地

---

① 两：明抄本、乾隆本、文瑞楼本同，日本抄本作“分”。

② 草薢：文瑞楼本同，明抄本、乾隆本作“草薢三分”，日本抄本作“草薢一两三分”。

③ 羸悴：日本抄本、文瑞楼本同，明抄本、乾隆本作“羸瘦悴”。

黄焙　菟丝子酒浸一宿，别捣　蛇床子炒。各一两半　杜仲去粗皮，
炙　泽泻　山茱萸　赤石脂　干姜炮。各一两　牛膝酒浸，切，
焙　五味子　巴戟天去心。各一两半　肉苁蓉酒浸，切，焙。一两
三分　远志去心　石龙芮各三分　天雄炮裂，去皮脐。半两

上二十一味，捣罗为末，炼蜜丸如梧桐子大。每服三十丸，
温酒下，空心服。

治诸虚补益，**胡芦巴丸方**

胡芦巴　巴戟天去心　天麻　桂去粗皮　附子炮裂，去皮
脐　硇砂研　蘹香子炒　楮实炮，去核　没药研　天雄炮裂，去皮
脐　陈橘皮去白，切，焙　益智炒　京三棱炮。各一两　木香半两

上一十四味，捣罗为末，炼蜜和丸如梧桐子大。每服二十丸，
空心日午临卧温酒下。

补诸虚，**硇砂丸方**

硇砂飞研。半两　硫黄研。三分　白矾研　附子炮裂，去皮脐。
各一两　木香一分　白附子炮　蘹香子炒　干姜炮　荜澄茄　干蝎
去土，炒　芎䓖　青橘皮汤浸，去白，焙。各一两

上一十二味，捣研为末，水浸炊饼和①丸如鸡头实大。空心盐
汤或温酒嚼下一两丸。

治虚损诸病，大补益元脏，**天雄丸方**

天雄炮裂，去皮脐　阿魏研破，用醋面和饼子，炙令黄　菖
蒲去须，剉，炒　沉香剉　厚朴去粗皮，生姜汁炙　草豆蔻去皮，
炒　槟榔剉　干姜炮　桃仁去皮尖、双仁，炒。各二两

上九味，捣罗为末，醋煮面糊和丸如梧桐子大。每服二十丸
至三十丸，温酒或盐汤下，空心临卧服。

补暖元脏，壮筋骨，缩小便，及治风虚，**乌头丸方**

乌头一斤。用东流河水浸二七日，每日三度换水，日满取出，去
皮脐，切作柳叶片，入牵牛子一合同炒，候熟去牵牛子不用　蘹香子
炒。二两　青盐别研　蜀椒去目并合口，炒出汗　牛膝去苗，细切，

---

① 和：日本抄本、文瑞楼本同，明抄本、乾隆本作"为"。

酒浸一七日，烂研如膏。各五两　陈橘皮去白，焙。二两

上六味，捣罗五味为末，用牛膝膏拌和杵千百下，丸如梧桐子大。每服二十丸，空心盐汤或温酒下。

治丈夫元脏衰惫，小便白浊，妇人血脏虚冷，赤白带下，补益，**牡蛎丸方**

牡蛎煅，醋淬七遍。四两　白术剉，炒　干姜炮　附子炮裂，去皮脐　乌头炮裂，去皮脐。各一两

上五味，捣罗为末，酒煮面糊和丸如梧桐子大。每服二十丸至三十丸，空心食前，丈夫盐汤，妇人炒姜酒下。

金液丹方

硫黄十两。精莹者，研碎，入罐子及八分为度　石龙芮两握。又名狗蹄草　水鉴草两握。稻田中生一茎四花如田字，亦名水田草、独茎生　黄土一掬。同捣为泥，只用益草，草并泥捣亦可

上固济药罐子均厚半寸，置平地，以瓦覆罐口，四面炭五斤拥定，以熟火一斤自上燃之，候药罐九分赤，口缝有碧焰，急退火。以闰灰三斗覆至冷，剖罐取药，削去沉底[1]滓浊，准前再煅，通五煅为足。药熟如鸡卵气，急用可三煅止。取出罐，埋润地一夜，又以水煮半日，取药柳木椎研，频滴水，候扬之无滓，更研，令干。每药一角，用蒸饼一两，汤浸同杵丸之，暴干。金液丹旧方治病甚多，大体最治气羸，凡久疾虚困，久吐痢不差，老人脏秘，伤寒脉微，阴厥之类，皆气羸所生，服此多差。大人数十丸至百丸，小儿以意裁度多少，皆粥饮下，羸甚者化开灌之。小儿久吐痢垂困，药乳皆不入[2]者，并与数十丸，往往自死得生。

---

① 沉底：日本抄本、文瑞楼本同，明抄本、乾隆本作"泥底"。

② 入：明抄本、乾隆本、文瑞楼本同，日本抄本作"下"。

卷第一百八十八

食治门

食治统论　食治诸风　食治伤寒后诸病　食治虚劳　食治吐血
食治消渴　食治水病　食治脚气

食治门

食治统论

论曰：天产动物，地产植物，阴阳禀贷^①，气味浑全。饮和食
德，节适而无过，则入于口，达于脾胃，入于鼻，藏于心肺，气
味相成，神乃自生。平居暇日，赖以安平者，兼足^②于此。一有疾
疢，资以治疗^③者，十去其九^④，全生永年，岂不有余裕^⑤哉。是以
别五肉、五果、五菜，必先之^⑥五谷，以夫生生不穷，莫如五谷
为种之美也。辨为益、为助、为充，必先之为养，以夫五物所养，
皆欲其充实之美也。非特如此，精顺五气以为灵。若食气相恶，
则为伤精。形受五味以成体，若食味不调，则为损形。阴胜阳病，
阳胜阴病，阴阳和调，人乃平康。故曰：安身之本，必资于食。
不知食宜，不足以存生。又曰：食有成败，百姓日用而不知。苟
明此道，则安腑脏，资血气，悦神爽志，平疴去疾，夫岂浅浅耶。
孙思邈谓医者先晓病源，知其所犯，以食治之。食疗不愈，然后
命药，又以药性刚烈，犹兵之猛暴，信斯言也。今对病药剂，悉
已条具，兹复别叙食治，盖先食后药，食为民天之谓也。

---

① 贷：日本抄本、文瑞楼本同，明抄本、乾隆本作"质"。
② 足：日本抄本、文瑞楼本同，日本抄本旁注"一本作定"，明抄本、乾隆
本作"如"。
③ 疗：日本抄本、文瑞楼本同，明抄本、乾隆本作"药"。
④ 十去其九：明抄本、乾隆本、文瑞楼本同，日本抄本作"十去其七"。
⑤ 余裕：明抄本、乾隆本、文瑞楼本同，日本抄本作"余祐"。
⑥ 之：日本抄本、文瑞楼本同，明抄本、乾隆本作"资"。

食治诸风

治中风，狂邪惊走，心神恍惚，言语失志者，**葛粉饭**方

葛根捣取粉。四两　粱粟米饭半升

上二味，以浆水浸饭，漉出，入葛粉拌匀，于豉汁内急火煮熟，著五味葱白食之，日三，仍勿杂食。

治中偏风，冒闷躁烦，食饮不得，**人参粥**方

人参一两。剉如粟，以水四升，煮至二升，去滓下米　粟米五合　薤白切。一①合　鸡子去黄。一枚

上四味，先用参汁煮粟米粥，将熟，下鸡子清、薤白，候熟食之。如食不尽，可作两次。

治中风，半身不随，腰背反张，**天蓼粥**方

天蓼木三升。细剉。

上一味，以水一石，煮取二斗，去滓。每取汁一升，内粳米一合煮粥，稍热食之。一方用糯米治癫疾。

治中急风，背强口噤，舌直不得语，目睛不转，烦热苦渴，或身重，或身痒，**乌鸡酒**方

乌雌鸡一只。去毛、嘴、脚

上一味，破开去肠肚，以酒五升，煮取二升，去滓，分温三服，相继服尽，汗出即愈。不汗者，用热生姜葱白稀粥投之，盖覆取汗。又鸡肠肚勿去中屎，紧结两头，勿伤动，煮汁服之。

治中风，惊恐虚悸，如人将捕之，四肢沉重，补益，**大枣粥**方

大枣七枚。去核　青粱粟米二合②

上二味，以水三升半，先煮枣取一升半，去滓投米，煮粥食之。

治中风，**羊肚食**方

---

① 一：明抄本、乾隆本、文瑞楼本同，日本抄本作"二"。
② 大枣……米二合：此12字文瑞楼本同，明抄本作"大枣 正月粱米"，乾隆本作"大枣 正月粱米等分"，日本抄本作"大枣"。

羊肚净治如食法。一枚　粳米净淘。一合　葱白七茎　豉半

合　蜀椒去目并合口，炒出汗。三十枚　生姜切细。一分

上六味，将五味药拌匀，入于羊肚内，烂煮，热切，如常食

法，淡入五味。日食一枚，十日止。

治中风，心脾风热，言语謇涩，精神惛愦，手足不随，**葛粉**
索饼方

葛根半斤。捣取粉四两　荆芥穗一握。剉　豉三合

上三味，先以水四升，煮豉并荆芥六七沸，去滓取汁，次将

葛粉和作索饼，于二味汁中煮熟。每空腹少入滋味食之。

治中风，言语謇涩，精神惛愦，口面㖞斜，**荆芥粥**方

白粟米净淘。二合半　荆芥穗剉　薄荷叶各一握　豉三合

上四味，先将三味，以水三升，煮至二升，去滓，取一升半，

投米煮粥，空腹食之。一方用白粱米。

治中风，五脏风热，言语謇涩，手足不随，大肠滞壅，**冬麻**
子粥方

冬麻子炒，捣研。半升[1]　白粟米净淘。三合　薄荷叶　荆芥

穗各一握

上四味，先以水三升，煮薄荷、荆芥二味，去滓，取汁二升，

以此汁研麻子仁，滤过，下白粟米煮粥，空腹食之。一方用青粱米。

治中风不语，**恶实根粥**方

恶实根去黑皮，切。一升　生姜切。三两[2]　陈橘皮去白，切。

二两　青粱米净淘。三合

上四味，以水五升，先煮三味至二升，去滓，下米煮粥。空

腹食之。

治中风，烦躁口干，手足不随，及皮肤热疮，**恶实叶菹**方

恶实叶嫩肥者，一斤。切　酥半两

上二味，先以汤煮恶实叶三五沸，取出以新水淘过，布绞去

---

①　升：文瑞楼本同，明抄本、乾隆本、日本抄本作"斤"。
②　三两：文瑞楼本同，明抄本、乾隆本无，日本抄本作"二两"。

汁，入于五味汁中略煮，点酥食之。

治中风，**皂荚芽菹方**

皂荚嫩芽不限多少

上一味，先煮熟，绞去汁，炒过，入五味，与红粳米饭随意食之，又不可过多。

治中风，手足不随，骨节烦疼，心躁口干，面目㖞偏，**蒸乌驴皮食方**

乌驴皮一张。择洗如法

上一味，蒸令极熟，条切，于豉汁中着五味调和更煮过，空腹食之。

治风热风痫，心烦惊悸，**竹叶粥方**

甜竹叶一握。细切　粟米二合。净淘

上二味，以水二升，煮竹叶取一升，去滓，投米作粥食，或作白粥，即入竹沥二合，搅匀食之亦得。

治风痫惊痫，忧恚虚悸气逆，及妇人产后中风，惊邪恍惚，**猪心羹方**

猪心一枚　枸杞叶半斤

上二味，各细切，于豉汁中调和作羹食之，作粥及蒸炒食之亦得。

治惊痫风痫，神情恍惚，言语错谬，歌笑无度，兼五脏积冷，蛊毒寒热，**野狐肉方**

野狐肉一斤。及五脏，料治如食法

上一味，于豉汁中作羹，调以五味食之，或作粥臛，炙蒸并得，或以羊骨或鲫鱼汁替豉汁亦得，然不如用豉汁，病人吐出清涎为效。

治风，四肢拘挛，不得屈伸，言语謇涩，大肠壅滞，筋骨疼痛，**薏苡仁粥方**

薏苡仁　冬麻子捣碎

上二味等分，以水三升，研麻子取汁，用煮薏苡仁粥。空腹食之。

治中风，头眩羸瘦，手足无力，**羊头鲙方**

白羊头一枚。治如食

上一味，蒸令熟，细切，以五味汁调和，作鲙食之。

治中风，手足不随，及风痹不仁，筋急，**熊肉羹方**

熊肉一斤。去筋膜，熟煮

上一味，细切，如常法调和作羹，或五味盐醋，任意食之。

食治伤寒后诸病

治伤寒后，水谷痢，**薤白面方**

薤白切 生姜切。各半两 面一匙

上三味，以醋煮薤白、生姜拌面，次用水同煮令熟，空腹温食。

治伤寒后，水谷痢，**小豆食方**①

小豆拣择净洗。一升 黄蜡三②两

上二味，以水二升，旋旋下水，煮令极烂，随意食之，不拘食前后。

治伤寒后，小便赤涩，脐下急痛，**葱粥方**

葱白十四茎。细切 牛酥半两

上二味，先以酥微炒葱，次入粳米二合，用水依寻常煮粥，令稍稀，空心食之，未差更作。

治伤寒吐下发汗后，虚羸，喘急咳嗽，不思饮食，**杏仁粥方**

杏仁一两。汤浸，去皮尖、双仁，细研后入黄牛乳三合搅和，滤取汁 大枣去核。七枚 桑根白皮剉 人参各一两 生姜切片。半两 粳米净洗。三合

上六味，先用水三升，煎人参、枣、生姜、桑白皮至二升，去滓澄清，下米煮粥，欲熟即下杏仁汁搅令匀。空心任意食之。

---

① 治伤寒……小豆食方：此11字日本抄本、文瑞楼本同，明抄本、乾隆本作"又方"。

② 三：日本抄本、文瑞楼本同，明抄本、乾隆本作"二"。

治伤寒后，脾胃虚冷，呕逆不下食，**豆蔻粥**^①方

肉豆蔻去壳。一枚。别作末　粳米净洗。二合

上二味，先将粳米如常煮作稀粥，熟后下肉豆蔻末，搅匀顿服。

治伤寒后，脚膝无力，四肢羸劣方

熟干地黄焙　地骨皮　五味子各一两　桂去粗皮。半两　黄耆剉。一两半^②

上五味，捣罗为散。每服五钱匕，用水三盏，将羊肾一只去筋膜片切，同煎至一盏半，先取出羊肾食之，次去滓服药，空心食前。

治伤寒后，气虚羸劣方

薤白七茎。切　生姜切。三钱半^③　羊肾去脂膜，细切。一只　粳米净洗。二合

上四味，先将米用水煮作粥，候欲熟，下羊肾、生姜、薤白，盐少许，搅和令匀，空心食之。

治伤寒后，虚羸劳热，背膊烦痛方

枸杞苗四两。切　葱白七茎。切　薤白十四茎。切　豉炒。一合　粳米净洗。三合

上五味，用水三升，先煎枸杞、葱、薤、豉等，取一升半，去滓，下米煮作粥，空心食之。

治伤寒后虚劳，四肢烦疼，口干壮热方

牛膝苗叶　龙葵叶　生地黄切，焙。各一两　粳米净洗。二合

上四味，用水二升，先煎牛膝、龙葵、地黄取一升，去滓，下米煮粥，空心食之。

又方

猪肾去脂膜，细切。二只　生地黄三两。研取汁　粳米净洗。二合　豉炒。一合

---

① 豆蔻粥：明抄本、乾隆本、文瑞楼本同，日本抄本无方名。
② 一两半：明抄本、乾隆本、文瑞楼本同，日本抄本作"一两"。
③ 三钱半：明抄本、乾隆本、文瑞楼本同，日本抄本作"二钱半"。

上四味，先将豉并猪肾，用水二升，煎至一升，去滓，下米及生地黄汁煮作粥，入五味调和食之，不计时候。

又方

羊肾去脂膜，细切。二只　薤白七茎。切　黄耆剉。一两　生姜切。三钱半

上四味，先将黄耆、生姜用水二升，煎至一升，去滓，下羊肾及薤白煮作羹，入五味调和食之，不计时候。

治伤寒，胃气不和，全不思食，日渐虚羸，**参苓粥方**

人参剉。一两　白茯苓去黑皮，剉。半两　粳米净洗。二合　生姜切。二钱

上四味，先将人参、茯苓、生姜用水三升，煎至一升，去滓，下米煮作粥，临熟时下鸡子白一枚及盐少许，搅令匀，空心食之。

食治虚劳

治虚损，**猪肚糜方**

猪肚、肾各一具。去脂膜　人参　麦门冬去心。各三分　地骨皮三两

上五味，除肚、肾外，细剉，用绵裹，与肚、肾同入水一斗煮熟，弃药，取肚、肾内汁中，入葱白一茎，切，粳米一升，同用微火煮熟，随意饮汁食肉。

治虚劳补益，**人参煮羊肉法**

人参一两　枸杞白皮三两　肉苁蓉酒洗，去土。三分

上三味细剉，先以水三升浸药，经再宿煎之，去滓，取汁一升，细擘葱白一握，盐少许，同羊肉半斤，豉一合，于药汁中和匀，入羊肚内，从五更初煮至平旦，细切，食之至饱，如不尽，续食之。

补药，**羊肝方**

羊肝细切。一具　羊脊膂肉细切。一条　陈曲末三两　枸杞根五两。切，以水一斗二升，煮取九升，去滓

上四味，先以枸杞根汁重煎令沸，次入肝、肉、曲末，并葱

豉汁调和，渐渐煎如稠糖，分作三服，空腹日午夜卧食之。

治肾劳风虚，面色黄黑，鬓发干焦，**苁蓉羊肾粥方**

肉苁蓉酒洗去土。一两半　羊肾一具。去脂膜，细切　羚羊角屑。二两　磁石烧赤，醋淬，捣末　薏苡仁各三两

上五味，除羊肾、磁石、薏苡仁外，剉细，分为三服。每服用水三升半，煎至二升，去滓，下磁石、薏苡仁各一两，羊肾一具，煮粥。空心任意食之。

治虚劳，补益，**食紫菊法**

上正月已后，五月已前，采黄花紫茎菊叶食之，九月采花，阴干捣末，酒粥羹任和服之。

治虚劳，补益，**食麻子法**

上用麻子一升，炒香研烂，以熟汤调，滤取汁，煮羹食之，作粥亦得。脏腹稀溏人勿食。

治虚劳，补益，**泽泻羹方**

生泽泻花叶切。五两

上一味，以水三升，煮至一升半，去滓，下羊肚、葱豉等于汁中，煮羹香熟，任意食之，老羊肚佳。

治虚劳，补益，**薏苡饼方**

上取薏苡仁，熟水淘，捣罗如作米粉法，以枣肉、乳汁拌和，作团如蒸饼大，依法蒸熟，随性食之。夏用粉不得留经宿，恐酸坏。

治虚劳，轻身益气嗜食，**薏苡羹方**

上薏苡仁同羊肉作羹，甘酸随性，如常法下葱豉，煮令香熟食之。

治肾劳虚损，精气竭绝，**补肾羹方**

羊肾一双。去脂，切　葱白一分。切　生姜一分。切

上三味，细切羊肾，入五味、葱姜，如常法作羹食之。

治久积虚冷，阳气衰乏，**苁蓉粥方**

白羊肉四两。切　肉苁蓉水洗，切。一两　粳米三合　鹿角胶炒燥。三分　葱白切。七茎　鸡子二枚

上六味，以五味汁中煮粥，临熟下胶、鸡子，空腹食之。

治虚劳羸瘦，**枸杞臛方**

枸杞叶一斤　羊肾一对。切　羊肉切。三两　葱白七茎。切

上四味，以五味汁煮作臛^①，空腹食之。

治诸虚羸，益气，**猪肾羹方**

猪肾一对。切　枸杞叶切。一斤　猪脊膂一条。去脂膜，切　葱白切。十四茎

上四味，以五味汁作羹，空腹食之。

食治吐血

治吐血，**白蜜饮方**

白蜜二两　生地黄汁一升

上二味搅匀，用银石器慢火煎至半升，放令极冷，再于重汤内温过，顿饮。

治肺损吐血紫黑色不止，**蜡酥煎方**

黄蜡先熔令销，倾入水内，拨去滓　酥　牛乳各四两

上三味，同和于铫内煎，以柳木篦搅匀，倾瓷合内。每服一匙含化，不拘时候。

治吐血救急，**大豆汁方**

大豆五合

上一味，以水煮浓汁一升，去滓，温饮之，不拘时候。

治吐血，**拨刀面方**

生地黄汁五合　生姜汁一合　鸡子五枚。取白

上三味，和白面作拨刀，煮熟，入盐醋葱椒等调和，如常食之。

治吐血不止，心闷，**粳米饮方**

粳米泔一升

上一味，顿饮之立止。

---

① 臛：日本抄本、文瑞楼本同，明抄本、乾隆本作"羹"。

治吐血鼻衄，心烦闷，**饮醋方**

酽醋一大盏

上一味，煎令温，旋旋服三两呷即止。若闷绝不省人事，令人含醋噀面数次，以开眼为度，眼不开者难治。

食治消渴 ①

治消渴，**羊骨汤方**

羊脊骨一具。连喉者　豉　白粟米各一升　薤白切。一把

上四味，各分作两度煮。每度用水六升，煮至三升，去滓。渴即温汁，量意饮之，以差为度。

治消渴，小便如常，**绿豆汁方**

绿豆二升

上一味净淘，用水一斗，煮烂研细，澄滤取汁，早晚食前各服一小盏，如觉小便浓即差。

治消渴，**胡豆汁方**

胡豆二合

上一味，煮取汁，勿用盐，随意饮之。

治消渴，**粱米粥方**

青粱米半升。净淘

上一味，以水三升，煮稀粥饮之，以差为度。一方用米半升，水三升，烂研取泔饮之。

治消渴心闷，**葵齑汁方**

葵菜一束。洗

上一味，于汤内略煮过，别煮粟米汁，置葵于汁中如淹齑法，候熟，渴即饮汁，以差为度。

治消渴，**地黄花粥方**

上取地黄花阴干，捣罗为末。每用粟米两合，净淘煮粥，候熟，入末三钱匕搅匀，更煮令沸，任意食之。

---

① 食治消渴：明抄本、乾隆本、文瑞楼本同，日本抄本无。

治消渴，**麦豆饮方**

大麦仁　绿豆水浸退去皮。各半升

上二味净淘，于星月下各贮一铛^①中。用水二升，慢火煮熟，次取绿豆过麦仁铛内，同煮令烂，并汁收在瓷瓶内，渴即饮。食后仍吃三两匙麦仁、绿豆尤妙。

治卒患消渴，小便利数，**田螺饮方**

田螺活者。一升

上一味，以水一斗，煮至二升，不问食前后，稍稍饮汁。一方用螺五升，水一斗半，浸之经宿，渴即饮浸螺汁。每日一度易水并螺。

治消渴口干，胸中伏热，心烦躁闷，**葛粉饭方**

葛粉四两　粟米饭半升

上二味，先以水浸饭，漉出，于葛粉中拌匀，再蒸一炊饭久，取出任意食之。

治消渴口干，心中烦热，**藕蜜浆方**

生藕去皮节，切　炼蜜各半斤

上二味，新汲水一升半，化蜜令散，内藕于蜜水中，浸半日许，渴即量意食藕并饮汁。

治消渴口干，**菰蒋根羹方**

菰蒋根生，嫩者，洗，细切　冬瓜去瓢，细切。各半斤

上二味，以水六升，入盐豉半升，煎至五升，去豉，下前二味，入醋作羹，分三度食之。

治消渴，**盐豉饮方**

上浓煎盐豉汁，停冷，渴即饮之。

又方

上取粟米炊饭，频食之佳。

又方

上取大麦仁炊饭，或煮粥食之佳，小麦亦得。

---

① 铛：日本抄本、文瑞楼本同，明抄本、乾隆本作"锅"。

又方

上取青小豆净淘，煮粥食之，和饮食亦得。

又方

上取牛乳饮一小盏，马乳亦得。

治消渴口干方

鹿头一具。治如食法

上一味蒸熟，以酱醋食之。

治消渴烦躁，狂言目眩方

藕实去皮。半斤　薄荷一握　莼菜半斤

上三味，于豉汁中作羹，入五味食之。

食治水病

治水气，**商陆粥方**

商陆去皮，剉。二两

上一味，以水三升，煮取一升，去滓，入细粟米一合，煮成粥。空腹食之，微利为度。

治水肿，**羊肉臛方**

羊肉细切。三两　商陆去皮，切。半升 [①]

上二味，先以水三升，煮商陆至二升，去滓，下肉煮，入葱豉盐等作臛如常法，任意食之。商陆赤者有毒，慎不可用。

治腹大水肿，利小便，**白鸡汤方**

白鸡一只　赤小豆一升

上二味，治如食法，以水三升煮小豆并鸡，候熟食之，其汁稍稍饮令尽。

治风水，腹大脐肿，腰痛不可转动，**麻子粥方**

冬麻子捣取汁。半升　粳米三合

上二味，以麻子汁和米，入姜、葱、豉、椒等煮作稀粥，空腹食之。

---

① 升：文瑞楼本同，明抄本、乾隆本、日本抄本作"斤"。

又方

郁李仁一两半。捣研，以水和，取汁　薏苡仁二合。捣研如粟米粒

上二味，以郁李仁汁煮薏苡仁作粥，空腹食之，未愈更作。

治卒肿满，身面皆洪大，**烧冬瓜方**

上以黄土厚泥冬瓜，火烧令熟，去土食之。

治水气，面及腹微肿，未曾服药者，**饼子方**

郁李仁汤浸，去皮，炒熟。二两　甘遂酥炒令熟。三分

上二味，捣罗为末，用大麦面一两，药末一两，水和作饼子，湿纸裹煨熟。空腹服食，须臾快利即止。

治水气，头面浮肿，坐卧不安，或嗽喘者，**海蛤索饼方**

海蛤捣研如面。一两^①　甘遂三分。为末，绢罗如面，用白面和作剂　郁李仁汤浸，去皮，微炒，研。一两一分^②

上三味，以桑根白皮一两，用水二升煮，如嗽即加干枣三十枚，擘破，同煮取一升，去滓。取入前件药和，如作索饼法煮令熟，看冷暖得所，空腹服食，须臾快利，小便甚多，勿怪。

治浮肿胀满，不下食心闷方

猪肝一具

上一味，切作截腤，著葱、豉、姜、椒、盐等，令熟食之。

治浮肿胀满，不下食心闷方

紫苏子半升。捣极碎，以水研滤取汁　粳米三^③合

上二味，以紫苏子汁煮米作粥，入葱、椒、姜等，空腹食之。

治水气浮肿，小便涩方

鲤鱼一头，重一斤者。治如食法

上一味，煮令熟，取汁入冬瓜、葱白作羹食之，一日尽，再作食。

治水气浮肿，腹胀小便涩方

---

① 两：明抄本、乾隆本、文瑞楼本同，日本抄本作"分"。
② 一两一分：明抄本、乾隆本、文瑞楼本同，日本抄本作"一两三分"。
③ 三：明抄本、乾隆本、文瑞楼本同，日本抄本作"二"。

水牛蹄一只。治如食法

上一味，煮熟，剉碎作羹，空腹食之。

治水气浮肿，腹胀小便涩方

水牛皮

上一味，蒸熟细切，于姜醋中食之。

食治脚气

治风湿下注，腰膝无力疼痛，**牛膝粥方**

牛膝叶切。一斤　粟米五合

上二味，于豉汁中相和煮作粥，入少五味调和。空腹食之，恐食不尽，两度食之。

治脚气浮肿，胀满不下食，**紫苏子粥方**

紫苏子三^①合

上一味，以水三盏研取汁，去滓，入净淘粳米一合煮粥，初熟时入豉、椒、姜各少许搅和。空腹^②食之。

治脚气，头面浮肿，心腹胀满，小便涩少，**马齿苋方**

马齿苋净洗。四两　粳米一合　酱汁半^③合

上三味，以水三盏，先煮粳米，次下马齿苋，俟^④菜熟，入酱汁调和食之。日宜一次。

治脚气，风痹不仁，五缓六急，**食熊肉方**

熊肉细切。半斤

上一味，以水四升，煎豉三合，七沸去滓，下熊肉煮熟，次下姜、椒、葱白、盐等作羹。空腹食之。

治脚气，**楮皮粥方**

楮白皮微炙，细切。三升

上一味，以水三升，煎取一升半，去滓澄清，入白粳米一合，

---

① 三：明抄本、乾隆本、文瑞楼本同，日本抄本作"一"。
② 空腹：日本抄本、文瑞楼本同，明抄本、乾隆本作"空心"。
③ 半：日本抄本、文瑞楼本同，明抄本、乾隆本作"一"。
④ 俟：文瑞楼本同，明抄本、乾隆本、日本抄本作"候"。

淘净煮粥。空心温食①。

治肾虚脚弱，**猪肾粥方**

猪肾两具。治研如法　粟米一合。研如法　葱白切　生姜切。各少许

上四味，于豉汁中煮作粥，空腹食之。

治脚膝痹气，大便风涩，**郁李仁粥方**

郁李仁二十一颗。汤退去皮，研如膏　粳米三合。净拣，淘　蜜一合　生姜汁。半合

上四味，以水一升，煮粳米令熟，次入郁李仁、姜、蜜等。空腹食之，如食不尽，即俟日中再食。

治脚气喘闷，大肠壅涩，**槟榔粥方**

白槟榔熟水磨。一颗　粳米淘净。一合　生姜汁半合　蜜一合

上四味，以水半升，煮米令熟，次下蜜并槟榔、生姜等汁，同煮为粥。空腹食之。

治脚气，风冷湿痹，四肢挛急，脚痛不可践地，**鹿蹄方**

鹿蹄一具。净洗，剉碎　牛膝叶剉碎。半斤

上二味，以豉汁五升先煮鹿蹄令熟，次入牛膝叶及葱白五寸，拍破，兼入椒、姜末各一钱，同煮至二升，调和旋旋食之。

治脚气，**冬麻子粥方**

冬麻子三合。炒令香，捣令细，以水一升同研，取汁　粳米净淘。三②合

上二味，取麻子汁煮米为粥，空腹食之。

治下焦风冷，腰脚疼痛，**炙肚方**

猪肚一枚。治如食法，切为脔　酒半升　葱白七茎。细切

上三味，以五味酱等汁拌，炙熟，空腹食之。

治丈夫久积虚损，阳气衰，腰脚疼痛无力，**苁蓉羹方**

肉苁蓉温水洗去土，细切。一两　白羊肾一对。去脂膜，

---

① 温食：日本抄本、文瑞楼本同，明抄本、乾隆本作"温服"。
② 三：明抄本、乾隆本、文瑞楼本同，日本抄本作"二"。

切　葱白七茎。擘　羊肺二两。切

上四味，入五味汁作羹，空腹食之。

治腰痛，脚膝无力，**羊髓粥**方

羊髓三合　羊脊骨一具。椎碎　米五合

上三味，以水五升，煮骨取二升，去骨著米，入五味煮粥熟，入羊髓搅，空腹食之。

治脚气肿，从足转冲上入腹方

猪肝一具。细切，水洗，布拭

上一味，以大蒜齑食之。如食不尽，分为三两顿食。

治脚气冲心，烦躁，言语错谬方

鲤鱼一枚。治如食法　莼菜四两　葱白二合

上三味，调和豉汁，煮作羹食之。

卷第一百八十九

食治门

食治门

食治腰痛

治腰背痛，骨髓虚，不能久立，身重气乏，盗汗少食，时复吐利，**生地黄鸡方**

生地黄八两　饴糖五两　乌鸡一只

上三味，先将鸡去毛及肠脏，细切地黄，与糖相和，内鸡腹中，铜器贮之，复置甑中蒸，炊饭熟药成取食之，勿用盐醋。食肉尽，即饮铜器中药汁。

治虚劳，腰痛咳嗽，肺痿骨蒸，**食羊蜜**①**方**

熟羊脂　熟牛髓　白蜜　熟猪脂各五两　生姜汁一合　生地黄汁五两

上六味，先以猪羊脂煎一沸，次下牛髓，又煎一沸，次下白蜜、生姜、地黄汁，微火煎，不住手搅，膏成贮密器中。每服一匙许，空腹温酒调下，羹粥中服之亦得。若食素者，以酥代脂髓，加麦门冬汁。若不能食或多风者，加白术。

治虚劳，**食羊脏方**

羊肝肚肾心肺各一具。汤洗，细切　胡椒　荜拨各一两　豉一合　葱白一握。细切　牛酥一两

上六味，先以五味相和，以水七升，慢火煎取五升，去滓，和羊肝等并汁皆内羊肚中，系肚口，别用绢袋盛之，煮熟乘热出，

---

① 食羊蜜：日本抄本、文瑞楼本同，明抄本、乾隆本作"食羊蜜粥"。

切肚食之，并旋旋服尽药汁。

又**食羊骨粥**方

羊骨两具。碎之

上以水二斗，慢火煎取三升，如常法作粥食，作羹亦得。

治下元久冷，**羊脊羹**方

白羊脊骨一具，全者。椎碎

上用粱米一合，水四升，煎骨熟，入羊肾一对，再煎候熟，取出滤过，将肾切，入葱白五味，如常作羹食①。

治久积虚损，阳道虚弱，腰脚无力，**白羊肾羹**方

白羊肾一对。去脂膜，切　肉苁蓉酒浸，细切。一两

上二味相和，入葱白、盐、酱、椒煮作羹，如常法，空腹食。

治肾虚劳损，腰膝疼，行动无力，**猪肾粥**方

猪肾去脂膜，切。一对　米三合

上二味，以豉汁一升半②，煮粥，入五味并酒调和如常法，空腹食③。

治阳气衰，腰脚疼痛，五劳七伤，**枸杞羊肾粥**方

枸杞叶。一斤　羊肾一对。细切　米三④合　葱白十四茎

上四味细切，加五味煮粥如常法，空腹食⑤。

食治心腹病

治久患冷气，心腹结痛，呕吐不能下食，**椒面粥**方

蜀椒去目及闭口者。一分。炒出汗，水浸一宿，焙干，末之　白面三两

上二味，将椒末于面内拌匀，于豉汁中煮令熟，空腹食。

治冷气，心腹胀满，不能下食，**紫苏子粥**方

---

① 食：日本抄本、文瑞楼本同，明抄本、乾隆本作"食之。一方止用羊骨二具，碎之，作粥羹"。

② 一升半：日本抄本、文瑞楼本同，明抄本、乾隆本作"一升"。

③ 空腹食：日本抄本、文瑞楼本同，明抄本、乾隆本作"空心食之"。

④ 三：明抄本、乾隆本、文瑞楼本同，日本抄本作"二"。

⑤ 空腹食：日本抄本、文瑞楼本同，明抄本、乾隆本作"空心食之"。

紫苏子净洗，捣碎，以水二大升研，滤取汁　粳米三合

上二味，以紫苏汁和米煮作粥，如常著姜、豉、盐、椒等末调和，空腹食之。

治心腹冷气，疠痛，妨胀不能食，**荜拨粥**方

荜拨　胡椒各一两　桂去粗皮三分

上三味，捣罗为末。每服三钱匕，水一碗半，入葱一握，豉半合，先煮葱、豉熟，去滓，次下米三合煮粥，将熟，入前药末，同煮少顷，空腹食之。

治心腹积冷结痛，**高良姜粥**方

高良姜捣为末。半两　白米三合

上二味，先以水二大升，煎高良姜，取一升半，去滓下米，煮熟，入五味调和，空腹食之。

治心腹冷气，冲胁肋痛，**吴茱萸粥**方

吴茱萸水浸去涎，焙干，炒，捣末。半两　米三大合

上二味，先用水二升，下米入葱豉同煮，熟后下茱萸末一分，并盐少许，空腹食之。

治冷气，心腹痛，妨闷，**桃仁粥**方

桃仁去皮尖，双仁，捣，以水二升研取汁　米三大合

上二味，以桃仁汁煮粥，空腹食之。

食治脾胃

治脾胃气弱，见食呕逆，瘦劣，**羊肉索饼**方

白面四两　鸡子二枚。取清　生姜汁。一合　羊肉四两。炒臛

上四味，将鸡子清、生姜汁和面作索饼，煮熟，入羊肉臛调和，空腹食①。

治脾胃气弱，食即呕逆，**豆蔻拨刀**方

草豆蔻仁二枚。煨　高良姜细剉。半两　生姜汁二合　羊肉炒臛。四两　面四两

---

①　空腹食：日本抄本、文瑞楼本同，明抄本、乾隆本作"空心食之"。

上五味，以水一升，先煎豆蔻、高良姜至二合，去滓，并生姜汁和面作拨刀，煮熟，以羊肉臛调和，空腹食①。

治脾胃气及骨蒸羸瘦不下食，**羊骨粥**方

羊脊骨一具。椎破　白米五合。净淘

上二味，以水一斗，煮羊骨至三升，去骨，下米煮粥，入盐酱少许，空腹食。

治脾胃气虚，不嗜食，四肢无力，渐羸瘦，**山芋拨刀**方

干山芋末。二两　白面四两　羊肉四两。炒臛　生姜汁二合

上四味，先用生姜汁和面，并山芋末切作拨刀，煮熟，以羊肉臛调和，空腹食。

治脾胃气弱，不下食，四肢无力，渐羸瘦，**莼羹**方

莼菜　鲫鱼纸裹，烧熟，去鳞，切。各四两　陈橘皮汤浸，去白，切　生姜切。各一两　葱白十四茎。擘破　羊骨一斤。熬汁去骨

上六味，将前五味就羊骨汁中作羹，空腹食。

治脾胃气虚不下食，虽食，米谷不化，**猪肝**方

猪肝一叶。去脂膜，薄切，新瓦上暴干

上一味，捣为细末，煮白米粥，空腹调食，日再。

又方

猪肝半斤　野鸡胸臆肉四两

上二味细切，于新瓦上暴干，捣罗为末，空腹，粥内调下五钱匕，日再。

治脾胃气弱，食不消化，羸劣瘦弱，**姜汁索饼**方

白面　曲末各二合

上二味，以生姜汁三②合，和作索饼，煮熟，以羊肉臛调和，空腹食。

治脾胃气弱，不下食，**蒸猪肚**方

猪肚一枚。净洗，去脂　人参　陈橘皮汤浸，去白，焙。各一

---

① 空腹食：日本抄本、文瑞楼本同，明抄本、乾隆本作"空心食"。
② 三：明抄本、乾隆本、文瑞楼本同，日本抄本作"二"。

两　粟米饭半斤　猪脾一枚。切

上五味，捣人参、橘皮为末，以猪脾拌饭，入二味末及盐、酱、椒、姜等末三钱匕相和，内猪肚中缝合，蒸熟空腹食。

治脾胃气弱，见食呕吐，瘦羸无力，**鸡子索饼方**

鸡子五枚。取清　白面四两。

上二味，以鸡子清和面作索饼，入豉汁中煮熟，入椒、姜、葱等。空腹食，或以羊肉臛和之。

又糯米饭[①]**方**

糯米二升。净淘　曲末五合。研如粉

上二味，蒸糯米熟，以曲末拌和，瓷器盛，经宿。每日空腹食半盏。

治脾胃气弱，常欲呕吐，**虎肉方**

虎肉四两。切片

上一味，以竹箸贯炙熟，放冷食。

治脾胃气弱，不下食，米谷不化，**猪脾粥方**

猪脾一具　猪胃一枚

上二味，净洗细切，入好米两合，如常法煮粥，空腹食。

治脾胃气弱，不下食，四肢无力，日渐消瘦，**羊肉索饼方**

羊肉细切，炒臛　面各四两

上二味，以生姜汁和面作索饼，以羊肉臛、豉汁中熟煮，空腹食。

治脾胃气弱，不下饮食，四肢无力，日渐羸瘦方

莼菜　鲫鱼纸裹，炮令熟，研。各四两

上二味，入橘皮、生姜、葱白煮羹，空腹食之。

治脾胃气虚冷，不下食方

鲫鱼如常法作鲙。半斤

上一味，煎豉汁热投之，入五味等末[②]，空腹食之。

---

① 糯米饭：明抄本、乾隆本、文瑞楼本同，日本抄本作"糯米饮"。
② 五味等末：明抄本、乾隆本、文瑞楼本同，日本抄本作"五味子末"。

食治反胃呕吐

治反胃呕吐不下食，**生姜粥**方

生姜去皮，细切，研。一两 枇杷叶拭去毛，炙。七片。为末

上二味，以水二升，煎至一升，去滓，用白粳米一合煮粥，更入盐、酱汁、五味等，空心温食之。

治反胃吐酸水，**人参粥**方

人参为末。半两 生姜取汁。半两

上二味，以水二升，煮取一升，入粟米一合，煮为稀粥，觉饥即食之。

治反胃羸弱，身不能动，气乏醋心，**拨粥**方

生姜二两。研取汁 白面四两

上二味，以姜汁和面作拨粥，煮食之。

治反胃，朝食夜吐，夜食朝吐，诸药不差，**羊肉生**方

羊肉去脂膜，切作生。五两 大蒜去皮，细研。一颗

上二味，先将蒜入盐醋调和，蘸羊生，空腹任意食之。

治反胃朝食暮吐，**薄荷馎饦**方

紫薄荷新者，一握。捣取汁 面四两

上二味，和作馎饦煮熟，空腹食之。

治反胃羸瘦，四肢痿弱，**粳米粥**方

粳米淘。一合 薤白七茎。细切 豉二十五粒 枳壳去瓤，麸炒，为末。一分 生姜汁。半合 大枣擘破。二枚 陈橘皮去白，焙干，为末。一分

上七味，除薤白、米外，以水三盏，先煎诸药至两盏，去滓，下薤、米再煮，以熟为度，空腹任意食之。

治反胃，**食羊肚**方

羊肚净洗。一枚 陈橘皮汤浸，去白，切。二两 豉半升 葱白十茎。切 盐少许

上五味，将四味贮入羊肚内，以绳系头，煮熟，去药滓，将羊肚细切，任意食之。

治反胃，**食羊肝方**

羊子肝三具。切为条子　硇砂半两。取霜

上二味调和令匀，以竹杖穿炙熟，空腹食之。

又方

猬皮一枚。炙令焦，为末

上一味，先以水二盏，绿豆一合，煮粥，入猬皮末一钱匕，和服之。

又方

苍耳不限多少。嫩者，端午日取

上一味，煮熟，作菜茹食之。

治反胃，食毕即吐出，立效方

白羊肝一具。去脂膜

上一味切作生，入五味调和，空腹食之。

治呕吐，**猪肚羹方**

猪肚净洗，去脂膜。一枚　人参一两　陈橘皮去白，细切。三分　生姜去皮。细切。一两① 　芦根细切。半两

上五味，先以水一斗，煮芦根至七升，去滓，次用人参等三味，贮在猪肚中，以线缝合，再用芦根汁煮令烂熟，去却药滓，将猪肚细切作羹，任意食之，余汁勿弃，作三五次饮尽。

治胃反方

糯米半升布裹，流水摆取清，暴干，炒为末，砂糖搜和，旋吃立止。

治脾胃气弱，食即呕逆，**豆蔻面方**

草豆蔻去皮。二枚　高良姜半两　生姜汁　白羊肉四两。作臛

上四味，以前二味粗捣筛，以水一升，煎至半升，去滓，入生姜汁、拌面四两为拨刀，熟煮，以羊肉臛空腹食之。

治脾肾气弱，见食呕逆方

白面四两　鸡子清二枚　生姜汁少许

---

① 一两：文瑞楼本同，明抄本、乾隆本、日本抄本无。

上三味，以鸡子清、生姜汁和面作棋子，熟煮，入羊肉臛，空腹食之。

食治久新咳嗽

治久咳嗽不差，**食猪肾方**

猪肾二具。每具上作十四孔　蜀椒去目及闭口者。二十八粒。内肾孔中

上二味，以湿纸裹煨，令匀熟，去椒，细嚼食之。

治一切肺病，咳嗽唾脓血不止，**服醍醐方**

真酥不拘多少

上一味，炼三次，取醍醐，每服一合差。

治咳嗽久不差方

猪胰一具

上一味，薄切，入竹筒，于煻火中炮令极熟，食后吃之。

治积年咳嗽不差，**药枣方**

枣七枚，大者。擘破　酥一鸡子大　莨菪一钱。水淘三遍

上三味，铛中炒令酥尽，去莨菪，取枣去皮食之良，日三五服。

治暴咳嗽，**麻子粥方**

大麻子仁一合。生研

上一味，同白米作粥食之，日三服。

治多年肺气咳嗽，**药肝方**

羊子肝一枚。分为四片　腻粉一钱　麝香末。两钱

上三味，和面裹烧熟，空腹食之，时以冷水更换浸两手，良久即住，来日早晨转下恶物，有虫如头发相似为验。

治肺气咳嗽上气，**猪胰酒方**

猪胰细切。二具　大枣去皮核。三十枚

上二味，以无灰酒三升同浸，秋冬七日，春夏一日，布滤去滓，随性温饮。

治上气咳嗽，胸膈妨满，气喘方

桃仁去皮尖、双仁，捣碎，研滤取汁。三^①两　粳米二合

上将米和桃仁汁煮粥，空腹食。

治上气咳嗽，胸膈妨满，气喘方

猪脏细切。一具　生地黄捣碎。六两　饧四两

上三味，先炒猪脏，即下地黄、姜、葱、盐、豉，候熟下饧，以瓷器盛，每日吃半盏许。

食治泄痢

治泄痢，阿胶棋子方

阿胶炙燥，为末。一两　干姜炮裂，为末。半两　薤白煮烂，细研。七茎

上三味，以面五两拌和，薄切如棋子大，熟煮，空腹食之，少入五味调和亦得。

治吐痢后，大渴饮水不止，**陈米汤方**

陈仓米淘净。三合

上一味，用水二升半，煎至六合，空心食之，日晚再煎食。

治冷痢，寒结不散，日夜无度，**粳米饮方**

仓粳米净淘，控干。四合　薤白七茎　羊肾脂五两　豉用水四升，煎取二升，去滓澄清

上四味，熬肾脂煎薤白令熟，入豉汁与米同煮，空腹食之。

治冷痢，白如鼻涕，脐腹切痛，**六味鲙方**

鲫鱼去鳞，切鲙。十两　干姜炮　荜拨　陈橘皮汤浸，去白，焙　胡椒炒　莳萝各一分

上六味，除鱼外，为细末，先将豉汁八合煎令熟，投鱼鲙，次入药末五钱匕，搅和煮熟，乘热空心顿服。

治冷痢不止，**赤石脂面方**

赤石脂细研　云母粉各半两　面五两

上三味，以水拌和，切作条子，熟煮，分两服食之，著盐、

---

① 三：明抄本、乾隆本、文瑞楼本同，日本抄本作"二"。

醋、椒、葱亦得。

治冷痢，泻不止，食物不消，**干姜饼**方

干姜炮，为末。一两

上一味，用面五两，拌和作饼子烧熟，空腹食之。

治水痢注泻，**羊肉食**方

羊肉除皮膜。六两。煮熟　仓米淘净，炒香熟，捣末。三两

上二味，薄切羊肉，以仓米末拌掺，随意食之，不拘时。

治水痢及赤白痢，**薤白饼**方

薤白细切。一握　鸡子黄三枚　蜜蜡一分

上三味合和，入面少许作煎饼，空心食之。

治水痢，**食羊肝馅子**方

羊肝细切。五两　芜荑微炒。少许　薤白细切。二七茎

上三味，入少五味，以白面裹，依食法作馅子，候熟空心食之。

治水痢，脐腹疠痛，**鸡子饼**方

鸡子三枚。打去壳，醋炒熟

上一味，入面少许，和作饼子炙熟，空腹食之。

治水泻，冷劳气痢似鱼脑，**獖猪肝**方

獖猪肝洗净。一具

上一味，以酽醋二升，同煮极熟，切作片，入芜荑末调和，空心食之。

治气痢，**胡椒馄饨**方

胡椒　干姜炮。各半两　诃黎勒皮四枚

上三味，捣罗为末，取精羊肉四两，细切和药，以面裹作小馄饨子，煮熟，空腹食之，以饱为度。

治气痢，**炙肝散**方

诃黎勒皮一两。分为三服

上一味，捣罗为末，取羊肝批作薄片，勿使相离，以药末入肝叶中，炙熟食之，以差为度。羸瘦，加芜荑末少许相和。

治诸痢疾，水泄霍乱，并泄血后，困顿不识人，宜**补虚正气**

粥饮方

黄耆细剉。二两　人参一两　米二合

上三味，剉二味如麻豆大，以水三升，同煎取二升，去滓，下米煮粥服。

食治赤白痢

治赤白痢，**蜡薤饼方**

白蜡一两一分　鸡子三枚。取黄　薤白五茎。研细　白面三两

上四味，以鸡子黄与薤白面等调作饼子，用蜡代油煎，取熟，空心食之。

治赤白痢及水痢，**姜面方**

生姜细切碎，湿纸裹煨。半两　白面治如食法。三两

上二味，拌和毕，沸汤中下，煮二十沸，空心旋旋食之。

治赤白痢，**鲫鱼鲙方**

小鲫鱼一斤。如常鲙法　蒜醋　椒姜盐临时用

上先将鱼切作薄片，以蒜齑、椒、姜、盐拌和食之，不用别物兼食。

治赤白痢，**羊肾方**

羊肾一对。去膜，净洗，切细如小豆大　白面三两

上羊肾，以白面拌和，同煮熟，入豉、盐、醋等，空心顿食之。

治赤白痢，兼治肠胃滑，**木耳粥方**

白木耳洗，细切。二两　白粳米淘净。三合

上二味相和，以豉汁煮粥，任下葱、椒、盐等，空腹食之。

治赤白痢，**葱粥方**

葱切碎。二茎　粳米淘净。三合

上二味，以水熟煮粥，放温，空腹食之。

治赤白痢不止，脾胃气虚，粥食不消，**小麦曲粥方**

小麦曲炒黄。一两　粳米淘净。二合

上二味合和，用水煮作粥，空心食之，亦治小儿无辜痢，加

减多少食之。

治冷劳，下痢脓血，瘦怯不能食，**猪肝方**

獖猪肝一具。水洗，去筋膜令净，切作柳叶片　鳖甲去裙襕，米醋爁炙。一两　柴胡去苗。三分　甘草炙，剉　乌梅肉炒　人参各半两　白术三分　胡黄连一两　干姜炮　陈橘皮汤浸，去白，焙　诃黎勒炮，去核　芜荑炒。各半两

上一十二味，除肝外，捣罗为末，将肝与药末拌和，令药在肝上，即旋串慢火炙令香熟，空腹食之。如渴，即将药末煎汤服，亦效。

治血痢，**马齿苋粥方**

马齿苋二握。洗，切

上一味，以粳米三合淘析，下苋和煮作粥，不得入盐醋，空腹淡食之。

治脾胃气弱，大肠虚冷，痢如白脓涕，脐腹切痛，**鱼鲙方**

鲫鱼一斤。如常法作鲙　胡椒　干姜炮　荜拨　陈橘皮去白，焙　莳萝各一分。并为末

上六味，先用豉煮令汁熟，倾出候微温，下药末各少许，内鱼鲙，多少任意，空心食之。

治脾胃虚冷，下白脓痢及水谷痢，**薤粥方**

薤白剉。七茎　粳米净淘。三合

上二味，相和煮粥，任下姜椒等搅匀令熟，空腹食之。

治赤白痢，**鲫鱼方**

鲫鱼肉薄切。六两

上一味，以蒜齑熟煮，空心食之。

治脾胃气虚，下痢瘦弱方

猪子肝一叶　芜荑仁研　胡椒为末。各一分　干姜炮为末。半分

上四味，薄切肝，糁三味药，面裹，更以纸裹，水湿，慢灰火中煨熟，去面，空腹食之。

食治休息痢

治休息痢，**大蒜鸡子方**

大蒜剥去皮。二颗　鸡子二枚

上二味，先将蒜于铛中，取鸡子打破沃蒜上，以盏子盖合，候蒜熟，空腹食之。不过再服。

治休息痢，**食羊肉方**

羊肉去筋膜，取精者薄切令作片子。四两　胡粉　胡黄连各半两　大枣煮去核并皮。二十颗

上四味，除羊肉外，先研枣如泥，却别碾胡黄连作末，并胡粉一处，和枣作团，以湿纸包裹，于煻火中煨令干熟，取出捣罗为末。每服三钱匕，匀糁羊肉片子中，将湿纸裹，煨令香熟食之，不过三服效。

治脾胃气虚，兼下痢瘦弱，**猪子肝方**

猪子肝一具。去筋膜，切作柳叶片　芜荑微炒，碾作末。二钱半

上二味，取肝以芜荑末糁令匀，以面裹，入煻灰火中煨令熟，去面只取肝，空心顿食之。

治冷劳气痢，暖腰腹，缩小便，**食羊肉方**

精羊肉八两。切作馅　肉苁蓉微炒，碾末。二钱半　莳萝末。半两　附子炮裂，去皮脐，细碾。半两　干姜炮裂。二钱半　胡椒　荜拨　诃黎勒炮，去核。各一钱　芜荑微炒。半两

上九味，捣罗八味为末，以肉并药末等相和拌匀，分作四剂。每剂以面裹之，撮合微拍令扁，用湿纸裹，入煻灰火中煨令熟，空心食之，以饱为度。

治冷劳气痢瘦甚，**猪肝饆饠方**

猪肝一具。勿著水，去筋膜，切作柳叶片子　干姜炮裂　芜荑微炒　陈橘皮汤浸，去白，炒令黄色。各一钱　诃黎勒炮，去核　缩砂仁各二钱

上六味，除猪肝外，捣罗为末，糁肝片上拌令匀，用面裹作

饆饠，以三重湿纸裹，安于煻灰火中煨取熟，空心饱食之。

治气痢，日夜不记行数，**猪肝方**

獖猪肝一具，重十两者　缩砂仁二两

上二味，捣罗缩砂为末，取猪肝去筋膜，薄切作片子，排厚纸上渗血令干，后将缩砂末糁肝上，以三重湿纸裹，于煻灰火中煨令极香熟，乘热任意食之。

卷第一百九十

食治门

食治门

食治妇人血气

治妇人血气不调，**地黄粥**方

生地黄汁。二合　粟米一合　粳米一合　诃黎勒炮，去核，为末。半两　盐花少许

上五味，以水三升，先煮二米将熟，次入诃黎勒末、地黄汁、盐花搅匀，煮令稀稠得所，分二服。

治妇人腹胁血癖气痛，冲头面熻熻，呕吐[①]酸水，四肢烦热，腹胀，**白术猪肚粥**方

白术二两　槟榔一枚　生姜切，炒。一两半

上三味，粗捣筛，以猪肚一枚，治如食法，去涎滑，内药于肚中，缝口，以水七升，煮肚令熟，取汁入粳米及五味同煮粥，空腹食之。

治妇人血气，癖积脏腑，疼痛泄泻，**面棋子**方

小麦面四两　肉豆蔻去壳，为末　荜拨为末　胡椒末　蜀椒去目，并闭口，炒出汗。各一钱。末

上五味拌匀，以水和作棋子，用精羊肉四两，细切，炒令干，下水五升，入葱、薤白各五茎，细切，以常法煮肉，以盐醋调和，候熟滤去肉，将汁煮棋子，空腹热食之。

---

① 呕吐：明抄本、乾隆本、文瑞楼本同，日本抄本作“吐啐”。

治妇人血积，久瘵冷气，少腹常疼，**猪肾棋子羹**方

小麦面四两　高良姜末　蘹香子末　肉苁蓉去皮，炙，为末
蜀椒各一钱。末　獖猪肾一对。去脂膜，切如绿豆大

上六味，除肾外，以水和，切作棋子，先将肾以水五碗煮，
次入葱、薤白各少许，候肾熟，以五味调和如常法，入药棋子再
煮令熟，分三次空腹食之。

治妇人疝癖血气，口吐酸水，**半夏拨刀**方

大麦面四两　半夏汤洗，去滑尽，炒。半两。为末　桂去粗皮。
一钱。为末①

上三味，同以生姜汁并米醋少许和，切作拨刀，熟煮如常法，
空心食之。

食治妊娠诸病

治妊娠伤动，胎气不安，**鲤鱼羹**方

鲜鲤鱼一头。理如食法　黄耆剉，炒　当归切，焙　人参　生
地黄各半两　蜀椒拣。十粒。炒　生姜一分　陈橘皮汤浸，去白。
一分　糯米一合

上九味，剉八味令匀细，内鱼腹中，用绵裹合，以水三升煮
鱼熟，将出去骨取肉，及取鱼腹中药同为羹，下少盐醋，热啜汁
吃，神效。

治妊娠四肢虚肿，喘急胀满，**鹿头肉粥**方

鹿头肉半斤　蔓荆实去土。一两　高良姜　蘹香子炒令香。各
半两

上四味，除鹿肉外，捣罗为末。每服四钱匕，先以水五盏，
煮鹿肉，候水至三盏，去肉，下白米一合同药末，候米熟，下少
五味调和得所，分作三次服，一日食尽。

治妊娠四肢虚肿，喘急，兼呕逆不下食，**鸡臛**方

黄雌鸡一只。去头足及皮、毛、肠胃等，洗净去血脉，于沸汤中

---

① 为末：明抄本、乾隆本、文瑞楼本同，日本抄本作"炒，为末"。

掠过，去腥水　高良姜一两　桑根白皮刮净，剉。一两半　黄耆剉，拣。一两

上四味，剉后三味，与鸡同煮，候鸡熟，去药取鸡留汁，将鸡细擘去骨，将汁入五味调和，入鸡肉再煮，令滋味相入了，随性食之，不计早晚食，不妨别服药饵。

治初妊娠恶阻，择食痰逆，服诸汤药并皆无效，**半夏拨刀方**

半夏以汤洗七遍[①]，后以生姜汁半盏，煮半夏令汁尽，再炒干。一两　人参半两

上二味，捣罗为末，入小麦面六两，以水搜作团，切如拨刀，以新生鸡子二枚，去壳，汤内煮，旋以箸剔破，入葱、薤白各三五茎，擘破，以盐酱调和，候汤沸，下拨刀煮令熟，任意分三次热食之。

治妊娠胎不安，腹中疼痛，宜常食**苎麻粥方**

生苎麻根一两。净洗，煮取汁二合　白糯米二合　大麦面一合　陈橘皮浸去白，炒。半两。末

上四味一处，以水煮，似常式粥，稀稠得所，熟后方入盐花少许，平分作二服，空腹热食之。

治妊娠恶阻呕逆，及头痛食物不下，**山芋面方**

生山芋一尺。于沙盆内研令尽，以葛布绞滤过　苎麻根一握。去皮，烂研

上二味研匀，入大麦面三两和搜，细切如棋子法，于葱、薤羹汁内煮熟，旋食之。

又方

木瓜一枚。切。大者　蜜二两

上二味，以水一处煮，令木瓜烂，于沙盆内细研，入小麦面三两，搜令相入，薄擀，切为棋子，每日空心用白沸汤煮强半盏，和汁淡食之。

治妊娠胃反，呕逆不下食，**麦门冬粥方**

[①]　以汤洗七遍：明抄本、乾隆本、文瑞楼本同，日本抄本作"剉如常"。

生麦门冬去心，净洗，切碎，研烂，绞取汁。一合　白粳米净淘。二合　薏苡仁拣净，去土。一合　生地黄肥者，四两，净洗，切碎，研烂绞汁。三合　生姜汁一合

上五味，以水三盏，先煮煎粳米、薏苡仁二味令百沸，次下地黄、麦门冬、生姜三汁相和，煎成稀粥，空心温服。如呕逆未定，晚后更煮食之。

治妊娠常苦烦闷，此名子烦，**竹沥粥方**

淡竹沥三合　粟米三合

上二味，以水煮粟米成粥，临熟下竹沥更煎，令稀稠得所，食之。

治妊娠数月未满损动，**葱粥方**

葱三茎　糯米三合

上二味，以葱煮糯米粥食之效，如产后血运，用之亦效。

治妊娠漏胎，血尽即子死，**小豆饮方**

赤小豆半升　蜀椒去目并闭口，炒出汗。十四枚　乌雌鸡一只。理如食法

上三味，以水二升，煮鸡、豆、椒令熟，取汁时时饮之，未差更作服之。

治妊娠下血漏胎，**生地黄粥方**

生地黄汁。一合　糯米淘净。一合

上二味，先将糯米煮作粥，熟后下地黄汁搅调匀服之，每日空腹食之。

治妊娠血下不止，名曰漏胞，血尽子死方

上取鸡子五枚取黄，以好酒一盏，煎如稀饧，顿服之。未差更作服之，以差为度。

治妊娠小便淋，**鲤鱼汁方**

鲤鱼一头，重半斤者。治如食法　葵菜六茎。去根　葱白二茎。细切

上三味，以水五盏煮令熟，入少许盐，取却鱼、菜等，将汁饮之。

治妊娠胎不安，**鸡子羹方**

鸡子一枚　阿胶炒令燥。一两

上二味，以清酒一升，微火煎胶令消后，入鸡子一枚，盐一钱和之，分作三服，相次服。

治妊娠冷热气痛，连腹不可忍，**陈橘皮粥方**

陈橘皮汤浸，去白，焙。一两　苎麻根刮去土，晒干。一两　高良姜末。三钱　白粳米择净。半合

上四味，除粳米外，捣罗为散。每服五钱匕，先以水五盏，煎至三盏，去滓，入粳米半合，盐一钱，煮作常式粥食之，空心一服，至晚更一服。

治诸种疟疾，往来寒热，**豉心粥方**

豆豉心二合。以百沸汤泡，细研　桃仁汤浸，去皮尖，研。三十枚　柴胡去苗。三钱。末

上三味，先将前二味，以白米三①合，水似常式煮粥，后欲熟时，次入柴胡末三钱，搅匀食之。

治妊娠安胎，**鲤鱼粥方**

鲤鱼一头。治如食法　糯米一合　葱二七茎。细切　豉半合

上四味，以水三升，煮鱼至一半，去鱼，入糯米、葱豉，煮粥食之。

治妊娠胎动不安，**阿胶粥方**

阿胶一两。捣碎，炒令黄燥，捣为末　糯米半升②

上二味，先取糯米煮作粥，临熟即下胶搅匀，温食之。

治妊娠，养胎脏，及治胎漏下血，心烦口干，**丹雄鸡肉索饼方**

丹雄鸡一只。取肉去肚作臛　白面一斤

上二味，搜面作索饼，和臛任意食之。

治妊娠伤寒头痛，**葱豉汤方**

---

① 三：明抄本、乾隆本、文瑞楼本同，日本抄本作"五"。
② 升：明抄本、乾隆本、文瑞楼本同，日本抄本作"斤"

豉一合　葱白一握。去须，切　生姜一两。切

上三味，水一大盏，煮至六分，去滓，分二服。

食治产后诸病

论曰：妊娠者，十月既足，百骨皆坼，肌肉开解，然后能生。百日之内，犹名产母，时人将调一月便为平复，岂不谬乎？若饮食失节，冷热乖理，血气虚损，因此成疾，药饵不和，更增诸病，今宜以饮食调治，庶为良矣。

治产后乳汁不下，**鲍鱼羹方**

鲍鱼肉切细。半斤　麻子仁别研。一两半　香豉别研。半合　葱白切碎。三茎

上四味，先取鲍鱼肉，以水三升煮熟，后入麻仁、豉、葱白等煮作羹，任意食之。

治产后乳汁不下，宜食**猪蹄羹方**

母猪蹄净洗，剉。两只　木通剉作寸段。一两半[1]

上二味，先将木通以水五升，煎取四升，去木通，和猪蹄，入五味，如常煮法，煮熟作羹，任意食之

治产后乳无汁，**牛肉羹方**

牛鼻肉洗净，切小片

上一味，以水煮烂后入五味，如常羹法，任意食之。

治产后乳无汁，**猪蹄羹方**

猪蹄洗，剉。一具　粳米净淘。一合

上二味，水不拘多少，以五味煮作羹，任意食之，作粥亦得。

治产后乳汁不下，**龟肉臛方**

龟肉洗，切。二两[2]　羊肉洗，切。三两　獐肉洗，切。三两[3]

---

［1］　一两半：文瑞楼本同，明抄本、乾隆本作"一两五钱"，日本抄本作"一两"。

［2］　二两：日本抄本、文瑞楼本同，明抄本、乾隆本与后药均作"三两"。

［3］　獐肉洗切三两：文瑞楼本同，明抄本、乾隆本作"獐肉各洗切。三两"，日本抄本作"鹿草肉洗切。二两"。

上三味，水不拘多少，入五味，煮作腥食之。

治产后乳无汁，**鹿肉腥方**

鹿肉洗，切。四两

上用水三碗，以五味煮肉作腥，任意服之。

治产后乳汁不下，**猪蹄粥方**

母猪蹄一只。治如食法，以水三盏，煮取二盏，去蹄　王瓜根洗，切　木通①剉碎　漏芦去芦头。各一两

上四味，除猪蹄汁外，粗捣筛。每服三钱匕，以煮猪蹄汁二盏，先煎药至一盏半，去滓，入葱、豉、五味等并白米半合，煮作粥，任意食之。

治产后风虚劳冷，百骨节疼，身体烦热，**猪肾腥方**

猪肾一对。去脂膜，薄切　羊肾一对。去脂膜，薄切

上二味，以五味并葱白、豉作腥，如常食之，不拘时。

治产后恶血不利，壮热虚烦，**生藕汁饮方**

生藕汁半盏　地黄汁半盏　蜜一匙　淡竹叶一握。切，以水一盏半，煎取汁半盏

上四味同煎沸熟，温分三服，日二夜一。

治妇人蓐中好食热面酒肉，变成渴躁，**生藕汁饮方**

生藕汁半盏　生地黄汁半盏

上二味相和，温暖，分为三服。

治产后寒热状如疟，**猪肾粥方**

猪肾去脂膜，细切。一对　香豉一合　白粳米三合　葱细切。三茎

上四味，以水三升，煮猪肾、豉、葱至二升，去滓下米，煮如常食，以五味调和作粥食之，未差更作。

治产后血壅消渴，日夜不止，宜食②**冬瓜拨刀方**

冬瓜研取汁。三合　小麦面四两　地黄汁三合

---

① 木通：日本抄本、文瑞楼本同，明抄本、乾隆本作"木香"。
② 宜食：明抄本、乾隆本、文瑞楼本同，日本抄本作"宜"。

上三味一处搜和如常面，切为拨刀，先将獐肉四两，细切，用五味调和煮汁熟，却滤去肉取汁，下拨刀面煮令熟，不拘多少，任意食之。

治产后积热劳极，四肢干瘦，食饮不生肌肉，**猪肚羹方**

殯猪肚一枚。净洗，先以小麦煮令半熟，取出肚细切，令安一处　黄耆剉碎。半两　人参三分　粳米三合　莲实剉碎。一两

上五味，以水五升，煮猪肚，入人参、黄耆、莲实，候烂，滤去药并肚，澄其汁令清，方入米煮，将熟，入葱白、五味调和作粥，任意食之。

治产后心虚怔悸，遍身疼痛，**脯鸡糁方**

黄雌鸡一只。去毛、头、足、肠胃，净洗，以小麦两合，以水五升，煮鸡半熟即取出鸡去骨　蜀椒去目并闭口，炒汗出，取末。一钱　柴胡去苗。二钱　干姜末半钱　粳米三合

上五味，先取水再煮鸡及米令烂，入葱、薤、椒、姜、柴胡末等，次又入五味盐酱，煮取熟，任意食之。

治产后七日后，宜吃**羊肉粥方**

白羊肉去脂膜。四两。细切　粳米净淘。三合　生地黄汁三合　桂去粗皮，取末。一分①

上四味，以水煮肉并米，熟后入地黄汁并桂末更得所，以五味调和，空心任意食之。

治产后无所苦，欲睡而不得睡，**茯苓粥方**

白茯苓去黑皮，取末。半两　粳米二合

上二味，以米淘净，煮粥半熟，即下茯苓末，粥熟任意食之，必得睡也。

治产后虚羸，补益宜食，**黄雌鸡饭方**

黄雌鸡一只。去毛及肠肚　生百合净洗，择。一颗　白粳米饭②一盏

---

① 分：明抄本、乾隆本、文瑞楼本同，日本抄本作"合"。
② 白粳米饭：明抄本、乾隆本、文瑞楼本同，日本抄本作"白粳米饮"。

上三味，将粳米饭、百合入在鸡腹内，以线缝定，用五味汁煮鸡令熟，开肚取百合粳米饭，和鸡汁调和食之，鸡肉食之亦妙。

治产后虚损，**黄雌鸡羹方**

黄肥雌鸡理如食法。一只　葱白五茎。切　粳米半升

上三味，依常法以五味调和为羹，任意食之。

治妇人产后赤白痢，腰腹疼痛，不能下食，**烧猪肝方**

猪肝四两　芜荑末一钱

上二味，以猪肝薄切，糁芜荑末于肝叶中，五味调和，以湿纸裹，煻灰火煨熟，去纸食之。

治产前后赤白痢，**紫苋粥方**

紫苋叶细剉。一握　粳米三合

上二味，以水先煎苋叶取汁，去滓，下米煮粥，空心食之，立差。

治初产，腹中恶血不下，**地黄粥方**

生地黄五①两。捣绞汁。三合　生姜捣绞取汁。二合　粳米净淘。三合

上三味，先以米依常煮粥，临熟时下地黄及生姜汁，搅令匀，空腹食之。

治产后小便不利，淋涩，**滑石粥方**

滑石半两。别研　瞿麦穗一两　粳米三合

上三味，以水三升，先煎瞿麦，取二升半，滤去滓，将汁入米，煮如常粥，将熟入盐少许，葱白三寸，方入滑石末，煮令稀稠得所，分作三度食之。

治产后赤白痢，**鲫鱼鲙方**

鲫鱼一斤。治如食法　莳萝　陈橘皮汤去白，焙　芜荑　干姜炮　胡椒各一钱。为末

上六味，取鲫鱼作鲙，投热豉汁中，入盐、药末搅调，空腹食之。

---

① 五：明抄本、乾隆本、文瑞楼本同，日本抄本作"三"。

治产后乳无汁，**鲫鱼羹方**

鲫鱼一斤　蛴螬五枚

上二味，依常煮羹，食后食之。

食治小儿诸病

治小儿秋夏中暴冷，忽下痢腹胀，乍寒乍热，渴甚，**食鸡子饼方**

鸡子二枚。去壳　胡粉半两。炒令黄　黄蜡一枣大

上三味，先下黄蜡于铫子内，微火上熔，次下鸡子黄及胡粉调和，候冷作饼，与儿空心午后食之，量儿大小增减。

治小儿久痢，**猪子肝方**

猪子肝一具

上一味切片炙熟，空心食之。

治小儿泄注，**四味粱米汤方**

粱米　稻米　黍米各三合　蜡如半弹丸大

上四味，以东流水二升，煮粱米三沸，绞去滓，以汁煮稻米三沸，去滓，用汁煮黍米三沸，绞去滓，置蜡于汁中，候蜡消，每服半合，空心午后各一，随儿大小增减。

治小儿癖瘕病，**牡丹粥方**

牡丹叶　漏芦去芦头　决明子各一两半　雄猪肝去筋膜，切，研。二两

上四味，以水三升，煎牡丹叶等三味，去滓，取一升半，入猪肝及入粳米二合，煮如常粥，空腹食之，随儿大小加减。

治小儿霍乱，乳母食，**藕豆粥方**

藕豆茎切，焙。一升　人参二两

上二味，以水三升，先煮藕豆茎令熟，下人参煎至二升，去滓取汁，煮粟米三合为粥，与乳母食，临乳儿时，先挼去少许冷乳汁，然后乳儿。母常食此粥佳。

治小儿哕，**牛乳饮方**

牛乳一合　生姜汁半合

上二味，于银器中慢火同煎至六七沸，一岁儿饮半合，仍量儿大小，以意加减。

食治发背痈疽

治发背痈疽，心烦热，补中养神益气，**藕实羹**方

藕实去皮，切。五枚[①]　甜瓜去瓤，切。二枚。冬用冬瓜　葱白切。五茎　豉一合。煎汁一升半

上四味，先以豉汁煮藕实，次下瓜并葱，取熟，以五味调和，作羹食之，日一度。

治发背，心肺积风热，**解毒杏酪粥**方

煎成浓杏酪一升　黄牛乳半升　大麦仁三合

上三味，先用水煮麦仁并杏酪，候熟即下牛乳搅令匀，空心食之，日一度。

治发背痈疽，解毒退风热，**豉粥**方

豉二合　葱白切。三茎　薄荷半两　生姜拍碎。三钱　盐花半两　羊髓二两　白米三合

上七味，以水三升，先煎薄荷、葱、姜至二升，却下豉再煎十沸，去滓，下米煮，候粥熟，次下髓并盐，搅匀食之，日一度。

治发背痈疽，毒攻寒热，**凝水石粥**方

凝水石一两。捣碎，绢袋盛　牛蒡茎长五六寸。别煮令熟，研　白米三合

上三味，以水三升，先煮凝水石至一升半，次下牛蒡，并汁再煎令沸，去滓，下米煮粥，候熟空心食，日一。

治发背痈疽，头痛不可忍，**石膏粥**方

石膏二两。碎　葱白切。三茎　豉半合　生姜拍碎。三钱半　米三合

上五味，以水三升，先煮石膏至二升，次下葱、姜、豉，再煎至一升半，去滓，下米煮粥，候熟食之。若渴，加干葛根一两。

---

①　切五枚：明抄本、乾隆本、文瑞楼本同，日本抄本作"四五枚"。

治发背痈疽，热极上攻，目涩，小便赤，**栀子仁粥**方

栀子仁五枚　白米五合

上二味，先以水三升，煎栀子至二升，滤去滓，即下米煮粥，候熟空心食之。

治发背痈疽，诸热毒肿，**竹叶粥**方

淡竹叶一两　石膏碎。半两　白米三合　砂糖一两

上四味，以水三升，先煎竹叶、石膏至一升半，去滓下米，候成粥，即入糖搅令匀，空心食之。

食治瘰疬

治瘰疬，**枭炙**方

枭一只

上一味，取肉依常法炙熟，食后以五味汁下。

治瘰疬，**鸡子**方

鸡子一枚　腻粉一两

上二味，将鸡子开破头，倾去黄，留白和腻粉却入壳内，湿纸盖头，更以湿纸裹五六重，饭甑上蒸熟，入新汲水浸，候冷去纸，勿令水入。十岁已上至五十已下分三服，十岁已下至七岁分十服，五更熟水下。若病在膈上即吐出虫，在下即泻出病子，后以诃黎勒皮少许捣末，并好茶相和，煎服。

食治五痔

治五痔下血，**黄耆粥**方

黄耆剉。一两半　白米五合

上二味，先以水三升煎黄耆，取汁一升半，滤去滓，下米煮粥，空心食之。

治五痔下血，**苍耳羹**方

苍耳苗叶一斤。绞取汁　白米五合

上二味，先用清豉汁二升煎令沸，次下米、苍耳汁、葱、椒、盐等，煮熟作羹，空心食之。

治五痔，**鸳鸯肉方**

鸳鸯一只。去毛并腹中物

上一味，煮令熟，细切，以五味醋食之，作羹亦良，早晚食前。

治诸痔，**桑耳羹臛方**

桑耳不拘多少

上一味，取作羹臛，调和令美，空腹随饭食之。

治诸痔，**牛脾粥方**

腊月牛脾细切。一具　米三升

上每用牛脾三两，米三合，煮粥食之，牛脾一具尽，即差。

治痔病，下血不止，**桑耳粥方**

桑耳四两　米三合

上二味，以水三升，煎桑耳汁，取二升，去滓，着盐、椒、葱，投米煮粥，空腹食之。

食治乳石发动

治石发，**白石英粥方**

白石英三斤

上一味，捣筛细研三日，取一乳牛十岁以上方养犊而形瘦者，每日秤一两石英末拌豆与食，经七日即可取乳。每朝空腹热饮一升，余者作粥，任意食之，百无所忌。五月上旬起服良，如急要用亦不拘。此牛粪粪地种菜，供服乳人食，甚佳。

治石发，**石英菜方**

白石英五斤

上一味，捣研为末，和牛粪粪地，种枸杞、牛膝、豆菜等，食之益人。

治服乳石，因食仓米、臭肉发动者，**葱豉汤方**

葱白一握。切　豉一合

上二味，以水二升，煎至一升半，去滓，作常服豉汤服，可五六剂差。

服乳石后将慎，**紫馎饦方**

上取好乌豆任多少，煮取浓汁以代水，入少盐和面，依常法作馎饦，还向此豆汁中热煮，可三七沸，溢则添豆汁，勿加水，熟即出之，任意以猪羊肉、绿豆等臛浇食之，或作冷淘食亦得，和山芋作馎饦益佳。

治乳石发动，**面饼方**

上取新大麦为面，和肉汁作饼食之，大凉面作柳叶条为羹亦佳，又大麦和黑豆相拌熟蒸，任意食，消食压石坚肌，春夏服之弥良。

治乳石发动，**面饼方**

上夏月冒热远行，食晚失饥，石必发动，宜作大麦面饼。将行，饥即食之，压石药一本作坚。饥。

食治耳病

治耳聋，养肾脏，强骨气，益精髓，除烦热，**磁石羊肾粥方**

磁石半斤。捣碎，淘三遍，绵裹置器中　羊肾一对。去脂膜，研烂　米三合

上三味，用水五升，先煮磁石，取汁二升，去磁石，下羊肾及米煮粥，临熟入酒一合，调和如常法，空腹服。

治耳聋，补肾气，**鹿肾粥方**

鹿肾一对。去脂膜，研烂　米三合

上二味，于豉汁中，五味调和，煮如常法，空腹食。

治耳聋耳鸣，**羊肾羹方**

羊肾去筋膜，细切。一对　生山芋去皮。四两　葱白一握。擘碎　生姜细切。一分

上四味，作羹如常法，空腹食[1]。

治耳聋，耳鸣如风水声，**猪肾羹方**

猪肾去筋膜，细切。一对　陈橘皮洗，切。半分　蜀椒去目并

---

① 空腹食：日本抄本、文瑞楼本同，明抄本、乾隆本作"空腹食之"。

合口，炒出汗。三十粒

上三味，用五味汁作羹，空腹食。

治耳聋，耳鸣如风水声，**菖蒲羹**方

菖蒲米泔浸一①宿，剉，焙。二两　猪肾去筋膜，细切。一对　葱白一握。擘碎　米淘。三合

上四味，以水三升半，煮菖蒲，取汁二升半，去滓，入猪肾、葱、白米及五味，作羹如常法，空腹食。

治耳聋，耳虚鸣，**人参粥**方

人参为末。一合②　防风去叉，为末。一分　磁石捣碎，绵裹。二③两　猪肾去筋膜，细切。一对

上四味，先将磁石于银器中，以水一斗，煮取三升，入猪肾及粳米五合，如常法煮粥，候熟入前二味，更煮数沸，空腹服。

食治目病

治眼昏暗，**菜耳粥**方

菜耳实一升　白米半升

上二味，先捣罗菜实为散，以水调，滤取汁，和米煮作粥如常法，空心食之。

治眼昏暗，**芜菁子粥**方

芜菁子一合　米三④合

上二味，将芜菁子九遍研，以水调，滤取汁，和米煮作粥，空心食之。

治肝肾气虚，风热上攻，目肿暗，**兔肝粥**方

兔肝一具。细切　米三⑤合

上二味，以豉汁如常煮粥，空腹顿食之。

---

① 一：明抄本、乾隆本、文瑞楼本同，日本抄本作"一两"。
② 合：明抄本、乾隆本、文瑞楼本同，日本抄本作"分"。
③ 二：明抄本、乾隆本、文瑞楼本同，日本抄本作"一"。
④ 三：明抄本、乾隆本、文瑞楼本同，日本抄本作"二"。
⑤ 三：明抄本、乾隆本、文瑞楼本同，日本抄本作"一"。

治目热赤痛，视物不明，宜补肝气益睛，**羊肝生方**

青羊肝一具

上一味细切，以水淘，漉出沥干，以葱、酱、盐、醋，食后吃之。

治眼赤痛，明眼，补中强志，**莲实粥方**

莲实去皮，研。一盏许　粳米半升①

上二味，先煎莲实，下米煮粥，如常法食之。

治肝膈风热，目赤痛，眊眊不见物，**苦竹叶粥方**

苦竹叶一握。细切　粳米三合　石膏研。半两　砂糖三分②

上四味，以水一碗，煮石膏、竹叶十数沸，去滓，下粳米半盏煮粥，将熟，入砂糖少许食之。

食治大肠诸疾

治大便风涩，**郁李仁粥方**

郁李仁汤浸，去皮。二钱。别研　蜜一合　生姜二钱。拍碎粳米淘净。三合

上四味，先用米煮粥，将熟，下郁李仁等三味搅匀，更煮五七沸，空心顿食之，微利为度。

治中风，五脏壅热，言语謇涩，精神昏昧，大便涩滞，**麻子粥方**

麻子半升③。研烂　生薄荷一握。细切　生荆芥一握。细切　白粱米淘净。三合

上四味，以水三升，煮麻子等三味，至一升半，滤去滓，下米煮粥，空心食。

治大便壅涩，**槟榔粥方**

白槟榔一颗。水磨尽　生姜取汁。半合　蜜一合　粳米淘净。三合

①　升：明抄本、乾隆本、文瑞楼本同，日本抄本作"斤"。
②　分：文瑞楼本同，明抄本、乾隆本、日本抄本作"合"。
③　升：文瑞楼本同，明抄本、乾隆本、日本抄本作"斤"。

上四味，先以水三升，煮米作粥，将熟，下槟榔等三味搅匀，更煮五七沸，空心顿食之。

治中风，手足不随，言语謇涩，大便难，筋骨痛，**薏苡仁粥**方

薏苡仁捣如粟大。三合　麻子半升

上二味，以水三升，烂研麻子，生绢滤取汁，煮薏苡仁作粥，空心食之。

治肺痿劳嗽，胸膈痛，大便秘，**糯米粥**方

糯米淘净。两合　槟榔炮，剉，捣取末。一分　郁李仁汤浸，去皮，研成膏。一分　大麻子两合

上四味，先研大麻子令烂，以水三升与大麻仁搅匀，生绢滤取汁，煮糯米作粥，将熟，入槟榔末、郁李仁膏搅匀，空心食之。

治大便秘涩，**糯米粥**方

糯米淘净　大麻子各两合①

上二味，先以水三升研麻子，生绢滤取汁，煮米作粥，空心食。

治大便壅涩，面目虚肿，**牵牛粥**方

牵牛子炒熟，捣取末，半两。别取生者，捣取末，半两。同研匀旋用　白粳米淘净。三合　生姜细磨。二钱

上三味，先用水三升煮粥，次内牵牛末五钱匕，并入生姜搅匀，空心食，须臾转下滞物。

治大便不通燥结，肠内胀痛，**桃花面**方

新桃叶②二两半，或用干者四两。捣末　白面半斤

上二味，水和匀，薄切，如常食煮熟，空心淡食之，至午时腹中鸣，当下恶物。三五日内忌热毒炙煿。

治大肠风秘，风毒下注，脚膝烦疼，**槟榔粥**方

槟榔水磨尽。一枚　真酥半匙　生姜自然汁。半盏

---

① 两合：明抄本、乾隆本、文瑞楼本同，日本抄本作"二两"。

② 新桃叶：明抄本、乾隆本、文瑞楼本同，日本抄本作"新桃花"。

上三味相和，以白粟米煮粥，入葱、薤白，更煮数沸，入前三药同煮至熟，空心顿食。未利，晚食前再作。

治肠风泻血，**胡荽饼方**

胡饼　胡荽净择，作齑

上二味，以胡饼裹胡荽食之。

治肠风秘结，**麻子粥方**

大麻子半斤　附子二两。炮裂，去皮脐，别捣末

上二味，将麻子淘净暴干，捣罗为末。每服二两，水一升半研匀，细布绞取汁，入附子末一钱匕相和，粟米一合同煮粥，空心食，不得用漆匙。

治久患肠风下血，肛门疼痛，**食野猪肉方**

野猪肉二斤

上一味，切作炙臠，入椒、盐、葱白，串炙令熟，空腹食之。

治肠风下血，烦渴，**乌梅粥方**

乌梅椎碎。七颗　粟米淘净。不拘多少

上二味，以水八合，浸一宿，去乌梅，取汁煮粥，每日空腹顿食之。

治肠风五痔热血，**马齿菜方**

马齿菜

上一味，每日作齑食之。

食治五淋

治热淋及小便出血，茎中痛，**车前子叶羹方**

车前子叶择取一斤。细切　葱白一握。细切　粟三合。净淘

上三味，以豉汁五升煮令沸，先下米煮熟，次下车前叶、葱白和作羹，入少盐、醋，空腹食之，或煮为粥亦得。

治热淋，小便不利，**凫葵粥方**

凫葵择取叶二斤。细切。即水中荇叶也　粟米半升[1]。净淘

---

[1] 升：文瑞楼本同，明抄本、乾隆本、日本抄本作"斤"。

上二味，先用盐豉汁五升，煎令沸，下米煮十余沸，下凫葵煮作粥，空心任意，量多少食之。

治小便不通，**粟酥粥法**

粟米一升。净淘　酒一升　酥无好酥，以熟油一两代之　葱白一握。细切

上四味，用浆水五升，煮米为粥，候粥将熟，下酒、酥、葱，更煮取熟，令病人空腹恣意食之，或腹痛无害，但行三五十步即通。

治小便不通，**葱白粥**方

葱白去须叶。一大握。细切，烂研，生布绞取汁　白粳米两合。净淘

上二味，以水二升半，煮米作粥，候粥将熟，下葱汁，更煮取熟，空心温食之，良久即通。

治诸淋，小便赤涩，茎中疼痛，**葵菜粥**方

葵菜择取叶并嫩心。三斤。细切　粟米三合。净淘　葱白去须叶。一握。细切

上三味，先以水五升，煮葵菜至三升，绞去葵菜取汁，下米并葱白，更入浓煎豉汁五合，同煮为粥，空心顿食之，食不尽，分作两度，一日取尽。

治热淋，小便不通，**真酥粥**方

真酥一两　粟米三合。净淘　淡浆水三升

上三味，以浆水煮米作粥，候粥将熟，下酥更煮取熟，适寒温，空腹恣意食之。

治小便淋沥，涩少疼痛，**青头鸭羹**方

青头鸭一只。净去毛并肠肚骨等，细切　冬瓜去瓜瓤。四两。细切　莱菔四两。细切　葱白四握。细切

上四味，浓煎豉汁二斗，煮鸭肉，候熟，入冬瓜等三味，更煮取熟，更入少许盐醋，空心任意食之。

治淋，小腹结痛，小便不通，**榆皮索饼**方

榆皮去粗皮，细剉。二两　白面四两

上二味，以水二升，煮榆皮至五合，绞去滓，取汁和面作索饼，于浓煎盐豉汁中熟煮，空心食之，续以热葱茶投之。

治小便淋痛，**酥粥方**

真酥一两　滑石三^①两。捣如麻子粒大　白茯苓二两。捣如麻子粒大　葱白三七茎。去须叶，细切　生姜一两。湿纸裹，灰火煨，细切

上五味，先以水四升，煮后四味至二升，以生绢滤去滓，取清，更入浆水一升，添入粟米三合净淘煮作粥，候粥将熟，方入酥搅匀取熟，空心任意食之。

治久淋不差，宜食**粳酥粥方**

真酥三合　芜荑仁微炒，别捣末。三钱半

上二味，先取白粳米半升净淘，以水多少煮粥，候熟，下酥并芜荑末搅匀，任意食之，食不尽，分作两度。

治五淋小便涩痛，**冬麻子粥方**

冬麻子一^②升。烂研，用水三升，投以生绢滤取汁　粳米三合。净淘

上二味，取麻子汁煮令沸，下米煮，将熟，入葱白并椒各少许，煮熟空心食之。

治五淋，小便不通，**紫苏粥方**

紫苏一两　糯米三合。净淘。一方用粟米

上二味，以浆水二升，煮紫苏令沸，去紫苏，下糯米煮粥，空心任食之。

治五淋，小便疼痛壮热，腹胀气闷，**冬瓜羹方**

冬瓜去皮瓤。一斤。细切　葱白一握。细切　冬麻子一升。先研碎

上三味，以水三升，漉麻子成浆，生绢滤取汁，煮冬瓜、葱白作羹，候熟入少许盐醋，空心食之。

① 三：日本抄本、文瑞楼本同，明抄本、乾隆本作"二"。
② 一：日本抄本、文瑞楼本同，明抄本、乾隆本作"三"。

食治小便数

治小便数，下焦虚冷方

羊肺细切。一具　羊肉切。四两

上二味，入五味作羹，空腹食之。

治小便数，下焦虚冷方

生山芋半斤。削去皮

上一味拍碎，慢火煎酒二升，候酒沸，旋下山芋，入盐、椒、葱白，空腹食之。

治小便数方

生山芋削去皮。半斤　小豆叶嫩者。一斤

上二味，戤汁中入五味，煮羹食之。

治小便数方

鸡肠菜一斤

上一味，戤汁中入五味，煮羹食之。

治小便数方 [①]

生山芋半斤。削去皮　薤白切。一握

上二味，以戤汁煮羹，入五味如常法，空腹食。

食治蛔虫

治蛔虫，槟榔粥方

槟榔生用。五枚　酸石榴根皮东行者，洗，剉。半升 [②]

上二味，粗捣筛，分作三度用，每度以水一升半，煎至一升，绞去滓，用粟米一合净淘，煮为粥，平旦乘饥顿食，得快利虫出为效。

治蛔虫，绿豆汁方

绿豆三升。水五升，煮烂，绞取汁二升　大麻子仁一升。烂研，

---

① 治小便数方：日本抄本、文瑞楼本同，明抄本、乾隆本作"又方"。

② 升：文瑞楼本同，明抄本、乾隆本、日本抄本作"斤"。

入水半盏，同研绞取汁

上二味，先取麻仁汁一半煎微温，后入绿豆汁一升同搅，更煎微温，欲服时，先吃炙羊肉干脯一片，吐滓，只咽津五七度，顿服药汁，须臾或吐或利，即其蛔已消，若未尽更服。

治蛔虫心痛，**楝根粥**方

苦楝根洗去土，取皮，细剉。半升[①]

上一味，都以水二升半，慢火煎至八合，绞去滓，以粟米三合净淘，量水多少，并楝根汁同煮为稠粥，隔宿不食，平旦顿食之，即蛔虫尽下。

---

① 升：文瑞楼本同，明抄本、乾隆本、日本抄本作"斤"。

卷第一百九十一

针灸门

针灸门

骨度统论

论曰：凡用针当先明骨节。骨节既定，然后分别经络所在，度以身寸，以明孔穴，为施①刺灸。观病所在，或浅或深，若在皮毛，若在血脉。是动者治其气，所生病者治其血；在浮络者取其浮络之血，在筋者以燔针劫刺之；有余则泻，不足则补；不盛不虚，以经取之，治之大体也。然人身骨节②之数，三百六十有五，以③应一期之日④，骨节所在，大小长短，广狭厚薄，或隐或显，有势无势，有体无体，有液无液，皆有定体，实刺法之先务也，《内经》具载。但有骨空去处，其骨度之说，徒有其名，未载其法。至于三百六十之数，因亦泯然，使用针之人，妄意腧穴，不知骨节本原，徒为针灸，未得其法，枉伤肌肉，良可惜也。今撽⑤自古医经，有骨度之数，析骨之论，凡三百六十五骨之法，以此论骨骼，其庶矣。故著于篇，以冠针法之首云。

---

① 施：日本抄本、文瑞楼本同，明抄本、乾隆本无。
② 节：原作"木"，日本抄本、文瑞楼本同，明抄本、乾隆本作"节"，据后文"骨空穴法"亦作"骨节"，作"木"当误，据改。
③ 以：日本抄本、文瑞楼本同，明抄本、乾隆本无。
④ 日：日本抄本、文瑞楼本同，明抄本、乾隆本作"数"。
⑤ 撽：日本抄本、文瑞楼本同，明抄本、乾隆本作"捡"。

骨空穴法

人之周身，总有三百六十五骨节，以一百六十五字都关次之。

首自钤骨之上为头，左右前后至辕骨，以四十九字共关七十二骨。巅中为都颅骨者一。有势微有髓及有液。次颅为髑骨者一。有势微有髓。髑前，为顶威骨①者一。微有髓，女人则无此骨。髑后，为脑骨者一。有势微有髓。脑左，为枕骨者一。有势②无液。脑右，为就骨者一。有势无液。枕就之中附下，为天盖骨者一。下为肺系之本。盖骨之后，为天柱骨者一。下属脊窳，有髓。盖前，为言骨者一。言上复合于髑骨。有势无髓。言下，为舌本骨者，左右共二。有势无髓③。髑前，为凶骨者一。无势无液。凶下，为服委骨者一。俚人④讹为伏犀骨是也。无髓势。服委之下，为俊骨者一。附下即⑤眉宇之分也。无髓势。眉上左，为天贤骨⑥者一。无势无髓，下同。眉上之右，为天贵骨者一。眉上直目睛也⑦。左睛之上，为智宫骨者一。无髓无势。右睛之上，为命门骨者一。无髓势。两睛之下中则为鼻。鼻之前，为梁骨者一。无髓无势。梁之左，为颧骨者一。无势无髓。梁之右，为纠骨者一。有势无髓。梁之端，为嵩柱骨⑧者一。无髓势。其颧纠之后，即耳之分也。左耳，为司正骨者一。无髓无势。右耳，为纳邪骨者一。无髓无势。正邪之后为完骨者，左右共二。无势无液。正邪之上附内，为嚏骨者一。无势少液。嚏后之上为通骨者，左右前后共四。有势少液。嚏上为噚

---

① 顶威骨：日本抄本、文瑞楼本同，明抄本、乾隆本作"顶减骨"。
② 有势：明抄本、乾隆本、文瑞楼本同，日本抄本无。
③ 言下为……有势无髓：此15字文瑞楼本同，明抄本、乾隆本作"言下为舌本骨，左右共二，有势无髓"，日本抄本脱。
④ 俚人：日本抄本、文瑞楼本同，明抄本、乾隆本作"附下"。
⑤ 即：日本抄本、文瑞楼本同，明抄本、乾隆本作"则"。
⑥ 天贤骨：日本抄本、文瑞楼本同，明抄本、乾隆本作"天贤取骨"。
⑦ 也：文瑞楼本同，明抄本、乾隆本作"者"，日本抄本作"地"。
⑧ 嵩柱骨：明抄本、乾隆本、文瑞楼本同，日本抄本作"蒿旌骨"，旁注"旌一作并"。

骨者一。无势^①多液。其腭后连属，为颔也，左颔为乘骨者一。有势多液。右颔为车骨者一。无势多液。乘车^②上下，出齿牙三十六事。无髓势。庸下则不满其数。乘车之后^③，为辕骨者左右共二。有液有势。

复次钤骨之下为膻中，左右前后至蓌，以四十字关九十七骨。辕骨之下，左右为钤骨者二。多液。钤中，为会厌骨者一。无髓势^④。钤中之下，为咽骨者，左中及右共三。无髓。咽下为喉骨，左中及右共三。无髓。喉下为咙骨者，环次共十事。无髓。咙下之内，为肺系骨者，累累然共十二。无髓势。肺系之后，为谷骨者一。无髓。谷下为鬲道骨^⑤者，左右共二。无髓。咙外次下，为顺骨者共八。少液。顺骨之端，为顺隐骨者共八。少液。顺下之左，为洞骨^⑥者一。女人无此。顺下之右，为棚骨者一。女人无此二骨。洞棚之下中央，为髑骬骨者一。无髓。俚人呼为鸠尾^⑦。髑骬直下，为天枢骨者一。无髓。钤下之左右，为缺盆骨者二。有势多液。左缺盆前之下，为下厌骨者一。无髓。右缺盆前之下，为分膳骨者一。无髓。厌、膳之后附下，为仓骨者一。无髓。仓之下左右，为镠骨者共八。无液有势。镠下之左，为胸骨者一。男子此骨大则好勇。镠下之右，为荡骨者一。女人此骨大者多夫。胸之下，为乌骨者一。男女此骨满^⑧者，鬓发早白。荡之下，为臆骨者一。此骨高，则使人多讹妄。钤中之后，为脊窳骨者共二十二。上接天柱。有髓。脊窳次下，为大动骨者一。上通天柱，共成二十四颊。大动之端，为归下骨者一。道家谓之尾闾。归下之后，为纂骨者一。此骨能限精液。归下之前，蓌骨者一。此骨薄者，多处贫下。

---

① 无势：日本抄本、文瑞楼本同，明抄本、乾隆本无。
② 乘车：日本抄本、文瑞楼本同，明抄本、乾隆本作"车"。
③ 后：日本抄本、文瑞楼本同，明抄本、乾隆本作"下后"。
④ 无髓势：文瑞楼本同，明抄本、乾隆本作"无势髓"，日本抄本作"无体势"。
⑤ 鬲道骨：日本抄本、文瑞楼本同，明抄本、乾隆本作"高道骨"。
⑥ 洞骨：日本抄本、文瑞楼本同，明抄本、乾隆本作"利骨"。
⑦ 鸠尾：日本抄本、文瑞楼本同，明抄本、乾隆本作"鸠骨"。
⑧ 满：文瑞楼本同，明抄本、乾隆本、日本抄本作"荡"。

复次缺盆之下左右至衬，以二十五字关六十骨。此下止分两手臂至十指之端众骨也。支其缺盆之后，为伛甲骨者，左右共二。有势多液。伛甲之端，为甲隐骨者，左右共二。此骨长则至贤[1]。前支缺盆，为飞动骨者，左右共二。此骨消，则病痱缓。次飞动之左，为龙臑骨者一。有势多髓多液。次飞动之右，为虎冲骨者一。有势多髓液。龙臑之下，为龙本骨者一。有势多髓。虎冲之下，为虎端骨者一。有势多髓。本端之下，为腕也。龙本上内，为进贤骨者一。男子此骨隆，则为名臣。虎端之上内，为及爵骨者一。女人此骨高则为命妇。腕前左右，为上力骨者共八。有势多液。次上力，为驻骨者，左右共十。有势多液。次驻骨，为搦骨者，左右共十。有势多液。次搦，为助势骨者，左右共十。左助外为爪，右助外为甲。爪甲之下，各有衬骨者，左右共十。无势有液。

复次，髑骬之下，左右前后至初步，以五十一字关一百三十六骨。此下自两乳下分左右至两足心，众骨所会处也。髑骬之下，为心蔽骨者一。无髓。髑骬之左，为胁骨者，上下共十二。居小肠之分也。左胁之端，各有胁隐骨者分次，亦十二。无髓。胁骨之下，为季胁骨者共二。多液。季胁之端，为季隐骨者共二。无髓。髑骬之右，为肋骨者，上下共十二。处大肠之分也。肋骨之下，为胁肋骨者共二。各无隐骨，唯兽有之。右肋之端，为肋隐骨者，共十二。无髓。蓧骨之前，为大横骨者一。有势少髓。横骨之前，为白环骨者共二。有势有液。白环之前，为内辅骨者，左右共二。有势多液。内辅[2]之后，为骹关骨者，左右共二。有势多液。骹关之下，为楗骨者，左右共二。有势多液。楗骨之下，为髀枢骨者，左右共二。有势多髓。髀枢下端，为膝盖骨者，左右共二。无势多液。膝盖左右，各有侠升骨者共二。有势多液。髀枢[3]之下，为胻骨者，左右共二。有势多髓[4]。胻骨之外，为外辅骨者，左右共二。

---

① 至贤：日本抄本、文瑞楼本同，明抄本、乾隆本作"主贵"。
② 内辅：明抄本、乾隆本、文瑞楼本同，日本抄本作"内辅骨"。
③ 髀枢：明抄本、乾隆本、日本抄本、文瑞楼本同，据文义当作"膝盖"。
④ 多髓：明抄本、乾隆本、文瑞楼本同，日本抄本作"多液"。

有势有液。胻骨之下，为立骨者，左右共二。有势有液。立骨左右，各有内外踝骨者，共四。有势少液。踝骨之前，左右各有下力骨者，共十。有势多液。踝骨之后，各有京骨者，左右共二。有势少①液。下力之前，各有释欹骨者，左右共十。有势有液。释欹之前，各有起仆骨者，左右共十。有势。起仆之前，各有平助骨者，左右②共十。有势。平助之前，各有衬甲骨者，左右共十。无势少液。释欹两傍，各有核骨者，左右共二。有势多液。起仆之下，各有初步骨者，左右共二。有势无髓有液。女人无此骨。

凡此三百六十五骨也，天地相乘，惟人至灵。其女人则无顶威、左洞、右棚及初步等五骨，止有三百六十骨。又男子女人一百九③骨，或隐、或衬、或无髓势，余二百五十六骨，并有髓液，以藏诸筋，以会诸脉，溪谷相需，而成身形，谓之四大，此骨度之常也。

昔黄帝问于伯高曰：《脉度》言经脉之长短，何以立之？伯高对曰：先度其骨节之大小广狭长短，而脉度定矣。帝曰：愿闻众人之度。人长七尺五寸者④，其骨节之大小长短各几何？伯高曰：头之大骨围，二尺六寸，胸围四尺五寸，腰围四尺二寸。发所覆者，颅至项⑤尺二寸。发以下至颐，长一尺。君子参折。结喉以下至缺盆中，长四寸。缺盆以下至髑骬，长九寸，过则肺大，不满则肺小。髑骬以下至天枢，长八寸，过则胃大，不满则胃小。天枢以下至横骨，长六寸半，过则回肠广长，不满则狭短。横骨长六寸半。横骨上廉以下至内辅之上廉，长一尺八寸。内辅之上廉以下至下廉，长三寸半。内辅下廉下至内踝，长一尺三寸。内踝以下至地，长三寸。膝腘以下至跗属，长一尺六寸。跗属以下至地，长三寸。故骨⑥围大则太过，小则不及。角以下至柱骨，长一尺。

---

① 少：日本抄本、文瑞楼本同，明抄本、乾隆本作"多"。
② 左右：日本抄本、文瑞楼本同，明抄本、乾隆本无。
③ 一百九：文瑞楼本同，明抄本、乾隆本、日本抄本作"一百九十"。
④ 者：日本抄本、文瑞楼本同，明抄本、乾隆本无。
⑤ 项：明抄本、乾隆本、文瑞楼本同，日本抄本作"颈"。
⑥ 骨：日本抄本、文瑞楼本及《灵枢·骨度》同，明抄本、乾隆本作"国"。

行腋中不见者，长四寸。腋以下至季胁，长一尺二寸。季胁以下至髀枢，长六寸。髀枢以下至膝中，长一尺九寸。膝以下至外踝，长一尺六寸。外踝以下至京骨，长三寸。京骨以下至地，长一寸。耳后当完骨者，广九寸。耳前当耳门者，广一尺三寸。两颧之间，相去七寸。两乳之间，广九寸半。两髀之间，广六寸半。足长一尺二寸，广四寸半。肩至肘，长一尺七寸。肘至腕，长一尺二寸半①。腕至中指本节，长四寸，本节至其末，长四寸半②。项发以下至脊③骨，长三寸④。脊骨以下至尾骶二十一节，长三尺，上⑤节长一寸四分四分分之一，奇分在下，故上七节下至于脊骨，九寸八分八分分之七。此众人骨之度也，所以立经脉之长短也。是故视其经络⑥之在身，其见浮而坚，其见明而大者，多血；细而沉者，多气也。

凡欲用针，须明骨空所在及机关之节。机关者，《内经》曰：辅骨上横骨下为楗，侠髋为机。膝解为骸关，侠膝之骨为连骸，骸下为辅，辅上为腘，腘上为关，头横骨为枕是也。骨空者，《内经》髓空在脑后三分，在颅际锐骨之下。风府穴也。一在龈基下。下颐是也。一在项后中复骨下。喑门穴也。一在脊骨上空，在风府上。脑户穴也。脊骨下空，在尻骨下空。长强穴也。数髓空在面侠鼻。颧髎穴也。或骨空在口下当两肩。大迎穴也。两髆骨空，在髆中之阳。近肩髃，传失其名。臂骨空在臂阳，去踝四寸两骨空之间。通间穴也。股骨上空，在股阳出上膝四寸。承楗也。骺骨空，在辅骨之上端。犊鼻穴也。股际骨空，在毛中动下。经阙穴名。尻

---

① 肩至肘……一尺二寸半：此17字原脱，日本抄本、文瑞楼本同，据《灵枢·骨度》补。明抄本、乾隆本"一尺二寸半"作"一尺二寸"。

② 四寸半：日本抄本、文瑞楼本及《灵枢·骨度》同，明抄本、乾隆本作"四寸"。

③ 脊：日本抄本、文瑞楼本同，明抄本、乾隆本及《灵枢·骨度》作"背"。

④ 三寸：日本抄本、文瑞楼本同，明抄本、乾隆本及《灵枢·骨度》作"二寸半"。

⑤ 脊骨以下……三尺上：此15字原脱，日本抄本、文瑞楼本同，据明抄本、乾隆本及《灵枢·骨度》补。

⑥ 经络：日本抄本、文瑞楼本同，明抄本、乾隆本及《灵枢·骨度》作"经脉"。

骨空，在髀骨之后相去四寸。八髎穴也。扁骨有渗理凑，无髓孔[1]，易髓无空，是也。凡病属巨阳、少阴之经与冲脉、任脉、督脉之分者，病本于骨，各随其要而灸刺之。故风从外入，令人振寒恶寒，汗出身重，头痛或颈项痛者，治在风府。从风憎风，刺眉头。攒竹穴也。失枕在肩上横骨间。缺盆穴也。折[2]使揄臂齐肘正，灸脊中。阳关穴也。胠络季胁，引少腹而痛胀，刺噫嘻，大风汗出，则灸之。腰痛不可转摇，急引阴卵，刺八髎与痛上[3]，八髎在腰尻分间。鼠瘘寒热，还刺寒府。寒府，在附膝外[4]解营。取膝上外者，使之拜；取足心者，使之跪。任脉为病，男子内结七疝，女子带下瘕聚。冲脉为病，逆气里急。督脉为病，脊强反折。此三脉生病者，从少腹上冲心而痛，不得前后，为冲疝，其女子不孕，癃痔遗溺，嗌干。督脉生病治督脉，治在骨上，曲骨穴也。甚者在齐[5]下营其上气有音者，治其喉，中央在缺盆中者。天突穴也。其病上冲喉者，治其渐，渐者上侠颐也。大迎穴也。蹇膝伸不得屈，治其楗。坐而膝痛，治其机。立而暑解，治其骸关。膝痛，痛及拇指，治其腘。委中穴也。坐而膝痛如物隐者，治其关。膝痛不可屈伸，治其背内。大杼也。连胻若折，治阳明中俞髎。三里穴也。若别治巨阳少阴荥，通谷及然谷穴。淫泺胫痠，不能久立，治少阳之络，在外踝上五寸。光明穴也。

经脉统论

论曰：经脉者，其气始从中焦注手太阴阳明，阳明注足阳明太阴，太阴注手少阴太阳，太阳注足太阳少阴，少阴注手心主少阳，少阳注足少阳厥阴，厥阴复会于中焦，注手太阴，此荣气之序也。荣气之行，常循其经，周身之度一十六丈二尺，一日一夜

---

① 无髓孔：日本抄本、文瑞楼本同，明抄本、乾隆本作"血髓孔入"。
② 折：日本抄本、文瑞楼本同，明抄本、乾隆本作"析"。
③ 与痛上：明抄本、乾隆本、文瑞楼本同，日本抄本作"而痛止"。
④ 外：日本抄本、文瑞楼本同，明抄本、乾隆本作"与"。
⑤ 齐：日本抄本、文瑞楼本同，明抄本、乾隆本作"脐"。

行八百一十丈，计五十度周于身。卫气则不循其经焉，昼则行阳，夜行于阴，行阳者行诸经，行阴者行诸脏。凡刺之道，须候卫气所在，然后迎随以明补泻。然荣卫之行，末始相从，则血气之分，亦各有在。一脉之间，有所谓是动者，有所谓所生病者，此气血之异也。经曰，刺荣无伤卫，刺卫无伤荣。针阳者，卧针而刺之；针阴者，摄按气散而内针，兹其要妙。荣卫之外，有浮络者，有经筋者，又有别络者，其生病各不同，刺法亦宜有异焉。《刺齐论》所谓刺骨无伤筋，刺筋无伤肉，刺肉无伤脉，刺脉无伤皮，刺皮无伤肉，刺肉无伤筋，刺筋无伤骨是也。知此，乃知浅深之齐，气血之分。故十二经立其常，十五络通其变，邪在经则巨刺，邪在络则缪刺，邪在荣则调之血，邪在卫则调之气，邪在筋则劫刺之。夫然后原九针之宜，行十二刺之节，明五变之理，审其部分，刺道思过半矣。今于逐脉之下，载其经穴，与其病证，兼及^①浮络、经筋之病，共为一编。窍穴虽同，而浅深各有部分，在用针者以意审之。

手太阴肺经第一

手太阴肺之经，起于中焦，下络大肠，还循胃口，上膈属肺。从肺系横出腋下，下循臑内，行少阴心主之前。下肘中，循臂内上骨下廉，入寸口，上^②循鱼际，出大指之端。其支者，从腕后直出次指内廉，出其端。是动则病肺胀满，膨膨而喘咳，缺盆中痛，甚则交两手而瞀，此为臂厥。是主肺所生病者，咳，上气，喘喝^③，烦心，胸满，臑臂内前廉痛厥，掌中热。气盛有余则肩背痛，风寒汗出中风，小便数而欠。气虚则肩背痛寒，少气不足以息，溺色变。盛者，气口大三倍于人迎；虚者，气口反小于人迎也。

手太阴之别，名曰列缺。起于腕上分间，并太阴之经直入掌中，散于鱼际。实则手锐掌热，虚则欠㰦，小便遗数。取之去腕半寸，别走阳明也。

---

① 及：明抄本、乾隆本、文瑞楼本同，日本抄本作"又"。
② 上：明抄本、乾隆本、文瑞楼本同，日本抄本作"上鱼"。
③ 喝：文瑞楼本同，明抄本、乾隆本作"咳"，日本抄本作"渴"。

手太阴之筋，起于大指之上，循指上行，结于鱼际之后，行寸口外侧，上循臂，结肘中，上臑内廉，入腋下，出缺盆，结肩前髃，上结缺盆，下结胸里，散贯贲，合贲下，下抵季胁。其病当所过者支[①]转筋痛，甚则成息贲，胁急吐血。治在燔针劫刺，以知为数，以痛为腧。名曰仲冬痹也。

肺病者，喘咳逆气，肩背痛，汗出，尻、阴、股、膝、髀、腨、胻、足皆痛。虚则少气，不能报息，耳聋嗌干，取其经太阴、足太阳之外、厥阴内血者。

肺热病者，先淅然厥，起毫毛，恶风寒，舌上黄，身热，热[②]则喘咳，痛走胸膺背，不得太息，头痛不堪，汗出而寒，丙丁甚，庚辛大汗，气逆则丙丁死。刺手太阴阳明，出血如大豆，立已。

手太阴肺经，从腹走手，长三尺五寸，左右共七尺，凡二十二穴。

中府，二穴。在乳上三肋间动脉应手，去云门一寸也。云门，二穴。在巨骨下侠气户傍各二寸陷中动脉应手，举臂取之。天府，二穴。在腋下三寸，举臂取之。侠白，二穴。在天府下，去肘上五寸动脉中。尺泽，二穴。在肘约纹中。孔最，二穴。去腕上七寸。列缺，二穴。在腕后一寸半。经渠，二穴。在寸口脉中。太渊，二穴。在掌后陷中。鱼际，二穴。在手大指本节后内侧，散脉中。少商，二穴。在手大指端内侧，去爪甲角如韭叶。

中府二穴，肺之募，一名膺中腧，在云门下一寸，乳上三肋间，动脉应手，手足太阴之会。治肺系急，胸中痛懀懀，胆热，呕逆上气，咳唾浊涕，肩背痛，风汗出，腹胀食不下，喉痹肩息，肤骨痛，寒热。针入三分，留五呼。可灸五壮。

云门二穴，在巨骨下，侠气户傍各二寸陷中，动脉应手，太阴脉气所发。治喉痹，胸中烦满，气上冲心，咳喘不得息，胸胁短气，肩痛不得举臂。可灸五壮。针入三分。刺深使人气逆，故

---

① 支：日本抄本、文瑞楼本同，明抄本、乾隆本作"反"。
② 热：明抄本、乾隆本、文瑞楼本同，日本抄本作"热争"。

不宜深刺。

天府二穴，在腋下三寸，动脉中，举臂取之。治逆气，喘不得息，目眩远视䀮䀮，卒中恶鬼疰，不得安卧。禁不可灸，使人逆气。刺鼻衄，血不止，针入四分，留三呼。

侠白二穴，在天府下，去肘五寸动脉中。治心痛，干呕烦满，针入三分，可灸五壮。

尺泽二穴，水也，在肘中约纹上动脉中，手太阴脉之所入也，为合。治风痹肘挛，手臂不得举，喉痹上气，舌干，咳嗽唾浊^①，四肢暴肿^②，臂寒短气。针入三分。可灸五壮。

孔最二穴，在腕上七寸，手太阴郄。治热病汗不出，此穴可灸三壮^③即汗出。咳逆，臂厥痛，针入三分，灸五壮。

列缺二穴，去腕侧上一寸五分，以手交叉，头指末筋骨罅中。手太阴络，别走阳明。疗偏风口㖞，手腕无力，半身不随，咳嗽，掌中热，口噤不开，寒疟呕沫，善笑，纵唇口，健忘。针入二分，留三呼，泻五吸。可灸七壮。

经渠二穴，金也，在寸口陷中，手太阴脉之所行也，为经。治疟寒热，胸背拘急，胸满膨膨，喉痹，掌中热，咳嗽上气，数欠，热病汗不出，暴痹喘逆，心痛呕吐。针入二分，留三呼。禁不可灸，灸即伤人神。

太渊二穴，土也，在手掌后陷中，手太阴脉之所注也，为腧。治胸痹逆气，寒厥，善哕呕，饮水咳嗽，烦愧不得卧，肺胀满膨膨，臂内廉痛，目生白翳，眼眦赤筋，缺盆中引痛，掌中热，数欠，喘不得息，噫气上逆，心痛唾血，振寒咽干，狂言口僻。可灸三壮^④。针入二分。

鱼际二穴，火也，在手大指本节后内侧散脉中，手太阴脉之所流也，为荥。治洒淅恶风寒，虚热，舌上黄，身热头痛，咳嗽，

① 浊：日本抄本、文瑞楼本同，明抄本、乾隆本作"满"。
② 暴肿：日本抄本、文瑞楼本同，明抄本、乾隆本作"暴心肿"。
③ 三壮：日本抄本、文瑞楼本同，明抄本、乾隆本作"二壮"。
④ 三壮：文瑞楼本同，明抄本、乾隆本、日本抄本作"二壮"。

汗不出，痹走胸背，痛不得息，目眩，烦心少气，腹痛不下食，肘挛支满，喉中干燥，寒栗鼓颔，咳引尻痛溺出，呕血，心痹悲恐。针入二分，留三呼。

少商二穴，木也，在手大指端内侧，去爪甲角如韭叶，手太阴之脉所出也，为井。治烦心善哕，心下满，汗出而寒，咳逆痎疟，振寒腹满，唾沫唇干，引饮不下膨膨，手挛指痛，寒栗鼓颔，喉中鸣。以三棱针刺之，微出血，泄诸脏热气。唐刺史成君绰，忽腮颔肿大，喉中闭塞，水粒不下三日[①]，针之立愈。不宜灸。

凡此手太阴之脉，常多气少血，刺之当出气恶血。其经从脏走手，审而迎随之，气盛则泻，气虚则补，热则疾之，寒则留之，陷下则灸之，不盛不虚，以经取之。此治手太阴之法也。

手阳明大肠经第二

手阳明大肠经，起于大指次指之端，循指上廉，出合谷两骨之间，上入两筋之中，循臂上廉，入肘外廉，上臑外前廉，上肩，出髃骨之前廉，上出于柱骨之会上，下入缺盆，络肺下膈属大肠。其支者，从缺盆上颈，贯颊，入下齿中，还出侠口，交人中，左之右，右之左，上侠鼻孔。是动则病齿痛，颈肿[②]。是主津液所生病者，目黄口干，鼽衄喉痹，肩前臑痛，大指次指痛不用。气有余则当脉所过者热肿，虚则寒栗不复。盛者，人迎大三倍于气口；虚者，人迎反小于气口也。

手阳明之别，名曰偏历，去腕三寸，别入太阴。其别者上肘循臂，乘肩髃，上曲颊遍齿。其别者，入耳会于宗脉。实则齿龋耳聋，虚则齿寒痹隔，取之所别也。

手阳明之筋，起于大指次指之端，结于腕，上循臂，上结于肘外，上臑，结于髃。其支者，绕肩胛，挟脊。直者，从肩髃上颈。其支者，上颊，结于頄。直者，上出手太阳之前，上左角，

---

① 日：日本抄本、文瑞楼本，明抄本、乾隆本作"寸"。
② 颈肿：文瑞楼本同，明抄本、乾隆本、日本抄本作"颈肿"。

络头，下右额。其病当所过者支痛及转筋，肩不举，颈不可左右视①。治在燔针劫刺，以知为数，以痛为输。名曰孟夏痹也。

邪客于手阳明之络，令人气满，胸中喘息，而支胠胸中热。刺手大指爪甲上，去端如韭叶②各一痏，左取右，右取左，如食顷已。商阳穴也。

邪客于手阳明之络，令人耳聋，时不闻音，刺商阳，立闻。不已，刺中指爪甲上与肉交者③，立闻。其不时闻者，不可刺也。耳中生风者，亦刺之如此数，左刺右，右刺左。手阳明不已，刺其通脉出耳前者。

热病始，手臂痛者，刺手阳明太阴而汗出止。手阳明大肠经从手走头，长五尺，左右共一丈，凡四十穴。

商阳，二穴。一名绝阳。在手大指次指内侧，去爪甲角如韭叶。二间，二穴。一名间谷。在手大指次指本节前内侧陷中。三间，二穴。一名少谷。在手大指次指本节后内廉侧陷中④。合谷，二穴。一名虎口。在大指次指骨间。阳溪，二穴。一名中魁。在腕中上侧两筋陷中。偏历，二穴。在腕中⑤后三寸。温留，二穴。在腕后，小士六寸，大士五寸。手下廉，二穴。在辅骨下去手上廉一寸辅兑肉，其分外斜。手上廉，二穴。在手三里下一寸，其分独抵阳明之会外斜。手三里，二穴。在曲池下二寸。曲池，二穴。在肘外辅骨屈肘曲骨之中。肘髎，二穴。在肘大骨外廉陷中。五里，二穴。在肘上三寸行向里大脉中央。臂臑，二穴。在肘上七寸䐃肉端。肩髃，二穴。在肩端两骨间陷者宛宛中。巨骨，二穴。在肩端上行两叉骨间。天鼎，二穴。在颈缺盆直扶突后一寸。扶突，二穴。在人迎后一寸五分。禾髎，二穴。一名长频。直鼻孔侠水沟傍五分。迎香，二穴。一名冲阳。在禾髎上鼻孔傍。

---

① 视：日本抄本、文瑞楼本同，明抄本、乾隆本作"他"。

② 韭叶：文瑞楼本同，日本抄本此后有"针入二分，可灸三壮"。明抄本、乾隆本无。

③ 者：明抄本、乾隆本、文瑞楼本同，日本抄本此后有"即少冲穴"。

④ 内廉侧陷中：文瑞楼本同，明抄本、乾隆本作"内廉侧"，日本抄本作"内廉陷中"。

⑤ 腕中：日本抄本、文瑞楼本同，明抄本、乾隆本作"腕"。

商阳二穴，金也，一名绝阳，在手大指次指内侧，去爪甲角如韭叶，手阳明脉之所出也，为井。治胸中气满，喘咳支肿，热病汗不出，耳鸣耳聋，寒热痎疟，口干，颐颔肿，齿痛恶寒，肩背急相引，缺盆痛，目青盲。可灸三壮，右取左，左取右，如食顷立已。针入一分，留一呼。

二间二穴，水也，一名间谷，在手大指次指本节前内侧陷中，手阳明脉之所流也，为荥。治喉痹颔肿，肩背痛振寒，鼻鼽衄血，多惊口喎。针入三分。可灸三壮[1]。

三间二穴，木也，一名少谷，在手大指次指本节之后内侧陷中，手阳明脉之所注也，为腧。治喉痹，咽中如鲠，齿龋痛，嗜卧胸满，肠鸣洞泄，寒疟唇焦，口干气喘，目眦急痛。针入三分，留三呼。可灸三壮。

合谷二穴，一名虎口，在手大指次指岐骨间陷中，手阳明脉之所过也，为原。疗寒热疟，鼻鼽衄，热病汗不出，目视不明，头痛齿龋，喉痹痿臂，面肿，唇吻不收，暗不能言，口噤不开。针入三分，留六呼。可灸三壮。若妇人妊娠不可刺，刺则损胎气。

阳溪二穴，火也，一名中魁，在腕中上侧两筋陷中，手阳明脉之所行也，为经。治狂言喜笑见鬼，热病烦心，目风赤烂有翳，厥逆头痛，胸满不得息，寒热疟疾，喉痹耳鸣，齿痛惊掣，肘臂不举，痂疥。针入三分，留七呼。可灸三壮。慎如合谷法。

偏历二穴，手阳明络也，在腕后三寸，别走太阴。治寒热疟，风汗不出，目视眈眈，癫疾多言，耳鸣口喎，齿龋，喉痹嗌干，鼻鼽衄血。针入三分，留七呼。可灸三壮。

温留二穴，一名逆注，一名蛇头，在腕后，大士五寸[2]，小士六寸，手阳明郄。治口喎，肠鸣腹痛，伤寒身热，头痛哕逆，肩不得举，癫疾吐涎，狂言见鬼，喉痹面虚肿。针入三分。可灸三壮。

---

① 针入三分可灸三壮：明抄本、乾隆本、文瑞楼本同，日本抄本作"饮食不通，振寒伤寒，刺三分，留六呼，灸三壮"。

② 大士五寸：明抄本、乾隆本、日本抄本、文瑞楼本同，日本抄本旁注"大士、小士谓大人、小儿也"。

手下廉二穴，在辅骨下去手上廉一寸，辅兑肉，其分外斜。治头风，臂胛痛，溺黄。针入五分，留五呼。可灸三壮。

手上廉二穴，在手三里下一寸，其分独抵阳明之会外斜。治脑风头痛，小便难黄赤，肠鸣气走注痛。针入五分。可灸五壮。

手三里二穴，在曲池下二寸，按之肉起，兑肉之端。治手臂不仁，肘挛不伸，齿痛颊颌肿，瘰疬。可灸三壮。针入三分。

曲池二穴，土也，在肘外辅骨屈肘曲骨之中，以手拱胸取之，手阳明脉之所入也，为合。治肘中痛，偏风半身不随，刺风瘾疹，喉痹不能言，胸中烦满，筋缓捉物不得，挽弓不开，屈伸难，风臂肘细而无力，伤寒余热不尽，皮肤干燥。针入七分，得气先泻后补之。可灸三壮。

肘髎二穴，在肘大骨外廉陷中。治肘节风痹，臂痛不可举，屈伸挛急。可灸三壮。针入三分。

臂五里二穴，在肘上三寸行向里大脉中央。治风劳惊恐，吐血，肘臂痛，嗜卧，四肢不得动摇，寒热，瘰疬咳嗽，目视䀮䀮，痎疟心下胀满。可灸十壮。禁不可针。

臂臑二穴，在肘上七寸䐃肉端，手阳明络也。治寒热颈项[1]拘急，瘰疬，肩背痛不得举。可灸三壮。针入三分。

肩髃二穴，在肩端两骨间陷者宛宛中，举臂取之，手阳明、跷脉之会。疗偏风半身不随，热风瘾疹，手臂挛急，捉物不得，挽弓不开，臂细无力，筋骨痠疼。可灸七壮至二七壮，以差为度。灸偏风不随，可七七壮止，不宜多灸，恐手臂细。苦风病，筋骨无力久不差，当灸不畏细也，刺即泄肩臂热气。若患风痹，手臂不得伸引，刺之可使挽强，习射如故。

巨骨二穴，在肩端上行两叉骨间陷中，手阳明、跷脉之会。治背膊痛，胸中有瘀血，肩臂不得屈伸而痛。可灸五壮。针入一寸五分。

---

① 颈项：明抄本、乾隆本、文瑞楼本同，日本抄本作"头项"。

天鼎二穴，在颈缺盆^①直扶突后一寸，手阳明脉气所发。治暴喑气哽，喉痹咽肿不得息，饮食不下，喉中鸣。可灸三壮。针入三分。

扶突二穴，一名水穴，在人迎后一寸五分，手阳明脉气所发。治咳，多唾上气，咽引喘息，喉中如水鸡鸣。可灸三壮。针入三分。

禾髎二穴，在鼻孔下侠水沟傍五分，手阳明脉气所发。治鼻^②衄血不止，鼻洞涕生疮，口噤不开。针入二分。

迎香二穴，在禾髎上一寸，鼻孔傍五分，手、足阳明之会。治鼻有息肉，不闻香臭，衄血，偏风口㖞，面痒浮肿，风动叶叶，状如虫行，或唇肿痛。针入三分，留三呼。不宜灸。

凡此手阳明之脉，多气多血，刺当出气血。其经从手走头，顺之为随，逆之为迎。盛则泻之，虚则补之，热则疾之，寒则留之，陷下则灸之，不盛不虚，以经取之。此治手阳明之法也。

足阳明胃经第三

足阳明胃之经，起于鼻，交頞中，旁约^③太阳之脉，下循鼻外，入上齿中，还出挟口环唇，下交承浆，却循颐后下廉，出大迎，循颊车，上耳前，过客主人，循发际，至额颅。其支者，从大迎前下人迎，循喉咙，入缺盆，下膈属胃络脾。其直者，从缺盆下乳内廉，下^④挟脐，入气街中。其支者，起于胃口，下循腹里，下至气街中而合，以下髀关，抵伏兔，下膝膑中，下循胫外廉，下足跗，入中指内^⑤间。其支者，下膝三寸而别，下入中指外间。其支者，别跗上，入大指间，出其端。是动则病洒洒振寒，善呻数欠，颜黑，病至则恶人与火，闻木音则惕然而惊，心欲动，

---

① 缺盆：明抄本、乾隆本、文瑞楼本同，日本抄本作"缺盆上"。

② 鼻：日本抄本、文瑞楼本同，明抄本、乾隆本作"䶌"。

③ 约：明抄本、乾隆本、文瑞楼本同，日本抄本作"纳"。

④ 下：日本抄本、文瑞楼本同，明抄本、乾隆本无。

⑤ 内：明抄本、乾隆本、日本抄本、文瑞楼本同，日本抄本旁注"一作外"。

独闭户牖而处，甚则欲上高而歌，弃衣而走，贲响腹胀，是为骭^①厥。是主血所生病者，狂疟温淫汗出，鼽衄，口喎唇胗，颈肿喉痹，大腹水肿，膝膑肿痛，循膺乳、气街、股、伏兔、骭外廉、足跗上皆痛^②，中指不用。气盛，则身以前皆热。其有余于胃，则消谷善饥，溺色黄。气不足，则身以前皆寒栗。胃中寒，则胀满。盛者，人迎大三倍于寸口；虚者，人迎反小于寸口也。

足阳明之别，名曰丰隆，去踝八寸，别走太阴。其别者，循胫骨外廉，上络头项，合诸经之气，下络喉嗌。其病气逆则喉痹卒喑，实则狂癫疾，虚则足不收，胫枯。取之所别也。

足阳明之筋，起于中三指，结于跗上，斜外上加于辅骨，上结于膝外廉，直上结于髀枢，上循胁，属脊。其直者，上循骭，结于膝。其支者，结于外辅骨，合少阳。其直者，上循伏兔，上结于髀，聚于阴器，上腹而布，至缺盆而结，上颈，上挟口，合于頄，下结于鼻，上合于太阳。太阳为目上纲，阳明为目下纲。其支者，从颊结于耳前。其病足中指肢胫转筋，脚跳坚，伏兔转筋，髀前肿，癫疝，腹筋急，引缺盆及颊，卒口僻，急者目不合，热则筋纵，目不开。颊筋有寒，则急引颊移口，有热则筋纵缓不收^③故僻。治之以马膏，膏其急者，以白酒和桂，以涂之；其缓者，以桑钩钩之，即以生桑炭置之坎中，高下与坐等，以膏熨急颊，且饮美酒，啖美炙肉，不饮酒者，自强也，为之三时而已。治在燔针劫刺，以知为数，以痛为输。名曰季春痹也。

邪客于足阳明之络，令人鼽衄，上齿寒，刺足中指次指爪甲上与肉交者各一痏。左刺右，右刺左。

缪传引上齿，齿唇寒痛，视其手背脉血者去之，足阳明中指爪甲上一痏，手大指、次指爪甲上各一痏，立已。左取右，右取左。

---

① 骭：明抄本、乾隆本、文瑞楼本同，日本抄本作"骭"。
② 痛：日本抄本、文瑞楼本同，明抄本、乾隆本作"肿痛"。
③ 筋纵缓不收：明抄本、乾隆本、文瑞楼本同，日本抄本作"筋弛纵缓不胜收"。

胃之大络，名曰虚里，贯膈络肺，出于左乳下，其动应衣，脉宗气也。

足阳明胃之经，从头走足，长八尺，左右共一丈六尺，凡九十穴。

头维，二穴。在额角入发际本神旁一寸五分。下关，二穴。在上关下，合口有空。颊车，二穴。在耳下曲颊端陷中。承泣，二穴。在目下七分，直目瞳子。四白，二穴。在目下一寸，直目瞳子。巨髎，二穴。侠鼻傍八分，直目瞳子。地仓，二穴。一名胃维。侠口吻傍四分①，跻脉、手足阳明交会。大迎，二穴。在曲颔前一寸三分陷中动脉。人迎，二穴。一名五会。在颈大脉动应手，侠结喉傍一寸五分，以候五脏气。水突，二穴。一名水门。在颈大筋前，直人迎下气舍上。气舍，二穴。在颈直人迎下，侠天突陷中。缺盆，二穴。一名天盖。在肩下②横骨陷中。气户，二穴。在巨骨下，腧府两傍相去各二寸陷中。库房，二穴。在气户下一寸六分陷中。屋翳，二穴。在库房下一寸六分陷中。膺窗，二穴。在屋翳下一寸六分陷中。乳中，二穴。当乳中是。乳根，二穴。在乳中下一寸六分陷中，仰而取之。不容，二穴。在幽门傍相去各一寸五分。承满，二穴。在不容下一寸。梁门，二穴。在承满下一寸。关门，二穴。在梁门下一寸。太乙，二穴。在关门下一寸。滑肉门，二穴。在太乙下一寸。天枢，二穴。一名长溪，一名谷门。在肓腧傍一寸五分，侠脐③二寸。外陵，二穴。在天枢下一寸。大巨，二穴④。在外陵下一寸。水道，二穴。在大巨下三寸。归来，二穴⑤。在水道下二寸。气冲⑥，二穴。在归来下，鼠鼷上一寸动脉中。髀关，二穴。在膝上伏兔后交

---

① 四分：明抄本、乾隆本、文瑞楼本同，日本抄本作"一分"。

② 下：明抄本、乾隆本、文瑞楼本同，日本抄本作"上"。

③ 脐：日本抄本、文瑞楼本同，明抄本、乾隆本作"胕脐"。

④ 二穴：明抄本、乾隆本、文瑞楼本同，日本抄本此后有"一名腋门"，《甲乙经》卷三第二十一有"大巨一名腋门"。

⑤ 二穴：明抄本、乾隆本、文瑞楼本同，日本抄本此后有"一名溪穴"，《甲乙经》卷三第二十一有"归来一名溪穴"。

⑥ 气冲：明抄本、乾隆本、文瑞楼本同，日本抄本此后有"一名气街"。

分中。伏兔，二穴。在膝上六寸起肉是①。阴市，二穴。一名阴鼎。在膝上三寸伏兔下。梁丘，二穴。在膝上二寸两筋间。犊鼻，二穴。在膝膑下胻骨上骨解大筋中。三里，二穴。在膝下三寸，胻骨外大筋内宛宛中。上巨虚，二穴。一名上廉。在三里下三寸。条口，二穴。在下廉上一寸②。下巨虚，二穴。一名下廉。在上廉下三寸。丰隆，二穴。在外踝上八寸下廉，胻外廉间③。别走太阴。解溪，二穴。在冲阳后一寸半腕上陷中。冲阳，二穴。一名会源④。在足跗五寸骨间⑤动脉上，去陷谷三寸。陷谷，二穴。在足大指次指间本节陷中，去内庭二寸。内庭，二穴。在足大指次指外间陷中。厉兑，二穴。在足大指次指端，去爪甲如韭叶。

头维二穴，在额角入发际本神傍一寸五分，足少阳、阳明脉之交会。治头偏痛，目视不明，兼治微风眼睑𥆧动不止，风泪出。可针入三分。禁不可灸。

下关二穴，在客主人下耳前动脉下廉，合口有空，开口即闭，足阳明、少阳之会。疗聤耳有脓汁出，偏风口目㖞，牙车脱臼。其穴侧卧闭口取之，针入四分，得气即泻。禁不可灸。牙龈肿处，可以三棱针出脓血，多含盐汤，即不畏风。

颊车二穴，在耳下曲颊端陷中，足阳明脉气所发。治牙关不开，口噤不语，失喑，牙车疼痛，颔颊肿，颈强不得回顾。其穴侧卧开口取之，针入四分，得气即泻。灸亦良，日可灸七壮至七七壮止，炷如大麦。

承泣二穴，在目下七分，直目瞳子陷中，跷脉、任脉、足阳明之会。治口眼㖞斜，目瞤面动牵口眼，目视𥉂𥉂，冷泪眼眦赤

---

① 是：明抄本、乾隆本、文瑞楼本同，日本抄本作"间"。

② 在下廉上一寸：明抄本、乾隆本、文瑞楼本同，日本抄本作"在三里下五寸，下廉上一寸，举足取之"。

③ 外廉间：文瑞楼本同，明抄本、乾隆本作"廉间"，日本抄本作"外廉陷中，阳明络"。

④ 会源：文瑞楼本同，明抄本、乾隆本作"人源"，日本抄本及《甲乙经》卷三第三十三同作"会原"。

⑤ 足跗五寸骨间：明抄本、乾隆本、文瑞楼本同，日本抄本作"足跗上五寸高骨间"。

痛。禁不宜针，针之令人目乌色。可灸三^①壮，炷如大麦。

四白二穴，在目下一寸，足阳明脉气所发。治头痛目眩，眼生白翳，微风目瞤动不息。可灸七壮。针入三分。凡用针稳审方得下针，若针深即令人目乌色。

巨髎二穴，侠鼻孔傍八分，直目瞳子，跷脉、足阳明之会。治青盲目无所见，远视䀮䀮，白翳覆瞳子，面风寒鼻塞，頻上肿壅痛，瘈疭口喎。针入三分，得气而泻。灸亦良，可灸七壮。

地仓二穴，侠口吻傍四分外，如近下有脉微微动，跷脉、手阳明之交会。若久患风，其脉亦有不动者。治偏风口喎，目不得闭，失音不语，饮食不收，水浆漏落，眼瞤动不止。病左治右，病右治左，针入三分，留五呼，得气即泻。灸亦得，日可灸二七壮，重者七七壮，其艾作炷如麦子大。灸炷若大，口转喎，却灸承浆七七壮即愈。

大迎二穴，在曲颔前一寸二分骨陷中动脉，又以口下当两肩^②，足阳明脉气所发。治寒热颈痛瘰疬，口喎，齿龋痛，数欠气，风痉口噤，牙疼颊颔肿，恶寒，舌强不能言。针入三分，留七呼。可灸三壮。兼治风壅面浮肿，目不得闭，唇吻瞤动不止，当针之顿愈。

人迎二穴，一名五会，在颈大脉动脉应手侠结喉傍，仰而取之，以候五脏气，足阳明脉气所发。治吐逆霍乱，胸满喘呼不得息，项气闷肿，食不下。可针入四分。禁不可灸，灸之伤人。

水突二穴，在颈大筋前，直人迎下、气舍上，一名水门，足阳明脉气所发。治咳逆上气，咽喉痛肿，呼吸短气，喘息不得。针入三分。可灸三壮。

气舍二穴，在颈直人迎下，侠天突陷中，足阳明脉气所发。治咳逆上气，瘤瘿喉痹咽肿，颈项强不得回顾。针入三分。可灸三^③壮。

---

① 三：明抄本、乾隆本、文瑞楼本同，日本抄本作"五"。
② 两肩：明抄本、乾隆本、文瑞楼本同，日本抄本作"肩"。
③ 三：明抄本、乾隆本、文瑞楼本同，日本抄本作"一"。

缺盆二穴，一名天盖，在肩下横骨陷中。治寒热瘰疬，缺盆中肿，外溃则生，胸中热满，腹大水气，缺盆中痛，汗出，喉痹咳嗽。可灸三壮。针入三分。刺不宜太深，使人逆息也。

气户二穴，在巨骨下腧府两傍各二寸陷中，仰而取之，足阳明脉气所发。治胸胁支满，喘逆上气，胸背急不得息，不知食味。针入三分。可灸五壮。

库房二穴，在气户下一寸六分陷中，仰而取之，足阳明脉气所发。治胸胁支满，咳逆上气，多唾浊沫脓血。可灸五壮。针入三分。

屋翳二穴，在库房下一寸六分陷中，仰而取之，足阳明脉气所发。治咳逆上气，呼吸多唾浊沫脓血，身体肿，皮肤痛不可近衣，淫泺瘛疭不仁。可灸五壮。针入三分。

膺窗二穴，在屋翳下一寸六分，足阳明脉气所发。治胸满短气，唇肿乳痈，寒热卧不安。可灸五壮。针入四分。

乳中二穴，当乳中是，足阳明脉气所发。禁不可灸。灸不幸生蚀疮，疮中有清汁脓血可治，疮中有瘜肉若蚀疮者死。微刺一二分。

乳根二穴，在乳下一寸六分陷中，仰而取之，足阳明脉气所发。治胸下满痛，臂肿乳痈，凄惨寒痛，不可按抑[1]。可灸五壮，针入三分。

不容二穴，在幽门两傍各一寸五分，去任脉二寸，直四肋端，足阳明脉气所发。治腹满痃癖不嗜食，腹虚鸣呕吐，胸背相引痛，喘咳口干，痰癖，胁下痛重，疝瘕。针入五分。可灸五壮。

承满二穴，在不容下一寸，足阳明脉气所发。治肠鸣腹胀，上喘气逆，食饮不下，肩息唾血。可灸五壮。针入三分。

梁门二穴，在承满下一寸，足阳明脉气所发。治胁下积气，食饮不消，大肠滑泄，谷不化。可灸五壮。针入三分。

关门二穴，在梁门下一寸，足阳明脉气所发。治遗溺，善满

---

① 按抑：日本抄本、文瑞楼本同，明抄本、乾隆本作"按仰"。

积气肠鸣，卒痛泄利不欲食，腹中气游走，侠脐急，痎疟振寒。针入八分。可灸五壮。

太乙二穴，在关门下一寸，足阳明脉气所发。治癫疾狂走，心烦吐舌。可灸五壮。针入八分。

滑肉门二穴，在太一下一寸，足阳明脉气所发。治癫疾，呕逆吐舌。可灸五壮。针入八分。

天枢二穴，大肠之募，一名长溪，一名谷明，去肓腧一寸五分，夹脐傍二寸，足阳明脉气所发。疗夹脐切痛，时上冲心，烦满呕吐，霍乱寒疟，泄利食不化，女子月事不时，血结成块，肠鸣腹痛，不嗜食。可灸百壮。针入五分，留十呼。

外陵二穴，在天枢下一寸，足阳明脉气所发。治腹中痛，心如悬，下引脐腹痛。可灸五壮。针入三分。

大巨二穴，在长溪下二寸，足阳明脉气所发。治少腹胀满，烦渴，癫疝偏枯，四肢不举。可灸五壮。针入五分。

水道二穴，在大巨下三寸，足阳明脉气所发。治少腹满，引阴痛，腰背强急，膀胱有寒，三焦结热，小便不利。可灸五壮。针入二寸五分。

归来二穴，在水道下二寸。治少腹贲豚，卵缩茎中痛，妇人血脏积冷。可灸五壮。针入八分。

气冲二穴，一名气街，在归来下、鼠鼷上一寸，动脉应手宛宛中，足阳明脉气所发。治肠中大热，不得安卧，腹有逆气上攻，心腹胀满，淫泺，月水不利，身热腹中痛，癫疝阴肿，难乳，子上抢心，痛不得息，气冲腰痛，不得俯仰，阴痿，茎中痛，两丸蹇痛不可忍，可灸七壮立愈，炷如大麦。禁不可针。

髀关二穴，在膝上伏兔后交分中。治膝寒不仁，痿厥，股内筋络急。针入六分。

伏兔二穴，在膝上六寸起肉，一本云膝盖上七寸。治风劳气逆，膝冷不得温。针入五分。不可灸。

阴市二穴，一名阴鼎，在膝上三寸，伏兔下，若拜而取之。治寒疝少腹痛胀满，腰已下伏兔上寒如注水。针入三分。不可灸。

梁丘二穴，在膝上二寸两筋间。治大惊乳痛，寒痹膝不能屈伸。可灸三壮。针入三[1]分。

犊鼻二穴，在膝膑下胻上侠解大筋中。治膝中痛不仁，难跪起，膝膑痈肿，溃者不可治，不溃者可治。若犊鼻坚硬勿便[2]攻，先以洗熨，即微刺之愈。

足三里二穴，土也，在膝下三寸，胻外廉两筋间，当举足取之，足阳明脉之所入也，为合。治胃中寒，心腹胀满，胃气不足，恶[3]闻食臭，肠鸣腹痛，食不化。秦丞祖云：诸病皆治，食气水气，虫毒疬癖，四肢肿满，膝胻痠痛，目不明。华佗云：疗五劳羸瘦，七伤虚乏，胸中瘀血，乳痈。人年三十已上，若不灸三里，令气上冲目。可灸三壮。针入五分。

足上廉二穴，一名上巨虚，在三里下三寸，当举足取之。治飧泄，腹胁支满，狂走，侠脐腹痛，食不化，喘息不能行。可灸三壮。针入三分。兼治脏气不足，偏风腲腿，手足不仁。可灸，以年为壮。

条口二穴，在下廉上一寸，举足取之。治膝胻寒痠痛，足缓履不收，湿痹足下热。针入五分。

足下廉二穴，一名下巨虚，在上廉下三寸，当举足取穴。治少腹痛，飧泄，次指间痛，唇干涎出不觉，不得汗出，毛发焦，脱肉少气，胃中热不嗜食，泄脓血，胸胁少腹痛，暴惊狂言非常，女子乳痈，喉痹，胻肿足跗不收。针入八分。可灸三壮。

丰隆二穴，在外踝上八寸，下廉胻外廉陷中，别走太阴。治厥逆胸痛如刺，腹中切痛，大小便难涩，厥头痛，面浮肿，风逆四肢肿，身湿，喉痹不能言。针入三分。可灸三壮。

解溪二穴，火也，在冲阳后一寸五分，腕上陷中，足阳明脉之所行也，为经。治风面浮肿，颜黑，厥气上冲，腹胀，大便下

---

① 三：明抄本、乾隆本、文瑞楼本同，日本抄本作"一"。

② 勿便：文瑞楼本同，明抄本、乾隆本作"勿使"，日本抄本作"勿"。

③ 恶：原无，明抄本、乾隆本、日本抄本、文瑞楼本同。据《普济方》卷四百二十"针灸门"补。

重，瘛惊，膝股胕肿，转筋，目眩头痛，癫疾，烦心悲泣，霍乱，头风，面目赤。针入五分。可灸三壮。

冲阳二穴，在足跗上，去陷谷三寸，足阳明脉之所过也，为原。治偏风口眼㖞，胕肿，齿龋痛，发寒热，腹坚大，不嗜食，振寒；久狂登高而歌，弃衣而走，足缓履不收。针入五分。可灸三壮。

陷谷二穴，木也，在足大指次指①之间，本节后陷中，去内庭二寸，足阳明脉之所注也，为腧。治面目浮肿，及水病善噫，肠鸣腹痛，热病汗不出，振寒，疟疾。针入三分，留七呼。可灸三壮。

内庭二穴，水也，在足大指次指外间陷中，足阳明脉之所流也，为荥。治四肢厥逆，腹胀满，数欠，恶闻人声，振寒，咽中引痛，口㖞，齿龋痛，疟不嗜食。可灸三壮。针入三分。

厉兑二穴，金也，在足大指次指之端，去爪甲如韭叶，足阳明脉之所出也，为井。治尸厥，口噤气绝，状如中恶，腹胀满，热病汗不出，寒疟不嗜食，肿足胻寒，喉痹齿龋，恶风，鼻不利，多惊好卧。针入一分。可灸一壮。

凡此足阳明之脉，血气俱多，刺当出血气。其经从头走足，顺之为随，逆之为迎。盛则泻之，虚则补之，热则疾之，寒则留之，陷中则灸之，不盛不虚，以经取之。此治足阳明之法。

足太阴脾经第四

足太阴脾之经，起于大指之端，循指内侧白肉际，过腕骨后，上内踝前廉，上腨内，循胫骨后，交出厥阴之前，上膝股内前廉，入腹，属脾络胃，上膈侠咽，连舌本，散舌下。其支者，复从胃别上膈注心中。是动则病舌本强，食则呕，胃脘痛，腹胀善噫，得后与气则快然如衰，身体皆重。是主脾所生病者，舌本痛，体

---

① 次指：原无，明抄本、乾隆本、日本抄本、文瑞楼本同，据《甲乙经》卷三第三十三及《普济方》卷四百二十"针灸门"补。

卷第一百九十一

三九九三

不能动摇，食不下，烦心，心下急痛，溏瘕泄，水闭，黄疸，不能卧，强欠，股膝内肿厥，足大指不用，为此诸病。盛者，气口^①大三倍于人迎；虚者，气口反小于人迎也。

足太阴之别，名曰公孙，去本节之后一寸，别走阳明，其别者，入络肠胃。厥气上逆则霍乱，实则肠中切痛，虚则鼓胀，取之所别也。

足太阴之筋，起于大指之端内侧，上结于内踝；其直者，上结于膝内辅骨，上循阴股，结于髀，聚于阴器，上腹结于脐，循腹里，结于肋，散于胸中；其内者著于脊。其病足大指支内踝痛，转筋痛，膝内辅骨痛，阴股引髀而痛，阴器钮痛，上引脐两胁痛，引膺中脊内痛。治在燔针劫刺，以知为数，以痛为输。名曰孟秋痹也。

邪客于足太阴之络，令人腰痛，引少腹控䏚，不可以仰息。腰尻之解两胛之上，是腰腧。以月死生为痏数，发针立已。左刺右，右刺左。

脾病者，身重善肌肉痿，足不收，行善瘈，脚下痛，虚则腹满肠鸣，飧泄食不化。取其经，太阴、阳明、少阴血者。

脾热病者，先头重颊痛，烦心颜青，欲呕身热，热争则腰痛不可俯仰，腹满两颌痛，甲乙甚，戊己大汗，气逆则甲乙死，刺足太阴阳明。

脾之大络脉，别名曰大包，出渊腋下三寸，布胸胁。实则一身尽寒，虚则百节皆纵。此络^②若罗络之脉者，皆取之。

足太阴脾经，从足走胸中，长六尺五寸，左右共一丈三尺，凡四十二穴。

隐白，二穴。在足大指内侧端，去爪甲角如韭叶。大都，二穴。在足大指本节后陷中。太白，二穴。在足内侧核骨下陷中。公孙，二穴。在足大指本节之后一寸。商丘，二穴。在足内踝下微前陷中。

---

① 气口：明抄本、乾隆本、文瑞楼本同，日本抄本作"寸口"。
② 络：明抄本、乾隆本、文瑞楼本同，日本抄本作"脉"。

三阴交，二穴。在内踝上三寸骨下陷中。漏谷，二穴。在内踝上六寸骨下陷中。地机，二穴。一名脾舍。在别走上一寸空中膝下五寸。阴陵泉，二穴。在膝下内侧辅骨下陷中。血海，二穴。在膝膑上内廉白肉际二寸。箕门，二穴。在鱼腹上越筋间阴股内动脉。冲门，二穴。去大横五寸，在府舍下横骨端。府舍，二穴。在腹结下三寸。腹结，二穴。一名肠窟。在大横下三分。大横，二穴。在腹哀下三寸五分。腹哀，二穴。在日月下一寸五分。食窦，二穴。在天溪下一寸五分。天溪，二穴。在胸乡下一寸六分。胸乡，二穴。在周荣下一寸六分。周荣，二穴。在中府下一[①]寸六分陷中。大包，二穴。在渊腋下三寸九肋间。

隐白二穴，木也，在足大指端内侧，去爪甲角如韭叶，足太阴脉之所出也，为井。治腹胀喘满，不得安卧，呕吐食不下，暴泄衄血，卒尸厥不识人，足寒不能温。针入三分。若妇人月事过时不止[②]，刺之立愈。

大都二穴，火也，在足大指本节后陷中，足太阴脉之所流也，为荥。治热病汗不出，手足逆，腹满善呕，烦热闷乱，吐逆目眩。可灸三壮。针入三分。

太白二穴，土也，在足内侧核骨下陷中，足太阴脉之所注也，为腧。治身热烦满，腹胀食不化，呕吐泄脓血，腰痛，大便难，气逆，霍乱，腹中切痛。可灸三壮。针入三分。

公孙二穴，在足大指本节后一寸，别走阳明、太阴络。治寒疟不嗜食，卒面肿，烦心狂言，腹虚胀如鼓。可灸三壮。针入四分。

商丘二穴，金也，在足内踝下微前陷中，足太阴脉之所行也，为经。治腹胀肠中鸣，不便，脾虚令人不乐，身寒，善太息，心悲气逆，痔疾，骨疽蚀，绝子厌梦。可灸三壮。针入三分。

三阴交二穴，在内踝上三寸骨下陷中，足太阴、厥阴、少阴

---

① 一：明抄本、乾隆本、文瑞楼本同，日本抄本作"二"。

② 过时不止：文瑞楼本同，明抄本、乾隆本作"不止过时"，日本抄本作"过时不血"。

之交会。治疝癖腹中寒，膝股内痛，气逆小便不利，脾病身重，四肢不举，腹胀肠鸣，溏泄食不化，女子漏下不止。可灸三壮。针入三分。昔宋太子善医术，出游见孕妇，诊之曰：此一女也。令徐文伯亦诊之，曰：此一男一女也。太子欲剖之，文伯乃以针泻足三阴交，补手阳明合谷，应针而落。故妊娠不可刺。

漏谷二穴，亦名太阴络，在内踝上六寸骨下陷中。治疝癖冷气，心腹胀满，食饮不为肌肤，湿痹不能久立。针入三分。

地机二穴，亦名脾舍，足太阴郄，别走上一寸空，在膝下五寸。治女子血瘕，按之如汤沃股①内至膝，丈夫溏泄腹胁气胀，水肿腹坚不嗜食，小便不利。可灸三壮。针入三分。

阴陵泉二穴，水也，在膝下内侧辅骨下陷中，伸足取之，足太阴脉之所入也，为合。又曲膝取之。治腹中寒，不嗜食，膈下满，水胀腹坚，喘逆不得卧，腰痛不得俯仰，霍乱疝瘕，小便不利，气淋，寒热不节。针入五分。

血海二穴，在膝膑上内廉白肉际二寸中。治女子漏下恶血，月事不调，逆气腹胀。可灸三壮。针入五分。

箕门二穴，在鱼腹上越筋间，动脉应手，在阴股内，一云股上起②筋间。治淋遗溺，鼠鼷肿痛，小便不通。可灸三壮。

冲门二穴，一名慈宫，上去大横五寸，府舍下横骨两端约文中动脉，足太阴、厥阴之会。治腹寒气满，积聚疼，淫泺阴疝，产难，子上冲心不得息。针入七分。可灸五壮。

府舍二穴，在腹结下三寸，太阴、厥阴、阴维之交会。此三脉上下三入腹，络肝脾，结心肺，从胁上至肩，此太阴郄，三阴阳明支别。治疝瘕，脾中急痛，循胁上下抢心，腹满积聚，厥气霍乱。针入七分。可灸五壮。

腹结二穴，在大横下三分，一名肠窟。治绕脐痛，上冲抢心，腹寒泄利，咳逆。针入七分。可灸五壮。

---

① 股：文瑞楼本同，明抄本、乾隆本、日本抄本作"腹"。
② 起：明抄本、乾隆本、文瑞楼本同，日本抄本作"越"。

大横二穴，在腹哀下三寸五分直脐傍，足太阴、阴维之会。疗大风逆气，多寒暑善悲。可灸五壮。针入三分。

腹哀二穴，在日月下一寸五分，足太阴、阴维之会。治大便脓血，寒中，食不化，腹中痛。针入三分。

食窦二穴，在天溪下一寸六分，举臂取之，足太阴脉气所发。治胸胁支满，膈间雷鸣，滴陆常①有小声。针入四分。可灸五壮。

天溪二穴，在胸乡下一寸六分陷中，仰而取之，足太阴脉气所发。治胸中满痛，乳肿贲膺，咳逆上气，喉中作声。针入四分。可灸五壮。

胸乡二穴，在周荣下一寸六分陷中，仰而取之，足太阴脉气所发。治胸胁支满，引胸背痛，卧不得转侧。针入四分。可灸五壮。

周荣二穴，在中府下一寸六分陷者中②，仰而取之，足太阴脉气所发。治胸胁支满，不得俯仰，饮食不下，咳唾稠脓。针入四分。

大包二穴，在渊腋下三寸，脾之大络，布胸胁中，出九肋间。治腹有大气，气不得息，胸胁中痛，内实则其身尽寒，虚则百节皆纵。可灸三壮。针入三分。

凡此足太阴之脉，常多气少血，刺之当出气而恶血。其经从足走腹，自下刺而上者为随，自上刺而下者为迎。病在卫，取之气；病在荣，取之血；病在筋，劫刺之；病在浮络者，缪刺之。太阴之阴，名曰关蛰，视其部中在浮络者，皆太阴之络也，络盛则入客于经。其入于络也，则络脉盛色变。其入客于经也，则感虚乃陷下。其留于筋骨之间，寒多则筋挛骨痛，热多则筋弛骨消，肉烁腘破，毛直而败矣。凡十二经之病，盛则泻之，虚则补之，热则疾之，寒则留之，陷下则灸之，不盛不虚，以经取之。此治足太阴之法也。

---

① 常：明抄本、乾隆本、文瑞楼本同，日本抄本作“当”。
② 陷者中：文瑞楼本同，明抄本、乾隆本作“陷中”，日本抄本作“陷者”。

手少阴心经第五

手少阴心经起于心中，出属心系，下膈络小肠。其支者，从心系上侠咽，系目系。其直者，复从心系却上肺，下出腋下，下循臑内后廉，行太阴心主之后，下肘内，循臂内后廉，抵掌后锐骨之端，入掌内后廉，循小指内出其端。是动则病嗌干心痛，渴而欲饮，是为臂厥。是主心所生病者，目黄胁痛，臑臂内后廉痛厥，掌中热痛。盛者，气口大再倍于人迎；虚者，气口反小于人迎也。

手少阴之别，名曰通里，去腕一寸①，别而上行，循经入于心中，系舌本，属目系。其实则支膈，虚则不能言。取之掌后一寸，别走太阳也。

手少阴之筋，起于小指之内侧，结于锐骨，上结肘内廉，上入腋，交太阴，侠乳里，结于胸中，循贲下系于脐。其病内急，心承伏梁，下为肘纲。其病当所过者支转筋，筋痛。治在燔针劫刺，以知为数，以痛为输。其成伏梁，唾血脓者，死不治。经筋之病，寒则反折筋急，热则筋弛纵不收，阴痿不用。阳急则反折，阴急则俯不伸。焠刺者，刺寒急也，热则筋纵不收，无用燔针。名曰季冬痹也。

心病者，胸中痛，胁支满，胁下痛，膺、背、肩胛间痛，两臂内痛，虚则胸腹大，胁下与腰相引而痛，取其经少阴、太阳。舌下血者，其变病，刺郄中出血。

心热病者，先不乐，数日乃热，热争则卒心痛，烦闷善呕，头痛，面赤无汗，壬癸甚，丙丁大汗，气逆则壬癸死，刺手少阴太阳。

手少阴心经，从腹走手，长三尺五寸，左右共七尺，凡一十八穴。

极泉，二穴。在臂内腋下筋间动脉入胸。青灵，二穴。在肘上

---

① 一寸：明抄本、乾隆本、文瑞楼本同，日本抄本作"一寸半"。

三寸。少海，二穴。一名曲节。在肘内廉节后陷中。灵道，二穴。在掌后一寸五分，或曰一寸。通里，二穴。在腕后一寸。阴郄，二穴。在掌后脉中，去腕五分。神门，二穴。一名兑冲，一名中都。在掌后兑骨端。少府，二穴。在手小指本节后陷中直劳宫。少冲，二穴。一名经始。在手小指内廉端去爪甲如韭叶。

极泉二穴，在腋下筋间动脉入胸。治心痛干呕，四肢不收，咽干烦渴，臂肘厥寒，目黄，胁下满痛。可灸七壮。针入三分。

青灵二穴，在肘上三①寸，举臂取之。治肩臂不举，不能带衣，头痛振寒，目黄胁痛。可灸七壮。

少海二穴，水也，一名曲节，在肘内廉节后，又云肘内大骨外去肘端五分，手少阴脉之所入也，为合。治寒热齿龋痛，目眩发狂，呕吐涎沫，项不得回顾，肘挛，腋胁下痛，四肢不得举。针入三分。可灸三壮。甄权云：屈手向头取之。治齿寒脑风头痛，不宜灸，针入五分。

灵道二穴，金也，去掌后一寸五分或一寸，手少阴脉之所行也，为经。治心痛悲恐相引，瘛疭肘挛，暴喑不能言。可灸三壮。针入三分。

通里二穴，在腕后一寸。治热病卒心中懊憹，数欠频伸，悲恐，目眩头痛，面赤而热，心悸，肘臂臑痛。实则支肿，虚则不能言，苦呕喉痹，少气遗溺。针入三分。可灸三壮。

阴郄二穴，在掌后脉中，去腕五分。治失喑不能言，洒淅振寒，厥逆心痛，霍乱胸中满，衄血惊恐。针入三分。可灸七壮。

神门二穴，土也，一名兑冲，在掌后兑骨之端陷中，手少阴脉之所注也，为腧。治疟，心烦甚，欲得饮冷，恶寒则欲处温中，咽干，不嗜食，心痛，数噫恐悸，少气不足，手臂寒，喘逆，身热，狂悲哭，呕血，上气，遗溺，大小人五痫。可灸七壮，炷如小麦大。针入三分，留七呼。

少府二穴，火也，在小指本节后陷中直劳宫，手少阴脉之所

---

① 三：明抄本、乾隆本、文瑞楼本同，日本抄本作“二”。

流也，为荥。治烦满少气，悲恐畏人，掌中热，肘腋挛急，胸中痛，手卷不伸。针入二分。可灸七壮。

少冲二穴，木也，一名经始，在手小指内廉之端，去爪甲角如韭叶，手少阴脉之所出也，为井。治热病烦满，上气心痛，痰冷少气，悲恐善惊，掌中热，胸中痛，口中热，咽中酸，乍寒乍热，手挛不伸，引肘腋痛。针入一分。可灸三壮。

凡此手少阴之脉，常少血多气，刺之当出气恶血。其经从脏走手，审其逆顺而迎随之，有余则泻，不足则补，热则疾之，寒则留之，陷下则灸之，不盛不虚，以经取之。此治手少阴之法也。

手太阳小肠经第六

手太阳小肠之经，起于小指之端，循手外侧上腕，出踝中，直上循臂骨下廉，出肘侧①两筋之间，上循臑外后廉，出肩解，绕肩胛②，交肩上，入缺盆，络心，循咽下膈抵胃，属小肠。其支者，从缺盆循颈上③，至目锐眦，却入耳中。其支者，别颊上𩑋抵鼻，至目内眦，斜络于颧。是动则病嗌痛颔肿，不可以顾，肩似拔，臑似折。是主液所生病者，耳聋目黄，颊肿，颈、颊④、肩、臑、肘、臂外后廉痛。盛者，人迎大再倍于气口；虚者，人迎反小于气口也。

手太阳之别，名曰支正，上腕五寸，内注少阴，其别者上走肘，络肩髃。实则节弛肘废，虚则生疣，小者如指痂疥，取之所别也。

手太阳之筋，起于小指之上，结于腕，上循臂内廉，结于肘内锐骨之后，弹之应小指之上，入结于腋下。其支者，后走腋后廉，上绕肩胛，循头⑤出足太阳之前，结于耳后完骨。其支者，入

---

① 侧：明抄本、乾隆本、文瑞楼本同，日本抄本及《灵枢·经脉》作"内侧"。
② 胛：原作"脾"，于义不通，明抄本、乾隆本、文瑞楼本同，形近致误，据日本抄本及《灵枢·经脉》改。
③ 上：明抄本、乾隆本、文瑞楼本同，日本抄本及《灵枢·经脉》作"上颊"。
④ 颊：文瑞楼本同，明抄本、乾隆本、日本抄本及《灵枢·经脉》作"颔"。
⑤ 头：明抄本、乾隆本、文瑞楼本同，日本抄本及《灵枢·经筋》作"颈"。

耳中，直者，出耳上，下结于颔，上属目外眦。其病小指支肘内锐骨后廉痛；循臂阴，入腋下，腋下痛，腋后廉痛；绕肩胛引颈而痛，应耳中鸣痛引颔，目瞑良久乃得视；头筋急，则为筋痿颈肿。寒热在颈者，治在燔针劫刺。其为肿者，复而锐之。本支者，上曲牙，循耳前，属目外眦，上颔，结于角。其病当所过者支转筋。治在燔针劫刺，以知为数，以痛为输。名曰仲夏痹也。

小肠病者，少腹痛，腰脊控睾而痛，时窘之后，耳前热。若寒甚，若独肩上热甚及小指、次指之间热，若脉陷者，此其候也。

邪在小肠者，连睾系，属于脊，贯肝肺，络心系。气盛则厥逆，上冲肠胃，动肝肺，散于肓，结于脐。故取之肓原以散之，刺太阴以与之，取厥阴以下之，取巨虚上下廉以去之，按其所过经以调之。

手太阳之经，从手走头，长五尺，左右共一丈，凡三十八穴。

少泽，二穴。一名少吉。在手小指之端去爪甲下一分陷中。前谷，二穴。在手小指外侧本节前陷中。后溪，二穴。在手小指外侧本节后陷中。腕骨，二穴。在手外侧腕前起骨下陷中。阳谷，二穴。在手外侧腕中兑骨下陷中。养老，二穴。在手①踝骨上一空，在腕②后一寸陷中。支正，二穴。在腕后五寸，别走少阴。小海，二穴。在肘内大骨外去肘端五分陷中。肩贞，二穴。在肩曲胛下两骨解间。臑腧，二穴。在侠肩髎后大骨下胛上廉陷中。天宗，二穴。在秉风后大骨下陷中。秉风，二穴。在天髎外肩上小髃后，举臂有空。曲垣，二穴。在肩中央曲胛陷中。肩外腧，二穴。在肩胛上廉，去脊三寸。肩中腧，二穴。在肩胛内廉，去脊二寸。天窗，二穴。一名窗笼。在颈大筋前，曲颊下，扶突后动脉陷中。大容，二穴。在耳下曲颊后。颧髎，二穴。在面颧骨下廉兑骨端陷中。听宫，二穴。在耳中珠子大如小豆是。

---

① 手：原无，明抄本、乾隆本、日本抄本、文瑞楼本同，据本篇后文"养老二穴在手踝骨"补。

② 腕：原无，明抄本、乾隆本、日本抄本、文瑞楼本同，据本篇后文"养老二穴……腕后一寸"补。

少泽二穴，金也，一名少吉，在手小指之端，去爪甲下一分陷中，手太阳脉之所出也，为井。治疟寒热，汗不出，喉痹舌强，口干心烦，臂痛瘈疭，咳嗽，颈项急不可顾，目生肤翳覆瞳子。可灸一壮。针入一分。

前谷二穴，水也，在手小指外侧，本节之前陷中，手太阳脉之所流也，为荥。治热病汗不出，疟疾，癫疾耳鸣，颔肿喉痹，咳嗽衄血，颈项痛，鼻塞不利，目中白翳，臂不得举。可灸一壮。针入一分。

后溪二穴，木也，在手小指外侧本节后陷中，手太阳脉之所注也，为腧。治疟寒热，目赤生翳，鼻衄耳聋，胸满，颈项强，不得回顾，癫疾，臂肘挛急。可灸一壮。针入一分。

腕骨二穴，在手外侧腕前起骨下陷中，手太阳脉之所过也，为原。治热病汗不出，胁下痛不得息，颈颔肿，寒热，耳鸣，目冷泪生翳，狂惕，偏枯，臂肘不得屈伸，疟疾，头痛烦闷，惊风瘈疭，五指掣。可灸三壮[1]。针入二分，留三呼。

阳谷二穴，火也，在手外侧腕中兑骨之下陷中，手太阳脉之所行也，为经。治癫疾狂走，热病汗不出，胁痛，颈颔肿，寒热，耳聋耳鸣，齿龋痛，臂腕外侧痛不举，妄言左右顾，瘈疭目眩。可灸三壮。针入二分，留二呼。

养老二穴，在手踝骨上一空一寸陷中，手太阳郄。治肩欲折，臂如拔，手臂疼不能自上下，目视不明。可灸三壮。针入三分。

支正二穴，在腕后五寸，别走少阴。治寒热颔肿，肘挛，头痛目眩，风虚惊恐狂惕，生疣目。可灸三壮。针入二分。

小海二穴，土也，在肘内大骨外，去肘端五分陷中，屈手向头取之，手太阳脉之所入也，为合。治寒热齿龈肿，风眩颈项痛，疡肿振寒，肘腋肿，少腹痛，四肢不举。可灸三壮。针入二分。

肩贞二穴，在肩曲胛下两骨解间，肩髃后陷中。治风痹，手

---

① 三壮：明抄本、乾隆本、文瑞楼本同，日本抄本作"五壮"。

臂不举，肩中热痛。针入五分。

臑腧二穴，在肩髎后大骨下胛上廉陷中，手足太阳、阳维、跷脉之会。治寒热肩肿，引胛中痛，臂痠无力。针入八分。可灸三壮。

天宗二穴，在秉风后大骨下陷中，手太阳脉气所发。治肩胛痛，臂肘外后廉痛，颊颔肿。可灸三壮。针入五分，留六呼。

秉风二穴，在肩上小髃后，举臂有空，手太阳、阳明、手足少阳之会。治痛不能举。可灸五壮。针入五分。

曲垣二穴，在肩中央曲胛陷，按之应手痛。治肩痛周痹气注，肩髆拘急疼闷。可灸三壮。针入五分。

肩外腧二穴，在肩胛上廉，去脊三寸陷中。治肩胛痛热，而寒至肘。可灸三壮。针入六分。

肩中腧二穴，在肩胛内廉，去脊二寸陷中。治寒热，目视不明，咳嗽上气唾血。针入三分，留七呼。可灸十壮。

天窗二穴，一名窗笼，在颈大筋前，曲颊下扶突后动脉应手陷中，手太阳脉气所发。治耳鸣，聋无所闻，颊肿，喉中痛，暴喑不能言，肩痛引项，不得回顾。可灸三壮。针入三分。

天容二穴，在耳下曲颊后，手太阳脉气所发。治喉痹寒热，咽中如鲠。针入一寸，可灸三壮。

颧髎二穴，在面頄骨下廉兑骨端陷中，手少阳、太阳之会。治口㖞，面赤目黄，眼睑动不止，颊肿齿痛。针入二分。

听宫二穴，在耳中珠子大如赤小豆，手足少阳、太阳三脉之会。治耳聋，如物填塞无所闻，耳中嘈嘈，心腹满，臂痛失声。针入三分。可灸三壮。

凡此手太阳之脉，多血少气，刺当出血恶气。其经从手走头，逆取为迎，顺取为随。盛则泻之，虚则补之，热则疾之，寒则留之，陷下则灸之，不盛不虚，以经取之。此治手太阳之法也。

足太阳膀胱经第七

足太阳膀胱之经，起于目内眦，上额交巅上。其支者，从巅至耳上角。其直者，从巅入络脑，还出别下项，循肩髆内侠脊抵腰中，入循膂，络肾属膀胱。其支者，从腰中下侠脊，贯臀入腘中。其支者，从髆内左右别下贯胛，侠脊内，过髀枢，循髀外后廉下合腘中，以下贯腨内，出外踝之后，循京骨至小指外侧。是动则病头痛，目似脱，项如拔，脊痛，腰似折，髀不可以曲，腘如结，腨如裂，是为踝厥。是主筋所生病者，痔疟，狂癫疾，头囟项痛，目黄泪出，鼽衄，项、背、腰、尻、腘、腨、脚皆痛，小指不用。盛者，人迎大再倍于气口；虚者，人迎反小于气口也。

足太阳之别，名曰飞阳。去踝七寸，别走少阴。实则鼽窒，头背痛，虚则鼽衄。取之所别也。

足太阳之筋，起于足小指，上结于踝，斜上结于膝；其下循足外侧，结于踵，上循跟结于腘；其别者结于腨外，上腘中内廉，与腘中并，上结于臀，上从①脊上项。其支者，别入结于舌本。其直者，结于枕骨，上头下颜结于鼻。其支者，为目上纲，下结于頄。其支者，从腋后外廉结于肩髃。其支者，入腋下，上出缺盆，上结于完骨。其支者，出缺盆，斜上出于頄。其病小指及跟肿痛，腘挛，脊反折，项筋急，肩不举，腋支缺盆中纽痛，不可左右摇。治在燔针劫刺，以知为数，以痛为腧。名曰仲春痹也。

邪客于足太阳之络，令人头项肩痛。刺足小指爪甲上至阴穴也。与肉交者各一痏，立已。不已，刺外踝下三痏，左取右，右取左，如食顷已。

邪客于足太阳之络，令人拘挛背急，别胁②而痛。刺之从项始数脊颊侠脊，疾按之应手如痛，刺之傍三痏，立已。

足太阳膀胱经从头走足，长八尺，左右共一丈六尺，凡一百二十六穴。

睛明，二穴。在目内眦，五脉之会。攒竹，二穴。一名员柱，

---

① 从：明抄本、乾隆本、文瑞楼本同，日本抄本及《灵枢·经筋》作"挟"。

② 别胁：明抄本、乾隆本、文瑞楼本同，日本抄本作"引胁"。

一名始光，一名光明。在眉头陷中。**曲差**，二穴。侠^①神庭傍一寸五分，入发际。**五处**，二穴。侠上星傍一寸五分。**承光**，二穴。在五处后一寸五分。**通天**，二穴。一名天伯。在承光后一寸五分。**络却**，二穴。一名强阳，一名脑盖。在通天后一寸五分。**玉枕**，二穴。在络却后一寸五分，侠脑户傍一寸三分。**天柱**，二穴。在颈大筋外廉，侠项发陷中。**大柱**^②，二穴。在第一颔下两旁，相去各一寸五分。**风门**，二穴。一名热府。在第二颔下两傍各一寸五分^③。**肺腧**，二穴。在第三颔下，侠脊各一寸五分。**厥阴腧**，二穴。在第四颔下两傍各一寸五分。**心腧**，二穴。在第五颔下两傍各一寸五分。**膈腧**，二穴。在第七颔下两傍各一寸五分。**肝腧**，二穴。在第九颔下两傍各一寸五分。**胆腧**，二穴。在第十颔下两傍各一寸五分。**脾腧**，二穴。在第十一颔下两傍各一寸五分。**胃腧**，二穴。在第十二颔下两傍各一寸五分。**三焦腧**，二穴。在第十三颔下两傍各一寸五分。**肾腧**，二穴。在第十四颔下两傍各一寸五分。**大肠腧**，二穴。在第十六颔下两傍各一寸五分。**小肠腧**，二穴。在第十八颔下两傍各一寸五分。**膀胱腧**，二穴。在第十九颔下两傍各一寸五分。**中膂内腧**，二穴。在^④第二十颔下两傍各一寸五分。**白环腧**，二穴。在二十一颔下两傍各一寸五分。**上髎**，二穴。在第一空腰髁下一寸，侠脊陷中。**次髎**，二穴。在第二空侠脊陷中。**中髎**，二穴。在第三空侠脊陷中。**下髎**，二穴。在第四空侠脊陷中。**会阳**，二穴。一名利机。在尾骶骨两傍。**附分**，二穴。在第二颔下附项^⑤内廉两傍，相去各三寸。**魄户**，二穴。在第三颔下两傍各三寸。**膏肓腧**，二穴。在第四颔下五椎上两傍各三寸。**神堂**，二穴。在第五颔下两傍各三寸。**噫嘻**，二穴。在肩胛^⑥内廉，侠脊六颔下两傍各三寸。**膈关**，二穴。在第七颔下两傍各三寸。**魂**

① 侠：明抄本、乾隆本、文瑞楼本同，日本抄本作"一名鼻冲"。
② 大柱：明抄本、乾隆本、文瑞楼本同，日本抄本作"大杼"。
③ 一寸五分：明抄本、乾隆本、文瑞楼本同，日本抄本作"一寸"。
④ 在：明抄本、乾隆本、文瑞楼本同，日本抄本此前有"一名脊内腧"。
⑤ 附项：原无，明抄本、乾隆本、日本抄本、文瑞楼本同，据本篇后文"附分二穴……附项内廉"补。
⑥ 胛：文瑞楼本同，明抄本、乾隆本、日本抄本作"脾"。

门，二穴。在第九颔下两傍各三寸。阳纲，二穴。在第十颔下两傍各三寸。意舍，二穴。在第十一颔两傍各三寸。胃仓，二穴。在第十二颔下两傍各三寸。肓门，二穴。在第十三颔下两傍各三寸。志室，二穴。在第十四颔下两傍各三寸。胞肓，二穴。在第十九颔下两傍各三寸。秩边，二穴。在第二十一颔下两傍各三寸陷中。承扶，二穴。一名肉郄，一名阴关，一名皮部。在尻臀下股阴下冲纹中。殷门，二穴。在肉郄下六寸。浮郄，二穴。在委阳上一寸。委阳，二穴。在承扶下六寸，屈身取之。委中，二穴。在腘中约纹中动脉。合阳，二穴。在膝约中央下二寸①。承筋，二穴。一名腨肠。在腨肠中央陷中。承山，二穴。一名鱼阳，一名伤山，一名肉柱。在兑腨肠下分肉间②。飞扬，二穴。一名厥阳。在外踝上七寸。付③阳，二穴。在外踝上三寸。昆仑，二穴。在足外踝后跟骨上陷中。仆参，二穴。一名安邪。在跟骨下陷中。申脉，二穴。在外踝下陷中，阳跷脉所生。金门，二穴。一名关梁。在足外踝下。京骨，二穴。在足外侧大骨下赤白肉际。束骨，二穴。在足小指外侧本节后陷中。通谷，二穴。在足小指外侧本节前陷中。至阴，二穴。在足小指外侧去爪甲角如韭叶。

睛明二穴，一名泪孔，在目内眦，手足太阴、少阳、阳明五脉之会。治攀睛翳膜覆瞳子，恶风泪出，目内眦痒痛，小儿雀目疳眼，大人气眼冷泪，瞡目视物不明，大眦努肉侵睛。针入一④寸五分，留三呼。禁不可灸。雀目者宜久留针，然后速出针。

攒竹二穴，一名始光，一名光明，一名员柱，在两眉头陷中，足太阳脉气所发。治目眵眵视物不明，眼中赤痛，及睑眴动。针入一分，留三呼，泻三吸，徐徐出针。不宜灸。宜以细三棱针刺之，宣泄热气，三度则目大明。

曲差二穴，在神庭傍一寸五分入发际，足太阳脉气所发。治

---

① 在膝约中央下二寸：文瑞楼本同，明抄本、乾隆本作"在膝纳中央下二寸"，日本抄本作"在膝中"。

② 间：原作"闻"，据明抄本、乾隆本、日本抄本、文瑞楼本及文义改。

③ 付：明抄本、乾隆本、文瑞楼本同，日本抄本作"附"。

④ 一：日本抄本、文瑞楼本同，明抄本、乾隆本作"二"。

心中烦满，汗不出，头顶痛，身体烦热，目视不明。针入二分。可灸三壮。

五处二穴，在上星傍一寸五分，足太阳脉气所发。治目不明，头风目眩，瘈疭，目戴上，不识人。针入三分，留七呼。可灸三壮。

承光二穴，在五处后一寸五分，足太阳脉气所发。治鼻塞不闻香臭，口㖞，鼻多清涕，风眩头痛，呕吐心烦，目生白膜。针入三分。禁不可灸。

通天二穴，在承光后一寸五分，足太阳脉气所发。治颈项转侧难，鼻塞闷，偏风口㖞，鼻多清涕，衄血头重。针入三分，留七呼。可灸三壮。

络却二穴，一名强阳，又名脑盖，在通天后一寸五分，足太阳脉气所发。治青风内障，目无所见，头旋耳鸣。可灸三壮。

玉枕二穴，在络却后一寸五分，侠脑户傍一寸三分，起肉枕骨入发际上三寸，足太阳脉气所发。治目痛不能视，脑风疼痛不可忍。可灸三壮。

天柱二穴，侠项后发际大筋外廉陷中，足太阳脉气所发。治足不任身体，肩背痛欲折，目瞑视，兼治颈项筋急，不得回顾，头旋脑痛。针入五分，得气即泻，立愈。

大柱二穴，在项后第一颛下，两傍相去各一寸五分陷中，足太阳①、少阳之会。疗疟，颈项强，不可俯仰，头痛，振寒，瘈疭，气实胁满，伤寒汗不出，脊强，喉痹烦满，风劳气②咳嗽，胸中郁郁，身热目眩。针入五分。可灸七壮。

风门二穴，一名热府，在第二颛下，两傍相去各一寸五分，督脉、足太阳之会。治伤寒颈项强，目瞑多嚏，鼻鼽出清涕，风劳呕逆上气，胸背痛，喘气卧不安。针入五分，留七呼。若频刺，泄诸阳热气，背永不发痈疽。可灸五壮。

肺腧二穴，在第三颛下，两傍相去各一寸五分，足太阳脉气

---

① 太阳：日本抄本、文瑞楼本同，明抄本、乾隆本作"太阳脉"。
② 风劳气：日本抄本、文瑞楼本同，明抄本、乾隆本作"气劳风"。

所发。治上气呕吐，支满不嗜食，汗不出，腰背强痛，寒热喘满，虚烦口干，传尸骨蒸劳，肺痿咳嗽。针入三分，留七呼，得气即泻。甄权又云：在第三颔下两傍，以搭手左取右，右取左，当中指末是穴。治胸中气满，背偻如龟，腰强，头目眩，令人失颜色。针入五分，留七呼。可灸百壮。

厥阴腧二穴，在第四颔下，两傍相去各一寸五分。治逆气呕吐，心痛留结，胸中烦闷。针入三分。可灸七七壮。

心腧二穴，在第五颔下，两傍相去各一寸五分。治心中风，狂走发痫，语悲泣，心胸闷乱，烦满汗不出，结积寒热，呕吐不下食，咳唾血。针入三分，留七呼，得气即泻。不可灸。

膈腧二穴，在第七颔下，两傍相去各一寸五分。治咳而呕逆，膈胃寒痰，食饮不下，胸满支肿，两胁痛，腹胀，胃脘暴痛，热病汗不出，喉痹，腹中积癖，默默嗜卧，四肢急惰不欲动，身常湿，不能食，食则心痛，周痹身皆痛。针入三分，留七呼。可灸三壮。

肝腧二穴，在第九颔下，两傍相去各一寸五分。治咳引两胁急痛，不得息，转侧难，撅胁下与脊相引而反折，目上视，目眩，循眉①头痛，惊狂，衄衄，起则目䀮䀮，目生白翳，咳引胸中痛，寒疝少腹痛，唾血短气。针入三分，留六呼。可灸三壮。

胆腧二穴，在第十颔下，两傍相去各一寸五分。治心腹胀满，呕则食无所出，口苦舌干，咽中痛，食不下，目黄，胸胁不能转侧，头痛振寒汗不出，腋下肿。针入五分。可灸三壮。

脾腧二穴，在第十一颔下，两傍相去各一寸五分。治腹胀引胸背痛，食饮倍多，身渐羸瘦，黄疸，善欠，胁下满，泄利体重，四肢不收，疞癖积聚，腹痛不嗜食，痰疟寒热。针入三分，留六呼。可灸三壮。

胃腧二穴，在第十二颔下，两傍相去各一寸五分。治胃中寒腹胀，不嗜食，羸瘦，肠鸣腹痛，胸胁支满，脊痛筋挛。针入三

---

① 眉：明抄本、乾隆本、文瑞楼本同，日本抄本作"肩"。

分，留七呼。可灸，随年为壮。

三焦腧二穴，在第十三顀下，两傍相去各一寸五分。治肠鸣腹胀，水谷不化，腹中痛欲泄注，目眩头痛，吐逆饮食不下，肩背拘急，腰脊强不得俯仰。针入五分，留七呼。可灸三壮。

肾腧二穴，在第十四顀下，两傍相去各一寸五分，与脐平。治虚劳羸瘦，耳聋肾虚，水脏久冷，心腹膜胀，两胁满引少腹急痛，目视䀮䀮，少气溺血，小便浊，出精，阴中疼，五劳七伤虚惫，脚膝拘急，足寒如冰，头重身热振栗，腰中四肢淫泺，洞泄食不化，身肿如水。针入三分，留七呼。可灸，以年为壮。

大肠腧二穴，在第十六顀下，两傍相去各一寸五分。治腰痛，肠鸣腹胀，绕脐切痛，大小便不利，洞泄食不化，脊强不得俯仰。针入三分，留六呼。可灸三壮。

小肠腧二穴，在第十八顀下，两傍相去各一寸五分。治小便赤涩淋沥，少腹疼痛，脚肿短气，不嗜食，大便脓血出，五痔疼痛，妇人带下。针入三分，留六呼。可灸三壮。

膀胱腧二穴，在第十九顀下，两傍相去各一寸五分，足太阳脉气所发。治风劳腰脊痛，泄利腹痛，小便赤涩，遗溺，阴生疮，少气，足腨寒，拘急不得屈伸，女子瘕聚，脚膝无力。针入三分，留六呼。可灸三壮。

中膂内腧二穴，一名脊内腧，在第二十顀下，两傍相去各一寸五分，侠脊起肉。治肠冷赤白痢①，肾虚消渴，汗不出，腰脊不得俯仰，腹胀胁痛。针入三分，留十呼。可灸三壮。

白环腧二穴，在第二十一顀下，两傍相去各一寸五分，足太阳脉气所发。治腰脊挛急痛，大小便不利。针如腰户法同：挺腹端身，两手相重支额，纵息令皮肤俱缓，乃取其穴，针入八分，得气即先泻，讫，多补之。治腰髋疼，脚膝不遂，温疟，腰脊冷疼，不得安卧，劳损风虚。不宜灸。慎房劳，不得举重物。腰户见督脉条中。

---

① 肠冷赤白痢：明抄本、乾隆本、文瑞楼本同，日本抄本作"冷赤白痢"。

上髎二穴，在第一空腰髁下，侠脊陷中，足太阳、少阳络。治腰膝冷痛，呕逆鼻衄，寒热疟，妇人绝嗣，阴挺出不收。针入二分。可灸七壮。

次髎二穴，在第二空侠脊陷中。治疝气下坠，腰脊痛不得转摇，急引阴器，痛不可忍，腰以下至足不仁，背膝寒，小便赤淋，心下坚胀。可灸七壮。针入三分。

中髎二穴，在第三空侠脊陷中，厥阴、少阳所结。治丈夫五劳七伤六极，腰痛大便难，腹胀下利，小便淋涩，飧泄，妇人绝子，带下，月事不调。针入二分，留十呼。可灸三壮。

下髎二穴，在第四空侠脊陷中，足太阳、厥阴所结。治腰痛不得转侧，女子下苍汁不禁，寒湿内伤，痛引少腹急疼，大便下血。针入二分，留十呼。可灸三壮。

会阳二穴，一名利机，在阴尾骨两傍，督脉气所发。治腹中冷气，泄利不止，久痔，阳气虚乏，阴汗湿。针入八分。可灸五壮。

附分二穴，在第二顀下，附项内廉，两傍相去各三寸，手、足太阳之会，正坐取之。治肩背拘急，风冷客于腠，颈项强痛，不得回顾，风劳臂肘不仁。可灸五壮。针入三分。

魄户二穴，在第三顀下，两傍相去各三寸，正坐取之，足太阳脉气所发。治背膊痛，咳逆上气，呕吐烦满，虚劳肺痿，五尸走注，项强不得回顾。针入五分，得气即泻，又宜久留针。灸亦得，日可灸七壮，至百壮止。

膏肓腧二穴，在第四顀下，两傍相去各三寸。主无所不疗，羸瘦虚损，梦中失精，上气咳逆，发狂健忘。又取穴之法：令人正坐曲脊，伸两手，以臂著膝前令正直，手大指与膝头齐，以物支肘，勿令臂得动摇也。从胛骨上角，摸索至骨下头，其间当有四肋三间，灸中间。从胛骨之里，去胛容侧指许，摩胎去表肋间空处，按之自觉牵引于肩中，灸两胛中一处至百壮，多至五百壮，当觉下咙咙似流水之状，亦当有所下出。若得痰疾，则无所不下也。如病人已困不能正坐，当令侧卧，挽上臂令前，取穴灸之。

又以右手从左肩上住，指头所不及者，是穴也。左取亦然，乃以前法灸之。若不能久坐，当伸两臂，令人挽两胛骨侠相离，不尔，即胛骨覆其穴，灸之无验。此灸讫后，令人阳气康盛，当消息以自补养。论曰：昔在和缓，不救晋侯之疾，以其在膏之上肓之下，针药不能及，即此穴是也。

神堂二穴，在第五颋下，两傍相去各三寸，正坐取之，足太阳脉气所发。治肩痛，胸腹满，洒淅寒热，背脊强急。可灸五壮。针入三分。

噫嘻二穴，在肩髆内廉，侠第六颋下，两傍相去各三寸，正坐取之，足太阳脉气所发。以手痛按之，病者言噫嘻。针入六分，留三呼，泻五吸。治腋拘挛，暴脉急引胁痛，热病汗不出，温疟，肩背痛，目眩鼻衄，喘逆腹胀，肩髆内廉痛，不得俯仰。可灸二七壮，至百壮止。

膈关二穴，在第七颋下，两傍相去各三寸陷中，正坐取之，足太阳脉气所发。治背痛恶寒，脊强俯仰难，食饮不下，呕哕多涎唾，胸中噎闷。可灸五壮。针入五分。

魂门二穴，在第九颋下，两傍相去各三寸陷中，正坐取之，足太阳脉气所发。治食饮不下，腹中雷鸣，大便不节，小便赤黄。可灸二壮。针入五分。

阳纲二穴，在第十颋下，两傍相去各三寸陷中，正坐取之，足太阳脉气所发。治腹满䐜胀，大便泄利，小便赤涩，身热目黄。可灸三壮。针入五分。

意舍二穴，在第十一颋下，两傍相去各三寸陷中，正坐取之，足太阳脉气所发。治腹满虚胀，大便滑泄，背痛，恶风寒，食饮不下，呕吐不止，消渴目黄。可灸五十壮至一百壮。针入五分。

胃仓二穴，在第十二颋下，两傍相去各三寸，足太阳脉气所发。治腹内虚胀，水肿，饮食不下，恶寒，背脊不得俯仰。可灸五十壮。针入五分。

肓门二穴，在第十三颉下，两傍相去各三寸叉①肋间，与鸠尾相直。治心下肓大坚，妇人乳有余疾。可灸三十壮。针入五分。

志室二穴，在第十四颉下，两傍相去各三寸陷中，足太阳脉气所发。治腰脊强痛，食饮不消，腹中坚急，阴痛下肿，失精，小便淋沥。针入五分。可灸三壮。

胞肓二穴，在第十九颉下，两傍相去各三寸陷中，伏而取之，足太阳脉气所发。治腰痛恶寒，少腹坚急，癃闭重，不得小便，涩②痛，腰背卒痛。可灸五七壮。针入五分。

秩边二穴，在第二十颉两傍相去各三寸陷中，伏而取之，足太阳脉气所发。治腰痛不能俯仰，小便赤涩，腰尻重不能举，五痔发肿。针入五分。可灸三壮。

承扶二穴，一名肉郄，一名阴关，一名皮部，在尻臀下股阴冲上纹中。治腰脊相引如解，久痔尻脽肿，大便难，阴胞有寒，小便不利。针入七分。

殷门二穴，在肉郄下六寸。治腰脊不可俯仰举重，恶血注，股外肿。针入七分。

浮郄二穴，在委阳上一寸，展膝得之。治小肠热，大肠③结，股外经筋急，髀枢不仁。可灸三壮。针入五分。

委阳二穴，三焦下辅腧也，在足太阳之后，出于腘中外廉两筋间，屈伸取之，承扶下六寸，足太阳脉之中。治腋下肿痛，胸满膨膨，筋急身热，飞尸遁注，痿厥不仁，小便淋涩。可灸三壮。针入七分。

委中二穴，土也，在腘中央约纹中动脉，足太阳脉之所入也，为合。治腰侠脊沉沉然，遗溺，腰重不能举体，风痹枢痛，宜出血，痫疹皆愈。委中者，血郄也。热病汗不出，足热厥逆满，膝不得屈伸，取其经血立愈。

合阳二穴，在膝约纹中央下二寸。治腰脊强引腹痛，阴股热，

---

① 叉：文瑞楼本同，明抄本、乾隆本作"大"，日本抄本作"又"。

② 涩：明抄本、乾隆本、文瑞楼本同，日本抄本作"便涩"。

③ 大肠：明抄本、乾隆本、文瑞楼本同，日本抄本作"太阳"。

膝腨疫重，履步难，寒疝阴偏痛，女子经血暴脱。针入六分。可灸五壮。

承筋二穴，一名腨肠，一名直肠，在腨肠中央陷中。治寒痹转筋，肢肿，大便难，脚腨疫重，引少腹痛，鼻衄血，腰背拘急，霍乱。可灸三壮。禁针。

承山二穴，一名鱼腹，一名肉柱，在兑腨肠下分肉之间陷中。治腰背痛，脚腨重，战栗不能立，脚气膝下肿，霍乱转筋，大便难，久痔肿痛。可灸五壮。针入七分。

飞扬二穴，一名厥阴，足太阳络，别走少阴，在外踝上七寸。治血痔，历节风，足指不得屈伸，头目眩，逆气衄血，癫疾寒疟。可灸三壮。针入三分。

付阳二穴，在足外踝上三寸，阳跷郄，太阳前少阳后筋骨间。治痿厥风痹，头重颎①痛，髀枢股腨痛，瘈疭，风痹不仁，时有寒热，四肢不举。可灸三壮。针入五分，留七呼。

昆仑二穴，火也，在足外踝后跟骨陷中，足太阳脉之所行也，为经。治腰尻痛，足腨肿，不得履地，衄血，脚如②结，踝如裂，头痛，肩背拘急，咳喘暴满，阴肿痛，小儿发痫瘈疭。炷如小麦大，可灸三壮。针入五分。

仆参二穴，一名安邪，在跟骨下陷中，拱足得之。治足跟痛不得履地，脚痿③转筋，尸厥如中恶状，霍乱吐逆，癫痫狂言见鬼。针入三分。可灸七壮。

申脉二穴，阳跷脉所出，在外踝下陷中，容爪甲肉际。治腰痛不能举体，足腨寒不能久立，坐若在舟车中，癫疾。针入三分④。

金门二穴，一名关梁，在足外踝下，足太阳之郄，阳维所别属也。治霍乱转筋，膝腨疫，身战不能久立，癫痫，尸厥暴疝，

---

① 颎：文瑞楼本同，明抄本、乾隆本作"颈"，日本抄本作"烦"。

② 如：明抄本、乾隆本、文瑞楼本同，日本抄本无。

③ 脚痿：明抄本、乾隆本、文瑞楼本同，日本抄本作"痿脚"。

④ 分：明抄本、乾隆本、文瑞楼本同，日本抄本此后有"灸三壮"。

小儿发痫，张口摇头，身反折。可灸三壮，炷如小麦大。针入一分。

京骨二穴，在足外侧大骨下，赤白肉际陷中，足太阳脉之所过也，为原。治膝痛不得屈伸，目内眦赤烂，疟寒热，善惊不欲食，筋挛，足胕痠，髀枢痛，颈项强，腰背不可俯仰，鼽衄血不止，目眩。针入三分。可灸七壮。

束骨二穴，木也，在足小指本节后陷中，足太阳脉所注也，为腧。治腰如折，腨如结，耳聋，恶风寒，目眩，项不可回顾，目内眦赤烂。可灸三壮。针入三分。

通谷二穴，水也，在足小指外本节前陷中，足太阳脉之所流也，为荥。治头重目眩，善惊引，鼽衄，颈项痛，目眪眪。甄权曰：结积留饮，胸满食不化。可灸三壮。针入二分。

至阴二穴，金也，在足小指外侧，去爪甲角如韭叶，足太阳脉之所出也，为井。治目生翳，鼻塞头重，风寒从足小指起，脉痹，上下带胸胁痛无常，转筋，寒疟，汗不出，烦心，足下热，小便不利，失精。针入二分。可灸三壮。

凡此足太阳之脉，常多血少气，刺之当出血恶气。其经从头走足，审其经脉，明其逆顺，而迎随之，以行补泻。气盛则泻之，虚则补之，热则疾之，寒则留之，陷下则灸之，不盛不虚，以经取之。此治足太阳之法也。

足少阴肾经第八

足少阴肾之经，起于小指之下，斜趣足心，出于然谷之下，循内踝之后，别入跟中，以上腨内，出腘内廉，上股内后廉，贯脊属肾，络膀胱。其直者，从肾上贯肝膈，入肺中，循喉咙，侠舌本。其支者，从肺出络心注胸中。是动则病饥不欲食，面黑如地色[1]，咳唾则有血，喝喝如[2]喘，坐而欲起，目眪眪如无所见，心

---

[1] 面黑如地色：明抄本、乾隆本、文瑞楼本同，日本抄本作"面如漆柴"。

[2] 如：明抄本、乾隆本、文瑞楼本同，日本抄本作"而"。

如悬，病①饥状。气不足则善恐，惕惕如人将捕之，是为骨厥。是主肾所生病者，口热舌干，咽肿上气，嗌干及痛，烦心心痛，黄疸肠澼，脊臀股内后廉痛，痿厥嗜卧，足下热而痛。盛者，气口②大再倍于人迎；虚者，气口反小于人迎也。

足少阴之别，名曰大钟，当踝后绕跟，别走太阳。其别者并经上走于心包下，外贯腰脊。其病气逆则烦闷，实则闭癃，虚则腰痛。取之所别也。

足少阴之筋，起于小指之下，并太阴③之筋，斜走内踝之下，结于踵，与太阳之筋合而上结于内辅之下，并太阴之筋而上，循阴股，结于阴器，循脊内，侠膂，上至项，结于枕骨，与足太阳之筋合。其病足下转筋，及所过而结者，皆痛及转筋。病在此者，主痫、瘛及痉，在外者不能俯，在内者不能仰，故阳病者腰反折不能俯，阴病者不能仰。治在燔针劫刺，以知为数，以痛为输。在内者熨引饮药，发数甚者死不治。名曰仲秋痹也。

邪客于足少阴之络，令人卒心痛暴胀，胸胁支满。无积者，刺然骨之前出血，如食顷而已。不已，左取右，右取左。病新发者五日④已。

邪客于足少阴之络，令人嗌痛不可内食，无故善怒，气走上贲。刺足下中央之脉各三痏，凡六刺，立已，左刺右，右刺左。嗌中肿不能内，唾时不能出唾者，刺然骨之前，出血立已，左右互刺。

肾病者，腹大胫肿，喘咳身重，寝汗出憎风。虚则胸中痛，大腹小腹痛，清厥意不乐。取其经，少阴、少阳⑤血者。

肾热病者，先腰痛胻痠，苦渴数饮，身热，热⑥争则项痛而强，胻寒且痠，足下热，不欲言。其逆则项痛员员澹澹然，戊

---

① 病：明抄本、乾隆本、文瑞楼本同，日本抄本作"若"。
② 气口：文瑞楼本同，明抄本、乾隆本作"气"，日本抄本作"寸口"。
③ 太阴：明抄本、乾隆本、文瑞楼本同，日本抄本作"足太阴"。
④ 五日：明抄本、乾隆本、文瑞楼本同，日本抄本作"取五日"。
⑤ 少阳：明抄本、乾隆本、文瑞楼本同，日本抄本作"太阳"。
⑥ 热：明抄本、乾隆本、文瑞楼本同，日本抄本作"火"。

已甚，壬癸大汗，气逆则戊已死，刺足少阴太阳。肾热病者，颐先赤，故热病先身重骨痛，耳聋好瞑，刺足少阴，病甚为五十九刺。

足少阴肾经，从足走胸中，长六尺五寸，左右共一丈三尺，凡五十四穴。

涌泉，二穴。一名地冲。在足心陷中屈足卷指宛宛中。然谷，二穴。一名龙渊。在足内踝前大骨下陷中。太溪，二穴。在足内踝后跟骨上动脉陷中。大钟，二穴。在足跟后冲中。照海，二穴。在足内踝下，阴跷脉所生。水泉，二穴。去太溪下一寸，在内踝下。复溜，二穴。一名伏白，一名昌阳。在足内踝上二寸。交信，二穴。在内踝上二寸，少阴前太阴后。筑宾，二穴。在内踝上腨分中，阴维之郄。阴谷，二穴。在膝内辅骨后大筋下小筋上。横骨，二穴。在大赫下一寸。大赫，二穴。一名阴维，一名阴关。在气穴下一寸。气穴，二穴。一名子户。在四满下一寸。四满，二穴。一名髓府。在中注下一寸。中注，二穴。在肓腧下一寸。肓腧，二穴。在商曲下一寸，去脐傍五分。商曲，二穴。在石关下一寸。石关，二穴。在阴都下一寸。冲脉、足少阴之会。阴都，二穴。一名食宫。在通谷下一寸。通谷，二穴。在幽门下一寸。幽门，二穴。一名上门。在巨阙傍相去各五分。步郎，二穴。在神封下一寸六分。神封，二穴。在灵墟下一寸六分。灵墟，二穴。在神藏下一寸六分。神藏，二穴。在彧中下一寸六分。彧中，二穴。在腧府下一寸六分陷中。腧府，二穴。在巨骨下璇玑傍二寸陷中。

涌泉二穴，木也，一名地冲，在足心陷中，屈足卷指宛宛中，足少阴脉之所出也，为井。治腰疼痛，大便难，心中结热，风疹风痫，心痛不嗜食，妇人无子，咳嗽身热，喉痹，胸胁满，目眩，男子如盅，女子如妊娠，五指端尽痛，足不得践地。可灸三壮。针入五分，无令出血。淳于意云：汉北齐王阿母患足下热，喘满，谓曰热厥也，当刺足心，立愈。

然谷二穴，火也，一名龙渊，在足内踝前起大骨下陷中，足少阴脉之所流也，为荥。治咽内肿，心恐惧如人将捕之，涎出，喘呼少气，足跗肿不得履地，寒疝，少腹胀，上抢胸胁，咳唾血，喉痹，淋沥，女子不孕，男子精溢，胻酸不能久立，足一寒一热，舌纵，烦满消渴，初生小儿脐风口噤，痿厥，洞泄。可灸三壮。针入三分，不宜见血。

太溪二穴，土也，在内踝后跟骨上动脉陷中，足少阴脉之所注也，为腧。治久疟咳逆，心痛如锥刺，手足寒至节，喘息者死，呕吐口中如胶，善噫，寒疝，热病汗不出，默默嗜卧，溺黄消瘅，大便难，咽肿唾血，若疹癖，寒热咳嗽，不嗜食，腹胁痛，瘦瘠，手足厥冷。可灸三壮。针入三分。

大钟二穴，在足跟后冲中，走太阳、足少阴络。治实则小便淋闭洒洒，腰脊强痛，大便秘涩，嗜卧，口中热；虚则呕逆多寒，欲闭户而处，少气不足，胸张喘息舌干，咽中食噎不得下，善惊恐不乐，喉中鸣，咳唾血。可灸三壮。针入二分，留七呼。

水泉二穴，少阴郄也，去太溪下一寸，在内踝下。治月事不来，来即多，心下闷痛，目䀮䀮不能远视，阴挺出，小便淋沥，腹中痛。可灸五壮，针入四分。

照海二穴，阴跷脉所生，在足内踝下。治嗌干，四肢懈惰，善悲不乐，久虚卒疝，少腹痛，呕吐嗜卧，大风偏枯，半身不随，女子淋沥阴挺出。针入三分。可灸七壮。

复溜二穴，金也，一名昌阳，一名伏白，在足内踝上二寸陷中，足少阴脉之所行也，为经。治腰脊内引痛，不得俯仰起坐，目䀮䀮，善怒多言，舌干涎自出，足痿不收履，胻寒不自温，腹中雷鸣，腹胀如鼓，四肢肿，十水病①，溺青赤黄白黑，青取井，赤取荥，黄取腧，白取经，黑取合，血痔泄后肿，五淋，小便如散火，骨寒热，汗注不止。可灸五壮。针入三分，留三呼。

交信二穴，在内踝上二寸，少阴前太阴后廉前筋骨间腨足，

---

① 病：明抄本、乾隆本、文瑞楼本同，日本抄本作“痛”。

阴跷之郄。治气淋癞疝，阴急，股引䯒内廉骨痛，又泄利赤白，女子漏血不止。可灸三壮。针入四分，留五呼。

筑宾二穴，在内踝上腨分中。治小儿胎疝，痛不得乳[1]，癫疾狂言，呕吐沫，足腨痛。可灸五壮。针入三分。

阴谷二穴，水也，在膝内辅骨后大筋下小筋上，按之应手，屈膝乃取之，足少阴脉之所入也，为合。治膝痛不得屈伸，舌纵涎下，烦逆溺难，少腹急引阴痛，股内廉痛，妇人漏血不止，腹胀满不得息，小便黄，男子如蛊，女子如妊娠。可灸三壮。针入四分，留七呼。

横骨二穴，在大赫下一寸。治腹胀小便难，阴器纵伸痛。可灸三壮。

大赫二穴，一名阴维，一名阴关，在气穴下一寸，冲脉、足少阴之会。治男子阴器结缩，女子赤带下。可灸五壮。针入三分。

气穴二穴，在四满下一寸，一名胞门，一名子户，冲脉、足少阴之会。治月事不调，泄利不止，奔气上下，引腰脊痛。可灸五壮。针入三分。

四满二穴，一名髓府，在中注下一寸，冲脉、足少阴之会。治脐下积聚疝瘕，肠澼切痛，振寒，大腹石水，妇人恶血疠[2]痛。针入三分。可灸三壮。

中注二穴，在肓腧下一寸，冲脉、足少阴之会。治少腹有热，大便坚燥不利[3]。可灸五壮。针入一寸。

肓腧二穴，在商曲下一寸，脐傍各五分，冲脉、足少阴之会。治大腹寒疝，大便干燥，腹中切痛。可灸五壮。针入一寸。

商曲二穴，在石关下一寸，冲脉、足少阴之会。治腹中积聚，肠中切痛，不嗜食。可灸五壮。针入一寸。

石关二穴，在阴都下一寸，冲脉、足少阴之会。疗脊强不开，

---

① 乳：明抄本、乾隆本、文瑞楼本同，日本抄本作"气"。

② 疠：文瑞楼本同，明抄本、乾隆本、日本抄本作"疼"。

③ 治少腹……坚燥不利：此11字明抄本、乾隆本、文瑞楼本同，日本抄本作"治腹中积聚，肠中切痛，不嗜食"。

多唾，大便秘涩，妇人无子，脏有恶血上冲，腹中疠痛不可忍，可灸三壮。针入一寸。

阴都二穴，一名食宫，在通谷下一寸，冲脉、足少阴之会。治身寒热疟痛，心下烦满气逆。可灸三壮。针入三分。

通谷二穴，在幽门下一寸，冲脉、足少阴之会。治失欠口喝，食饮善呕，暴哑①不能言。针入五分。可灸五壮。

幽门二穴，侠巨阙两傍各五分，冲脉、足少阴之会。治胸中引痛，心下烦闷，逆气里急，支满不嗜食，数咳健忘，泄利脓血，少腹胀满，呕沫吐涎喜唾，女子心痛逆气，善吐食不下。可灸五壮。针入五分。

步郎二穴，在神封下一寸六分陷中，仰而取之，足少阴脉气所发。治胸胁支满，鼻塞不通，呼吸少气，喘息不得举臂。针入三分。灸五壮。

神封二穴，在灵墟下一寸六分，仰而取之，足少阴脉气所发。治胸满不得息，咳逆，乳痈，洒淅恶寒。可灸五壮。针入三分。

灵墟二穴，在神藏下一寸六分陷中，仰而取之，足少阴脉气所发。治胸胁支满，痛引胸不得息，咳逆呕吐，胸满不嗜食。针入三分。可灸五壮。

神藏二穴，在彧中下一寸六分陷中，仰而取之，足少阴脉气所发。治胸胁支满，咳逆喘不得息，呕吐胸满不嗜食。可灸五壮。针入三分。

彧中二穴，在腧府下一寸六分陷中，仰而取之，足少阴脉气所发。治胸喘胁支满，咳逆喘不能食饮。针入四分。可灸五壮。

腧府二穴，在巨骨下璇玑傍各二寸陷中，仰而取之，足少阴脉气所发。治咳逆上喘，呕吐胸满，不得饮食。可灸五壮。针入三分。

凡此足少阴之脉，常少血多气，刺之当出气恶血。其经之

---

① 善呕暴哑：文瑞楼本同，明抄本、乾隆本作"善暴呕"，日本抄本作"善呕暴血"。

行，从足走腹，审其逆从而迎随之。虚则补之，实则泻之，热则疾之，寒则留之，陷下则灸之，不盛不虚，以经取之。治足少阴之法也。

手厥阴心主经第九

手厥阴心包络之经，起于胸中，出属心包[1]，下膈历络三焦。其支者循胸出胁，下腋三寸，上抵腋下，循臑内行太阴、少阴之间，入肘中，下臂行两筋之间，入掌中，循中指出其端。其支者别掌中，循小指、次指出其端。是动则病手心热，肘挛急，腋肿，甚则胸胁支满，心中澹澹大动，面赤目黄，喜笑不休。是主脉所生病者，烦心心痛，掌中热。盛者，气口大一倍于人迎；虚者，气口反小于人迎也。

手心主之别，名曰内关，去腕二寸，出于两筋之间，循经以上，系于心包络。心系实则心痛，虚则为烦[2]。取之两筋间也。

手心主之筋，起于中指，与太阴之筋并行，结于肘内廉，上臂阴，结腋下，下散前后挟胁。其支者，入腋，散胸中，结于贲。其病当所过者支转筋，前及胸痛息贲。治在燔针劫刺，以知为数，以痛为输。名曰孟冬痹也。

手厥阴心包脉，从腹走手，长三尺五寸，左右共七尺，凡一十八穴。

天池，二穴。一名天会。在乳后一寸腋下三寸，着胁直腋撅肋间。天泉，二穴。一名天湿。在曲腋下去臂一寸，举臂取之。曲泽，二穴。在肘内廉下陷中，屈肘得之。郄门，二穴。在掌后去腕五寸。间使，二穴。在掌后三寸，两筋间陷中。内关，二穴。在掌后去腕二寸。太陵，二穴。在掌后两筋间陷中。劳宫，二穴。在掌中央，屈无名指取之。中冲，二穴。在手中指之端，去爪甲如韭叶。

天池二穴，在乳后一寸腋下三寸，著胁直腋撅肋间，一名天

---

① 心包：明抄本、乾隆本、文瑞楼本同，日本抄本作"心包络"。
② 烦：明抄本、乾隆本、文瑞楼本同，日本抄本作"头强"。

会，手心主、足少阳之会。治寒热，胸膈烦满，头痛，四肢不举，腋下肿，上气，胸中有声喉中鸣。可灸三壮。针入三分。

天泉二穴，一名天湿，在曲腋下二寸，举臂取之。治心病，胸胁支满，咳逆，膺背胛间臂外廉痛。针入六分。可灸三壮。

曲泽二穴，水也，在肘内廉陷中，屈肘取之，手厥阴脉之所入也，为合。治心痛善惊，身热烦渴口干，逆气呕血，风疹，臂肘手腕善动摇。可灸三壮。针入三分，留七呼。

郄门二穴，去腕五寸，手厥阴郄。治心痛，衄血呕哕，惊恐畏人，神气不足。针入三分。可灸五壮。

间使二穴，金也，在掌后三寸两筋间陷中，手厥阴脉之所行也，为经。治心悬如饥，卒狂，胸中澹澹，恶心寒，呕吐，怵惕，寒中少气，掌中热，腋肿肘挛，卒心痛，多惊，喑不得语，咽中如鲠。可灸五壮。针入三分。岐伯云：可灸鬼邪。

内关二穴，在掌后去腕二寸，别走少阳。治目赤支满，中风肘挛，实则心暴痛，虚则心烦惕惕。针入五分。可灸三壮。

太陵二穴，土也，在掌后两筋间陷中，手厥阴脉之所注也，为腧。治热病汗不出，臂挛腋肿，善笑不休，心悬若饥，喜悲泣惊恐，目赤，小便如血，呕逆，狂言不乐，喉痹口干，身热头痛，短气胸胁痛。针入五分。可灸三壮。

劳宫二穴，火也，在掌中央动脉中，屈无名指取之，手厥阴脉之所流也，为荥。治中风善怒，悲笑不休，手痹，热病三日汗不出，怵惕，胸胁痛不可转侧，大小便血，衄血不止，气逆呕哕，烦渴，食饮不下，口中腥臭，胸胁支满，黄疸目黄。可灸三壮。

中冲二穴，木也，在手中指端，去爪甲如韭叶陷中，手厥阴心主脉之所出也，为井。治热病烦闷汗不出，掌中热，身如火，心痛烦满舌强。针入一分。

凡此手心主之脉，多血少气，刺之当出血恶气。其经从脏走手，审而迎随。盛则泻之，虚则补之，热则疾之，寒则留之，陷下则灸之，不盛不虚，以经取之。此治厥阴之法也。

手少阳三焦经第十

手少阳三焦之经，起于小指次指之端，上出两指之间，循手表腕，出臂外两骨之间，上贯肘，循臑外，上肩而交出足少阳之后，入缺盆，布膻中，散络心包，下膈遍属三焦。其支者，从膻中上出缺盆，上项系耳后，直上出耳上角，以屈下颊至䪼。其支者，从耳后入耳中，出走耳前，过客主人前，交颊，至目锐眦。是动则病耳聋，浑浑焞焞，嗌肿喉痹。是主气所生病者，汗出，目锐眦痛，颊痛①，耳后肩臑肘臂外眦痛，小指次指不用。盛者，人迎大一倍于气口；虚者，人迎反小于气口②也。

手少阳之别，名曰外关，去腕二寸，外绕臂注胸中，合心主。病实则肘挛，虚则不收。取之所别也。

手少阳之筋，起于小指次指之端，结于腕，上循臂，结于肘，上绕臑外廉，上肩，走颈，合手太阳。其支者，当曲颊入系舌本。其支者，上曲牙，循耳前，属目外眦，上乘颔，结于角。其病当所过者，即支转筋，舌卷。治在燔针劫刺，以知为数，以痛为输。名曰季夏痹也。

邪客于手少阳之络，令人喉痹舌卷，口干心烦，臂外廉痛，手不及头。刺手中指次指爪甲上，去端如韭叶各一痏。壮者立已，老者有顷已。左取右，右取左，比③新病数日已。

手少阳三焦经，从手走头，长五尺，左右共一丈，凡四十六穴。

关冲，二穴。在手小指次指之端，去爪甲如韭叶。**液门**，二穴。在手小指次指间陷中。**中渚**，二穴。在手小指次指本节后间。**阳池**，二穴。一名别阳。在手表腕上陷中。**外关**，二穴。在腕后二寸，别走心主。**支沟**，二穴。在腕后三寸，两骨之间。**会宗**，二穴。在腕后三寸空中一寸。**三阳络**，二穴。在臂上大交脉，支沟上

---

① 痛：明抄本、乾隆本、文瑞楼本同，日本抄本作"肿"。
② 气口：明抄本、乾隆本、文瑞楼本同，日本抄本作"寸口"。
③ 比：明抄本、乾隆本、文瑞楼本同，日本抄本作"此"。

一寸。四渎，二穴。在肘前五寸外廉陷中。天井，二穴。在肘外大骨后肘上一寸陷中。清冷渊，二穴。在肘上二寸。消泺，二穴。在肩下臂外间，腋斜肘分下行。臑会，二穴。在肩前廉去肩头三寸。肩髎，二穴。在肩端臑上，举臂取之。天髎，二穴。在肩缺盆中上毖骨之际陷中。天牖，二穴。在颈大筋外，缺盆上天容后天柱前完骨下发际上。翳风，二穴。在耳后尖角陷中。瘈脉，二穴。在耳本后鸡足青脉中。颅息，二穴。在耳后青脉中。角孙，二穴。在耳郭中间上，开口有空。丝竹空，二穴。一名目髎。在眉后陷中。和髎，二穴。在耳前兑发陷中。耳门，二穴。在耳前起肉当耳中缺者。

关冲二穴，金也，在手小指次指之端，去爪甲角如韭叶，手少阳脉之所出也，为井。治喉痹舌卷口干，头痛霍乱，胸中气噎不嗜食，臂肘痛不可举，目生翳膜，视物不明。针入一分。灸一[①]壮。

液门二穴，水也，在手小指次指间陷中，手少阳脉之所流也，为荥。治惊悸妄言，咽外肿，寒厥手臂痛，不能自上下，痎疟寒热，目眩头痛，暴得耳聋，目赤涩，齿龋痛。针入二[②]分。可灸三[③]壮。

中渚二穴，木也，在手小指次指本节后间陷中，手少阳脉之所注也，为腧。治热病汗不出，目眩头痛耳聋，目生翳膜，久疟咽肿，肘臂痛，手五指不得屈伸。针入二分。可灸三壮。

阳池二穴，一名别阳，在手表腕上陷中，手少阳脉之所过也，为原。治寒热疟，或因折伤手腕，捉物不得，肩臂痛不得举。针入二分，留三呼。不可灸。

外关二穴，手少阳络，在腕后二寸陷中。治肘臂不得屈伸，手五指[④]尽痛，不能握物，耳聋无所闻。可灸三壮。针入三分，留

---

① 一：明抄本、乾隆本、文瑞楼本同，日本抄本作"三"。
② 二：明抄本、乾隆本、文瑞楼本同，日本抄本作"一"。
③ 三：日本抄本、文瑞楼本同，明抄本、乾隆本作"五"。
④ 五指：明抄本、乾隆本、文瑞楼本同，日本抄本作"指"。

七呼。

支沟二穴，火也，在腕后三寸两骨之间陷中，手少阳脉之所行也，为经。治热病汗不出，肩臂痠重，胁腋痛，四肢不举，霍乱呕吐，口噤不开，暴哑不能言。可灸二七壮。针入二分。

会宗二穴，在腕后三寸空中一寸。治肌肤痛，耳聋风痫。针入三分。可灸三壮。

三阳络二穴，在臂上大交脉支沟上一寸。治嗜卧身体不欲动，耳卒聋，齿龋，暴哑不能言。可灸七壮。禁不可针。

四渎二穴，在肘前五寸外廉陷中。治暴气耳聋，齿龋痛。可灸三壮。针入六分，留七呼。

天井二穴，土也，在肘外大骨后，肘后上一寸两筋间陷中，屈肘得之，手少阳脉之所入也，为合。甄权云：曲肘后一寸，又手按膝头取之两筋骨罅。治心胸痛，咳嗽上气，唾脓不嗜食，惊悸瘈疭，风痹臂肘痛，捉物不得。可灸三壮。针入三分。

清冷渊二穴，在肘上二寸，伸肘举臂取之。治臑从肩臂不举，不得带衣。可灸三壮，针入三分。

消泺二穴，在肩下臂外，腋斜肘分下行。治寒热风痹，项痛肩背急。针入六分。可灸三壮。

臑会二穴，一名臑髎，在肩前廉去肩头三寸，手阳明之络。治项瘿气瘤，臂痛不能举，气肿胅痛。针入七分，留十呼，得气即泻。可灸七壮。

肩髎二穴，在肩端臑上陷中，举臂取之。治肩重不可举臂肘。可灸三壮，针入七[1]分。

天髎二穴，在肩缺盆中上毖骨之际陷中央，手少阳、阳维之会。治肩肘痛引头项急，寒热，缺盆中痛，汗不出，胸中烦满。针入八分[2]。可灸三壮。

天牖二穴，在颈筋间缺盆上，天容后天柱前完骨下发际上，

---

① 七：日本抄本、文瑞楼本同，明抄本、乾隆本作"二"。
② 针入八分：明抄本、乾隆本、文瑞楼本同，日本抄本无。

手少阳脉气所发。治头风面肿，项强不得回顾。针入一寸，留七呼。不宜①补之，亦不宜灸。若灸之，面肿眼合，先取噫嘻，后针天牖、风池，其病即差。若不先针噫嘻，即难瘳其疾也。

翳风二穴，在耳后陷中，按之引耳中，手、足少阳之会。治耳聋，口眼㖞斜，失欠脱颌，口噤不开，吃不能言，颊肿，牙车急痛。针入十②分。可灸七壮。

瘛脉二穴，一名资脉，在耳本后鸡足青络脉。刺出血如豆汁，不宜出血多。治头风耳鸣，小儿惊痫瘛疭，呕吐，泄痢无时，惊恐，眵𥉂目睛不明。可灸三壮。针入一分。

颅息二穴，在耳后间青络脉，足少阳脉气所发。治身热头重，胁痛不得转侧，风痓耳聋，小儿发痫瘛疭，呕吐涎沫，惊恐失精，瞻视不明。不宜针。可灸七壮。

角孙二穴，在耳郭中间上开口有空，手、足少阳之会。治目生肤翳，齿龈肿。可灸三壮。

丝竹空二穴，一名目髎，在眉后陷中，足少阳脉气所发。禁不可灸，不幸使人目小，久令人目无所见。治目眩头痛，目赤视物眯眯，风痫，目戴上不识人，眼睫毛倒，发狂，吐涎沫，发即无时。针入三分，留三呼。宜泻不宜补。

和髎二穴，在耳前兑发下横动脉，手少阳脉气所发。治牙车引急头重痛，耳中嘈嘈，颔颊肿。针入七分。可灸三壮。

耳门二穴，在耳前起肉当耳缺者。治耳有脓汁出生疮，聤耳聤耳，耳鸣如蝉声，重听无所闻，齿龋。针入三分，留三呼。可灸三壮。

凡此手少阳之脉，少血多气，刺当出气恶血。其经从手走头，顺之为随，逆之为迎，盛则泻之，虚则补之，热则疾之，寒则留之，陷下则灸之，不盛不虚，以经取之。此治手少阳之法也。

---

① 不宜：明抄本、乾隆本、文瑞楼本同，日本抄本作"宜"。
② 十：明抄本、乾隆本、文瑞楼本同，日本抄本作"三"。

足少阳胆经第十一

足少阳胆之经，起于目锐眦，上抵头角，下耳后，循颈，行手少阳之前至肩上，却交出手少阳之后，入缺盆。其支者，从耳后入耳中，出走耳前，至目锐眦后。其支别者，锐眦下大迎[1]，合于手少阳，抵于顀下，加颊车下颈，合缺盆，以下胸中，贯膈络肝属胆，循胁里出气街，绕毛际，横入髀厌中。其直者，从缺盆下腋循胸，过季胁下，合髀厌中，以下循髀阳，出膝外廉下外辅骨之前，直下抵绝骨之端，下出外踝之前，循足跗上入小指次指之间。其支者，别跗上入大指之间，循大指歧骨内出其端，还贯爪甲，出三毛。是动则病口苦，善太息，心胁痛不能转侧，甚则面微尘[2]，体无膏泽，足外反热，是为阳厥。是主骨所生病者，头角[3]颔痛，目锐眦痛，缺盆中肿痛，腋下肿，马刀侠瘿，汗出振寒，疟，胸、胁、肋、髀、膝外至胫，绝骨、外踝前及诸节皆痛，小指、次指不用。盛者，人迎大一倍于气口；虚者，人迎反小于气口也。

足少阳之别，名曰光明，去踝五寸，别走厥阴，下络足跗。实则厥，虚则痿躄，坐不能起。取之所别也。

足少阳之筋，起于小指、次指，上结外踝，上循胫外廉，结于膝外廉。其支者，别起于外辅骨，上走髀，前者结于伏兔之上，后者结于尻。其直者，上胁乘[4]季胁，上走腋前廉，侠于膺乳，结于缺盆。直者上出腋，贯缺盆，出太阳之前，循耳后，上额角，交巅上，下走颔，上结于頄[5]。其支者，结于目外眦为外维。其病小指、次指支转筋，引膝外转筋，膝不可屈伸，腘筋急，前引髀，

---

① 其支别……下大迎：此9字明抄本、乾隆本、文瑞楼本同，日本抄本作"其支者别锐眦下大迎"。

② 微尘：明抄本、乾隆本、文瑞楼本同，日本抄本作"微有尘"。

③ 角：明抄本、乾隆本、文瑞楼本同，日本抄本作"痛"。

④ 胁乘：明抄本、乾隆本、文瑞楼本同，日本抄本作"乘胁"。

⑤ 頄：原作"䪼"，明抄本、乾隆本、日本抄本、文瑞楼本同，据《灵枢·经筋》改。

后引尻，上即^①胁季胁痛，上引缺盆、膺、乳、颈维筋急，从左之右，右目不开，上过右角，并跷脉而行，左络于右，故伤左角，右足不用，命曰维筋相交。治在燔针劫刺，以知为数，以痛为输。名曰孟春痹。

邪客于足少阳之络，令人胁痛不得息，咳而汗出，刺足小指、次指爪甲上与肉交者各一痏，不得息立已，汗出立止。咳者温衣饮食，一日已，左刺右，右刺左，病立已。不已，复刺如法。

邪客于足少阳之络，令人留于枢中痛，髀不可举。刺枢中以毫针，寒则久留针，以月死生为数，立已。

热病先胸胁病，手足躁，刺足少阳，补足太阴，病甚者为五十九刺。热病先眩冒而热，胸胁满，刺足少阴少阳。

足少阳胆脉，从头走足，长八尺，左右共一丈六尺，凡八十六穴。

瞳子髎，二穴。在目外眦五分。听会，二穴。在耳前陷中开口有空。客主人，二穴。一名上关。在耳前上廉起骨，开口有空。颔厌，二穴。在曲周下颞颥上廉。悬颅，二穴。在曲周上颞颥中。悬厘，二穴。在曲周上颞颥下。曲鬓，二穴。在耳上发际曲隅陷中，鼓颔有空。率谷，二穴。在耳上入发际一寸五分。天冲，二穴。在耳上如前三^②分。浮白，二穴。在耳后入发际一寸。窍阴，二穴。在完骨上枕骨下。完骨，二穴。在耳后入发际四寸。本神，二穴。在曲差傍一寸五分入发际。阳白，二穴。在眉上一寸直目瞳子。临泣，二穴。当目上直入发际五分。目窗，二穴。一名至荣。在临泣后一寸。正营，二穴。在目窗后一寸。承灵，二穴。在正营后一寸五分。脑空，二穴。一名颞颥。在承灵后一寸五分，侠玉枕骨。风池，二穴。在颞颥后发际陷中。肩井，二穴。在肩上陷解中缺盆上大骨前，手足少阳、阳维之会。渊腋，二穴。在腋下^③三寸宛宛中。辄筋，二

---

① 上即：明抄本、乾隆本、文瑞楼本同，日本抄本作"即上乘"。

② 三：明抄本、乾隆本、文瑞楼本同，日本抄本作"五"。

③ 腋下：原作"腕下"，文瑞楼本同，据明抄本、乾隆本、日本抄本及《甲乙经·腋胁下凡八穴第十》改。

穴。在腋下三寸复前行一寸着胁。日月，二穴。在期门下五分，直乳第二肋下。京门，二穴。一名气府，一名气腧。在监骨腰中侠脊季肋本①。带脉，二穴。在季肋下一寸八分。五枢，二穴。在带脉下三寸，水道傍一寸五分。维道，二穴。在章门下五寸三分。居髎，二穴。在章门下八寸三分。环跳，二穴。在髀枢中。中渎，二穴。在髀骨外膝上五寸。阳关，二穴。在阳陵泉上三寸。阳陵泉，二穴。在膝下一寸外廉陷中。阳交，二穴。一名别阳。在外踝上七寸。外丘，二穴。在外踝上七寸。光明，二穴。在外踝上五寸。阳辅，二穴。在外踝上四寸，辅骨前绝骨端如前三分。悬钟，二穴。在外踝上三寸。丘墟，二穴。在足外踝下如前去临泣三寸。临泣，二穴。在足小指次指本节后间陷中，去侠溪一寸半。地五会。在足小指次指本节后。侠溪，二穴。在足小指次指岐骨间，本节前。窍阴，二穴。在足小指次指端去爪甲如韭叶。

瞳子髎二穴，在目外眦五分，手太阳、手足少阳之会。治青盲目无所见，远视䀮䀮，目中肤翳白膜，头痛，目外眦赤痛。可灸三壮。针入三分。

听会二穴，在耳前陷中，上关下一寸动脉宛宛中，张口得之，手少阳脉气所发。治耳聋，耳中状如蝉声，通耳食，牙车脱臼，相离一二寸。其穴侧卧张口取之，针入七分，留三呼，得气即泻，不须补。灸亦良，日可灸五壮至二七壮止，十日后依前报灸之即愈。

客主人二穴，一名上关，在耳前起骨上廉，开口有空，动脉宛宛中，足阳明少阳之会。治唇吻强，耳聋，瘛疭，口沫出，目眩，牙车不开，口噤，嚼食鸣，偏风口眼㖞斜，耳中状如蝉声。可灸七壮，艾炷不用大，箸头作炷。若针必须侧卧，张口取之乃得。禁不可针深，上关若刺深，令人欠而不得㰦。下关不得久留针，即㰦而不得欠，牙关急。是故上关不得刺深，下关不得久留针也。

颔厌二穴，在曲周下颞颥上廉，手足少阳、阳明之交会。治

---

① 本：明抄本、乾隆本、日本抄本同，文瑞楼本作"中"。

头风眩，目无所见，偏头痛，引目外眦急，耳鸣多嚏，颈项痛。针入七分，留七呼。可灸三壮。

悬颅二穴，在曲周上颞颥中，足少阳脉气所发。治热病烦满汗不出，头偏痛，引目外眦赤，身热齿痛，面肤赤痛。针入三分，留三呼。可灸三壮。

悬厘二穴，在曲周上颞颥下廉，手足少阳阳明之交会。治热病汗不出，头偏痛，烦心不欲食，目锐眦赤痛。针入三分。可灸三壮。

曲鬓二穴，在耳上发际曲隅陷中，鼓颔有空，足太阳少阳之会。治颊颔肿，引牙车不得开，急痛，口噤不能言。灸亦良，可灸七壮。针入三分。

率谷二穴，在耳上入发际一寸五分，太阳、少阳之会。治膈胃寒痰，伤酒风发①，膈两角弦痛，不能饮食，烦满呕吐不止。可灸三壮。针入三分。

天冲二穴，在耳上如前三分。治头痛，癫疾风痉，牙龈肿，善惊恐。可灸七壮。针入三分。

浮白二穴，在耳后入发际一寸，足太阳、少阳之会。治发寒热，喉痹，咳逆痰沫，胸中满不得喘息，耳鸣嘈嘈无所闻，颈项痈肿，及瘿气肩背不举，悉皆治之。针入五分。可灸七壮。

首窍阴二穴，在枕骨②下摇动有空，足太阳、少阳之会。治营疽发厉，项痛引头目痛。针入三分。可灸七壮。

完骨二穴，在耳后入发际四分。治头痛烦心，癫疾，头面虚肿，齿龋，偏风口眼㖞斜，颈项痛不得回顾，小便赤黄，喉痹颊肿。针入五分。可灸七壮。

本神二穴，在曲差傍一寸五分，一曰直耳上，入发际四分，足少阳、阳维之会。治目眩，颈项强急痛，胸胁相引，不得转侧，癫疾，呕吐涎沫。针入三分。可灸七壮。

---

① 风发：文瑞楼本同，明抄本、乾隆本作"感发"，日本抄本作"风肿"。
② 枕骨：明抄本、乾隆本同，日本抄本作"枕"，文瑞楼本作"骨枕"。

卷第一百九十一

四○二九

阳白二穴，在眉上一寸，直目瞳子，足少阳、阳维之会。治头目痛目眵，背腧寒栗，重衣不得温。可灸三壮。针入二分。

目临泣二穴，在目上直入发际五分陷中，足太阳、少阳之会。治卒中风不识人，目眩鼻塞，目生白翳多泪。针入三分，留七呼，得气即泻。

目窗二穴，在临泣后一寸，足少阳、阳维之会。治头面浮肿，痛引目外眦赤痛，忽头旋，目䀮䀮远视不明。针入三分。可灸五壮。三度刺，目大明。

正营二穴，在目窗后一寸，足少阳、阳维之会。治牙齿痛，唇吻急强，齿龋痛，头项偏痛。针入三分。可灸五壮。

承灵二穴，在正营后一寸五分，足少阳、阳维之会。治脑风头痛，恶风寒，衄衄，鼻塞息不利。可灸三壮。

脑空二穴，一名颞颥，在承灵后一寸五分，侠玉枕骨下陷中，足少阳、阳维之会。治脑风头痛不可忍，目瞑心悸，发即为癫风，引目眵，劳疾羸瘦，体热，颈项强不得回顾。针入五分，得气即泻。可灸三壮。魏公苦患头风，发即心闷乱目眩，华佗当针而立愈。

风池二穴，在颞颥后发际陷中，足少阳、阳维之会。治洒淅寒热，温病汗不出，目眩，苦头痛，痎疟，颈项痛不得回顾，目泪出，欠气多，鼻衄衄，目内眦赤痛，气发耳塞目不明，腰伛偻引项筋无力不收。针入七分，留七呼。可灸七壮。

肩井二穴，在肩上陷解中，缺盆上大骨前一寸半，以三指按取之，当中指下陷者是，一名髆井，手足少阳、阳维之会。治五劳七伤，颈项不得回顾，背髆闷，两手不得向头，或因扑伤腰髋疼，脚气上攻。可针入五分。此髆井足阳明之会，乃连入五脏气，若刺深则令人闷倒不识人，即速须三里下气，先补不泻，须臾平复如故。凡针肩井，皆以三里下其气。若妇人堕胎后手足厥逆，针肩井立愈。若灸更胜针，可灸七壮。

渊腋二穴，在腋下三寸宛宛中，举臂得之。治胸满马刀，臂不举。禁不宜灸，灸之不幸令人生肿蚀马疡，内溃者死，寒热生马疬可治。针入三分。

辄筋二穴，在腋下三寸复前一寸著胁，足少阳脉气所发。治胸中暴满，不得卧，不能喘息。可灸三壮。针入六分。

日月二穴，胆之募，在期门下五分，足太阴、少阳、阳维之会。治太息善悲，小腹热欲走，多唾，言语不正，四肢不收。可灸五壮。针入七分。

京门二穴，肾之募，一名气腧，一名气府，在监骨腰中季胁本侠脊。治腰痛不得俯仰，寒热膜胀，引背不得息，水道不利，溺黄，少腹急肿，肠鸣洞泄，髀枢引痛。可灸三壮。针入三分，留七呼。

带脉二穴，在季胁下一寸八分。治妇人少腹坚痛，月脉不调，带下赤白，里急瘈疭。可灸五壮。针入六分。

五枢二穴，在带脉下三寸，一云在水道傍一寸五分。治男子寒疝，阴卵上入小腹痛。针入一寸。可灸五壮。

维道二穴，在章门下五寸三分，足少阳带脉之会。治呕逆不止，三焦不调，水肿不嗜食。针入八分。可灸三壮。

居髎二穴，在章门下八寸三分，监骨上陷中，阳跷、足少阳之会。治腰引少腹痛，肩引胸臂挛急，手臂举不至肩。灸三壮。针入八分。

环跳二穴，在髀枢中，侧卧伸下足屈上足取之。治冷风湿痹风疹，偏风半身不随，腰胯痛不得转侧。可灸五十壮。针入一寸，留十呼。

中渎二穴，在髀骨外膝上五寸，分肉间陷中，足少阳络。治寒气客于分肉之间，痛攻上下，筋痹不仁。可灸五壮。针入五分，留七呼。

阳关二穴，在阳陵泉上三寸，犊鼻外陷中。治膝外痛不可屈伸，风痹不仁。针入五分。不可灸。

阳陵泉二穴，土也，在膝下一寸，外廉陷中，足少阳脉之所入也，为合。针入六分，得气即泻。又宜久留针。治膝伸不得屈，冷痹脚不仁，偏风半身不随，脚冷无血色。又以蹲坐取之。日可灸七壮，至七七壮即止。

阳交二穴，一名别阳，阳维郄，在足外踝上七寸，斜属三阳分肉之间。治寒厥惊狂，喉痹胸满面肿，寒痹膝胻不收。可灸三壮，针入六分，留七呼。

外丘二穴，在足外踝上七寸，少阳所生。治肤痛痿痹，胸胁胀满，颈项痛，恶风寒，癫疾。针入三分。可灸三壮。兼治猘[1]犬所伤，毒不出，发[2]寒热，速以三姓人灸所啮之处立愈。

光明二穴，在足外踝上五寸，别走厥阴，足少阳络也。治身解寒，淫泺胻疲，不能久立，与阳辅疗病法同。热病汗不出，卒狂，虚则痿痹，坐不能起，实则足胻热，膝痛，身体不仁，善啮颊。可灸五壮。针入六分，留七呼。

阳辅二穴，火也，在足外踝上四寸，辅骨前绝骨端如前三分，去丘墟七寸，足少阳脉之所行也，为经。治腰溶溶如坐水中，膝下肤肿，筋挛诸节尽痛，痛无常处，腋下肿瘘，马刀喉痹，膝胻疲，风痹不仁。可灸三壮。针入五分，留七呼。

悬钟二穴，在足外踝上三寸动脉中，足三阳之大络，按之阳明脉绝乃取之。治心腹胀满，胃中热不嗜食，膝胻痛，筋挛，足不收履，坐不能起。可灸五壮。针入六分，留七呼。

丘墟二穴，在足外踝下如前陷中，去临泣三寸，足少阳脉之所过也，为原。治胸胁满痛不得息，久疟振寒，腋下肿，痿厥坐不能起，髀枢中痛，目生翳膜，腿胻疲，转筋，卒疝少腹坚，寒热颈肿。可灸三壮。针入五分，留七呼。

足[3]临泣二穴，木也，在足小指、次指本节后间陷中，去侠溪一寸五分，足少阳脉之所注也，为腧。治胸中满，缺盆中及腋下肿，马刀疡瘘，善啮颊，天[4]牖中肿，淫泺胻疲目眩，枕骨合颅

---

① 猘：明抄本、乾隆本、文瑞楼本同，日本抄本作"风"。
② 发：明抄本、乾隆本、文瑞楼本同，日本抄本无。
③ 足：文瑞楼本同，明抄本、乾隆本、日本抄本无。
④ 天：明抄本、乾隆本、文瑞楼本同，日本抄本无。

痛^①，洒淅振寒，妇人月事不利，季胁支满，乳痈心痛，周痹痛无常处，厥逆气喘不能行，痎疟日发。可灸三壮。针入二分。

地五会二穴，在足小指次指本节后陷中，去侠溪一寸。治内伤唾血，足外皮肤不泽，乳肿。针入二分。不可灸，灸则使羸瘦，不三年卒。

侠溪二穴，水也，在足小指次指岐骨间，本节前陷中，足少阳脉之所流也，为荥。治胸胁支满，寒热汗不出，目外眦赤，目眩，颊颔肿，耳聋，胸中痛不可转侧，痛无常处。可灸三壮。针入三分。

足^②窍阴二穴，金也，在足小指、次指之端，去爪甲如韭叶，足少阳脉之所出也，为井。治胁痛咳逆不得息，手足烦热汗不出，转筋，痈疽头痛心烦，喉痹舌强口干，肘不可举，卒聋不闻人语。可灸三壮。针入一分。

凡此足少阳之脉，常少血多气，刺当出气恶血。其经从头走足，逆则为迎，顺则为随。气盛则泻之，虚则补之，热则疾之，寒则留之，陷下则灸之，不盛不虚，以经取之。此治足少阳之法也。

足厥阴肝经第十二

足厥阴肝之经，起于大指聚毛之际，上循足跗上廉，去内踝一寸，上踝八寸，交出太阴之后，上腘内廉，循股入阴毛中，环^③阴器，抵少腹，侠胃属肝络胆，上贯膈，布胁肋，循喉咙之后，上入颃颡，连目系上出额，与督脉会于巅。其支者，从目系下颊里，环唇内。其支者，复从肝别贯膈，上注肺。是动则病腰痛不可以俯仰，丈夫癞疝，妇人少腹肿，甚则嗌干，面尘脱色。是主肝所生病者，胸满呕逆洞泄^④，狐疝，遗溺闭癃。盛者，气口大一

---

① 颅痛：明抄本、乾隆本、文瑞楼本同，日本抄本作"颅前中痛"。

② 足：明抄本、乾隆本、文瑞楼本同，日本抄本无。

③ 环：明抄本、乾隆本、文瑞楼本同，日本抄本作"过"。

④ 洞泄：明抄本、乾隆本、文瑞楼本同，日本抄本作"飧泄"。

倍于人迎；虚者，气口反小于人迎也。

足厥阴之别，名曰蠡沟，去内踝五寸，别走少阳，其别者循胫上睾结于茎。其病气逆则睾肿卒疝，实则挺长热①，虚则暴痒。取之所别也。

足厥阴之筋，起于大指之上，上结于内踝之前，上循胫，上结内辅之下，上循阴股，结于阴器，络诸筋。其病足大指支内踝之前痛，内辅痛，阴股痛，转筋，阴器不用。伤于内则不起，伤于寒则阴缩入，伤于热则纵挺不收。治在行水渍之②。其病转筋者，治在燔针劫刺，以知为数，以痛为腧。名曰季秋痹也。

邪客足厥阴之络，令人暴疝卒痛③。刺足大指爪甲上与肉交者各一痏，男子立已，女子有顷已，左取右，右取左。

肝病者，两胁下痛引少腹，令人善怒，虚则目䀮䀮无所见，耳无所闻，善恐如人将捕之，取其经。厥阴与少阳，气逆则头痛，耳聋不聪，颊肿，取血者。

肝热病者，小便先黄，腹痛，多卧身热，热争则狂言及惊，胁满痛，手足躁，不得安卧。庚辛甚，甲乙大汗，气逆则庚辛死。刺足厥阴。

足厥阴肝经，从足走胸中，长六尺五寸，左右共一丈三尺，凡二十六穴。

大敦，二穴。在足大指端，去爪甲如韭叶。行间，二穴。在足大指间，动脉应手。太冲，二穴。在足大指本节后二寸或一寸半动脉中。中封，二穴。在足内踝前一寸，仰足而取之。蠡沟，二穴。在内踝上五寸。中都，二穴。一名中郄。在内踝上七寸。膝关，二穴。在犊鼻下二寸陷中。曲泉，二穴。在膝内辅骨下大筋上小筋下陷中。阴包，二穴。在膝上四寸股内廉两筋间。五里，二穴。在气冲下三寸阴股中动脉。阴廉，二穴。在羊矢下去气冲二寸。章门，二穴。

---

① 热：明抄本、乾隆本、文瑞楼本同，日本抄本无。
② 治在行水渍之：明抄本、乾隆本、文瑞楼本同，日本抄本作"治在行水清阴气"。
③ 暴疝卒痛：明抄本、乾隆本、文瑞楼本同，日本抄本作"卒疝暴病"。

一名长平，一名胁髎。在大横外直脐季肋端。期门，二穴。在不容傍一寸五分直乳第二肋端。

大敦二穴，木也，在足大指端，去爪甲如韭叶，及三毛中，足厥阴脉之所出也，为井。治卒疝，小便数，遗溺，阴头中痛，心痛汗出，阴上入腹，阴偏大，腹脐中痛，悒悒不乐。病左取右，右取左。腹胀肿满，少腹痛，中热喜寐，尸厥[1]状如死，妇人经血暴脱不止。可灸三壮。针入三分，留六呼。

行间二穴，火也，在足大指间动脉应手陷中，足厥阴脉之所流也，为荥。治溺难，又白浊，寒疝少腹肿，咳逆呕血，腰痛不能俯仰，腹中胀，心痛，色苍苍如死状，终日不得息，口㖞，四肢逆冷，嗌干烦渴，瞑不欲视，目中泪出，太息，癫疾短气。可灸三壮。针入六分，留十呼。

太冲二穴，土也，在足大指本节后二寸或一寸半陷中。此穴有动脉，诊之可诀男子死生之候。足厥阴脉之所注也，为腧。治腰引少腹痛，小便不利，状如淋，癫疝少腹肿，溏泄遗溺，阴痛面目苍色，胸胁支满，足寒，大便难，呕血，女子漏血不止，小儿卒疝，呕逆发寒，嗌干胕肿，内踝前痛，淫泺胻痠，腋下肿，马刀疡瘘唇肿。针入三分，留十呼。可灸三壮。

中封二穴，金也，在足内踝前一寸，仰足取之陷中，伸足乃得之，足厥阴脉之所行也，为经。治痎疟，色苍苍振寒，少腹肿，食快快绕脐痛，足逆，不嗜食，身体不仁，寒疝引腰中痛，或身微热。针入四分，留七呼。可灸三壮。

蠡沟二穴，在足内踝上五寸，别走少阳，足厥阴络。治卒疝，少腹肿，时少腹暴痛，小便不利如癃闭，数噫恐悸，少气不足，腹中痛，悒悒不乐，咽中闷如有息肉状，背拘急不可俯仰。针入二分，留三呼。可灸三壮。

中都二穴，一名中郄，在内踝上七寸胻骨中，与少阴相直。治肠澼，癫疝少腹痛，妇人经血暴脱，因产恶露不绝。针入三分。

---

① 厥：明抄本、乾隆本、文瑞楼本同，日本抄本作"脉"。

可灸五壮。

膝关二穴，在犊鼻下二寸陷中。治风痹，膝内痛引膑不可屈伸，喉咽中痛。针入四分。可灸五壮。

曲泉二穴，水也，在膝内辅骨下，大筋上小筋下陷中，屈膝取之，足厥阴脉之所入也，为合。治女子血瘕，按之如汤沃股内，少腹肿，阴挺出，丈夫癞疝阴股痛，小便难，腹胁支满，癃闭，少气泄利，四肢不举，实即身热，目眩痛，汗不出，目䀮䀮，膝痛筋挛不可屈伸，发狂衄血喘呼，少腹痛引喉咽。针入六分。灸三壮。又云：正膝屈内外两筋间宛宛中，又在膝曲横纹头。治风劳失精，身体极痛，泄水下利脓血，阴肿䯏痛。可灸三壮。针入六分，留十呼。

阴包二穴，在膝上四寸，股内廉两筋间，足厥阴别走。治腰尻引少腹痛，遗溺不禁。针入六分。可灸三壮。

足①五里二穴，在气冲下三寸，阴股中动脉。治肠②中满，热闭不得溺。可灸五壮。针入六分。

阴廉二穴，在羊矢下，去气冲二寸动脉中。治妇人绝产。若未经生产者，可灸三壮即有子。针入八分，留七呼。

章门二穴，脾之募，一名长平，一名胁髎，在大横外，直脐季肋端，侧卧屈上足伸下足，举臂取之，足厥阴、少阳之会。治肠鸣盈盈然食不化，胁痛不得卧，烦热口干不嗜食，胸胁支满喘息，心痛，腰痛不得转侧，伤饱，身黄羸瘦，贲豚腹肿，脊强，四肢懈堕，善恐少气，厥逆肩臂不举。可灸百壮。针入六分。

期门二穴，肝之募，在不容傍一寸五分，直两乳第二肋端，足太阴、厥阴、阴维之会。治胸中烦热，贲豚上下，目青而呕，霍乱泄利，腹坚硬，大喘不得安卧，胁下积气，女子产后余疾，食饮不下，胸胁支满，心中切痛善噫，若伤寒过经不解，当针期门使经不传。针入四分。可灸五壮。

① 足：明抄本、乾隆本、文瑞楼本同，日本抄本无。
② 肠：明抄本、乾隆本、文瑞楼本同，日本抄本作"腹"。

凡此足厥阴之脉，常多血少气，刺之当出血恶气。其经从足走腹，审其从逆，以行迎随。虚则补之，实则泻之，热则疾之，寒则留之，陷下则灸之，不盛不虚，以经取之。此治足厥阴之法也。

卷第一百九十二

针灸门

针灸门

奇经八脉

论曰：脉有奇常。十二经者，常脉也。奇经八脉，则不拘于常，故谓之奇经。盖言[①]人之气血，常行于十二经脉，其诸经满溢，则流入奇经焉。奇经有八脉，督脉督于后，任脉任于前。侠任脉者[②]冲脉，能为诸脉之海。阳维则维络诸阳，阴维则维络诸阴，阴阳更相维持，故诸经常调。维脉之外，又[③]有带脉者，束之犹带也。至于两足跷脉，有阴有阳。阳跷得[④]诸太阳之别，阴跷本诸少阴之别。譬犹圣人图设沟渠，以备水潦，斯无滥溢之患。人有奇经，亦若是也。今总集奇经八脉所发者气穴去处[⑤]，共成一编。

---

① 言：明抄本、乾隆本、文瑞楼本同，日本抄本作"以"。
② 侠任脉者：明抄本、乾隆本、文瑞楼本同，日本抄本无。
③ 又：明抄本、乾隆本、文瑞楼本同，日本抄本无。
④ 得：明抄本、乾隆本、文瑞楼本同，日本抄本作"行"。
⑤ 去处：明抄本、乾隆本、文瑞楼本同，日本抄本作"处所"。

督 脉

督脉者，起于少腹以下骨中央，女子入系廷①之端，其络循阴器，合篡间，绕篡后，别绕臀，至少阴，与巨阳中络者合，少阴上股内后廉，贯脊属肾，与太阳起于目内眦，上额交巅，上入络脑，还出别下项，循肩髆内，侠脊抵腰中，入循膂络肾。其男子循茎下至篡，与女子等。其少腹直上者，贯脐中央，上贯心入喉，上颐环唇，上系两目之中。此生病从少腹上冲心而痛，不得前后，为冲疝，其女子不孕，癃痔，遗尿，嗌干，治在督脉。

督脉之别，名曰长强，侠膂上项，散头上，下当肩胛左右别走太阳，入贯膂。实则脊强，虚则头重，取之所别。故《难经》曰：督脉起于下极之腧，并于脊里，上至风府，入属于脑，上巅循额至鼻柱，阳脉之海也。如为病，令人脊强反折。

督脉从头循脊骨入骶，长四尺五寸，凡二十七穴。

素髎，一穴。在鼻柱上端②。水沟，一穴。一名人中。在鼻柱下。人中，督脉、手阳明之交会，直唇取之。兑端，一穴。在唇上端。龈交，一穴。在唇内齿上缝③，督、任二脉之会。神庭，一穴。直鼻上入发际五分，督脉、足太阳、阳明三脉之会④。上星，一穴。在神庭后入发际一寸。囟会，一穴。在上星后一寸。前顶，一穴。在囟会后一寸五分。百会，一穴。一名三阳五会。在前顶后一寸五分顶中央旋毛中⑤，陷容豆，督脉、足太阳之交会⑥。后顶，一穴。一名交冲。在百会后一寸五分。强间，一穴。一名大羽。在后顶后一寸

---

① 入系廷：文瑞楼本同，明抄本、乾隆本作"系廷"，日本抄本作"以系廷孔"。

② 鼻柱上端：明抄本、乾隆本、文瑞楼本同，日本抄本作"鼻端准头"。

③ 齿上缝：文瑞楼本同，明抄本、乾隆本作"齿上绕"，日本抄本作"上齿缝中"。

④ 督脉……三脉之会：此11字明抄本、乾隆本、文瑞楼本同，日本抄本作"发高者发际是穴，发低者加二三分"。

⑤ 中：明抄本、乾隆本、文瑞楼本同，日本抄本作"心"。

⑥ 督脉足太阳之交会：明抄本、乾隆本、文瑞楼本同，日本抄本作"直两耳尖上对是穴"。

五分。脑户，一穴。一名西风^①，一名合颅。在枕骨上强间后一寸五分，督脉、足太阳之会。风府，一穴。一名舌本。入项发际一寸，脑户后一寸半，项大筋内宛宛中。哑门，一穴。在风府后五分，入发际五分，入系舌本，仰头取之。大椎，一穴。在第一顀上陷中，三阳、督脉所发。陶道，一穴。在项大顀节下间，督脉、足太阳之会，俯而取之。身柱，一穴。在第三顀节下间，俯而取之。神道，一穴。在第五顀节下间，俯而取之。灵台，一穴。在六顀下间，俯而取之。至阳，一穴。在第七顀下间，俯而取之。筋缩，一穴。在第九顀下间，俯而取之。脊中，一穴。在十一顀下间，俯而取之。禁不可灸，令人伛偻。悬枢，一穴。在十三顀节下间，伏而取之。命门，一穴。在十四顀节下间，伏而取之。阳关，一穴。在十六顀下间，伏而取之。腰腧，一穴。在二十一顀节下间。长强，一穴。在脊骶端。

上自素髎至龈交四穴，系鼻柱下。神庭至百会五穴，系额上。后顶至哑门五穴，属顶后至项。大椎以下一十二穴，属背脊。以上为督脉所发二十七穴。按《内经》督脉所发者，二十八穴。据法十顀下一穴，名中枢。阴尾尻骨两傍二穴，名长强。共有二十九穴。今多龈交一穴，少中枢一穴。会阳二穴，则系督脉别络，与少阳会，故止载二十七穴。

素髎一穴，一名面王，在鼻柱之端，督脉所发。治鼻塞瘜肉不消，多涕生疮。针入一分。不宜灸。

水沟一穴，在鼻柱下，一名人中，督脉、手阳明之会。治消渴饮水无度，水气遍身肿，失笑无时，癫痫，语不识尊卑，乍喜乍哭，牙关不开，面肿唇动，状如虫行，卒中恶。针入四分，留五呼，得气即泻。灸亦得，然不及针。若灸，可小雀粪大为艾炷，日可灸三壮，至七壮即罢。风水面肿，针此一穴出水尽，即顿愈。

兑端一穴，在唇上端。治癫疾吐沫，小便黄，舌干消渴，衄血不止，唇吻强，齿龈痛。针入二分。可灸三壮，炷如大麦。

龈交一穴，在唇内齿上龈缝筋中。治面赤心烦痛，颈项急不

① 西风：文瑞楼本同，明抄本、乾隆本、日本抄本作"匝风"。

得回顾，兼治小儿面疮癣久不除，点烙亦佳，鼻塞不利，目泪眵汁，内眦赤痒痛，生白肤翳，鼻中瘜肉蚀疮。针入三分。可灸三壮。

神庭一穴，在鼻直入发际五分，督脉、足太阳、阳明三脉之会。治癫疾风痫，戴目上视，不识人，头风目眩，鼻出清涕不止，目泪出，惊悸不得安寝。可灸二七壮，至七七壮止。岐伯曰：凡欲疗风，勿令灸多，缘风性轻，多即伤，惟宜灸一壮，至三七壮①止。禁不可针，针即发狂。

上星一穴，在鼻直上入发际一寸陷中，督脉气所发。治头风面虚肿，鼻塞不闻香臭，目眩，痰疟振寒热，病汗不出，目睛痛不能远视。以细三棱针刺之，即宣泄诸阳热气，无令上冲头目。可灸七壮，不宜多灸。若频灸，即拔气上，令人目不明。

囟会一穴，在上星后一寸陷中，可容豆，督脉气所发。治目眩面肿，鼻塞不闻香臭，惊痫，戴目上视，不识人。可灸二七壮，至七七壮。初灸即不痛，病去即痛，痛即罢灸。若是鼻塞，灸至四日渐退，七日顿愈。针入二分，留三呼，得气即泻。头风生白屑，多睡，针之弥佳，针讫以末盐生麻油相和，揩发根下，头风即永除。若八岁以下，即不得针，盖缘囟门未合，刺之不幸令人夭。

前顶一穴，在囟会后一寸五分，骨陷中，督脉所发。疗头风目眩，面赤肿，小儿惊痫风痫瘛疭，发即无时，鼻多清涕，项肿痛。针入一分。可灸三壮，至七七壮即止。

百会一穴，一名三阳五会，在前顶后一寸五分，顶中央旋毛中，可容豆，督脉、足太阳交会于巅上。治小儿脱肛久不差，风痫中风，角弓反张，或多哭，言语不择，发即无时，盛即吐沫，心烦惊悸健忘，痰疟，耳鸣耳聋，鼻塞不闻香臭。针入二分，得气即泻。可灸七壮，至七七壮即止。唐秦鸣鹤刺微出血，头痛立

---

① 三七壮：原作"三七粒"，日本抄本作"三壮"，据明抄本、乾隆本、文瑞楼本改。

愈。凡灸头顶，不过七七壮，缘头顶皮肤浅薄，灸不宜多。

后顶一穴，一名交冲，在百会后一寸五分，枕骨上，督脉气所发。治目晄晄，颈①项恶风寒，目眩头偏痛。可灸五壮。针入二分。

强间一穴，一名大羽，在后顶后一寸五分，督脉气所发。治脑旋目运，头痛不可忍，烦心呕吐涎沫，发即无时，颈项强，左右不得回顾。可灸七壮。针入二分。

脑户一穴，一名合颅，在枕骨上，强间后一寸五分，督脉足太阳之会。禁不可针，针之令人哑不能言。治目睛痛，不能远视，面赤目黄头肿。可灸七壮，亦不可妄灸，令人失音。

风府一穴，一名舌本，在项发际上一寸，大筋内宛宛中，疾言其肉立起，言休立下，督脉、阳维之会。禁不可灸，不幸使人失音。治头痛颈项急不得回顾，目眩鼻衄，喉咽痛，狂走目妄视。针入三分。

哑门一穴，一作喑门，一名舌横，一名舌厌，在项中央，入发际五分宛宛中，督脉、阳维之会，入系舌本，仰头取之。禁不可灸，灸之令人哑。治颈项强，舌缓不能言，诸阳热气盛，鼻衄血不止，头痛风汗不出，寒热风痉，脊强反折，瘛疭，癫疾头重。针入二分。

大椎一穴，一本作椎，今从页作椎，余皆仿此。在第一椎上陷中，手、足三阳、督脉之会。疗五劳七伤，温疟痎疟，气痓背髆拘急，颈项强不得回顾，风劳食气。针入五分，留三呼，泻五吸。若灸，以年为壮。自大椎下至尾骶骨，二十一椎，长三尺，折量取腧穴。凡度周身孔穴远近分寸，以男左女右，取中指内纹为一寸，《素问》云同身寸是也。又多用绳度量孔穴，绳多出缩，取穴不准。今以薄竹片，点量分寸，疗病准的。

陶道一穴，在大椎节下间，俯而取之，督脉、足太阳之会。治头重目瞑，洒淅寒热，脊强汗不出。可灸五壮。针入五分。

---

① 颈：明抄本、乾隆本、文瑞楼本同，日本抄本作"头"。

身柱一穴，在第三颒节下间，督脉气所发。治癫疾瘛疭，怒欲杀人，身热狂走，谵言见鬼。针入五分。灸七七壮。

神道一穴，在第五颒节下间，俯而取之，督脉气所发。治寒热头痛，进退往来，痎疟恍惚，悲愁健忘，惊悸。可灸七七壮至百壮。止小儿风痫瘛疭，可灸七壮。

灵台一穴，在第六颒节下间，俯而取之，督脉气所发①。

至阳一穴，在第七颒节下间，俯而取之，督脉气所发。治寒热解散，淫泺胫疫，四肢重痛，少气难言。可灸三壮。针入五分。

筋缩一穴，在第九颒节下间，俯而取之，督脉气所发。治惊痫狂走癫疾，脊急强，目转上悬。可灸三壮。针入五分。

脊中一穴，在第十一颒节下间，俯而取之，督脉气所发。治风痫癫邪，温病积聚下利。禁不可灸，灸则令人腰背伛偻。针入五分，得气即泻。

悬枢一穴，在第十三颒节下间，伏而取之，督脉气所发。治积气上下行，水谷不化下利，腰脊强不得屈伸，腹中留积。针入三分。可灸三壮。

命门一穴，一名属累，在第十四颒节下间，伏而取之，督脉气所发。治头痛不可忍，身热如火，汗不出，瘛疭里急，腰腹相引痛。针入五分，可灸三壮。

阳关一穴，在第十六颒节下间，伏而取之。针入五分。可灸三壮。

腰腧一穴，一名背解，一名腰柱，一名腰户，在第二十一颒节下间宛宛中，以挺腹舒身，两手相重支额，纵四体，然后乃取得其穴，督脉气所发。治腰髋疼，腰脊强，不得回转，温疟痎疟。针入八分，留三呼，泻五吸。可灸七壮，至七七壮。《甲乙经》云：针入二寸，留七呼。可灸七七壮。

---

① 发：明抄本、乾隆本、文瑞楼本同，日本抄本此后有"今俗以灸气喘不能卧，及风冷久嗽，火到便愈，针三分，灸三壮"。

长强一穴，一名气之阴郄，督脉络别，在脊骶端，足少阴、少阳所结会。治肠风下血，五种痔，疳蚀，下部蟨。针入三分，抽针以大痛为度。其穴跌地取之乃得。灸亦得，然不及针，日灸三十壮，至二^①百壮止。此痔根本是冷，慎冷食房劳。《甲乙经》云：针入二寸，留七呼。

任　脉

任脉者，与冲脉皆起于胞中，循脊里，为经络之海。其浮而外者，循腹上行，会于咽喉，别而络唇口。血气盛则肌肉热，血独盛则渗灌皮肤，生毫毛。妇人有余于气，不足于血，以其月事数下，任冲并伤故也。任冲之交脉不营其口唇，故髭须不生。是以任脉为病，男子内结七疝，女子带下瘕聚。故《内经》曰：任脉起于中极之下，以上毛际，循腹里，上关元，至喉咽，上颐循面入目^②。

凡此任脉之行，从胞中上注目，长四尺五寸，总二十四穴。按《内经》：任脉所发者二十八穴。经阙一穴，实有二十七穴。内龈交一穴，属督脉，承泣二穴，属足阳明、跷脉，故载二十四穴。

自会阴至脐中，为少腹之分，共八穴。

会阴，一穴。在大便前小便后，名屏翳，两阴间是。曲骨，一穴。一名回骨。在横骨之上，阴毛际中，动脉应手，任脉、足厥阴之会。中极，一穴。在脐下四寸。一名气原，一名玉泉。足三阴之会。关元，一穴。在脐下三寸。小肠募，谓下纪也。三阴、任脉之会。石门，一穴。在脐下二寸。一名丹田。三焦募也。女子禁灸。气海，一穴。一名脖胦，一名下肓。在脐下一寸五分。阴交，一穴。在脐下一寸。神阙，一穴。在脐中。禁不可针，若刺使人脐中恶汁出。

上少腹须以身寸度之，若膀胱广者少腹长，膀胱狭者少腹短，但自脐中至横骨有五寸，以意度之。

---

① 二：明抄本、乾隆本、文瑞楼本同，日本抄本作"三"。
② 目：明抄本、乾隆本、文瑞楼本同，日本抄本此后有"属阴之海"。

自脐上至鸠尾，为腹中之分，共七穴。

水分，一穴。在下脘下一寸，即脐上一寸。下脘，一穴。亦名幽门。在建里下一寸，足太阴、任脉之会。建里，一穴。在中脘下一寸。中脘，一穴。在脐上四寸，胃募，三阳、任脉之会，谓上纪也。上脘，一穴。在巨阙下一寸五分，去蔽骨三寸，任脉、手太阳、足阳明之会。巨阙，一穴。在鸠尾下一寸，心之募。鸠尾，一穴。在蔽骨之端。言其骨垂下如鸠尾形，故以为名。膺前蔽骨下五分。人无蔽骨者，从岐骨下行一寸是。

上腹中七穴，自鸠尾至脐中，长八寸。然胃有大小，亦不可拘以身寸，但自蔽骨至脐中，以八寸度之，各依部分取穴^①。

自鸠尾上至结喉下陷中，为膺腧之分，共七穴。

中庭，一穴。在膻中下一寸六分。膻中，一穴。一名元儿。在玉堂下一寸六分，直两乳间。玉堂，一穴。一名玉英。在紫宫下一寸六分。紫宫，一穴。在华盖下一寸六分。华盖，一穴。在璇玑下一寸。璇玑，一穴。在天突下一寸陷中。天突，一穴。在颈结喉下四寸宛宛中。一名五户。

颐颔，二穴。

廉泉，一穴。在颔下结喉上舌本下，阴维、任脉之会，仰而取之。承浆，一穴。一名天池。在下唇下陷下，足阳明之会。

会阴一穴，一名屏翳，在两阴间，任脉别络，侠督脉、冲脉之会。治小便难，窍中热皮痛，谷道痒，久痔相通者死，阴中诸病，前后相引痛，不得大小便，女子经不通，男子阴端寒，冲心很很^②。可灸三壮。

曲骨一穴，在横骨之上，毛际陷中，动应手，任脉、足厥阴之会。治少腹胀满，小便淋涩不通，癫疝少腹痛，妇人赤白带下恶露。可灸七壮，至七七壮。针入二寸。

中极一穴，一名玉泉，一名气原，在关元下一寸，膀胱之募，

---

① 穴：明抄本、乾隆本、文瑞楼本同，日本抄本作"之"。
② 很很：文瑞楼本同，明抄本、乾隆本作"狠狠"，日本抄本作"根股"。

足三阴、任脉之会。治五淋，小便赤涩，失精，脐下结如覆杯，阳气虚惫，疝瘕水肿，贲豚抢心，甚则不得息，恍惚尸厥，妇人断绪。四度针，针即有子。因产恶露不止，月事不调，血结成块，针入八分，留十呼，得气即泻。可灸百壮，至三百壮止。

关元一穴，在脐下三寸，小肠之募，足太阴、少阴、厥阴三阴、任脉之会。下纪者，关元也。治脐下疞痛，小便赤涩，不觉遗沥，小便处痛，状如散火，溺血，暴疝痛，脐下结血，状如覆杯，转胞不得尿，妇人带下瘕聚，因产恶露不止，月脉断绝，下经冷。针入八分，留三呼，泻五吸。灸亦良，可灸百壮，至三百壮止。

石门一穴，一名利机，一名精露，在脐下二寸，三焦之募，任脉气所发。治腹胀坚硬，水肿支满，妇人因产恶露不止，遂结成块，经血暴脱。灸亦良，可灸二七壮，至一百壮止。妇人不^①可针，针之终身绝子。

气海一穴，一名脖胦，一名下肓，在脐下一寸五分，任脉气所发。治脐下冷气上冲，心下气结成块，状如覆杯，小便赤涩，妇人月事不调，带下，经血暴脱，因产恶露不止，绕脐疞痛。针入八分，得气即泻，泻后宜补之。可灸百壮。气海者，是男子生气之海也。治脏气虚惫，真气不足，一切气疾久不差，悉皆灸之。

阴交一穴，一名横户，在脐下一寸，任脉气所发。治脐下疞痛，寒疝引小腹痛，膝拘挛，腹满，女子月事不绝，带下，产后恶露不止，绕脐冷痛。针入八分，得气即泻。可灸百壮止。

神阙一穴，一名气合，当脐中是也。治泄利不止，小儿奶利不绝，腹大，绕脐痛，水肿鼓胀，肠中鸣，如流水声，久冷伤惫。可灸百壮。禁不可针。

水分一穴，在下脘下一寸，脐上一寸，任脉气之所发。治腹坚如鼓，水肿肠鸣，胃虚胀，不嗜食，绕脐痛，冲胸不得息。针入八分，留三呼，泻五吸。若水病，灸之大良，可灸七壮，至百

---

① 不：文瑞楼本同，明抄本、乾隆本、日本抄本作"亦不"。

壮止。禁不可针，针水尽即毙。

下脘一穴，在建里下一寸，足太阴、任脉之会。治腹痛，六腑之气寒，谷不转，不嗜食，小便赤，腹坚硬，癖块，脐上厥气动，日渐羸瘦。针入八分，留三呼，泻五吸。灸亦良，可灸二七壮，至二百壮止。

建里一穴，在中脘下一寸。治心下痛，不欲食，呕吐上气，腹胀身肿。针入五分，留十呼。可灸五壮。

中脘一穴，一名太仓，胃之募也，在上脘下一寸，手太阳、少阳、足阳明所生，任脉之会。上纪者，中脘也。治心下胀满，伤饱食不化，霍乱注泄不自知，心痛温疟，伤寒饮水过多，腹胀气喘，因读书得贲豚气上攻，伏梁心下，状如覆杯，寒癖结气。针入八分，留七呼，泻五吸，疾出针。灸亦良，可灸二七壮，至百壮止。

上脘一穴，在巨阙下一寸，当一寸五分，去蔽骨三寸，任脉、足阳明、手太阳之会。治心中热烦，贲豚气胀不能食，霍乱吐利，身热汗不出，三虫多涎，心风惊悸，心痛不可忍，伏梁气状如覆杯。针入八分，先补后泻之，神验。如风痫热病，宜先泻后补，其疾立愈。灸亦良，日可灸二七壮至一百壮，未愈更倍之。

巨阙一穴，心之募也，在鸠尾下一寸，人有鸠尾短者，少饶分寸，任脉气所发。治心中烦满，热病胸中痰饮，腹胀暴痛，恍惚不知人，息贲时唾血，蛔虫心痛，蛊毒霍乱，发狂不识人，惊悸少气。针入六分，留七呼，得气即泻。灸亦良，可灸七壮，至七七壮止。

鸠尾一穴，一名尾翳，一名𩨒骭，在臆前蔽骨下五分。治心风惊痫，发癫不喜闻人语，心腹胀[1]，胸中满，咳逆数噫喘息，喉痹咽壅，水浆不下。不可灸，灸即令人心力不足。此穴大难针，不然取气多，不幸令人夭。针入三分，留三呼，泻五吸，肥人可倍之。

---

① 腹胀：原作“腹腹”，日本抄本作“腹”，据明抄本、乾隆本、文瑞楼本及文义改。

中庭一穴，在膻中下一寸六分陷中，任脉气所发。治胸胁支满，噎塞食饮不下，呕吐食还出。可灸五壮。针入三分。

膻中一穴，一作亶，一名元儿，在玉堂下一寸六分，直两乳间陷中，仰卧取之，任脉气所发。治肺气咳嗽，上喘唾脓，不得下食，胸中如塞。可灸七七壮。又疗膈气，呕吐涎沫，妇人乳汁少。其穴禁不可针，不幸令人夭折。

玉堂一穴，在紫宫下一寸六分陷中，一名玉英，任脉气所发。治胸满不得喘息，胸膺骨疼，呕吐寒痰，上气烦心。可灸五壮。针入三分。

紫宫一穴，在华盖下一寸六分陷中，仰头取之，任脉气所发。治胸胁支满，胸膺骨疼，饮食不下，呕逆上气烦心。可灸五壮。针入三分。

华盖一穴，在璇玑下一寸陷中，仰头取之，任脉气所发。治胸胁支满，痛引胸中，咳逆上气，喘不能言。可灸五壮。针入三分。

璇玑一穴，在天突下一寸陷中，仰头取之，任脉气所发。治胸皮满痛，喉痹咽肿，水浆不下。可灸五壮。针入三分。

天突一穴，在结喉下一夫宛宛中，阴维、任脉之会。针入五分，留三呼，得气即泻。治咳嗽上气，胸中气噎，喉中状如水鸡声，肺壅咯唾脓血，咽干舌下急，喉中生疮，不得下食。灸亦得，然不及针。下针须直下，不得低手，即伤五脏气。

廉泉一穴，一名舌本，在颔下结喉上，阴维、任脉之会。治舌下肿难言，舌纵涎出，咳嗽上气，喘息呕沫，口噤舌根急缩，食①难。可灸三壮。针入三分，得气即泻。

承浆一穴，一名垂浆，在颐前唇下宛宛中，足阳明、任脉之会。疗偏风口喝，面肿消渴，口齿疳蚀生疮。灸亦佳，日可灸七壮，至七七壮止，灸即血脉通宣，其风应时立愈。其艾炷不用大，一依小竹箸头作炷。脉粗细状如细线，艾炷破肉，但令当脉灸，

---

① 食：文瑞楼本同，明抄本、乾隆本、日本抄本作"下食"。

亦能愈疾。

凡灸脐下久冷疝、瘕、痃、癖、气块、伏梁、积气，宜艾炷大，故《小品》诸方云：腹背宜灸五百壮，四肢则但去风邪，不宜多灸，七壮至七七壮止，不得过，随年数。如巨阙、鸠尾虽是胸腹之穴，灸不过七七壮。艾炷不须大，以竹箸头作炷，正当脉上灸之。若灸胸腹，艾炷大，灸多，令人永无心力。如头顶穴若灸多，令人失精神。臂脚穴灸多，令人血脉枯竭，四肢细瘦无力。既失精神，又加细瘦，即脱真气。针入三分，得气即泻。

阳跷脉

阳跷脉者，起于跟中，循外踝，上行入风池。其为病也，令人阴缓而阳急。两足跷脉，本少阴①之别，合于太阳，其气上行，气并相还，则为濡目。气不营则目不合，男子数其阳，女子数其阴，当数者为经，不当数者为络也。

跷脉，长八尺，所发之穴，生于申脉，在外踝下陷中②，属足太阳经。以付阳为郄，在外踝上三寸。本于仆参，在跟骨下陷中。与足少阳会于居髎，在章门下八寸三分。又与手阳明会于肩髃及巨骨，肩髃在肩端两骨间，巨骨在肩端两叉间。又与手足太阳、阳维会于臑腧，在肩髃后甲骨上廉。与手足阳明会于地仓，口吻两傍。又与手足阳明会于巨髎，鼻两傍也。又与任脉、足阳明会于承泣，目下也③。以上为阳跷脉之所发，凡二十六穴。阳跷脉病者，宜刺之。

阴跷脉

阴跷者，亦起于跟中，循内踝上行至咽喉，交贯冲脉。此为病者，令人阳缓而阴急，故曰跷脉者，少阴之别，别于然骨之后，上内踝之上，直上循阴股入阴，上循胸里，入缺盆，上出人迎之

---

① 少阴：明抄本、乾隆本、文瑞楼本同，日本抄本作"太阳"。
② 陷中：明抄本、乾隆本、文瑞楼本同，日本抄本无。
③ 也：明抄本、乾隆本、文瑞楼本同，日本抄本作"七分"。

前，入鼽^①属目内眦，合于太阳。女子以之为经，男子以之为络。两足跷脉长八尺，而阴跷之郄在交信。内踝上二寸，少阴前，太阴后。凡阴跷脉病，治在交信^②。

冲　脉

冲脉者，与任脉皆起于胞中，上循脊里，为经络之海。其浮而^③外者，循腹上行，会于咽喉，别而络唇口。故曰冲脉者，起于气冲，并少阴之经，侠脐上行，至胸中而散。此为病令人逆气里急。在《难经》则曰并足阳明之经。以穴考之，阳明之经^④，侠脐左右各二寸而上行。少阴之经^⑤，侠脐左右各五分而上^⑥。《针经》所载冲脉与督脉同起于会阴，二阴之间也。其在腹也，行乎幽门、通谷、阴都、石关、商曲、肓腧、中注、四满、气穴、大赫、横骨，凡二十二穴，皆足少阴之分也，然则冲脉并足少阴之经明矣。

阳维脉

阳维，维于阳。其脉起于诸阳之会，与阴维皆维络于身，溢畜不能环流溉灌诸经者也。若不能相维，故为病则怅然失志，溶溶不能自收持。其脉气所发，别于金门，在足外踝下太阳之郄。以阳交为郄，在外踝上七寸。与手足太阳及跷脉会于臑腧，侠肩髎后胛上廉陷中。与手足少阳会于天髎，在缺盆中上毖骨际。又会于肩井，肩上岐骨端。其在头也，与足少阳会于阳白，在眉上一寸直瞳子。上于本神及临泣，临泣当直^⑦上入发际五分，本神在曲差傍一寸五分。上至正营，目窗后一寸。循于脑空，在正营后四寸五分。下

---

① 鼽：明抄本、乾隆本、文瑞楼本同，日本抄本作"鼻"。
② 治在交信：明抄本、乾隆本、文瑞楼本同，日本抄本作"取此"。
③ 而：明抄本、乾隆本、文瑞楼本同，日本抄本作"于"。
④ 阳明之经：明抄本、乾隆本、文瑞楼本同，日本抄本作"足阳明"。
⑤ 少阴之经：明抄本、乾隆本、文瑞楼本同，日本抄本作"足少阴"。
⑥ 上：明抄本、乾隆本、文瑞楼本同，日本抄本作"上行"。
⑦ 直：文瑞楼本同，日本抄本无。明抄本、乾隆本作"目"，义胜。

至风池，在颞颥后发际陷中。其与督脉会，则在风府及喑[1]门。风府在脑户后一寸五分项后宛宛中，喑门在风府后五分，入发际五分[2]。凡此阳维脉气所发，二十四穴也。

阴维脉

阴维者，亦维络于身，溢畜不能环流灌溉诸经者也[3]。阴维，则维于阴。其脉起于诸阴之交，其病与阳维同[4]。其脉气所发者，阴维之郄，名曰筑宾，在足内踝上腨分中。与足太阴会于腹哀及大横，腹哀在日月下一寸五分，大横在腹哀下一寸五分。又与足太阴、厥阴会于府舍及期门，府舍在腹结下三寸，期门在不容傍一寸五分。与任脉会于天突及廉泉。天突在结喉下宛宛中，廉泉在舌本下[5]。凡此阴维脉气所发，共十一穴。

带　脉

带脉者，起于季胁，回身一周。其为病也，腰腹纵容，如囊水之状。其脉气所发，在季胁下一寸八分。正名带脉，谓其回身一周如带也。又与足少阳会于维道。在章门下五寸三分。凡此带脉所发，共四穴也。

九针统论

论曰：凡刺之要，官针最妙。九针之为，各有所宜。长短小大，各有所施。不得其用，病弗能移。疾浅针深，内伤良肉，皮肤为痈。病深针浅，病气不泻，反为大脓。病小针大，泻气太甚，

---

① 喑：明抄本、乾隆本、文瑞楼本同，日本抄本作"哑"。

② 风府在……五分：此28字明抄本、乾隆本、文瑞楼本同，日本抄本作"《难经》云：阳维为病，苦寒热"。

③ 阴维者……经者也：此20字明抄本、乾隆本、文瑞楼本同，日本抄本无。

④ 其病与阳维同：明抄本、乾隆本、文瑞楼本同，日本抄本作"若阴不能维于阴，则怅然失志"。

⑤ 天突在……舌本下：此15字明抄本、乾隆本、文瑞楼本同，日本抄本作"《难经》云：阴维为病，苦心痛"。

必为后害。病大针小，大气不泻，后亦为败。欲知九针之宜者。

一曰镵针。法天，谓五脏之应天者，肺也。肺与皮毛合。为之治针，必大其头而锐其末，令无得深入而阳气泄。故镵针者，取法于布针，去末半寸卒锐之，长一寸六分，以治热在头身也。经曰：病在皮肤无常处者，取以镵针。

二曰员针。法地，谓人之所以应土者，肉也。为之治针，必筩其身而员其末，令无得伤肉，伤则气竭。故员针者，取法于絮针，筩其身而卵其锋，长一寸六分，治肉分间气。经曰：病在分肉间，取以员针。

三曰锓针。法人，谓人之所以生成者，血脉也。为之治针，必大其身而员其末，令可以接脉，勿陷以致其气，令邪气独出。故锓针者，取法于黍粟之锐，长三寸半，以接脉取气，令邪出。经曰：病在脉，气小①，当补之者，取以锓针。

四曰锋针。法时，谓四时八风之客于经络中，为瘤疾者也。为之治针，必筩其身而锋其末，令可以泻热出血发瘤。故锋针者，取法于絮针，筩身锋末，长一寸六分，治痈热出血。经曰：病在经络为瘤痹者，取以锋针。

五曰铍针。法音，谓冬夏之分，分于子午。阴与阳别，寒与热争，两气相合，为痈脓者也。为之治针，必令其末如剑锋，可以取大脓。故铍针者，取法于剑锋，广二寸半，长四寸，治大脓两热争者。经曰：病有大脓者，取以铍针。

六曰员利针。法律，谓调阴阳四时，而合十二经脉。虚邪客于经脉，而为暴痹者也。故员利针者，取法于氂，微大其末，反小其身，令可深内，长一寸六分，以取痈暴痹。经曰：病痹气暴发者，取以员利针。

七曰毫针。法星，谓人之七窍，邪客于经，而为痛痹舍于经络者也。为之治针，令尖如蚊虻喙。静以徐往，微以久留，正气因之，真邪俱往，出针而养。故毫针者，取法于毫毛，长一寸六

---

① 小：文瑞楼本同，明抄本、乾隆本、日本抄本作“少”。

四〇五二

分，治寒热痛痹在经络。经曰：病痹气痛而不去者，取以毫针。

八曰长针。法风，谓人之股肱八节也。八正之虚风伤人，内舍于骨解腰脊节腠理之间，而为深痹者。故长针者，取法于綦针，长七寸，以取深邪远痹。经曰：病在中者，取以长针。

九曰大针。法野，谓人之节解皮肤间。淫邪流溢于身，如风水之状，而溜不能过于机关大节者。为之治针，令尖如挺，其锋微员，以取大气之不能过于关节者。故大针者，取法于锋针，其锋微员，长四寸，以取大气不出关节者。经曰：病为水肿不能过关节者，取以大针。诸病在五脏固居者，取以锋针，泻于井荥分输，取以四时。

此九针之数也。

刺节统论

论曰：刺有九变十二节。

九变者，一曰输刺，谓刺诸经荥输、脏腧也。二曰远道刺，谓病在上取之下，刺府腧也。三曰经刺，谓刺大经之结络经分也。四曰络刺，谓刺小络之血脉也。五曰分刺，谓刺分肉之间也。六曰大泻刺，谓刺大脓以铍针也。七曰毛刺，谓刺浮痹皮肤也。八曰巨刺，谓左取右，右取左也。九曰焠刺，谓燔针取痹也。

十二节者，一曰偶刺，以手直心若背，直痛所，一刺前，一刺后，以治心痹，刺此者，旁针之也。二曰报刺，刺痛无常处也，上下行者，直内，无拔针，以左手随病所按之，乃出针复刺之也。三曰恢刺，直刺傍之举之，前后恢筋急，以治筋痹。四曰齐刺，直入一，傍入二，以治寒气小深者，或曰三刺，治痹气小深者也。五曰扬刺，正内一，傍内四而浮之，以治寒气之博大者也。六曰直针刺，别皮乃刺之，以治寒气之浅者也。七曰输刺，直入直出，稀发针而深之，以治气盛而热者也。八曰短刺，以刺骨痹，稍摇而深之，致针骨所，以上下摩骨也。九曰浮刺，傍入而浮[①]

---

① 浮：明抄本、乾隆本、文瑞楼本同，日本抄本作"泻"。

之，以治肌急而寒者也。十曰阴刺，左右卒刺之，以治寒厥，取足踝后少阴也。十一曰傍针刺，直刺傍刺各一，以治留痹久居者也。十二曰赞刺，直入直出，数发针而浅之出血，是谓治痈肿也。脉所居深不见者，刺之微内针而久留之，以致其空脉气，脉浅者勿刺，按绝其脉乃刺之，无令精气出，独出其邪气尔。

所谓三刺则谷气出者，先浅刺绝皮，以出阳邪；再刺则阴邪出者，少益深之绝皮至肌肉，未入分肉间；已入分肉间，则谷气出。故刺法曰：始刺浅之，以逐邪气而来血气；复刺深之，以致阴气之邪；最后刺极深之，以下谷气也。

三刺之外，又有五刺之法，以应五脏。一曰半刺，浅内而疾发针，无针伤肉如拔毛状，以取皮气，此肺之应也。二曰豹文刺，左右前后针之，中脉为故，以取经络之血，此心之应也。三曰关刺，直刺左右尽筋上，以取筋痹，慎无出血，此肝之应也。或曰渊刺，一曰岂刺。四曰合谷刺，左右鸡足，针于分肉之间，以取饥痹，此脾之应也。五曰输刺，直入直出，深内之至骨，以取骨痹，此肾之应也。

既别刺法，当顺四时，春夏秋冬，各有所刺。春气在经脉，宜取络脉分肉，所谓春刺散俞，及与分理，血出而止是也。夏气在孙络，宜取盛经分腠，所谓夏刺络俞，见血而止是也。秋气在皮肤，宜取经俞，所谓秋刺皮肤，循理神变而止是也。冬气在骨髓，宜取井荥，所谓冬刺俞窍于分理是也。至于长夏气在肌肉，刺亦有分，是乃浅深之分也。又有春刺井，夏刺荥，长夏刺腧，秋刺经，冬刺合者，是亦四时之分在穴腧也。阴井木，阳井金，播五行于四时，以此为宜，苟非其部分而刺之，皆病之招也。审此数者，然后用刺，庶乎适当，无或失矣。

灸刺统论

论曰：《内经》谓形乐志苦，病生于血脉，其治宜灸刺，特[①]

---

① 特：文瑞楼本同，明抄本、乾隆本、日本抄本作"时"。

用针灸之大略。然九针本从南方来，灸焫本从北方来。谓南北者，盛寒盛暑之域也。人之血气寒则脉凝泣，热则血淖泽，皆为血脉之病，故其治以灸刺为宜。用刺之节，已具在前。用灸之理，凡以温之而已。若病有因寒而得，或阴证多寒，或是风寒湿痹脚气之病，或是上实下虚厥逆之疾，与夫劳伤痈疽，及妇人血气，婴孺疮疾之属，并可用灸。亦有不可灸者，近髓^①之穴，阳证之病，不可灸也。凡用灸焫，自有补泻。以火补者，无吹其火，须其自灭。以火泻者，急吹其火，而令其灭。此灸之补泻也。在用灸者，以意消息。

治五脏中风并一切风疾灸刺法

肺中风者，其人偃卧而胸满短气，冒闷汗出，视目下鼻上两边下至口，色白者，尚可治，急灸肺腧百壮。

肝中风者，其人但踞坐不得低头，绕两目连额上，色微青，及唇青面黄者，尚可治，急灸肝腧百壮。

心中风者，其人但得偃卧，不得倾侧，闷乱冒，绝汗出。若唇正赤，尚可治，急灸心腧百壮。

脾中风者，其人但踞坐而腹满，身通黄，吐咸汁出者，尚可治，急灸脾腧百壮。

肾中风者，其人踞坐而腰痛，视胁左右，未有黄色如饼粢大者，尚可治，急灸肾腧百壮。

大肠中风者，卧而肠鸣不止，灸大肠腧百壮。

卒中恶风，心闷烦毒欲死，急灸足大指下横纹，随年壮。筋急不能行者，内踝筋急，灸内踝上四十壮；外踝筋急，灸外踝上三十壮。

若眼戴睛上视，灸目两眦后二七壮。

若不能语，灸第三颐上百壮。

若不识人，灸季肋头七壮。

---

① 髓：明抄本、乾隆本、文瑞楼本同，日本抄本作“体”。

若眼反口噤，腹中切痛，灸阴囊下第一横纹十四壮。

诸风发动，不自觉知，或心腹胀满，或半身不随，或口噤不言，涎唾自出，目闭耳聋，或举身冷直，或烦闷恍惚，喜怒无常，或唇青口白，戴眼，角弓反张，始觉发动，即灸神庭一处七壮。穴在当鼻直上发际。

次灸曲差二处，各一壮。穴在神庭两傍，各一寸半。

次灸上关二处，各七壮。一名客主人，穴在耳前起骨上廉陷中。

次灸下关二处，各七壮。穴在耳前下廉动脉陷中。

次灸颊车二穴，各七壮。穴在曲颊陷中。

次灸囟会一处七壮。穴在神庭上二寸。

次灸百会一处七壮。穴在当顶上正中央。

次灸本神二处，各七壮。穴在耳正直上入发际二分。又作四分。

次灸天柱二处，各七壮。穴在项后两大筋外，入发际陷中。

次灸陶道一处七壮。穴在大颤节下间。

次灸风门二处，各七壮。穴在第二颤下两傍，各一寸半。

次灸心腧二处，各七壮。穴在第五颤下两傍，各一寸半。

次灸肝腧二处，各七壮。穴在第九颤下两傍，各一寸半。

次灸肾腧二处，各七壮。穴在第十四颤下两傍，各一寸半。

次灸膀胱腧二处，各七壮。穴在第十九颤下两傍，各一寸半。

次灸曲池二处，各七壮。穴在两肘外曲头陷中，屈肘取之。

次灸肩髃二处，各七壮。穴在两肩头正中，两骨间陷中。

次灸支沟二处，各七壮。穴在手腕后，臂外三寸两骨间。

次灸合谷二处，各七壮。穴在手大指虎口两骨间陷中。

次灸间使二处，各七壮。穴在掌后三寸两筋间。

次灸阳陵泉二处，各七壮。穴在膝下外尖骨前陷中。

次灸阳辅二处，各七壮。穴在外踝上绝骨端陷中。

次灸昆仑二处，各七壮。穴在外踝后跟骨上陷中。

次灸上星二百壮。

次灸前顶二百四十壮。

次灸脑户三百壮。

次灸风府三百壮。

风耳鸣，并百种风疾，从耳后量八分半里许有孔，灸。又两耳门前后，各灸百壮。

卒病恶风，欲死不能语，及肉痹不知人，灸第五颐，名曰脏腧，百五十壮。

心风腹胀满，食不消化，吐血痿削，四肢羸露，不欲食饮，鼻衄目眴，眈眈不明，肩头胁下痛，小腹急，灸心腧二百壮。穴在第五节。一云第七节，对心横三间寸。

风，腹中雷鸣，肠澼泄利，食不消化，小腹疗痛，腰脊疼强，或大小便难，不能饮食，灸大肠腧百壮。穴在第十六颐，两边相去一寸半，三日一报。一切风，灸腋门。穴在腋下攒毛中一寸，一名腋间。灸五十壮。

风，身重心烦，足胫疼，灸绝骨百壮。穴在外踝上三寸。

肝风，口不能言，灸鼻下人中，次灸大颐，各随年壮。次灸肝腧五十壮。眼暗，灸之得明。

脾风，声不出，灸手十指头，次灸人中，次灸大颐，次灸两耳门前脉，去耳门上下行一寸，次灸两大指节上下，各七壮。

偏风，宜针下项七处，灸亦得。

风池　肩髃　曲池　支沟　五枢　阳陵泉　巨虚下廉

风，腰脚不随，不能跪起，针上髎、环跳、阳陵泉、巨虚下廉穴。

偏风，不得挽弓，针肩髃一穴。

风腲腿，半身不随，失音不语者，灸百会，随年壮。卒中风，口噤不开，灸机关二穴。《千金翼》名颊车。

中风失音不能言，缓纵不随，灸天窗五十壮。风入脏，使人喑哑，卒口眼相引，牙车急，舌不转，喎僻者，灸吻边横纹赤白际，逐左右，随年壮报之，至三日不差，更报之。

卒中风口喎者，取苇筒长五寸，以一头刺耳孔中，四畔以面密塞之，勿令泄气。一头内大豆一颗，并艾烧之令燃，七壮即差。患右灸左，患左灸右，耳病亦灸之。

风眩心中恍惚不定，以绳横度口至两边，既得口寸数，便以其绳一头度鼻，尽其两边两孔间，得鼻寸数，中屈之，取半合于口之全度，中屈之，先觅头上回发，当回发灸之。以度度四边左右前后，当绳端灸之。前以面为正，并依年壮多少，一年凡三灸，皆须疮差，又灸壮数如前。若数处回发，则灸其近当鼻者，或回发近额，亦宜灸。

中风眼上戴，及不能语者，灸第二颇并第五颇上，各二七壮。若卒中风，灸两足大指下横纹中五壮。

热风，灸两乳头，各一七壮，兼灸足外踝后一寸，各三壮。未损，灸顶中旋毛，一七壮。

头风，灸后顶穴，穴在百会后一寸五分，强间穴前一寸五分，灸五壮。兼治癫疾，并摇头口㖞者。

风瘙，身体瘾疹，灸曲池二穴。《甲乙经》云：穴在肘外辅骨，屈肘曲骨之中，手阳明脉之所入也。各灸三壮。

风瘾疹，举体痒如虫行，搔之成疮，宜灸曲池二穴，随年壮。

风腲腿脚不随，灸巨灵上廉二穴，在三里下三寸，各灸三壮。《甲乙经》云：足阳明与大肠合在三里下三寸。

风口㖞，灸列缺二穴。《甲乙经》云：手太阴络，去腕上一寸五分，别走阳明者。灸三壮，患左灸右，患右灸左。

大风恶疾，灸两足虎口中，各三壮。又法，灸膈腧二穴。在第七颇下两傍，各一寸五分，灸五壮，主周身痹，大风。

风失音不语，灸合谷穴，一名虎口，在手大指次指两骨间。《甲乙经》云：手阳明之所过也，各灸三壮。

风十指筋挛，不得屈伸，灸两手踝骨上，各一七壮。

风癫，灸两乳头，各三壮。次灸足大指甲后聚毛中，各七壮。

中风，狂走，欲斫刺人，或欲自杀，骂詈不息者，灸两口吻头赤肉际，各一壮，又灸两肘屈中五壮，又灸背胛中间三壮，三日报，各三壮。又云，灸阴囊下缝，三十壮。

中风，口㖞僻，灸口吻口横纹间，觉火热，便去艾即愈，勿尽艾，尽艾则太过。若口左僻灸右吻，右僻灸左吻。又灸手中指节上一炷。

中风眼上睛垂，灸目两眦后三壮。

中风不识人，灸季胁头，各七壮。

中风不能语，灸第二顐或第五顐上五十壮。

中风眼反口噤，腹中切痛，灸阴囊下第一横纹，十四壮。

卒中急风，闷乱欲死，灸两足大指下横纹中，随年壮。

风急不得行，内筋急者，灸内踝，外筋急者，灸外踝，各二十壮。

风毒脚弱，痹满上气，先灸大顐，穴在项上大节高起者。灸其上面一穴，若上气，可先灸百会五十壮，穴在头顶凹中。

次灸肩井，各一百壮，穴在两肩上近头凹处，指捏之安，令正得中穴。

次灸膻中五十壮，穴在胸前两边，对乳胸厌骨解间，指按觉气吸吸是也。一云正胸中一穴。

次灸巨阙，在心厌尖凹下一寸。灸以上五穴，亦足以顺其气。若能灸百会、风府、胃脘及五脏腧，益佳。

次灸风市百壮。在两髀外，平倚垂手，直掩髀上，当中指头大筋上，捏之是穴。

次灸三里二百壮。以病人手横掩，下并四指，名曰一夫，指至膝头骨，下指中节是穴。

次灸上廉[①]一百壮。穴在三里下一夫。

次灸下廉一百壮。穴在上廉下一夫。

次灸绝骨二百壮。在外踝上三寸余，指端取踝骨上际，屈头小凹下是。

---

① 廉：原作“林”，明抄本、乾隆本、文瑞楼本同，据日本抄本及本书卷一百九十一“足阳明胃经第三”改。

白癜风，灸左右手中指节，去延外宛中，三壮。未差报之。

治风狂灸刺法

先以针五枚内头鬃中，以器盛水，新布覆之，横大口于上，乃矜庄呼视其人，其人必欲起走，慎勿听，因取水一喷之，一呵视，三次乃熟。拭去水，指弹额上近发际，间①欲愈乎？其人必不肯答，如此二七弹乃答。因仗针刺鼻下人中近孔内侧空，停针；两耳根前宛宛动中，停针；又刺鼻直上入发际一寸，横针；又刺鼻直上，醒悟乃止。

卒狂鬼语，针其足大拇指爪甲下，入少许即止。狂走易骂。灸八会，随年壮，穴在阳明下五分。狂癫惊走风，恍惚嗔喜，骂笑歌哭，鬼语，悉灸脑户、风池、手阳明、太阳、太阴、足阳明、阳跷、少阳、太阴、阴跷、足跟，皆随年壮。

惊怖心忪少力，灸大横五十壮。

狂风骂詈，挝斫人，名为热阳风，灸口两吻边燕口处赤白际，各一壮，又灸阴囊缝三十壮，仍勿近前中卵核，恐害阳气也。

狂走刺人，或欲自死，骂詈不息，称神鬼语，灸口吻头赤白际各一壮，又灸两肘内屈中五壮，又灸背甲中间三壮，报灸之。

卒狂言鬼语，以甑带急合缚两手大指，便灸左右胁下对屈肋头，两处火俱起，各七壮。须臾鬼自道姓名乞去，徐徐问之，乃解其手。

邪鬼妄语，灸垂命十四壮。穴在口唇里，中央弦弦者是也，一名鬼禄。又用刚刀，决断弦弦乃佳。

邪病大唤骂詈走，灸十指端，去爪一分，一名鬼城。

邪病鬼癫，四肢重，囟上主之，一名鬼门。

邪病大唤骂走远，三里主之，一名鬼邪。

邪病四肢重痛诸候，尺泽主之，一名鬼受。

---

① 间：明抄本、乾隆本、日本抄本、文瑞楼本同，据文义当作"问"，形近致误。

邪病语不止及诸候，人中主之，一名鬼厅。

狂痫不识人，癫病眩乱，灸百会九壮。

狂走掣疭，灸玉枕上三寸。一法顶后一寸，灸百壮。

狂走癫疾，灸顶后二寸，十二壮。

狂邪鬼语，灸天窗九壮。

狂痫哭泣，灸手逆注三十壮，穴在左右手腕后六寸。

狂走惊痫，灸河口五十壮，穴在腕后陷中动脉是。

狂癫风痫吐舌，灸胃脘百壮。

狂走癫疾，灸大幽百壮。

狂走癫痫，灸季肋端三十壮。

狂言恍惚，灸天枢百壮。

狂邪发无常，灸间使三十壮，穴在腕后五寸，臂上两骨间。亦灸惊恐歌哭。

狂走悲泣，灸臣觉，一作臣揽，随年壮。穴在背上胛内侧，反手所不及者，骨芒穴上捻之痛者是。

狂邪鬼语，灸伏兔百壮。

悲泣鬼语，灸天府五十壮。

悲泣邪语，鬼忙歌哭，灸慈门五十壮。

狂邪惊痫病，灸承命三十壮。穴在内踝后上行三寸动脉上。亦灸惊狂走。

狂癫风惊，厥逆心烦，灸巨阳五十壮。

狂癫鬼语，灸足太阳四十壮。

狂走惊恍惚，灸足阳明三十壮。

狂癫痫疾，灸足少阳，随年壮。

狂走癫厥如死人，灸足大指三毛中五壮。《翼》云灸大敦。

风邪，灸间使，随年壮。又灸承浆七壮。

治风癫灸刺法

论曰：黄帝问曰：人生而病癫疾者，安所得之？岐伯对曰：此得之在腹中时，其母有所数大惊也，气上而不下，精气并居，故令子发为癫疾。病在诸阳脉，且寒且热。诸分且寒且热，名曰狂。刺之虚脉，视分尽热，病已止。病癫初发，岁一发。不治，月一发。不治，四五日一发，名曰癫疾，刺诸分。其脉尤寒者，以针补之，病已止。癫疾始生，先不乐，头重，直视，举目赤，其作极，已而烦心，候之于颜，取手太阳、阳明、太阴，血变而止①。癫疾始发先反强，因而脊痛，候之足太阳、阳明、太阴、手太阳，血变而止。癫疾始作，而引口啼呼《甲乙》作喘悸。者，候之手阳明、太阳，右强者攻其左，左强者攻其右，血变而止。治癫疾者，常与之居，察其所当取之处。病至，视之有过者即泻之。置其血于瓠壶之中，至其发时，血独动矣，不动灸穷骨二十壮。穷骨者，尾骶也。

筋癫疾者，身拳挛急，脉大，刺项大经之本。呕多涎沫，气下泄，不疗。

脉癫疾者，暴仆，四肢脉皆胀而纵脉满②，尽刺之出血，不满侠项灸太阳，又灸带脉于腰，相去三寸。诸分肉本腧，呕多涎沫，气下泄，不疗。

卒癫疾，灸两乳头三壮，又灸足大指本丛毛中七壮，灸足小指本节七壮。

大人癫，小儿惊痫，灸背第二颈，及下穷骨两处，以绳度中折绳端一处，是脊骨上也。凡三处毕，复断绳，作三折令各等，而参合如厶字，以一角注中央，灸下二角侠脊两边，凡五处，各百壮。削竹皮为度胜于绳。

又灸足大指上聚毛中七壮。

又灸囊下缝二七壮。

又灸两乳头三壮。

又灸督脉三十壮，三报。穴在直鼻中上入发际。

又灸天窗、百会，各渐至三百壮，炷惟小作。

---

① 止：明抄本、乾隆本、文瑞楼本同，日本抄本作"已"。
② 纵脉满：原作"纵满脉"，明抄本、乾隆本、日本抄本、文瑞楼本同，据《灵枢·癫狂》改。

又灸耳上发际，各五十壮。

治痹灸刺法

骨痹，举节不用而痛，汗注烦心，取三阴之经补之。

厥痹者，厥气上攻腹，取阳之络，视主病者，泻阳补阴经也。

痹，会阴及太渊消泺，照海主之。

骨痹烦满，商丘主之。

足下热，胫疼不能久立，湿痹不能行，三阴交主之。

足大指傅伤，下车挃地，适臂指端伤为筋痹，解溪主之。

痹胫重，足跗不收跟痛，巨虚下廉主之。

胫疼足缓失履，湿痹足下热，不能久立，条口主之。

膝寒痹不仁，痿不屈伸，髀关主之。

肤痛痿痹，外丘主之。

膝外廉痛，不可屈伸，胫痹不仁，阳关主之。

髀痹引膝股外廉痛，不仁筋急，阳陵泉主之。

寒气在分肉间痛，上下痹不仁，中渎主之。

腰胁相引痛急，髀筋瘛，胫痛不可屈伸，痹不仁，环跳主之。

风痹从足小指起，脉痹上下，带胸胁痛无常处，至阴主之。

治热病灸刺法

黄帝治热之穴，五十九腧。头上五行，行五，谓督脉所过者，上星、囟会、前项、百会、后顶，共五穴为一行。两旁各一行，谓五处、承光、通天、络却、玉枕各二，共十穴。又次两旁各一行，谓临泣、目窗、正营、承灵、脑空等各二，共十穴。凡二十五穴，以越诸阳之热逆也。

大柱、膺腧、缺盆、背腧，此八者以泻胸中之热也。大柱属足太阳；膺腧即中府，属手太阴；缺盆在肩上，属手阳明；背腧即风门热府，属足太阳。气街、三里、巨虚上下廉，此八者，以泻胃中之热也。八穴并属足阳明经。

云门、髃骨、委中、髓空，此八者以泻四肢之热也。云门系手足太阳。髃骨即肩髃，系手阳明、跷脉之会。委中在膕中央，系足太阳。髓空即腰腧，系督脉。

五脏腧旁五，此十者，以泻五脏之热也。谓魄户、神堂、魂门、意舍、志室等各二，系足太阳经也。

上五十九穴者，皆热之左右也，故热病则刺之。又有刺热之法，肝热则刺足厥阴、少阳，心热则刺手少阴、太阳，脾热则刺足太阴、阳明，肺热则刺手太阴、阳明，肾热则刺足少阴、太阳。凡热病未发，但见赤色来，皆热诊也。在颜为心热，在颐为肾热，在鼻为脾热，在左颊为肝热，在右颊为肺热。见赤色当急刺之，审其井荥经腧之分。在阴则补阳泻阴，在阳则补阴泻阳，刺热之大法也。热穴之外，别有遗法者，备载于后。

热病汗不出，上星主之，先取譩譆，后取天牖、风池。热病汗不出，而苦呕烦心，承光主之。

热病汗不出，天柱及风池、商阳、关冲、液门主之。

伤寒，热盛烦呕，大颧主之。

身热头痛，进退往来，神道主之。

热病汗不出，上髎、孔最主之。《千金》云：臂厥，热病汗不出，皆灸刺之，此穴可以出汗。

热病头痛，引目外眦而急，烦满汗不出，引颔齿面赤皮痛，悬颅主之。

热病，偏头痛引目外眦，悬厘主之。

热病，胸中澹澹，腹满暴痛，恍惚不知人，手清少腹满，瘛疭，心疝满不得息，巨阙主之。

热病，烦心，心闷而汗不出，掌中热心痛，身热如火浸淫，烦满舌本痛，中冲主之。

热病发热，满而欲呕哕，三日以往，不得汗，怵惕，胸胁痛，不可反侧，咳满溺赤，大便血，衄不止，呕吐，血气逆，噫不止，嗌中痛，食不下，善渴，口中烂，掌中热，劳宫主之。

热病，烦心善哕，胸中澹澹善动，间使主之。

伤寒，寒热头痛，哕衄，肩不举，温留主之。

伤寒，余热不尽，曲池主之。

热病汗不出，胁痛不得息，颈颔肿，寒热耳鸣，聋无所闻，阳谷主之。

热病，满闷不得卧，太白主之。《千金》云：不得卧，身重骨痛，热中少气，厥寒，灸之热去。

热病汗不出，善噫，腹胀满，胃热谵言，解溪主之。初得病，或先头痛身寒热，或濈濈欲守火，或腰背强直，面目如饮酒状，此伤寒初得一二日，但灸心下三处。第一处，去心下一寸，名巨阙。第二处，去心下二寸，名上脘。第三处，去心下三寸，名胃①脘。各灸五十壮。然或人形大小不同，恐寸数有异，可绳度，随其长短寸数最佳。取绳从心头骨名鸠尾头，度取脐孔中，屈绳取半，当绳头名胃脘。又中屈半绳，更分为二分。从胃脘向上度一分，即是上脘。又上度取一分，即是巨阙。大人可灸五十壮，小儿三壮，亦随年灸之，大小以意斟量。若病者三四日以上，宜先灸胸上二十壮。以绳度鼻正上尽发际，中屈绳断去半，便从发际入发中，灸绳头，又灸两颞颥，又灸两风池，又灸肝腧百壮，余处各二十壮，又灸太冲三十壮。

凡温病可针刺五十九穴。又身之穴三百六十有五，其三十六穴，灸之有害，七十九穴，刺之为灾。

治寒热灸法

先灸项大顀，以年为壮数。

次灸橛骨，尾穷骨也。以年为壮数。

视眦睑②陷者，灸之。

举臂，肩上陷者，灸之。髃髃穴也。

两季胁之间，灸之。章门穴也。

外踝上绝骨之端，灸之。阳辅穴也。

---

① 胃：明抄本、乾隆本、日本抄本、文瑞楼本同，日本抄本旁注"胃一作中"。
② 眦睑：原作"背脸"，文瑞楼本同，据明抄本、乾隆本、日本抄本改。

足小指、次指间，灸之。侠溪穴也。

腨下陷脉，灸之。承筋穴也。

外踝后，灸之。昆仑穴也。

缺盆骨上，切之坚痛如筋者，灸之。经阙其名。

膺中陷骨间，灸之。天突穴也。

掌束骨下，灸之。阳池穴也。

脐下三寸，灸之。关元穴也。

毛际动脉，灸之。气街①穴也。

膝下三寸分间，灸之。三里穴也。

足阳明跗上动脉，灸之。冲阳穴也。

巅上一②灸之。百会穴也。

治疟病灸刺法

足太阳疟，令人腰痛头重，寒从背起，先寒后热，热止汗出，难已，刺郄中出血。足少阳疟，令人身体解㑊，寒不甚，热不甚，恶见人，见人心惕惕然，热多汗，刺足少阳。足阳明疟，令人先寒，洒淅寒甚，久乃热，热去汗出，喜见日光火气乃快然，刺足阳明脚跗上。足太阴疟，令人不乐，好太息，不嗜食，多寒热，汗出病至则呕，呕已乃衰，即取之。足少阴疟，令人吐呕甚，又寒热，热多寒少，欲闭户而处，其病难已。足厥阴疟，令人腰痛，少腹满，小便不利，如癃状，非癃也，数小便，意恐惧，气不足，腹中悒悒，刺足厥阴。

诸疟而脉不见者，刺十指间出血，血去必已。先视身之赤如小豆者，尽取之。

肝疟，刺足厥阴见血。

心疟，刺手少阴。

脾疟，刺足太阴。

---

① 气街：文瑞楼本同，明抄本、乾隆本、日本抄本作"气冲"。

② 一：日本抄本、文瑞楼本同，明抄本、乾隆本作"一穴"。

肺疟，刺手太阴、阳明。

肾疟，刺足少阴、太阳。

胃疟，刺足太阴、阳明横脉出血。

尺泽二穴，主五脏疟。穴在肘中约上动脉中。《甲乙经》云：手太阴之所入也。各灸三壮，炷如半枣核大，发时灸。

凡灸疟者，必先问其病之所先发者，先灸之。

从头项发者，于未发前，预灸大颣尖头，渐灸过时止。从腰脊发者，灸肾腧百壮。从手臂发者，灸三间。

又灸上星，及大颣，至发时令满百壮，灸艾炷如黍米粒。若觉小异，即灸百会七壮。若后更发，又七壮。极难愈者，不过三灸。以足踏地，以线围足一匝中折，从大颣向百会，灸线头三七壮，炷如小豆。

又灸风池二穴三壮。

又正仰卧，以线量两乳间中屈，从乳向下灸度头，随年壮，男左女右。

痎疟，上星主之，穴在鼻中央直发际一寸陷容豆是也，灸七壮。先取噫嘻，后取天牖、风池。疟日西而发者，临泣主之，穴在目眦上入发际五分陷者，灸七壮。

疟实则腰背痛，虚则鼽衄，飞阳主之，穴在外踝上七寸，灸七壮。

疟多汗，腰痛不能俯仰，目如脱，项如拔，昆仑主之，穴在足外踝后跟骨上陷中，灸三壮。

又大开口，度上下唇，以绳度心头，灸此度下头百壮，又灸脊中央五十壮，过发时，灸二十壮。

治霍乱灸法

上脘一穴，主霍乱。《甲乙经》曰：在巨阙下一寸五分，去蔽骨下三寸，任脉、足阳明、手太阳之会。灸五壮，炷如半枣核大。

霍乱，先心痛，及先吐者，灸巨阙七壮，穴在心下一寸，不效，更灸如前数。

霍乱，先腹痛者，灸太仓二七壮，穴在心厌下四寸，脐上一夫，不止，更灸如前数。

霍乱，先下利者，灸谷门二七壮，穴在脐傍二寸，男左女右，一名大肠募，不差，更灸如前数。

霍乱，吐下不禁，两手阴阳脉俱疾数者，灸心蔽骨下三寸，又灸脐下三寸，各六七十壮。

霍乱，下①不止者，灸大都七壮，穴在足大指本节后，内侧白肉际。

霍乱下利，烦闷欲死者，灸慈宫二七壮，穴在横骨两边，各二寸半，横骨在脐下横门骨是。

霍乱干呕，灸间使各七壮，在手腕后三寸两节间，不差，更灸如前数。

霍乱吐利，则灸两乳连黑外近腹白肉际，各七壮，亦可至二七壮。

霍乱，若吐止而利不止者，灸脐一夫约中七壮。又云脐下一寸，二七壮。

霍乱，手足逆冷，灸三阴交各七壮，不愈加壮数，穴在内踝尖上三寸。

霍乱若豌者，灸手腕第一约纹中，七壮，名心主，当中指。

霍乱烦闷，灸心厌下三寸，七壮。又以盐内脐中，盐上灸二七壮。

霍乱，绕脐痛急，灸脐下三寸，三七壮，名关元。

霍乱欲死者，以物横度病人人中，屈之，从心鸠尾度以下灸，先灸中央毕，更横灸左右，又灸脊上，以物围令正当心厌，又夹脊左右一寸，各七壮。

霍乱危困，诸治不差者，捧病人腹卧之，伸臂相对，以绳度两头肘尖，依绳下夹背脊大骨肉中，去脊各一寸，灸之百壮。未愈者，可灸肘颥，灸毕即起。

---

① 下：明抄本、乾隆本、文瑞楼本同，日本抄本作"下利"。

治转筋灸法

转筋，胫骨痛不可忍，灸屈膝下廉横筋上，三壮。腹胀转筋，灸脐上一寸，二七壮。

腰背不便，转筋急痹筋挛，灸第二十一颗，随年壮。

转筋十指筋挛急，不得屈伸，灸脚外踝骨上，七壮。

仆参二穴，主转筋急。《甲乙经》云：一名安耶。在跟骨下陷者中，拱足得之。太阳、阳跷脉所发。各灸七壮，炷如半枣核大。

转筋在两臂及胸中者，灸手掌白肉际，七壮。又灸膻中、中府、巨阙、胃脘、尺泽。

走哺转筋，灸踵踝白肉际，各三七壮。又灸小腹下横骨中央，随年壮。

转筋四厥，灸两乳根黑白际，各一壮。

转筋，灸涌泉六七壮，在足心下当拇指大筋。又灸足大指下约中，一壮。

转筋不止，灸足踵聚筋上白肉际七壮，立愈。

转筋入腹，痛欲死，四人持手足，灸脐上一寸，十四壮，自不动，勿复持之，又灸股里大筋，去阴一寸。

霍乱转筋，灸蹶心，当拇指大聚筋上，六七壮，名涌泉。又灸足大指下约中一壮，又灸大指爪甲际，七壮。

治心腹痛灸刺法

心痛短气，手掌烦热，或啼笑骂詈，悲思愁虑，面赤身热，其脉实大而数，此为可治。春当刺中冲，夏刺劳宫，季夏刺大陵，皆补之。秋刺间使，冬刺曲泽，皆泻之。此是手心主心包络经。又当灸巨阙五十壮，背第五颗百壮。

肾心痛，先取京骨、昆仑，针不已，取然谷。

胃心痛，取大都、太白。

脾心痛，取然谷、太溪。

肝心痛，取行间、太冲。

肺心痛，取鱼际、太渊。

心痛引腰脊，欲呕，刺足少阴。

心痛引背不得息，刺足少阴，不已，取手少阴。

心痛腹胀，涩涩然大便不利，取足太阴。

心痛少腹满，上下无常处，溲便难，刺足厥阴。

心痛，短气不足以息，刺手太阴。

心痛不可按，烦心，巨阙主之。

心痛有三虫，多涎，不得反侧，上脘主之。

心痛身寒，难以俯仰，心疝冲冒，死不知人，中脘主之。

心腹中卒痛，石门主之。

心疝暴痛，取足太阴。

心懊恼，微痛烦逆，灸心腧百壮。

心痛如锥刀刺，气结，灸膈腧七壮。

心痛冷气上，灸龙颔百壮，在鸠尾头上行一寸半。不可刺。

心痛恶气上，胁急痛，灸通谷五十壮，在乳下二寸。

心痛暴恶风，灸巨阙百壮。

心痛坚烦气结，灸太仓百壮。

心痛，灸臂腕横纹，三七壮。又灸两虎口白肉际，七壮。

卒心痛，灸手中央长指端，三壮。又横度病人口折之，以度心厌下，灸度头三壮。心疝激痛难忍，灸巨阙及左右一寸，并百壮。又以绳度颈及度脊如之，令正相对，凡灸六处。卒心腹满痛，灸乳下一十七壮。又灸两手大拇指内边，爪后第一纹头，各一壮。又灸两手中央长指爪下一壮，愈。

腹结，主绕脐痛，抢心。

腹痛，针灸冲门，主寒气满腹中积，痛疼淫泺。

间使，主寒中少气。

隐白，主腹中寒冷气，胀喘。

复溜，主腹厥痛。

水分、石门，主少腹中拘急痛。

巨阙、上脘、石门、阴跷，主腹中满，暴痛汗出。

中极，主腹中热痛。

行间，主腹痛而热上柱心，心下满。

太溪，主腹中相引痛。

涌泉，主少腹痛。

丰隆，主胸痛如刺，腹若刀切痛。

治胸痹灸刺法

胸痹引背时寒，间使主之。

胸痹心痛，天井主之。

胸痹，心痛不得息，痛无常处，临泣主之。

胸痹心痛，灸膻中百壮，穴在鸠尾上一寸。忌针。

胸痹满痛，灸期门，随年壮，穴在第二肋端，乳直下一寸半。

治胀满灸刺法

胀满雷鸣，灸大肠腧百壮，三报。

胀满气聚寒冷，灸胃脘百壮，三报。

胀满绕脐结痛坚，不能食，灸中守百壮，穴在脐上一寸，一名水分。

胀满瘕聚，滞下疼冷，灸气海百壮。

胀满气如水肿状，小腹坚如石，灸膀胱募百壮，穴在中极脐下四寸。

胀满瘕聚泄利，灸天枢百壮。

胪胀胁腹满，灸膈腧百壮，三报。

腹中气胀引脊痛，食饮多，身羸瘦，名曰食亦，先取脾腧，后取季胁。

治消渴灸法

渴饮病，兼身体疼痛，灸隐白二穴，在足大指内侧，去爪甲角如韭叶，各三壮。《甲乙经》云：足太阴脉之所出也。

消渴，咽喉干，灸胃脘、下腧三穴，各百壮。穴在背第八顀下，横三寸间中灸之。

消渴，口干不可忍者，灸小肠腧百壮，横三寸间灸之。

消渴咳逆，灸手厥阴，随年壮。

消渴咽喉干，灸胸堂五十壮，又灸足太阳五十壮。

消渴口干烦闷，灸足厥阴百壮，又灸阳池十壮。消渴小便数，灸两手小指头，及两足小指头，并灸项颞佳。又灸当脊梁中央解间一处，与腰目上两处，凡三处。又灸背上脾腧下四寸，当侠脊梁灸之。两处皆随年壮。又灸肾腧三处，又灸腰目，在肾腧下三寸，亦侠脊骨两傍，各一寸半左右。以指按取关元一处，又两傍各二寸二处。阴市二处，在膝上当伏兔上行三寸，临膝取之。或三二列灸，相去一寸，名曰肾系者。《黄帝经》云：伏兔下一寸。曲泉、阴谷、阴陵泉、复溜，此诸穴断小便最佳，不损阳气，亦云止遗溺也。太溪、中封、然谷、太白、大都、跌阳、行间、大敦、阳白、涌泉，凡此诸穴，各一百壮，腹背两脚，凡四十七处。其肾腧、腰目、关元、水道，此可灸三十壮，五日一报之，各得一百五十壮佳。涌泉一处，可灸十壮。大敦、隐白、行间，此处可灸三壮，余者悉七壮，皆五日一报之，满三灸止。灸诸阴而不愈，宜灸诸阳，诸阳在脚表，并灸肺腧募，按流注孔穴，壮数如灸阴家法。

治黄疸灸刺法

寅门穴，从鼻头直入发际，度取通绳分为三断，绳取一分入发际，当绳头针是穴，治马黄、黄疸等病。

上龈里穴，正当人中及唇，针三锃，治马黄、黄疸等病。

上腭穴，入口里边，在上缝赤白脉是，针三锃，治马黄、黄疸、四时等病。

舌下穴，侠舌两边针，治黄疸等病。

唇里穴，正当承浆里边，逼齿龈，针三锃，治马黄、黄疸、寒暑、温疫等病。

颞颥穴，在眉眼尾中间，上下有来去络脉是，针灸之，治四时伤暑伤寒所苦，疸气温病等。

侠人中穴，火针，治马黄、黄疸疫、通身并黄，语音已不转者。

侠承浆穴，去承浆两边各一寸，治马黄、急疫等病。

巨阙穴，在心下一寸，灸七壮，治马黄、黄疸、急疫等病。

上脘穴，在心下二寸，灸七壮，治马黄、黄疸等病。

风府穴，在项后入发际一寸，去上骨一寸，针之，治头中百病，马黄、黄疸等病。

热府穴，在第二节下，两傍相去各一寸五分，治马黄、黄疸等病。

肺腧穴，从大颇数第三颇，两傍相去各一寸五分，灸，主黄疸，通治百毒病。

脚后跟穴，在白肉后际，针灸随便，治马黄、黄疸、寒暑诸毒等病。

耳中穴，在耳门孔上横梁是，针灸之，治马黄、黄疸、寒暑疫毒等病。

手太阳穴，手小指端，灸随年壮，治黄疸。擘石子头穴，还取病人手自捉擘，从腕中太渊纹，向上一夫，接白肉际，灸七壮，治马黄、黄疸等病。

钱孔穴，度乳至脐中屈，肋头骨是，灸百壮，治黄疸。

太冲穴，针灸随便，治马黄、温疫等病。

鱼际二穴，在手大指本节后内侧，散脉中，各灸三壮，主热病，恶寒，舌上黄，头痛汗不出。

又灸黄疸法，在脐两傍各一寸半，各灸五壮。出《普济针灸经》。

卷第一百九十三

针灸门

治咳嗽灸刺法　治诸气灸法　治唾血呕血灸刺法　治吐血灸法
治癥瘕灸法　治脚气灸法　治水肿灸刺法　治呕吐灸法　治哕灸法
治水饮不消灸刺法　治骨蒸灸法　用尺寸取穴法　艾炷大小法
用火法　治传尸、伏连、骨蒸、疰癖等诸穴　治传尸、痷㾯、喜魇梦
诸穴　治目疾灸刺法　治耳疾灸刺法　治鼻疾灸刺法　治口齿灸刺法
治失欠灸法

针灸门

治咳嗽灸刺法

《内经》治咳之法，治脏者治其腧，治腑者治其合，浮肿者治其经，以穴考之，各有定处。诸咳而喘息有音，甚则唾血者，太渊主之；浮肿，则治在经渠。咳而两胁下痛不可转者，太冲主之；浮肿，则治在中封。咳而右胠下痛，阴阴引肩背，甚则不可动者，太白主之；浮肿，则治在商丘。咳而腰背相引痛，甚则咳涎者，太溪主之；浮肿，则治在复溜。咳而心痛，喉中介介如鲠，甚则咽肿喉痹者，神门主之；浮肿，则治在灵道。咳而遗矢者，曲池主之；浮肿，则治在阳溪。咳而矢气者，小海主之；浮肿，则治在阳谷。咳而遗溺者，委中主之；浮肿，则治在昆仑。咳而呕，呕甚则长虫出者，三里主之；浮肿，则治在解溪。咳而呕苦汁者，阳陵泉主之；浮肿，则治在阳辅。久咳不已，咳而腹满者，天井主之；浮肿，则治在支沟。凡此五脏六腑之咳，治之常也。腧合之外，别有遗法，附之于后云。

上气咳嗽短气，气满食不下，灸肺募五十壮。

上气咳逆短气，风劳百病，灸肩井二百壮。

上气短气咳逆，胸背痛，灸风门热府百壮。

上气咳逆短气，胸满多唾冷痰，灸肺腧五十壮。

上气气闭咳逆，咽冷声破，灸天突五十壮，一名天瞿。

上气胸满，短气咳逆，灸云门五十壮。

上气咳逆，胸痹背痛，灸胸堂百壮。

上气咳逆，胸满短气牵背痛，灸巨阙、期门各五十壮。

逆气虚劳，寒损忧恚，筋骨挛痛，咳逆泄注，腹满喉痹，颈项强，肠痔逆气，痔血阴急，鼻衄骨痛，大小便涩，鼻中干，烦满狂走，凡此诸病，皆灸绝骨五十壮，穴在内踝上三寸宛宛中。

上气咳逆，灸膻中三壮。穴在两乳间。《甲乙经》云：一名元儿。在玉堂下一寸六分，直乳两间陷中，任脉气所发[①]，炷如半枣核大。

上气，灸三里二穴。《甲乙经》云：在膝下三寸，胻外廉。足阳明脉之所入也。各灸三壮。《外台秘要》云：人年三十以上，若不灸三里穴，令人气上，两眼昏暗，三里所以下气也。

咳嗽，灸心腧穴。《甲乙经》云：在背第五颇下，两边各一寸半，各灸五壮，炷如半枣核[②]大。

嗽，灸手屈臂中有横纹，外骨捻头得痛处，十四壮。

嗽，灸两乳下黑白际，各百壮。

又以蒲当乳头，周匝围身，令前后正平，当脊骨解中，灸十壮。

又以绳横量口中折绳，从脊灸绳两头，各八十壮，三报之，三日毕。

又灸从大颇数，下行第五节下，第六节上，穴在中间，随年壮，并主上气。此即神道穴。

治诸气灸法

中脘穴，一名太仓，胃募也，在上脘下一寸，居蔽骨与脐中，

---

① 所发：明抄本、乾隆本、文瑞楼本同，日本抄本作“发”。

② 枣核：明抄本、乾隆本、文瑞楼本同，日本抄本作“枣”。

灸一七壮，主五脏积聚气。《甲乙经》云：手太阳、少阳、足阳明所生，任脉之会，结气囊裹，针药所不及，灸肓募，随年壮。肓募二穴，从乳头斜度至脐，中屈去半，从乳下行，度头是穴。下气，灸肺腧百壮，又灸太冲五十壮。

凡脐下疞痛[①]，流入阴中，发作无时，此冷气，灸关元百壮。穴在脐下三寸。又盐灸脐孔中，二七壮。

短气不得语，灸天井百壮。穴在肘后两筋间。又灸大颧，随年壮。又灸肺腧百壮。又灸肝腧百壮。又灸尺泽百壮。又灸小指第四指间交脉上，七壮。又灸手十指头，合十壮。

乏气，灸第五颧下，随年壮。

奔豚，灸气海百壮。穴在脐下一寸半。又灸关元百壮。穴在脐下三寸。

奔豚，抢心不得息，灸中极五十壮。中极一名玉泉，在脐下四寸。

奔豚上下，腹中与腰相引痛，灸中府百壮。穴在乳上三肋间。

奔豚，灸期门百壮。穴直两乳下第二肋端，傍一寸五分。

奔豚上下，灸四满二七壮。穴侠丹田，两傍相去三寸，即心下八寸，脐下横纹是也。

奔豚腹肿，灸章门百壮。章门一名长平，二穴在大横外，直脐季肋端。

凡肺风气痿绝，四肢满胀，喘逆胸满，灸肺腧各二壮。肺腧对乳，引绳度之，在第三颧下，两傍相去各一寸五分。

呕吐上气，灸尺泽，不三则七壮。尺泽在腕后肘中横纹。

腹中雷鸣相逐，食不化，逆气，灸上脘下一寸，名太仓，七壮。

肺胀气抢胁下热痛，灸阴都，随年壮。穴在侠胃脘两边相去一寸，胃脘在心下三寸。

---

① 疞痛：日本抄本、文瑞楼本同，明抄本、乾隆本作"疼痛"。

治唾血呕血灸刺法

肝库房穴，在气户下一寸六分陷者中，仰而取之，主唾血。《甲乙经》云：足阳明脉气所发，灸一七壮。

呕血，肩胁痛，口干心痛，与背相引，不可咳，咳引肾痛，不容主之。

唾血，振寒嗌干，太渊主之。

呕血，大陵及郄门主之。

呕血上气，神门主之。

心膈下呕血，上脘主之。

曲泽穴，在肘内廉下陷者中，屈肘得之，各灸七壮，主呕血，兼心痛血出。《甲乙经》云：手心主脉之所入也。

内伤唾血不足，外无膏泽，刺地五会。

治吐血灸法

吐血，灸巨阙。穴在鸠尾下一寸。《甲乙经》云：心募也，任脉气所发。灸七壮，炷不必大，箸头为之。吐血唾血，上气咳逆，灸肺腧，随年壮。

吐血瘦削，灸肝腧百壮。

吐血呕逆，灸手心主五十壮。《千金翼》云大陵是。

虚劳吐血，灸胃脘三百壮。亦主呕逆吐血，少食多饱多唾，百病。多唾一作多睡。

吐血唾血，灸胸堂百壮。不宜针。

吐血腹痛雷鸣，灸天枢百壮。

治癥瘕灸法

三焦腧二穴，在第十三颠下，两边各一寸半，主癥瘕。《甲乙经》云：足太阳脉气所发。各灸七壮。癥瘕，灸内踝后宛宛中，随年壮。又灸气海百壮。久冷及妇人癥瘕，肠鸣泄利，绕脐疗痛，灸天枢百壮，三报之，勿针，穴在侠脐两边各二寸。积聚坚满，灸脾募百壮，穴在章门季肋端。心下坚，积聚冷胀，灸上脘百壮，三报之，穴在巨阙下一寸。

胸满腹胀，积聚痃痛，灸肝腧百壮，三报。

积聚坚大如盘，冷胀，灸胃脘二百壮，三报之。穴在巨阙下二寸。

中极，主少腹积聚坚如石，小腹满。

脏腑积聚胀满，羸瘦不能饮食，灸三焦腧，随年壮。

治脚气灸法

凡脚气初得，脚弱，宜速灸之，并服竹沥汤。灸讫，可服八风散，无不差者，惟速治之。若人但灸而不能服散，服散而不灸，如此者半差半死。虽得差者，或至一二年，复更发动，觉得便依此法，速灸之及服散者，治十十愈。

初灸风市　次灸伏兔　次灸犊鼻　次灸膝两眼　次灸三里　次灸上廉　次灸下廉　次灸绝骨

凡灸八处：第一风市穴，可令病人起，正身平立，垂两臂直下，舒十指，掩着两髀，便点当手中央指头，髀大筋上是。灸之①百壮，多亦佳，轻者不可减百壮，重者乃至一处五六百壮，勿令顿灸，三报之，佳。第二伏兔穴，令病人累夫端坐，以病人手夫掩横膝上，夫下傍与曲膝头齐，上傍侧夫际，当中央是。灸百壮，亦可五十壮。第三犊鼻穴，在膝头盖骨上际外骨边平处，以手按之，得节解则是。一云，在膝头下近外三骨箕踵中，动脚以手按之，得窟解是。灸之五十壮，可至百壮。第四膝眼穴，在膝头骨下两傍陷者宛宛中是。第五三里穴，在膝头骨节下一夫，附胫骨外是。一云，在膝头骨节下三寸，人长短大小，当以病人手夫度取。灸之百壮。第六上廉穴，在三里下一夫，亦附胫骨外是，灸之百壮。第七下廉穴，在上廉下一夫。一云，附胫骨外是。灸之百壮。第八绝骨穴，在脚外踝上一夫，亦云四寸是。凡此诸穴，灸不

---

① 之：明抄本、乾隆本、文瑞楼本同，日本抄本作"三"。

必一顿灸尽壮数，可日日报灸之，三日之中，灸令尽壮数为佳。凡病一脚，则灸一脚，病两脚，则灸两脚。凡脚弱病皆多两脚。

又一方云，如觉脚恶，便灸三里及绝骨各一处。两脚恶者，合四处灸之，多少随病轻重，大要虽轻不可减百壮，不差速以次灸之，多多益佳。一说灸绝骨最要。人有患此脚弱，不即治，及入腹，腹大上气，于是乃须大法灸，随诸腧及诸脘关节腹背，尽灸之，并服八风散，往往得差。觉病入腹，若病人不堪痛，不能尽作大灸，但灸胸心腹诸穴，及两脚诸穴，亦有得好差者。凡量一夫之法，覆手并舒四指，对度四指上中节上，横过为一夫。夫有两种，有三指为一夫者。此脚弱灸以四指为一夫也，亦依支^①法存旧^②法，梁丘、犊鼻、三里、上廉、下廉、解溪、太冲、阳陵泉、绝骨、昆仑、阴陵泉、三阴交、足太阴、复溜、然谷、涌泉、承山、束骨等，凡一十八穴。旧法多灸百会、风府，五脏六腑腧募，顷来^③灸者，悉觉引气向上，所以不取其法，气不上者可用之。其要病已成，恐不救者，悉须灸之。其足十指去指奇一分，两足凡八穴，曹氏名曰八冲，极下气有效。其足十指端，名曰气端，日灸三壮，并大神要。其八冲可日灸七壮，气下即止。凡灸八冲，艾炷须小作之。

治水肿灸刺法

黄帝治水之腧，五十七处。尻上五行行五，谓肾腧五十七穴，积阴之所聚也，水所从出入也。尻上五行行五者，此肾腧。故水病下为胕肿大腹，上为喘呼，不得卧者，标本俱病。故肺为喘呼，肾为水肿，肺为逆不得卧，分为相输俱受者，水气之所留也。伏兔上各二行行五者，此肾之街也，三阴之所交结于脚也。踝上各一行行六者，此肾脉之下行也，名曰太冲。凡五十七穴者，背藏之阴络，水之所客也。

---

① 支：明抄本、乾隆本、文瑞楼本同，日本抄本作"夫"。
② 旧：明抄本、乾隆本、文瑞楼本同，日本抄本作"四"。
③ 来：明抄本、乾隆本、日本抄本、文瑞楼本同，日本抄本旁注"来一作未"。

身胀逆息不得卧，风汗身肿，喘息多唾，天府主之。

四肢肿身湿，丰隆主之。

风逆四肢肿，复溜主之。

身肿皮痛，不可近衣，屋翳主之。

水肿胪胀，食饮不下，恶寒，胃仓主之。

水肿肠鸣，胃虚胀，不嗜食，绕脐痛，冲胸不得息者，水分主之。穴在下脘下一寸，神阙上一寸，任脉气所发。甄权云：日灸七壮，至四百壮止。水通身肿，灸足第二指上一寸，随年壮。又灸两手大指缝头七壮。

胀满水肿，灸脾腧，随年壮，三报。

水肿人中尽满，唇反死，水沟主之。

水肿大脐平，灸脐中。腹无纹理者，不治。

水胀水气行皮中，阴交主之。

水腹大，及水胀水气行皮中，石门主之。

石水痛引胁下胀，头眩痛，身尽热，关元主之。

石水，刺气街。

石水，章门及然谷主之。

水，天泉主之。

腹中气盛，腹胀逆不得卧，阴陵泉主之。

水肿留饮，胸胁支满，刺陷谷出血，立已。

水肿胀皮肿，三里主之。

风水膝肿，巨虚上廉主之。

面胕肿，上星主之，先取囟嘻，后取天牖、风池。

风水面胕肿，冲阳主之。

风水面胕肿，颜黑，解溪主之。

治呕吐灸法

神藏二穴，治呕吐不止。《甲乙经》云：穴在彧中下一寸六分陷者中。足少阴脉气所发，仰而取之。各灸五壮，炷用竹箸为之。

呕吐气逆，不得下食，灸心腧百壮。

吐呕气逆，不得下食，今日食明日吐者，灸膈腧百壮。

吐逆，不得下食，灸胸堂百壮。

又灸巨阙五十壮。

又灸胃脘百壮，三[1]报。

吐逆，饮食却出，灸脾募百壮，三报。章门穴也。

吐呕宿汁，吞酸，灸神光，一名胆募，百壮，三报。《甲乙》云[2]在日月，胆募。经云期门下五分。

吐逆霍乱，吐血，灸手心主五十壮。

反胃食即吐出，上气，灸两乳下各一寸。

又灸脐上一寸，二十壮。

又灸内踝下，三指稍斜向前有穴，三壮。

干呕不止，粥食汤药，皆吐不停，灸手间使三十壮。若四肢厥，脉沉绝不至者，灸之便通，此起死人法。

又灸心主尺泽，亦佳。

治哕灸法

少商二穴主哕。《甲乙经》云：在手大指内侧，去爪甲如韭叶，手太阴脉之所出也。各灸三壮，炷如小麦大。

哕噫，膈中气闭塞，灸腋下聚毛下附肋宛宛中，五十壮。

哕噫，呕逆，灸石关百壮。

哕，灸承浆七壮，炷如麦大。

又灸脐下四指，七壮。

呕哕，灸心主各七壮，在掌腕上约中。吐不止，更灸如前数。

呕哕而手足逆冷者，灸三阴交各七壮。在足内踝直上三寸廉骨际。未差，更灸如前数。

---

① 三：明抄本、乾隆本、文瑞楼本同，日本抄本作"二"。

② 云：原作"也"，日本抄本、文瑞楼本同，据明抄本、乾隆本、日本抄本旁注改。

治水饮不消灸刺法

溢饮，胁下坚痛，中脘主之。

腰清脊强，四肢解惰，善怒，咳少气，郁郁然不得息，厥逆肩不可举，马刀强，身瞤，章门主之。

溢饮，水道不通，溺黄，少腹痛里急，肿，洞泄体痛，京门主之。一云髀痛引背。

饮渴，身体痛，多唾，隐白主之。

寒中伤饱，食饮不化，五脏䐜胀，心腹胸胁支满，脉虚，则生百病，上脘主之。

腹胀肠鸣，气上冲胸，不能久立，腹中痛濯濯，冬日重感于寒则泄，当脐而痛，肠胃间游气切痛，食不化，不嗜食，身肿，一作重。侠脐急，天枢主之。

治骨蒸灸法

取穴法：

先二穴，令患人平身正立，取一细绳，蜡之勿令展缩。顺脚底直踏之，男左女右。其绳前头与大拇指端齐，后头当脚跟中心，向后引绳，循脚肘直上至曲秋中大横纹，截断。又令患人解发分两边，令见头缝，自囟门平分，至脑后。乃平身正坐，取向所截绳，一头令与鼻端齐，引绳向上，正循头缝，至脑后垂下，循脊骨，引绳头向上，至绳尽处，当脊骨，以墨点记之。墨点不是灸处。又取一绳子，令患人合口，将绳子按于口上，两头至两吻，却钩起绳子中心，至鼻柱根下，令如厶，此便齐两吻截断。将此绳展令直，于前来脊骨上墨点处，横量取平，勿令高下，绳子先中折，当中心以墨记之，却展开绳子横量，以绳上墨点正压脊骨上墨点为正，两头取平勿令高下。于绳子两头，以朱点记。朱点是灸穴。

以上是第一次点二穴。

次二穴，令其人平身正坐，稍缩髀，取一绳绕项向前双垂，与鸠尾齐，鸠尾是心岐骨，人有无心岐骨者，可从胸前两岐骨下量取一寸即是鸠尾。即双截断，却背翻绳头，向项后，以绳子中停取心，令正当喉咙结骨上。其绳两头夹项双垂，循脊骨至下，至两绳头尽处，合作一处，当脊骨，以墨点记之。墨点不是灸处。又取一绳子，令其人合口，横量，齐两吻截断，还于脊骨上墨点处，横量如上法，绳子两头，以朱点记。朱点是灸穴。

以上是第二次点二穴，通前共四穴。同时灸，日别各灸七壮，至二七壮，累灸至一百，或一百五十壮为妙。候疮欲差，又依后法灸二穴。

又次二穴，以第二次量口吻绳子，于第二次双绳头尽处墨点上，当脊骨直下直点令绳中停，中心在墨点上，于上下绳尽头，以朱点两穴。朱点是灸穴。

以上是第三次点两穴，谓之四花灸。两穴各灸百壮，三次共六穴，各取离日量度，度讫即下火。唯须三月三日艾最佳。疾差百日内，慎饮食房室，安心静处将息。若百日后觉未差，复初穴上再灸之。

露白雕处元系未引朱点。

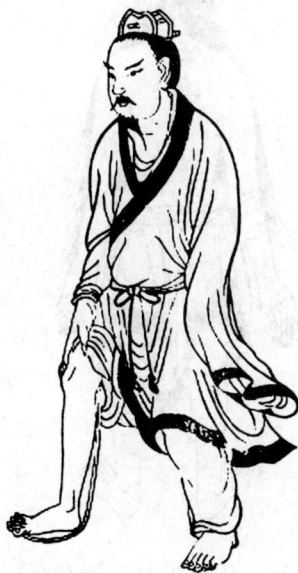

自大拇指端当脚跟向后量，至曲秋大横纹。

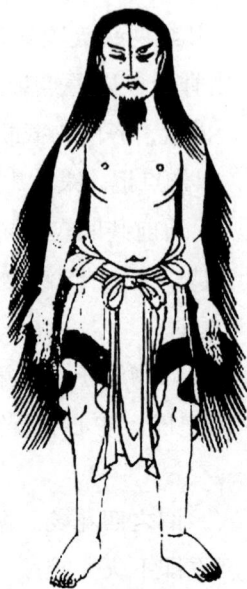

自鼻端量，向上循头缝至脑后。

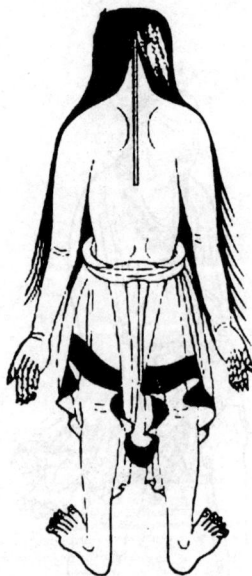

循脊骨，引绳头向下，至绳尽处，当脊骨以墨点记。

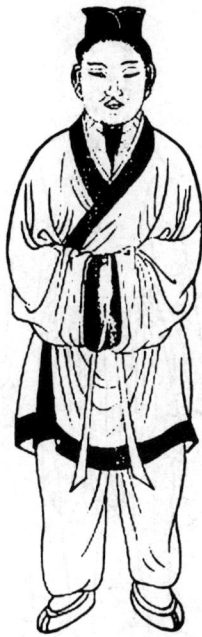

　　合口，以绳子按于口上，钩起绳子中心，至鼻柱下，便齐两吻截断，将量口吻绳子展直于前来脊骨上墨点处，横量两头。

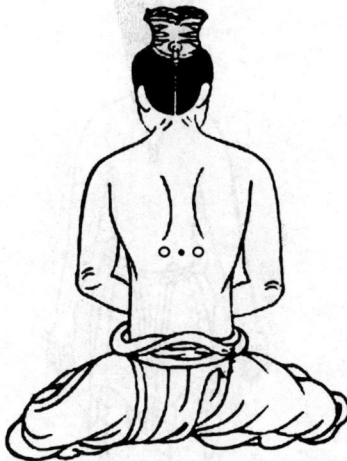

　　以朱点记。朱点是灸穴，墨点不是灸穴。
　　以上是第一次点二穴。

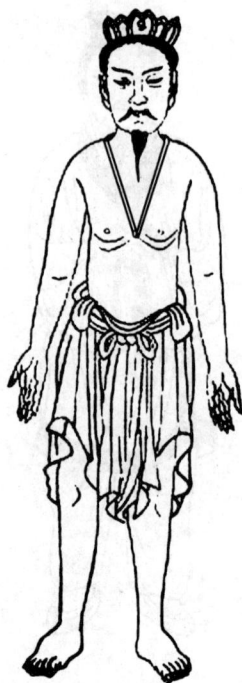

取一绳绕项向前双垂与鸠尾齐。

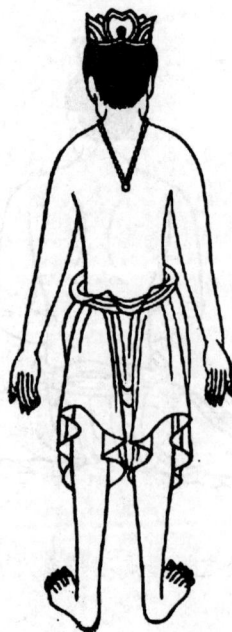

翻绳头，向项后，以绳两头夹项双垂，循脊骨向下，至两绳头尽处，以墨点记。

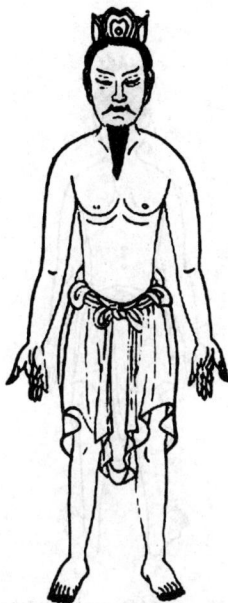

以绳子，令人合口，横量，齐两吻截断。

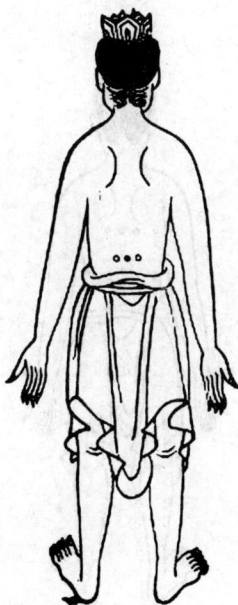

用量口吻绳子于脊骨墨点上横量，两头以朱点定。朱点是灸穴，墨点不是灸穴。

以上是第二次点二穴。

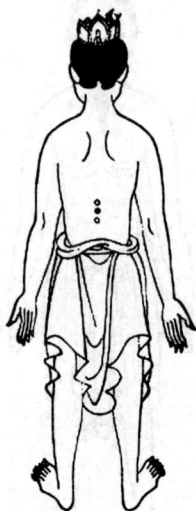

以第二次量口吻绳子，于第二次双绳头尽处墨点，直上下直量绳尽头，用朱点记。

以上是第三次点二穴。

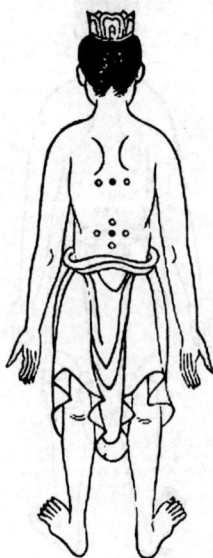

以上是都点了六穴。朱点是灸穴，墨点不是灸穴。

凡骨蒸之候所起，辨验有二十二种，并依上项灸之。

一胞蒸，小便赤黄。二玉房蒸。男遗尿失精，女月漏不调。三脑蒸，头眩闷热。四髓蒸，觉髓沸热。五骨蒸，齿黑。六筋蒸，甲焦。七血蒸，发焦。八脉蒸，急缓不调。九肝蒸。或时眼前昏暗。十心蒸。舌焦，或生疮，或时胸满。十一脾蒸。唇焦坼或口疮。十二肺蒸。口干生疮。十三肾蒸。耳干焦。十四膀胱蒸。右耳焦。十五胆蒸。眼目失光。十六胃蒸。舌下痛。十七小肠蒸。眼目失光。十八大肠蒸。鼻右孔痛。十九三焦蒸。乍寒乍热。二十肉蒸。别人觉热，自觉冷。二十一皮蒸。皮粟生鸡肉起。二十二气蒸。遍身躁热，不自安息。

用尺寸取穴法

凡孔穴尺寸，皆随人形大小。须男左女右，量手中指中心一节，两横纹中心，为一寸。

艾炷大小法

凡艾炷须令根足三分。若不足三分，恐覆孔穴不备，穴中经脉火气不行，即不能抽邪气，引正气。虽小儿必以中指取穴为准。

用火法

黄帝曰：松、柏、柿、桑、枣、榆、柳、竹等木火，用灸必害肌血，慎不可用。凡取火者，宜敲石取火，或水精照于日得者太阳火为妙，天阴则以槐木取火亦良。仓卒之际，或用蜡烛，或清油点灯，或艾梗引火亦得。

治传尸、伏连、骨蒸、疰癖等诸穴

传尸伏连，殗殜骨蒸，疰癖鬼气，恶寒或如疟状，宜灸大顀上一穴。

又灸大顑两傍近下少许，对顑节间，各相去一寸五分，二穴。

又灸两肋下二穴，名章门。

又灸当心脊骨上，两傍各相去一寸，二穴。

以上七穴，日别灸，皆取正午时，灸各七壮，满百壮渐差，至五百壮病除。

又骨蒸疬癖，灸两肩井二穴。若人面热带赤色者，灸之即差。取穴之法，坐以手三指从髀骨鳞，向项筋上捺之，中指下即是也。上廉二穴，在膝外下三寸是。一云，三里下三寸是。下廉二穴，在上廉下三寸是。

当心脊骨上，平立，以物柱地，当心点记，回量脊上，点即是穴，以上七穴，灸之如前法。

又骨蒸疬癖，令患者于板上平身正立，以杖柱板向上，度当脐，点杖记之，又回杖量脊中点之。又令患人合口，别以物横口两吻，当中折之，以折处点灸。又两乳一夫肋间，二穴，总六穴，灸之并如前法。凡量皆取病者，男左女右无名指中节屈之为寸。又法取男左女右手中指，以物从指本量至指端，仍将此度于脚趺上系鞋处横纹，当胫面上量一度，是穴。

治传尸、殗殜、喜魇梦诸穴

商丘二穴，在足内踝下微前陷中，灸七壮，差乃止。厉兑二穴，在足大指次指之端，去爪甲角如韭叶，灸一壮，大良。

二间二穴，在手大指次指本节内侧陷中，灸三壮。以上六穴，商丘疗多卧，厉兑疗嗜卧怠惰，章门疗贲豚气胀。

治五劳七伤，及山岚瘴疟，背膊烦重，心痛，注忤气羸，食不生肌肤，寒热邪气，头①项强，面色黑黄，精神昏倦，积年淋沥，积癖，鬼气传尸骨蒸等诸穴。胃腧二穴，在第十二顑下，两傍各一寸五分，日灸七壮止，或至一百壮，量病轻重加灸。又肾

---

① 头：文瑞楼本同，明抄本、乾隆本、日本抄本作"颈"。

腧二穴，在第十四顑下，两傍各一寸五分，灸七七壮，病深者日灸七壮，至百壮佳。又章门二穴，可灸七壮，日灸渐至七七壮，同前法。又太冲二穴，在足大指间一寸，本节后二寸陷中，灸五壮，渐加，日灸如前法。凡膏肓二穴，令病人坐，曲背伸两臂著膝令直，手大指与膝齐，以物榰肘，勿令臂动，从膊骨上角摩捺，至膊骨下头，其间当有四肋三间，灸中间。依转膊骨之里，去膊骨侧容指许，摩膂肉之表肋间灸处捺之，自觉牵引胸肩，中灸两膊骨肉，各一处五百壮，多至千壮，气下如水。若无停痰宿水，必有所下也。此灸法无所不治，若病困即令侧卧，挽臂令前取穴。或正坐伸臂，令人挽之，使两臂骨相远，不尔膊骨覆穴，即难取也。其穴近五顑，相望求之。又肝腧二穴，在第六顑下，两傍各一寸五分，日灸七壮，病深者至百壮，佳。又神堂穴，在第五顑下，两傍各三寸陷中，正坐取穴，灸七壮，至七七壮如前法。以上七名，总十四穴，若不能遍灸，当取紧者灸之。其紧者，即膏肓、胃腧、章门、肾腧、太冲是也。若能依次第灸之，各满百壮，尤善。凡量穴法，不拘肥瘦长短，取病人男左女右，手中指度两横纹为寸，是为同身寸也。凡灸皆取正午时佳，若旦起空腹灸，即伤人气，又令人血虚，若日晚食后灸，即病气难去。若治卒病风气，即不在此例。

治目疾灸刺法

目中痛，不能视，上星主之。先取噫嘻，后取天牖、风池。
青盲远视不明，承光主之。
目瞑，远视䀮䀮，目窗主之。
目䀮䀮，赤痛，天柱主之。
目眩无所见，偏头痛，引目外眦而急，颔厌主之。
目远视不明，恶风，目泪出，憎寒头痛，目眩瞀，内眦赤痛，远视䀮䀮无所见，眦痒痛，淫肤白翳，精明主之。
青盲无所见，远视䀮䀮，目中淫肤白膜覆瞳子，巨髎主之。
目不明，泪出，目眩瞀，瞳子痒，远视䀮䀮，昏夜无见，目瞤动与项口参相引，㖞僻口不能言，刺承泣。

目痛僻戾，目不明，四白主之。

目赤目黄，颧髎主之。

䁾目，水沟主之。

目痛不明，龈交主之。

目瞑身汗出，承浆主之。

青盲䁾目，恶风寒，上关主之。

青盲，商阳主之。

䁾目䀮䀮，偏历主之。

眼痛，下廉主之。

䁾目䀮䀮，少气，灸五里，右取左，左取右。

目中白翳，前谷主之。

目痛泣出，甚者如脱，前谷主之。

白膜覆珠，瞳子无所见，解溪主之。

眼暗，灸大颇下数节第十，当脊中安灸二百壮，惟多为佳。

肝劳邪气眼赤，灸当容百壮。两边各两穴，在眼小眦近后，当耳前，三阳三阴之会处，以两手按之，有上下横脉，与耳门相对是也。

眼急痛，不可远视，灸当瞳子上入发际一寸，随年壮，穴名当阳。

风翳患右目，灸右手中指本节头骨上五壮，如小麦大，左手亦如之。

肝虚目不明，灸肝腧二百壮，小儿斟酌，可灸一二七壮。

风痒赤痛，灸人中近鼻柱二壮，仰卧灸之。

目卒生翳，灸大指节横纹，三壮，在左灸右，在右灸左，良。

丝竹空、前顶，主目上插，憎风寒。

承泣，主目瞤动，与项口相引。目不明，泪出，目眩瞢，瞳子痒，远视䀮䀮，昏夜无见，口㖞僻不能言。

三间、前谷，主目急痛。

太冲，主下眦痛。

阳谷、太冲、昆仑，主目急痛赤肿。

曲泉，主目赤肿痛。

束骨，主眦烂赤。

阳溪，主目痛赤。

商阳、巨髎、上关、承光、瞳子髎、络却，主青盲无所见。

颧①髎、内关，主目赤黄。

腋门，主目涩暴变。

期门，主目青而呕。

二间，主目眦伤。

治耳疾灸刺法

听会二穴，在耳前陷中，张口得之，动脉应手，各灸五壮，主耳聋无所闻。《甲乙经》云：手少阳脉气所发也。

下关二穴，主聤耳。《甲乙经》云：在客主人下，耳前动脉下空下兼②，合口有穴，张口而闭，足阳明、少阳之会。各灸三壮，炷以小箸头为之。

耳鸣，百会及颔厌、颅囟、天窗、大陵、偏历、前谷、后溪主之。

耳痛聋鸣，上关主之，刺不可深。

耳聋鸣，下关及阳溪、关冲、腋门、阳谷主之。

耳鸣聋，头颔痛，耳门主之。

聋耳中颠飕颠飕者若风，听会主之。

耳聋无闻，天窗主之。

耳聋聤聤无所闻，天容主之。

耳中生风，耳鸣耳聋时不闻，商阳主之。

耳聋，两颞颥痛，中渚主之。

耳焞焞浑浑，聋无所闻，外关主之。

---

① 颧：原作"观"，日本抄本、文瑞楼本同，形近致误，据明抄本、乾隆本及本书卷一百九十一"手太阳小肠经"改。

② 兼：明抄本、乾隆本、文瑞楼本同，日本抄本作"廉"。

卒气聋，四渎主之。

作泥饼子，厚半分，覆耳上，四边勿令泄气。以箸刺泥饼，作一小孔，以艾灸之百壮，候耳中痛不可忍，即侧耳倾却黄水，出尽即差。若泥干，数易之，治耳病。

又截箭杆二寸，内耳中，以面拥四畔，勿令泄气，灸杆筒上七壮。

又捣豉作饼，填耳内，以地黄长五六分，削一头令尖，内耳中，与豉饼底齐，饼上著楸叶盖之，剜一孔如箸头，透饼于上，灸三壮。

治鼻疾灸刺法

凡口鼻出血不止，名脑衄，灸上星五十壮，入发际一寸是。

涕出不止，灸鼻两孔与柱齐，七壮。

鼻中息肉，灸上星二百壮，穴在直鼻入发际一寸，又灸侠上星两傍相去三寸，各一百壮。

鼻衄而痒，灸足大指节横理三毛中十壮，剧者百壮，衄不止灸之，并治阴卵肿。

又灸风府一穴四壮，不止再灸。

又灸涌泉二穴，各百壮。

衄而不衃血流，取足太阳。大衄衃，取手太阳；不已，刺腕骨下，不已，刺膕中出血。

鼻鼽衄，上星主之，先取噫嘻，后取天牖、风池。

鼻管疽，发为厉鼻，脑空主之。

鼻鼽不利，窒洞气寒，喎僻多涕，鼽衄有痈，迎香主之。

鼽衄涕出，中有垂痈宿肉，窒洞不通，不知香臭，素髎主之。

鼻衄窒口僻，清涕出不可止，鼽有痈，禾髎主之。

鼻鼽不得息，不收涕，不知香臭，及衄不止，水沟主之。

鼻中息肉不利，鼻头额颏中痛，鼻中蚀疮，龈交主之。

治口齿灸刺法

劳宫穴，一名五里，在掌中动脉，灸三壮，主口中腥臭。《甲乙经》云：手心主脉之所流也。

齿痛不恶清饮，取足阳明；恶清饮，取手阳明；舌缓涎下，烦闷，取足少阴。

重舌，刺舌柱以铍针。

上齿龋肿，目窗主之。

上齿龋痛，恶寒，正营主之。

齿疼，灸外踝上高骨前，交脉上，七壮。

风牙疼逐左右，以绳量手中指头至掌后第一横文，折为四分，以度横文后当臂两筋间，当度头，灸三壮，随左右灸之。两相患，灸两臂，至验。颊车、颧髎，主口僻痛，恶风寒不可以嚼。水沟，主唇吻不收，喑不能言，口噤不开。

重舌，灸行间，随年壮。穴在足大指歧中，二穴。

小儿重舌，灸在足踝上七壮。

又灸两足外踝上，三壮。

紧唇，灸虎口，男左女右七壮，又灸承浆三壮。

牙齿疼，灸两手中指背第一节前有陷处，七壮，下火立愈。

小肠输，主口舌干，食饮不下。

耳门，主唇吻强，上齿龋痛。

口僻，刺太渊，引而下之。

口中腥臭，劳宫主之。

口中下齿痛，恶寒颊肿，商阳主之。

齿龋痛，恶清，三间主之。

口僻，偏历主之。

口齿痛，温留主之。

下齿龋，则上齿痛，腋门主之。

齿痛，四渎主之。

上牙齿龋痛，阳谷主之。一作阳溪。

齿龋痛，合谷主之。

齿龋痛，少海主之。

舌纵涎下，烦闷，阴谷主之。

喉肿，胸胁支满，灸尺泽百壮。

关冲穴，在手小指之端，去爪甲角如韭叶，灸三壮。《普济针灸经》云：主喉痹舌卷口干。

治失欠灸法

完骨二穴，在耳后入发际四分，各灸三三壮，主失欠。《甲乙经》云：足太阳、少阳之会也。

失欠颊车蹉，灸背第五顀，一日二七壮。满三日，未差，灸气冲二百壮。胸前喉下甲骨中是，亦名气堂。

通里二穴，主数欠。《甲乙经》云：手少阴络在腕后一寸，走手太阳。各灸五壮，炷如半枣核大。又灸足内踝上三寸宛宛中，或三寸五分，百壮三报。此三阴交穴也。

卷第一百九十四

针灸门

治泄痢灸刺法

泄痢不禁，食不化，小肠疠^①痛者，灸丹田，穴在脐下二寸，日灸七壮，至百壮止。

泄痢食不消，不作肌肤，灸脾腧，随年壮。

泄注五痢，大便脓血，重下腹痛，灸小肠腧百壮。泄痢久下，失气劳冷，灸下腰百壮，三报，穴在八魁正中央脊骨上，灸多益善，忌针。

又灸脐中，稍稍二三百壮。

又灸关元三百壮，十日灸，并治冷痢腹痛，穴在脐下三寸。

久泄痢不差，灸足阳明下一寸，高骨之上陷中，去大指歧三寸，随年壮。

又屈竹量，正当两胯脊上，点讫，下量一寸，点两傍各一寸，复下量一寸，当脊上，合三处，一日灸三十壮，灸百壮以上，一切痢皆断，亦治湿蟨。

---

① 疠：日本抄本、文瑞楼本同，明抄本、乾隆本作"疼"。

泄痢不嗜食，食不消，灸长谷五十壮，三报，穴在侠脐相去五寸。

四肢不可举动，多汗洞痢，灸大横，随年壮。脓血痢不止，灸幽门。二穴在巨关傍各半寸，各灸三壮，兼主小腹坚逆。

泄痢赤白，灸足太阴五十壮，三报。

小肠泄痢脓血，灸魂舍百壮，小儿减之，穴在侠脐两边，相去各一寸。

肠中有寒，泄注肠澼便血，会阳主之。

便脓血，寒中食不化，腹中痛，腹哀主之。

治脱肛灸法

脱肛，灸龟尾，在脊尽端穷骨，七壮。

中极穴下一寸毛际陷者，动应手。

寒冷脱肛，灸脐中，随年壮。

脱肛历年不愈，灸横骨百壮。

治癫疝灸法

一切癫，当骑碓轴，以茎伸置轴上，齐阴茎头前，灸轴木上，随年壮。

阴卵大癫病，灸大敦，随年壮，穴在足大指三毛中。

又灸足大拇指内侧，去端一寸，赤白肉际，随年壮，双灸之。

又灸横骨两边，二七壮，侠茎是。

阴癫，灸足大指下理中十壮，随肿边灸之。《肘后方》云：灸足大指第二节下横纹正中央五壮。姚氏云：足大指本三壮。

阴卵偏大癫病，灸泉阴百壮，三报，在横骨边。阴卒肿者，令并足合两拇指，以一艾丸，灸两爪端方角处，每爪角各半丸，七壮愈。

阴卵大癫病，灸足太阳五十壮，三报之。

又灸足太阴五十壮，在内踝上一夫。

卵偏大，上入腹，灸三阴交，在内踝上三寸，随年壮。

卵偏大癩，灸肩井，随年壮，穴在肩解臂接处。

又灸手季指端，七壮，病在右，可灸左，左者灸右。

卵偏大癩病，灸关元百壮。

卵偏大癩病，灸玉泉百壮，报之，穴在屈骨下。

治腰痛灸刺法

腰痛之病，皆本于肾。盖肾病者，俞在腰脊也。诸经各有腰痛不同，当随证治之。凡腰痛引项脊尻背如重状者，病在足太阳脉也。刺其郄中正经出血，春无见血。委中穴也。腰痛加[1]以针刺其皮，不可俯仰，不可以顾者，刺少阳成骨之端出血，夏无见血。成骨在膝外廉之骨独起者。腰痛不可以顾，顾如有见，善悲者，病在阳明也，刺阳明于胻前三痏，上下和之出血，秋无见血。三里穴也。腰痛引脊内廉者，属少阴，刺内踝上二痏，春无见血，出血太多，则不可复。复溜穴也。腰痛，腰中如张弓弩弦者，属厥阴，刺腨踵鱼腹之外，循之累累然，乃刺之。蠡沟穴也。腰痛引肩，目䀮䀮然，时遗溲者，病在解脉，刺膝筋肉分间，郄之外廉，出血，血变而止。亦太阳之郄也。腰痛如引带，常如折腰状，善恐者，亦解脉病也，刺郄中结络如黍粟，刺之血射以黑，见赤血而止。委中穴也。腰痛如以小锤居其中，怫然肿者，病在同阴之脉，刺绝骨之端，为三痏。阳辅穴也。腰痛，痛上怫然肿者，属阳维之脉，刺腨下，去地一尺所。承山穴也。腰痛不可以俯仰，仰则恐仆，得之举重伤腰衡络绝，血归之，刺郄阳筋之间，上郄数寸冲居，为二痏。委阳穴也。腰痛，痛上漯漯然汗出，汗干令人欲饮，饮已欲走者，属会阴之脉，刺跻上郄下五寸横居，视其盛者出血。承筋穴也。腰痛，痛上怫怫然，甚则悲以恐者，病属飞阳之脉也，刺内踝上五寸，少阴之前，与阴维之会。复溜及筑宾穴。腰痛，痛引膺，目䀮䀮然，甚者反折，舌不能言者，病在昌阳之脉，刺内踝

---

[1] 加：明抄本、乾隆本、日本抄本、文瑞楼本同，然于义不通，疑为"如"之字误。

上大筋前，太阴后，上踝二寸所。交信穴也。腰痛而热，热甚生烦，腰下如有横木居其中，甚则遗溲者，病在散脉，刺膝前骨肉分间，络外廉束脉，为三痏。地机穴也。腰痛不可以咳，咳则筋缩急者，病在肉里之脉，刺太阳外少阳绝骨之后，为二痏。分肉穴也。腰痛侠脊而痛至头几几然，目䀮䀮欲僵仆，刺郄中出血。腰痛上寒，刺足太阳、阳明。上热，刺足厥阴，中热而喘，刺足少阴，刺郄中出血。腰痛，上寒不可顾，刺足阳明。大便难，刺足少阴。少腹满，刺足厥阴。如折不可以俯，仰不可举，刺足太阳。痛引少腹控䏚，不可以仰，刺腰尻交者。两髁肿上，以月死生为痏数，发针立已，左取右，右取左。此治腰痛之法也。众穴之外，又有遗法者，附之于后。

腰痛不已者，灸环腧。二穴在第一十一颠下两傍各一寸半，足太阳脉气所发，伏而取之，各灸七壮，炷如半枣核大。

肾腰痛，不可俯仰，阴陵泉主之。

腰痛少腹痛，阴包主之。

腰痛大便难，涌泉主之。

腰痛不得反侧，章门主之。

腰痛控睾少腹及股，卒俯不得仰，刺气街。

腰痛不已，灸腰目髎七壮，在尻上约左右是。

腰卒痛，灸穷骨上一寸，七壮，左右一寸，各七壮。

腰痛，灸脚根上横纹中白肉际十壮。

又灸足巨阳七壮，巨阳在外踝下。

治虚劳失精灸法

虚劳尿精，灸第七颠两傍，各三十壮。

又灸第十颠两傍，各三十壮。

又灸第十九颠两傍，各二十壮。

又灸阳陵泉、阴陵泉，各随年壮。

又灸三阴交，二七壮，在内踝上三寸。

虚劳阴中疼痛，溺血泄精，灸列缺五十壮。

又灸横骨五十壮，又云治五脏虚竭。

又灸大赫三十壮，穴在屈骨端三寸。

失精，膝胫冷疼，灸曲泉百壮，穴在膝内屈文头。

虚劳失精，阴缩，灸中封五十壮。

颜色焦枯，劳气失精，肩臂痛不得上头，灸肩髃百壮，穴在肩外头近后，以手按之，有解宛宛中。

失精筋挛，阴缩入腹，相引痛，灸下满各五十壮，老人加之，小儿随年壮。又云此二穴，喉肿厥逆，五脏所苦，鼓胀，并主之。

治虚劳小便白浊灸法

虚劳腰脊冷疼，溺多白浊，灸脾募百壮。

灸三焦腧百壮。

又灸章门百壮。

虚劳小便浊难，灸肾腧百壮。

治诸淋灸法

关元一穴，脐下三寸，主诸淋。《甲乙经》云：小肠募也，一名次门，足三阴、任脉之会。灸三壮，炷如半枣核大。

淋病不得小便，阴上痛，灸足太冲五十壮。

又灸足太阳五十壮。

血淋，灸丹田，随年壮。又灸复溜五十壮，一云随年壮。

五淋不得小便，灸垂泉十四壮，穴在内踝前一寸，斜行小脉上是，中封之别名。

又灸大敦三十壮。

卒淋，灸外踝尖，七壮。

气淋，灸侠玉泉相去一寸半，三十壮。

又脐中著盐，灸三壮，良。

石淋，脐下三十六种病，不得小便，灸气门三十壮。

石淋，小便不得，灸水泉三十壮，足大敦是也。

劳淋，灸足太阴百壮，在内踝上三寸，三报之。

治遗溺灸法

灸遗溺，侠玉泉五寸，随年壮。

又灸阳陵泉，随年壮。

又灸足阳明，随年壮。

又灸阴陵泉，随年壮。

小便失禁，灸大敦七壮。又灸行间七壮。

尿床，垂两手两髀上，尽指头上有陷处，灸七壮。

又灸脐下横纹，七壮。

小便余沥，灸复溜二穴。《黄帝针经》云：主小便余沥。在内踝上二寸是穴，各灸一七壮，次灸脐下中极下屈骨穴，七壮。

治小便数灸法

腹中满，小便数，灸玉泉下一寸，名尿胞，一名屈骨端，灸二七壮。小儿以意减之。

小便数而少且难，用力辄失精者，令其人舒两手合掌，并两大指令齐，急逼之，令两爪甲相近，以一炷灸两爪甲本肉际，肉际方后自然有角，令炷当角中，小侵入爪上，此两指共用一炷也。亦灸脚大指，与手同法，各三炷而已。经三日，又灸之。

治小便赤黄不利灸刺法白浊附

小肠实，苦心下急，热痹，小肠内热，小便赤黄，刺手太阳，治阳。手太阳在手小指外侧本节陷中。

小腹肿痛，不得小便，邪在三焦，约取太阳大络，视其结脉与厥阴小络，结而血者，肿上及胃脘，取三里。

小便不利，少腹胀满，大小肠腧，随年壮。

灸两足内踝上大脉，名三阴交，各二十一壮，治小便白浊。

治胞转灸法

关元穴，脐下三寸，灸一七壮，主转胞不得小便。《甲乙经》

云：足三阴、任脉之会。

腰痛小便不利，苦胞转，灸玉泉七壮。

又灸第十五颗五十壮。

又灸脐下一寸。

又灸脐下四寸，各随年壮。

治中恶灸刺法卒死、客忤、尸厥等附

胃脘穴，主中恶。《甲乙经》云：一名太仓，胃募也。在上脘下一寸，若蔽骨脐中，手太阳、少阳、足阳明所生，任脉之会。宜灸三壮。又《千金翼》：治中恶欲死，不知人，灸足大指横纹，随年壮，左右同。

卒死中恶，灸两足大指爪甲聚毛甲中七壮。此华佗法。又云三七壮。

又灸脐中百壮。

卒死而张目及舌者，灸手足两爪后，十四壮。

卒死而四肢不收，失便者，灸心下一寸，脐上三寸，脐下四寸，各一百壮。

卒客忤死者，灸人中三壮，一名鬼客厅，又治尸厥。一云三十壮。

又横度口中折之，令上头著心下，灸下头五壮。

又针间使各百余息。

又灸手十指爪下，各三壮。余治同上方。《备急方》云治卒死而张目反折者。

又灸肩井百壮。

又灸间使七壮。

又灸巨阙百壮。

尸厥者，灸厉兑二穴。《甲乙经》云：穴在足大指次指之端，去爪甲角如韭叶，足阳明脉所出也。各灸三壮，炷如小麦大。

又灸阴囊下，去下部一寸，百壮，若妇人灸两乳中间。又云，爪刺人中，良。

又针人中至齿，立起。

又以绳围其臂腕，男左女右，绳从大顑上度，下行脊上，灸绳头五十壮。此是扁鹊秘法。

又针百会，当鼻中入发际五寸，针入三分补之。

又针足大指甲下肉侧，去甲三分。

又灸膻中，二七壮。

卒中恶飞尸遁注，胸胁满，旁庭主之。在腋下四肋间，高下与乳相当，乳后二寸陷中，俗名注市，举腋取之。刺入五分。灸五十壮。

恶风邪气遁尸，内有瘀血，宜取九曲、中府，在旁庭注市下三寸。刺入五分。灸三十壮。

治鬼魅诸邪病灸刺法

上星穴，直鼻入发际一寸，灸五壮。《普济针灸法》云：主鬼魅惊恐哭泣。

又唇表中央弦弦者中，灸三壮，主邪鬼妄语。

卒中邪魅，恍惚振噤，灸鼻下人中及两手足大指爪甲本。令艾丸半在爪上，半在肉上，各七壮，不止十四壮，炷如雀屎大。

鬼魅，灸入发一寸百壮。又灸间使、手心各五十壮。

狐魅合手大指缚指，灸合间三七壮，当狐鸣即差。

灸卒中鬼击，人中一壮，立愈，不差更灸。

又灸脐上一寸，七壮，及两踵白肉际，取差。

又灸脐下一寸，三壮。

旁庭二穴，《甲乙经》云：穴在胁堂下二骨间陷者中，举腋取之。各灸三壮，主卒暴中飞尸遁尸，胸胁支满，时上抢心，呕吐喘逆，咽干胁痛。

治卒魇寐不寤灸法

又灸胃脘一七壮。

又灸两足大指丛毛中，各二七壮。《肘后方》云：华佗法，又救卒死中恶。

治卒中五尸灸法

灸乳后三寸，十四壮，男左女右，不止更加壮数。

又灸心下三寸，六十壮。

又灸乳下一寸，随病左右，多其壮数，即差。

又以四指夫其痛处，灸指下际数壮。令人痛爪其鼻人中，又爪其心下一寸，多其壮取差。

卒注忤攻心胸，灸第七颇，随年壮。

又灸心下一寸三壮。

又灸手肘纹，随年壮。

一切食注，灸手小指头，随年壮，男左女右。

五毒注，不能饮食，百病，灸心下三寸胃脘十壮。

水注口中涌水，经云肺来乘肾，食后吐水，灸肺腧，又灸三阴交，又灸期门，期门在乳下二肋间，泻肺补肾也，各随年壮。

一切注无新久，先仰卧，灸两乳边斜下三寸，第三肋间，随年壮，可至三百壮。又治诸气，神良，一名注市。

扁鹊曰：百邪所病者，针有十三穴。凡针之体，先从鬼宫起，次针鬼信，便至鬼垒，又至鬼心，未必须并针，止五六穴，即可知矣。若是邪蛊之精，便自言说，审得其实，不必尽穴，求去与之，男从左起针，女从右起针。若数处不言，便遍穴针，仍须依掌诀捻目治之，万不失一。《黄帝掌诀》别是术家秘要，其目在人两手中十指节间，已见符禁门中。第一针，人中鬼宫，从左边下针，右边出。第二针，手大指爪甲下，名鬼信，入肉三分。第三针，足大指爪甲下，名鬼垒，入肉二分。第四针，掌后横纹，名鬼心，入半寸。即太渊穴也。第五针，外踝下白肉际，足太阳，名鬼路，火针七锃，锃三下。即申脉穴也。第六针，大颇上入发际一寸，名鬼枕，火针七锃，锃三下。第七针，耳前发际宛宛中，耳垂下五分，名鬼床，火针七锃，锃三下。第八针，承浆，名鬼市，从左出右。第九针，手横纹上三寸两筋间，名鬼路。即劳宫穴也。

第十针，直鼻上入发际一寸，名鬼堂，火针七锃，锃三下。即上星穴也。第十一针，阴下缝，灸三壮，女人即玉头，名鬼藏。第十二针，尺泽横纹外头，接白肉际，名鬼臣，火针七锃，锃三下，此即曲池。第十三针，舌头一寸，当舌中下缝，刺贯出舌上，名鬼封，仍以一板，板横口吻，安针头，令舌不得动。已前若是手足，皆相对针两穴。若是孤穴，即单针之。

治瘿气灸法

瘿恶气，灸天府五十壮。

瘿劳气，灸冲阳，随年壮。

瘿，灸天瞿三百壮，横三间寸灸之。

瘿气面肿，灸通天五十壮。

瘿上气胸满，灸云门五十壮。

瘿，灸中封，随年壮，在两足跗上，曲尺宛宛中。

诸瘿，灸肩髃左右相对宛宛处，男左十八壮，右十七壮，女右十八壮，左十七壮，或再三取差，止。

又灸风池百壮，侠项两边。

又灸两耳后发际，百壮。

又将患人男左女右，以绳量手中指，从指端齐，绳头向下至指下横纹上，截绳头中屈，从横纹直下，点绳头，灸七壮。五年以后，量加壮数。须三月三日午时下灸，无不差者。石瘿难愈，气瘿易治。

气舍穴，在颈直人迎，侠天突后陷中，灸三壮，主瘤瘿气。《甲乙经》云：足阳明脉气所发。灸一七壮。

治瘰疬、痔瘘灸刺法

瘰疬，颈有大气，灸天牖，二穴在颈筋缺盆上，天容后，天柱前，完骨下，发际上，各灸五壮。

一切瘰疬，灸两胯里患疬处宛宛中，日一壮，七日止。

又灸五里、人迎各三十壮。

又灸患人背两边腋下后纹上，随年壮。

又灸耳后发际直脉，七壮。

寒热颈腋下肿，申脉主之。

寒热颈肿，丘墟主之。

寒热颈瘰疬，大迎主之。

寒热胸满颈痛，四肢不举，腋下肿，上气胸中有音，喉中鸣，天池主之。

寒热痠痛，四肢不举，腋下肿瘘，马刀喉痹，髀①膝胫骨摇，痠痹不仁，阳辅主之。

胸中满，腋下肿，马刀瘘，善自啮舌颊，天牖中肿，寒热，胸胁腰膝外廉痛，临泣主之。

寒热颈颔肿，后溪主之。

诸瘘，灸鸠尾骨下宛宛中，七十壮。

九瘘，灸肩井二百壮。

诸瘘，灸瘘周四畔，差。

诸恶瘘，中冷，息肉，灸足内踝上，各三壮，二年者六壮。

治痔疾灸刺法

久冷五痔便血，灸脊中百壮。

五痔痛，攒竹主之。

五痔痛，不得大小便，会阴主之。

五痔便血失屎，灸回气百壮，穴在脊穷骨上。

五痔骨蚀，商丘主之。

痔脽痛，飞阳、承筋及委中、承扶主之。

诸痔，宜灸回气三七壮。《黄帝针经》云：穴在尾脆骨上一寸半。

又连岗穴主之，在回气穴两边相去三寸是也，各灸三七壮。

---

① 髀：原作"体"，明抄本、乾隆本、日本抄本、文瑞楼本同，据《千金要方》卷二十三"痔瘘"改。

治痈疽疮肿灸刺法

凡发背多于背两胛间起，初如粟米，或痛或痒，仍作赤色，日渐长大，不过十日，遂至于死。善养生者，小觉背上痒痛，急取净土，以水和作饼子，厚二①分，阔一寸半，以粗艾作炷，连饼子，贴着疮上灸之，一炷一易。若粟米大时，可灸七饼。如榆荚大，可灸七七饼。如钱大，可日夜灸之，不限饼数。仍服五香连翘汤，及铁浆等攻之。

凡痈疽始发，或小或大，或如米粒，此皆微候，急须攻之。若无医药处，即灸当头百壮。一方云，七八百壮。其大重者，灸四面及中央二三百壮。亦宜当头以火针针入四分。

凡疽卒著，五指筋急，不得屈伸者，灸踝骨中央，数十壮，或至百壮。

发背痈肿，已溃未溃，用香豉三升，以水和捣作饼子，厚三分，有孔，勿覆之。布豉饼，以艾列其上灸之，取温热，勿令破肉。如热痛，急易之，一日两度灸。如有疮，以疮孔中汁出为度。腋痛大热，刺足少阳。五刺热不止，刺手心主，三刺。痈疽不得顷时回，痛不知所，按之不应手，乍来乍已，刺手太阴傍三痏，与缨脉各二。

治痈肿者，刺痈上，视痈小大深浅，刺大者多而深之，必端内针。

项肿不可俯仰，颊肿引耳后，完骨主之。

咽肿难言，天柱主之。

颔肿唇痛，颧髎主之。

颊肿痛，天窗主之。

颈项痈肿，不能言，天容主之。

胸下满痛，膺肿，乳根主之。

马刀肿瘘，渊腋、章门、支沟主之。

---

① 二：明抄本、乾隆本、文瑞楼本同，日本抄本作"一"。

面肿，目痛肿，刺陷谷出血，立已。

痈疽，窍阴主之。

头大侵潭，一作浸淫。间使主之。

管疽，商丘主之。

肠痈，灸两手后肘尖上，各一七壮，左右同。

又灸两足大指岐间，各三壮。兼主诸痈肿病。

肠痈，屈两肘正，灸肘头锐骨，各百壮，下脓血即差。

大人小儿痈肿，灸两足大拇指奇中，仍随病左右。

治癣灸法

日中时，灸病处影上三姓①，灸之咒曰：癣中虫，毛戎戎；若欲治，待日中。

又法八月八日，日出时，令病人正当东向户长跪，平②举两手，持户两边，取肩头小垂际，骨解宛宛中灸之，两火俱下，各三壮，或七壮，十日愈。

疣目，著艾炷疣目上，灸之，三壮即除③。

治杂病灸法

蛊毒，灸足小指尖上，三壮，当有物出。酒上得者酒出，饭上得者饭出，肉菜上得者肉菜出，神验。

江南有射工毒虫，一名短狐，一名蜮。常在山间水中，人行及浴，此虫口中横骨角弩唧，以射人形影则病。若见身中有此疮，急灸之，一处一壮，百处亦百壮，大良。

又切葫令薄，以搨疮上，灸葫上千壮，差。

中沙虱毒已深者，针挑取虫子，正如疥虫，着爪上见行动。如挑不得，便就上灸三四壮，则虫死病除。

---

① 姓：明抄本、乾隆本、文瑞楼本同。日本抄本作"炷"，义胜。

② 平：明抄本、乾隆本、文瑞楼本同，日本抄本作"半"。

③ 疣目……三壮即除：此14字明抄本、乾隆本、文瑞楼本同，日本抄本属"治杂病灸法"。

蛇螫，嚼盐唾上讫，灸三壮。复嚼盐，唾灸疮上。

猘犬咬，先吮却恶血，灸疮中十壮，明日以去，乃灸一壮，满百日止。姚云忌酒。

治妇人诸疾灸刺法

妇人血伤，带下赤白，灸小腹横纹，当脐直下，一百壮。

又灸内踝上三寸左右，各一百壮，炷如半枣核大。

女子下赤白，腰腧主之。

乳痈，寒热短气，卧不安，膺窗主之。

乳痈，凄索寒热，痛不可按，乳根主之。

绝子，灸脐中，令人有子。

绝子，阴痒，阴交主之。

腹满疝积乳妇诸疾，绝子阴痒，灸石门。《千金》云：奔豚上腹^①，少腹坚痛，下引阴中，不得小便。

女子绝子，衃血在内不下，关元主之。《千金》云：胞转不得溺，少腹满，石水痛。

乳妇诸疾，绝子内不足者，中极主之。

女子血不通，会阴主之。

妇人子脏中有恶血，内逆满痛，石关主之。

月水不通，奔气上下，引腰脊痛，气穴主之。

女子胞中痛，月水不时，天枢主之。《千金》云：腹胀肠鸣，气上冲胸。

少腹胀满，痛引阴中，月水至则腰背痛，胞中瘕，子门有寒，引膑髀，水道主之。《千金》引膑髀作大小便不通。

女子阴中寒，归来主之。

妇人少腹坚痛，月水不通，带脉主之。

妇人下赤白，里急瘛疭，五枢主之。

---

① 腹：原作"膹"，文瑞楼本同，据明抄本、乾隆本、日本抄本及《千金要方》卷三十"针灸下"改。

妇人阴中痛，少腹坚急痛，阴陵泉主之。

妇人漏下，苦血闭不通，逆气胀，血海主之。

月事不利，或下赤白阴寒，行间主之。

女子疝，及少腹肿，溏泄遗溺，阴痛面尘，目下眦痛，太冲主之。

女子漏血，太冲主之。

女子不字，经血暴下，然谷主之。

妇人漏血，腹胀满不得息，小便黄，阴谷主之。《千金》云：漏血，少腹痛，胀满如阻，体寒热，腹遍肿。

妇人月事不调，王月则闭，男子失精，尿有余沥，刺足少阴经，治阴，在足内踝下动脉是也。

妇人足逆寒，绝产带下，无子，阴中寒，刺足少阴经，治阴。

妇人无子绝嗣，灸关元七壮，穴在脐下三寸。《甲乙经》云：小肠募也，一名次门，足三阴、任脉之会。炷如半枣核大。

妇人月水不利，灸四满，二穴在丹田两边相去各一寸。《甲乙经》云：一名髓府，在中注下一寸，冲脉、足少阴之会。各灸五壮，炷如半枣核大，兼治妇人无子。

治小儿诸疾灸刺法

痫惊脉五针，手太阴各五刺，经太阳①五刺，手少阴经络者傍一，足阳明一，上踝五寸，刺三针。

小儿惊痫，本神及前顶、囟会、天柱主之。如反视，临泣主之。加瘛疭脊急强，目转运上插，筋缩主之。

小儿痫，瘛疭脊强互相引，长强主之。

小儿食晦，噫嘻主之。

痫发，目上插，攒竹主之。

脐风，目上插，刺丝竹空。

小儿痫瘛，呕吐泄注，惊恐失精，视瞻不明，眵䁾，瘛脉

---

① 经太阳：明抄本、乾隆本、日本抄本、文瑞楼本同，疑当作"太阳经"。

主之。

小儿痫，喘不得息，颅息主之。

惊痫如有见者，列缺主之，并取阳明络。

小儿口中腥臭，胸胁支满，劳宫主之。

羊痫，会宗、下空主之。

小儿咳而泄，不欲食，商丘主之。

小儿痫瘛，手足扰，目昏口噤溺黄，商丘主之。

小儿痫瘛，遗清溺，虚则病诸痕癫，实则闭癃，少腹中热，善寐，大敦主之。

小儿脐风，口不开，善惊，然谷主之。

小儿腹满不能食饮，悬钟主之。

马痫，金门及仆参主之。

风从头至足，痫瘛，口闭不得开，每大便腹暴满，按之不下，噫，一作噫。悲喘，昆仑主之。

小儿大小便不通，灸口两吻，各一壮。

小儿癫，先将儿至碓头，祝之曰：坐汝某甲，阴囊癫，灸汝三七二十一枚。祝讫，便牵小儿，令雀头下向著囊缝，当阴头灸缝上，七壮即消。艾炷如猬簪头许。

灸刺禁忌论

论曰：凡用灸刺，当先别其所宜。有偏宜刺者，若天柱、素髎、禾髎、肩贞、乳中、周荣、腹哀、中冲、阴陵泉、条口、犊鼻、髀关、申脉、中门、承扶等三十一穴是也。有偏宜灸者，若络却、玉枕、承灵、角孙、神道、膏肓、会阴、横骨、青灵渊等一十六穴是也。其他并欲通行灸刺。亦有不宜灸刺者，皆在所禁。若神庭、脑户、颅囟、承泣、膻中、神阙、气冲、五里、三阳络、承筋之类，皆不可刺。脑户、风府、哑门、承光、素髎、攒竹、睛明、迎香、头维、下关、脊中、心俞、白环腧、天牖、人迎、渊腋、少商、经渠、天府、阳池、地五会、阳关、伏兔之类，皆不可灸。又有鸠尾，虽在可刺，更宜精详之。石门虽在可刺，在妇女则为大禁。肩髃本不禁灸，亦不宜多灸。四肢虽亦可灸，在法唯宜少灸。此数者皆灸刺之先务，不可不知也。若不当灸而灸，不当刺而刺，皆有所伤。《内经》所谓刺禁，其法曰：刺头中脑户立死；刺面中溜脉，不幸为盲；刺客主人内陷，及刺目上陷骨中脉，为内漏而聋；刺舌下中脉太过，血出不止为喑；刺缺盆中内陷气泄，令人喘咳逆；刺乳上中乳房为肿，根蚀①；刺膺中陷，中脉，为喘逆仰息；刺腋下胁间内陷，令人咳；刺脊间中髓，为伛；刺臂太阴脉，出血多，立死；刺肘中内陷，气归之，为不屈伸；刺手鱼腹内陷，为肿；刺气街中脉，血不出为肿鼠鼷；刺少腹中膀胱，溺出，令人少腹满；刺足少阴脉，重虚出血，为舌难以言；刺阴股中大脉，血出不止，死；刺阴股下三寸内陷，令人遗溺；刺膝膑出液，为跛；刺郄中大脉，令人仆，脱色；刺关节中液出，不得屈伸；刺腨肠内陷，为肿；刺跗上中大脉，血出不止，死；刺足下布络中脉，血不出为肿；刺中五脏皆死。又有大禁二十五者，即五里穴也。所谓迎之五里，中道而止是也。其次无刺大醉，令人气乱；无刺大怒，令人逆气。故曰大醉无刺，已刺无醉；大怒无刺，已刺无怒。以至大劳、新饱、大饥、大渴、大惊、大恐，皆在切禁，若误犯之，各有可救之理，具如后云。

误伤禁穴救针法

脑后黑门②穴，不可伤，伤即令人哑。宜针人中、无突二穴，可二分。

风府一穴，在黑门上入发际一寸五分，针只可一寸以下，过度即令人哑。亦针人中、无突穴救之。

两腋外纹头尖处上曲池穴，不可伤，伤即令人手臂不举。宜

---

① 蚀：原作"食"，明抄本、乾隆本、日本抄本、文瑞楼本同，据《素问·刺禁》改。

② 黑门：明抄本、乾隆本、日本抄本、文瑞楼本同，《普济方》卷四百十一"针灸门"作"痖门"。后文"风府……在黑门上"同。

针大颠相夹脑骨缝四穴，深半寸。

睑池上下四穴，针只可深一米许，过深令人血灌黑睛，视物不见，不可治也。

眼小眦后一寸，太阳穴，不可伤，伤即令人目枯，不可治也。

两目大眦二穴，只可背睛斜飞，不得直针，直即伤睛致瞎，不可治也。

囟会一穴，只可针五分，过即令人头旋目暗。急针百会及风府二穴救之。

承泣二穴，只可针三分，深即令人目陷，陷即不治。

正营不可伤，伤即令人神魂失次。宜针大颠两边相去三寸，后心一穴，可入五分。

承筋不可伤，伤即令人手脚挛缩。凡针筋皮，须重手按开而取正穴，如伤即治手虎口，及手腕上下。

胆池不可伤，伤即令人目暗。即乳下二穴是。宜治肝腧。

肺腧不可伤，伤即令人身心颤掉。宜针后心、囟门穴救之。

肺募不可伤，伤即令人鼻塞不闻香臭，白汗透流。宜治囟门，及心下一寸，深可一寸半。

地户涌泉不可伤，伤即令人百神俱散。宜治人中、百会、三里、分白穴。

手心不可伤，伤即令人闷倒，眼直上。宜治前后心，可五分，又治神庭穴。

太腋不可伤，伤即令人心气促。宜治肺腧穴。阴后神田不可伤，伤即令人精神散乱，屎尿不禁。

耳后宛处不可伤，伤即令人口颊㖞斜。宜治人中、承浆二穴。

水曹不可伤，伤即令人尿血不止。宜治脐上一寸，及百会。

章门不可伤，伤即令人气绝。宜治后心、囟会。

癖户不可伤，伤即令人命绝。亦宜治后心、囟会。

神庭不可伤，伤即令人命绝。宜治百会。

至骨胸前诸穴不可伤，伤即令人闷倒。宜治人中。

命室不可伤，伤即令人命绝。宜治人中、百会、承浆。

颐下不可伤，伤即令人舌根不转。宜治耳后宛宛处五分，过之亦伤也。

委中不可伤，伤即令人脚挛，行履不遂。宜治三里、分白穴。

胆户不可伤，伤即令人筋搐，行履不得。宜治气海、分白穴。

外踝上一寸不可伤，伤即令人闷绝。宜治分白穴。

命泉不可伤，伤即令人行不得。宜治三里。

乳首不可伤，伤即令人命绝，不可治也。

白气不可伤，伤即令人失音。宜治无突。

卷第一百九十五

符禁门

符禁门统论

论曰：上古移精变气，祝由而已。黄帝官能，有唾痈咒病之任。《周官》疡医掌祝药劀杀之齐，以祝为治首。乃知祝禁之术，治病良法，仁政先务也。夫血气者，人之神，不可不谨养。养失其道，亦必以至神治之。观《易》坎为血卦，血为大赤，则血气流行，精神潜运于其中。故心藏神，血舍神。神全则气王，气王则血脉和通，疾无自生。逮其嗜欲汨昏，思虑攻耗，外邪袭虚而投隙，精神气血离守而交战，须臾之间，变态百出。齐人谓桓公之病，公则自伤，鬼乌能伤？公盖言神先受也，于此不有^①至正之法以去其邪，虽药石其如病何？况言为心声，书为心画，以夫精诚交感，寓于符祝声画之间。若徼而至妙，若粗而甚精，岂特神仙道家之陈迹耶！是以持受之道，欲斋戒致一，俾外物不得而蹈其舍，然后能役使鬼神，呼召风云，虽踏火入水，曾无焚溺，则施诸治病为余事。苟为不然，神气不守，徒区区于声音颜色，且曰道术在是，犹象龙致雨，盖亦难矣。然则同为符祝，用之有应否者，特在于正与不正之异耳。今故具载其术，而冠以持受之法，使学者得于声画之间而究其所以然者，是乃神之微^②也。

---

① 不有：明抄本、乾隆本、文瑞楼本同，日本抄本作"不"。
② 微：明抄本、乾隆本、文瑞楼本同，日本抄本作"徵"。

持禁总法

论曰：上古有祝由之法，移精变气，推其病由而祝之，则病无不愈。今之书禁，即其遗文焉。制而用之存乎法，推而行之存乎诚。示之以心画，则莫如符；攻之以说祛，则莫如祝。指掌之间，执持有目，则谓之印。五者备矣，举而措之，施诸治法，何适而不可哉！语病之由，当原其本气何由而平，病何由而生，真有所亏，邪有所袭，皆生诸疾。祝由之理，祝此而已。谓夫彼受于邪，由精神不守所致，故在我者，当专心诚意以持之。欲致其诚，先斋心戒事，以神明其德，然后秉印用符，兼以诅祝，而为持禁之道，真足以胜邪，其应如神矣。苟非其诚，道不虚行。传不云乎：至诚如神。其斯之谓欤！

《千金翼》持禁斋戒法《神医普救方》同

《神仙经》曰：凡欲学禁，先知五戒、十善、八忌、四归，皆能修治此者，万神扶助，禁法乃行。

五戒者，一曰不杀；二曰不盗；三曰不淫；四曰不妄语；五曰不饮酒嫉妒。

十善者，一济扶苦难；二行道见死人及鸟兽死者皆埋之；三钦重鬼神；四不行杀害，起慈悯心；五不怜富增[1]贫；六心行平等；七不重贵轻贱；八不食肉酒五辛；九不淫声色；十调和心性，不乍嗔乍喜。

八忌者，一忌见死尸；二忌见斩血；三忌见产乳；四忌见六畜产；五忌见丧孝哭泣；六忌抱小儿；七忌共女人同床；八忌与杂人论法。

四归者，一不得着秽污不净洁衣服；二不得恶口咒诅骂詈；三不得共人语，诈道称圣；四不得饮酒食肉，杀害无道，违即神通不行。

---

[1] 增：日本抄本、文瑞楼本同，明抄本、乾隆本及日本抄本旁注作"憎"。

又云：不得秽处诵禁文；不得与不信人行禁；不得向人说禁法；不得秽污手执禁文；不得与杂人喧戏；不得轻说神明；不得嗔打六畜及人；不得乘车马。

有此满三事，则禁道不行。能不犯者，其禁大验。

经曰：若履城邑污秽者，当用此方

竹叶十两　桃白皮四两　柳白皮四两

上三味，以水一石二斗，煮之一沸，去滓浴身，百秽消除，又辟温瘴疮疡。此法天仙下游既返之日，未尝不用此方解秽也。至于符水咒漱及外舍之近术，皆不及此方。若能常用此汤澡浴者益佳，惟不可洗目也。

紫微王夫人敕水洗目得清净法

咒曰：浊不秽形，死不妨生，摩掌鞂目三遍，令我长生。青龙在吾左，白虎在吾右，朱雀在吾前，玄武在吾后，神禁敕水除尘垢，急急如律令。

一法解秽禁水曰：东流之水滑如苔，中有主君与三台。某甲，秽污荡除，急急如律令。

受禁法

《神仙经》曰：阳道强坚而易歇，阴道微软而久长。圣人闭口，万物可藏。回转青白，改易阴阳。应言不言，神明相传。应语不语，神明相与。故万法闭口，藏身之禁。万法流行，五脏神明。众人游戏而我独住，众人浩浩而我独静，众人言说而我独嘿。此行禁之道毕矣。

《仙经》曰：凡受禁之法，当先斋戒百日，精心不行淫欲，惟得清净沐浴，著鲜净衣，口常不出恶言骂詈，精思净念，勿生异想，一如前章，仍更七日之中闭口不共人语，乃可受之。

正月一日，三月三日，五月五日，七月七日，九月九日。

三年之中三遍，于此月日受之，并一心持斋戒不犯，则行禁其验如神。

正月一日受法

正月一日平旦寅时，清净澡漱，在无人清净之处，着鲜净衣，不得令一人辄见。烧众名香，正面向东，禹步三匝，勿回转，长跪，读启度文曰：上启三师、神童玉女、天医、大医^①、卢医、一切诸师、太上老君、诸仙神王、日月五星、二十八宿、北斗三台、诸神仙官属、诸大神王咸知：弟子某甲，受持符禁之法，愿济拔众生苦难，除毒消邪，辟却奸恶，万事如敕，急急如太上老君律令。

都受禁文曰：想东方木禁在吾肝中，想南方火禁在吾心中，想西方金禁在吾肺中，想北方水禁在吾肾中，想中央土禁在吾脾中。

想左青龙，右白虎，前朱雀，后玄武，天师禁驾，无事不苦。东王公，西王母，道吾禁有随当止。急急如太上老君律令讫。还诵所得禁文各三遍，礼一十二拜，仍更七日勿共人作一言，及恶骂詈等语，七日勿洗手面。

三月三日受法

三月三日平旦寅时，至东流水上，正面向东立，端心正意，读前启度文如正月法，并启江河四渎一切水官、四海大龙王，愿知弟子某甲受持禁法，愿大神王立契。讫，诵所得禁文各六遍，礼九拜。

五月五日受法

五月五日正中午时，在静处烧香，正面向南立，读启度文。讫，诵所得禁文各三遍，礼十二拜。

七月七日受法

七月七日鸡鸣丑时，在静处烧香，正面向西立，读启度文。讫，诵所得禁文各三遍，礼七拜。

九月九日受法

九月九日人定亥时，在静处正面向北立，盆盛水，口衔刀，启读度文，投香火，长跪，诵所得禁文各三遍，礼九拜。

此五日处法用一如正月法，惟所向方及拜不同耳。

---

① 大医：乾隆本、文瑞楼本同，明抄本、日本抄本无。

太白仙人受法

四月一日斋戒至八日，立道场，四面垂幡盖，烧香燃灯，启醮五方五帝，五方禁师，五方吞精啖毒夜叉神王，愿知弟子某甲受持禁法咒。讫，诵所得禁文各三遍，七日斋戒。

同力①受禁法

候初雷发时，举目看雷，右手把刀，以左手摩之，咒曰：助我行禁，振声如雷吼，万毒伏。闭气待雷声尽讫，七日斋戒不出言。一本云：候初雷时，眼所见物，随便把取，唱言：声如雷，万邪皆怖畏。待雷声尽，乃弃之。一云：口衔刀，手捉大斧，摩之言：口如毒，手如毒，声如雷吼。云云。

神仙王受禁法

候燕初来时，仰头看之，以手按地，云：口如毒。以燕去不见乃止。此等洁净斋戒，一如正月无别，乃至七日不洗手。

天帝太一②受禁法

初受禁时，在寂静无人之处，敷有设案烧香，正面向北方，闭口并足正立，左手持刀，依式思存：青龙在左，白虎在右，朱雀在前，玄武在后，北斗七星覆头上，柄指前。次思东治大禁师，愿持兵万石赵候骠骑大将军，苏平南公八部将军，七十二禁师，陈师、赵师直符，小吏直日，童子护直，今日不得以左为右，以前为后，若有倒错，即依使者法律科罪之，急急如律令。如此阴念三遍，然后禹步三匝，至香火前叩齿三遍，咒曰：东方青龙衔水来，南方赤龙衔水来，西方白龙衔水来，北方黑龙衔水来，中央黄龙衔水来，悉投杯中三台，三台此水非常水，先除天秽、地秽、三十六秽，某甲身秽净除之，急急如律令。三遍咒讫，以水洗目，并喷噀四方上下，余水自饮之洗腹内，令净想。又读前启度文，然后长跪，诵所得禁文各三遍讫，礼四方，各再拜即成，

---

① 力：明抄本、乾隆本、文瑞楼本同，日本抄本作"刀"。据下文"把刀"、"衔刀"等语，当作"刀"。

② 太一：日本抄本、文瑞楼本同，明抄本、乾隆本作"太乙"。

神验。刀子、水①盆不得用曾经酒、肉、五辛者。

又一法

正月一日东方明星出时洗浴，在清净无人之处，白茅为藉置坐。设案烧香火，钟盛水，井华水洗面目。正面东向并足立，先举左手呼青龙，次举右手呼白虎，前行呼朱雀，后行呼玄武。讫，依前左手持刀，次第思神师，曰：符禁同法，更无别法也。若欲受符印者，以帛若袋子盛挂②，着左手指勾之而擎水钟，闭气禹步，依法次第咒请，有效也。

七星受咒法

正月一日、三月三日、五月五日、七月七日、九月九日。

先以香汤洗浴，取东流水，以未经用瓦器盛之，乃诵所得禁文，咒一遍。受人自洗浴于旷野无人之处，以净草为坐，以瓦器盛水七盏，作七星形，北向云：谨启七圣真君，弟子某乙愿持禁法，禁断邪恶鬼毒之气，救理人民，伏愿降真气流布臣身，令臣所行符禁应声除差，应手除愈。次第饮前件水各少许，余洗手，不得手捻不净之物，即有大验。

黄帝越禁受法

黄帝曰：凡受符禁者，皆清净斋洁百日，不得近死亡、产乳、房室，三年之中三度。正月一日、三月三日、五月五日、七月七日、九月九日，以上五日，夜静；众星之下，置神坐，设案烧香，钟盛水，持淋刀，北面叩齿，捻三师目，次第思神，讫，禹步三匝，长跪，读启度文，又诵所得禁文各三遍，神验。水钟不用曾盛酒肉、五辛者。临欲越时，朱书帛素上，左手持之，捻目阴诵咒之。欲行禁时闭气，朱书白素纸上，右手持之，捻目阴诵咒之。

杂受禁法

正月一日未出寅时，三月三日辰时，五月五日午时，七月七日申时，九月九日戌时。一云丑时。

---

① 水：明抄本、日本抄本、文瑞楼本同，日本抄本旁注"一本作火"。
② 挂：明抄本、文瑞楼本同，日本抄本作"桂"。

正月受一年用，三月受一春用，五月受一夏用，七月受一秋用，九月受一冬用。

上每年常依此日受之法，不得饮酒、食肉、五辛、芸薹、乳酪、酥、蜜，心怀悯念，愿救护一切生灵，不作艰难，不求财物，但作此心，下口即差，万不失一。受法用前月日，先以清净井华水沐浴上下，衣服一切鲜净，清斋七日。至其日，先以井华水澡浴、漱口，烧香，礼五方五帝，各五拜。讫，正面向东，烧香端立，净器盛井华水置傍，诵所得禁文各二七遍，讫，口含水仰噀五方。或取洗手面讫，向东方吸青气，想入口中七吸，次向南方吸赤气，次向西方吸白气，次向北方吸黑气，次吸中央黄气，皆作七吸入腹，想讫，更礼五方，各五拜讫，后作两月持斋戒，得作禁想，不得作一切诸恶行，受讫即成。禁法器物不得用曾经盛酒、肉、五辛者。

凡欲敕水思神法

向月建王气立，先叩齿三下，嘘吸闭气存思，左目为日，右目为月。思东方甲乙木，配肝为青龙；次思南方丙丁火，配心为朱雀；次思西方庚辛金，配肺为白虎；次思北方壬癸水，配肾为玄武；次思中央戊己土，配脾为麒麟。皆须向月建王气，思之在水中，思得气讫，神童玉女在左右，便思日气在水中，便三右营水三嘘，咒曰：水在井中为井水，水在碗中为碗水，神师咒水为神水，水入腹中为真水，水入咽喉开大腹，下流膀胱，交绝众邪，灭绝万病尽令出。今月直符，某甲斋水，持符入其身中，治所患处，令有效信。急急如律令。

服解秽符敕水洗万秽咒

谨请污官①诸神、湔浣浊夫人，解除百秽。天下之秽，地上之秽，产生之秽，疾患之秽，牢狱之秽，死丧之秽，葬送之秽，道路之秽，忻颜之下，鼻、口、舌、目、耳门、十指爪甲、胫、膝、踝、五脏六腑、肠胃肝肺、百万之秽，皆随水出去。谨请敕药厨六人，海水二人，佐水为洗撒上千污万秽，皆停速去，身体清净，

---

① 官：明抄本、文瑞楼本同，日本抄本作"官"。

直气补处。急急如太上玄都律令。

敕解秽水符

咒曰：仙人沐浴气芳芳，洗荡阴秽尽消亡。急急如律令。

《普救方》解秽符十一道

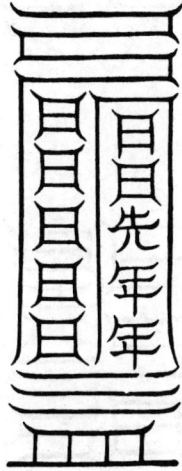

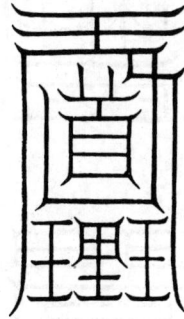

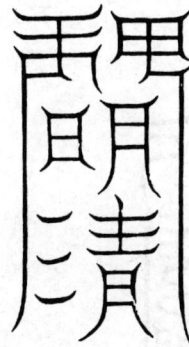

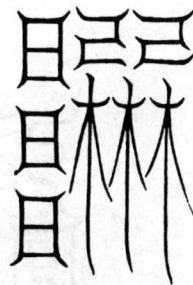

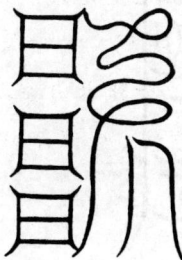

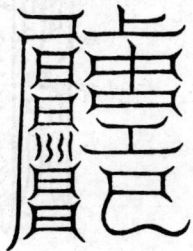

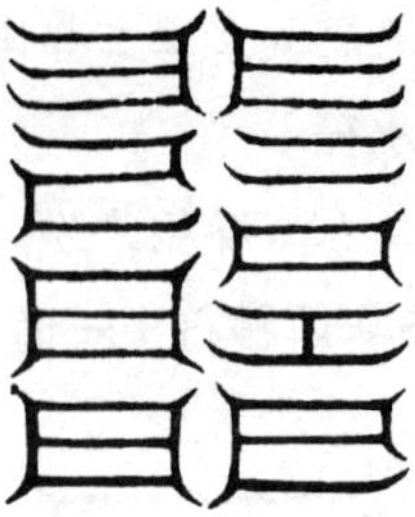

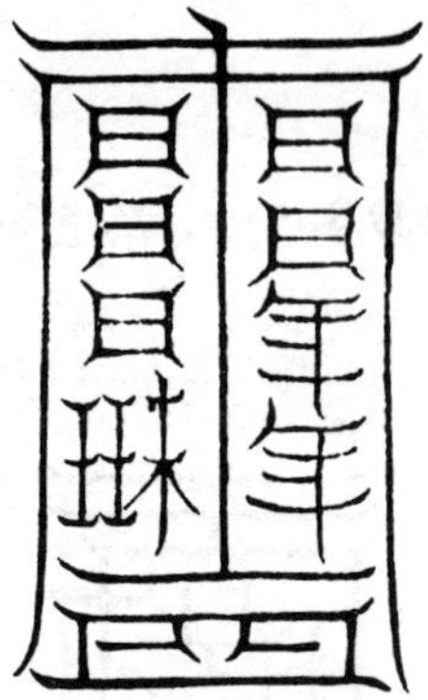

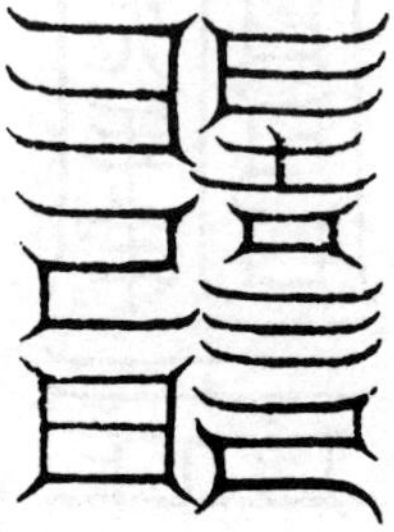

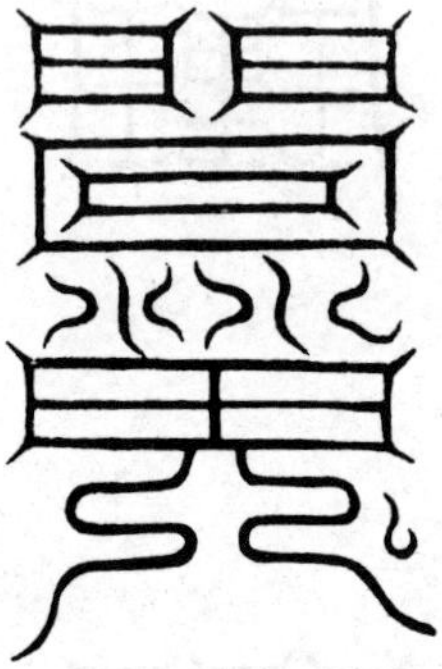

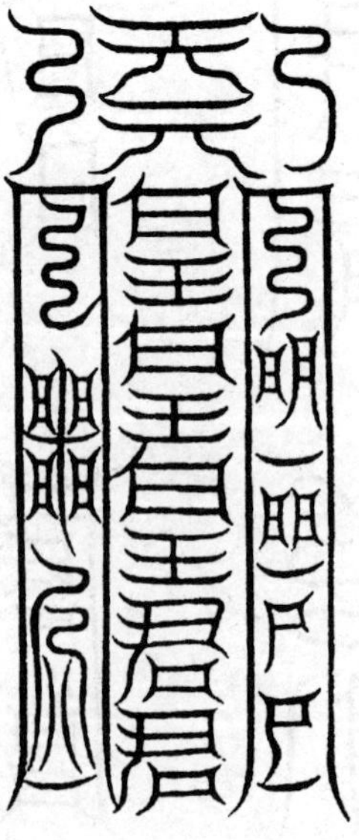

上件符经，污秽著水中用洗面。

《千金翼》禁法大例《神医普救方》同

论曰：用禁，大例诵禁文必不得出声，令自耳闻。声若闻之，名为咒，即禁法不行，行之无益。慎之慎之！受禁之时，不得令人畜等一切见之，见之即不成。受法时，刀及水盆皆不得用曾经酒、肉、五辛者。

《神仙经》曰：对治禁万病击同类。

逢水难土王击之；逢土难木王击之；逢刀难阳精击之；逢鬼难桃汤[①]击之；逢虎难五常气击之。万病击同类对治，皆持刀，持桃，持火，持鉴，持水，持绳，持药，持符，持戟，持弓，持箭，持弩，持食，持坐，持粉，持意，持神，持想，持气，持画，持石，持土，持盐，持幡，持脂，持肉，持血，持面，持金，持玉，持印。故其法皆禁击之所须。用禁之法，有请，有告，有祭，有害，善神即饮食祭之住之，恶鬼即克之却之。有杀，有畏，有爱，有喜，有恶，有死，有走，有住，有灭，是故对治用时，各各条例。《仙经》曰：用禁有六法，一牙齿禁，存意气至牙齿；二营目禁，开一目闭一目；三意想禁，存意以去想，诸疾以除；四捻目禁，谓手上有一十五目；五气道禁，谓吹、呼、呵、嘘、嘻、呬；六存神禁，存诸神在，以食醮祭之，感天灵气至。又鸣天鼓叩齿是也。

凡为人请疗疾，出门三步咒曰：天杀皇皇，地杀正方，千鬼万神，谁复敢藏。飞步一及，百鬼灭亡。急急如律令。

若至病人家，先当解秽，即作**五龙水法**。手持水碗，咒曰：东方青龙含水来，南方赤龙含水来，西方白龙含水来，北方黑龙含水来，中央黄龙含水来。五方五龙吐水，没杀邪鬼，急急如律令。讫，叩齿三通，咒曰：神水解天秽、地秽、生秽、死秽、人秽、鬼秽、身秽，病人之秽，速除去之，立令清净，急急如律令。三嘘三呬，以刀右搅三回，以右足跟蹴地三下，含

---

① 汤：明抄本、文瑞楼本同，日本抄本作"阳"。

水四方喷之，及喷病人上，尽令清洁。然后按法思神行禁，又存气至牙齿令住，闭一目，存意已去，即捻目，然后用存七星在其顶上，存青龙、白虎、朱雀、玄武来护身，存大神在其前后，五星存之腹内，吐气存如云，击彼处令如徐行，行步法乾坤。如此行禁，即外邪不入五脏，神明自通。仍皆须审之，万不失一。

又法

欲向病人家，当须存想，作白虎吐火，烧病人家屋舍，皆令荡尽。又作龙，舐病人身肉令尽，还作充满悦泽，然后用气急治之。欲击物一一皆如是。此令行禁，神明万物皆神效验，须精审之。若唾热病，以冷气吹之二七，然后禁之。若唾冷病，以热气呵之二七，然后禁之。三唾之后行禁，禁后三唾，乃放之。《仙经》曰：受符禁同法，先当修身洁己，安魂定魄，口勿妄言，洁斋百日，可致神仙；辟逆恶气，除灭灾祥，可以长生。

行符总诀

论曰：不精不诚，不能动人，而况祝由之法，敕水炼符，攘辟众邪者乎？要在澡雪其心，荡涤诸恶，毋饮酒，毋食肉，毋嗜五辛膻臊之物，毋骂詈，毋嫉妒，毋萌污秽淫泆之事。凡欲必精必诚，薪于有以感通而已。故曰：子欲养身，先存其神，神之永保，不受邪精。古之人以此贯金石，蹈水火，无入而不自得也。然则以正却邪，呼吸鬼神，感召吉祥，宜其有明效大验。

《普救方》书符总法

先烧朱砂一两，细研，入铁盒中，以铁条束定，六一泥泥合，勿令通气，便以武火断盒子，与火色同即出，候冷，更研，用书符。天师曰：凡书符法，先敕水炼神，皆闭气书之。如符大想气，可含水书之。

凡欲书符，先取乳香四铢，别研令细，合朱砂末于净器中，净水调之，用净笔书之。凡欲作符，用罗或绢书之，量符大小，以手裂之，勿用刀割。书服符用细纸，佩带悉白素。若符有注，用色物及用丹书，或注某寸数，而用之厌镇符中，或不注所用者皆是。走①书用桃木板，长一尺，厚三分书符，且空腹，受三呼三吸，三叩齿，天符勿得近齿。凡欲作符，先择良日，备具香火、朱奏，陈于坐所，先敕笔管中符内管中，次书百灵者符安盏下，次书都匠符，一名都录符，自吞讫，始得为人书符及自书。复有大都录，亦名都管，常以每月一日书服之，行符有验。凡欲书符，不得私与人语，闭气为良，并依诀用气数节度书之。别有秘诀文，又作护身求官，登山远行等符，不须敕笔，炼符用佗笔。凡欲行符敕水，皆须向王方，左手执符，右手持水，当闭气，思为所佩箓中，治病功曹君吏兵，收邪食毒吏兵，真人之气以覆符，然后敕。讫，闭气叩齿三通，咒曰：行符真人，直符使者，行符君吏，随某符而行，急急如律令。三嘘之，令受者礼拜受之。服符卷字向里，丸②向王方吞之，吉。

敕笔法咒曰：

今日直符，今时直符，吾是老君之孙，太上之子，走行天下，太上使敕符笔，疗百病，随符而已。男子某乙被病，患某处痛，请受神符，逐鬼却害，百病除差。急急如律令。

作符禁忌法

天师曰：凡欲为人作符及自书，并不得饮酒，食肉、五辛、膻臊之属，口无骂詈，心除嫉妒，勿经秽污、死尸、产妇、房室等事，先须沐浴，着净衣，烧香斋戒七日，审看年月日时，取其吉方、王相、天医所在，众福皆同，不当诸恶，然后始得书之，无不神验。若值岁月相冲，日时相克，更加殃咎，终无验效。

---

① 走：文瑞楼本同，明抄本、日本抄本作"朱"。
② 丸：文瑞楼本同，明抄本、日本抄本作"凡"。

又法

天师曰：唯有急事，疾患过重，不暇待吉日，直避十二时。又取太上还治时，向天医治，佩之吉。天医上符亦禁忌。

岁天医

寅年在巳，卯年在午，辰年在未，巳年在申，午年在酉，未年在戌，申年在亥，酉年在子，戌年在丑，亥年在寅，子年在卯，丑年在辰。

月天医

正月在丙，二月在亥，三月在壬，四月在庚，五月在壬，六月在亥，七月在壬，八月在申，九月在丙，十月在申，十一月在卯，十二月在午。

日天医

甲己日在卯，鬼在未，乙亥日在亥，鬼阙，丙辛日在酉，鬼在子，丁壬日在未，鬼在酉，戊癸日阙，鬼阙。

上天医师位上来者吉，鬼位上来者凶。

月忌所在法

正月不向东。生气在子，死气在午。

二月不向北。生气在丑，死气在未。

三月不向西。生气在寅，死气在申。

四月不向南。生气在卯，死气在酉。

五月不向东。生气在辰，死气在戌。

六月不向北。生气在巳，死气在亥。

七月不向西。生气在午，死气在子。

八月不向南。生气在未，死气在丑。

九月不向东。生气在申，死气在寅。

十月不向北。生气在酉，死气在卯。

十一月不向西。生气在戌，死气在辰。

十二月不向南。生气在亥，死气在巳。

上月忌所在，向生，背死者吉。

月不向治病者

寅午戌月不向北，亥卯未月不向西，申子辰月不向南，巳酉丑月不向东。

上月向法治病者并凶，慎勿用之！

月生辰法

寅午戌月在午，亥卯未月在卯，申子辰月在子，巳酉丑月在酉。

上书符向之，吉。

四季忌法

春二月寅午戌凶，夏三月巳酉丑凶，秋三月申子辰凶，冬三月亥卯未凶。

上四季忌日大凶，作符者避之。

六旬职还治时法

甲子旬使促气功曹申时太上还时。

甲戌旬使治病功曹酉时太上还时。

甲申旬使天直功曹辰时太上还时。

甲午旬使正一功曹丑时太上还时。

甲辰旬使中部功曹申时太上还时。

甲寅旬使直使功曹平旦太上还时。

上六甲旬曹，治病使之，太上还治时，凡人作符用，此时烧香祝愿，病者获愈，所向大吉。

十干忌时法

甲乙日寅卯治病凶，丙丁日巳午治病凶，庚辛日申酉治病凶，壬癸日戌亥时治病凶，戊己日午未时治病凶。

上十二月日支干书符，吉，按文用之。

十二月干厌历

正月：甲吉，乙吉，丙吉，丁害人者一，戊宜子孙，己害人者一，庚吉，辛吉人者一，壬害人者一，癸吉。

二月：甲害人者一，乙阙，丙吉，丁害人者一，戊吉，己吉，庚吉，辛害，壬害人者一，癸吉。

三月：甲阙，乙吉，丙害人者一，丁吉，戊宜财，己吉，庚害人者一，辛吉，壬害父，癸吉。

四月：甲害三人，乙吉，丙吉，丁吉，戊吉，己吉，庚阙，辛吉，壬害五人，癸吉。

五月：甲害父，乙吉，丙吉，丁害人者一，戊吉，己宜财，庚大富，辛吉，壬害九人，癸吉。

六月：甲害人者一，乙吉，丙吉，丁吉，戊吉，己增财，庚宜子孙，辛吉，壬害人者一，癸吉。

七月：甲吉，乙吉，丙阙，丁吉，戊吉，己利财，庚吉，辛吉，壬害五人，癸吉。

八月：甲吉，乙吉，丙吉，丁吉，戊吉，己宜宅，庚吉，辛吉，壬害父，癸吉。

九月：甲害九人，乙吉，丙吉，丁吉，戊吉，己吉，庚吉，辛吉，壬害人者一，癸吉。

十月：甲害九人，乙吉，丙吉，丁吉，戊吉，己原阙，庚吉，辛吉，壬害人者一，癸吉。

十一月：甲害人者一，乙吉，丙吉，丁吉，戊吉，己吉，庚吉，辛大富，壬害人者一，癸阙。

十二月：甲害九人，乙吉，丙吉，丁吉，戊吉，己吉，庚吉，辛吉，壬害二人，癸吉。

支厌历

正月：子无后，丑害九人，寅害人者一，卯无后，辰吉，巳吉，午吉，未吉，申阙，酉吉，戌吉，亥吉。

二月：子吉，丑害九人，寅吉，卯吉，辰吉，巳害九人，午吉，未害九人，申害九人，酉吉，戌害人者一，亥吉。

三月：子吉，丑害九人，寅吉，卯吉，辰吉，巳害人者一，午无后，未吉，申害人者一，酉无后，戌吉，亥害九人。

四月：子害九人，丑吉，寅无后，卯吉，辰吉，巳吉，午害人者一，未吉，申吉，酉大富，戌无后，亥害二人。

五月：子吉，丑凶，寅害五人，卯害人者一，辰吉，巳吉，午吉，未害九人，申吉，酉大富，戌无后，亥害九人。

六月：子害父，丑吉，寅吉，卯吉，辰吉，巳吉，午害人者一，未害九人，申害八人，酉吉，戌无子孙，亥吉。

七月：子害九人，丑吉，寅害八人，卯吉，辰吉，巳吉，午吉，未害九人，申害八人，酉吉，戌无子孙，亥吉。

八月：子吉，丑吉，寅吉，卯害人者一，辰吉，巳吉，午吉，未害九人，申害三人，酉吉，戌害人者一，亥吉。

九月：子吉，丑吉，寅吉，卯吉，辰吉，巳吉，午吉，未害九人，申吉，酉吉，戌害九人，亥吉。

十月：子吉，丑吉，寅吉，卯吉，辰吉，巳害九人，午害四人，未害四人，申无后，酉吉，戌害三人，亥无后。

十一月：子吉，丑吉，寅吉，卯吉，辰害二人，巳害九人，午害人者一，未吉，申无子，酉吉，戌害人者一，亥害九人。

十二月：子吉，丑吉，寅吉，卯吉，辰吉，巳害九人，午吉，未吉，申害六畜，酉吉，戌害三人，亥害九人。

上十二月支干书符吉凶，按文用之。

十二神直符直事神君

正月直符：审辟历，直事，玉女许容安。

二月直符：五帝将军，直事，玉女景阳清腰。

三月直符：审南教，直事，玉女丹升珠。

四月直符：天帝功曹，直事，玉女朱卿安。

五月直符：大威士，直事，玉女桂枝，一名天丹。

六月直符：孙明达，直事，玉女当①。

七月直符：天帝左承，直事，玉女月支。

八月直符：天帝左尉，直事，玉女娥容志。

九月直符：北辰毕土祀，直事，玉女昴支。

十月直符：天帝右尉，直事，玉女孟丹阳②。

---

① 当：明抄本、文瑞楼本同，日本抄本作"常"。

② 阳：明抄本、日本抄本、文瑞楼本同，日本抄本旁注"阳一作汤"。

十一月直符：天帝河伯，直事，玉女衡泰。

十二月直符：太白黄使者，直事，玉女程支。

上件十二月直符直事，呼之自随行来治病，勅符一切呼之。

十二时直符神名

子时直符：户巳阳；丑时直符：支干阴。寅时直符：余干[①]阳；卯时直符：像人。辰时直符：余纯[②]阳；巳时直符：除赵阴。午时直符：右光阳；未时直符：徐我阴。申时直符：彭阳问阳；酉时直符：傅伯阳。戌时直符：苏阳字肾肯阳。亥时直符：支干阳。

上件十二神直符，呼之自防并治病，料符呼之吉。

六丁行符、玉女书符呼之法

丁丑玉女：顺气。丁巳玉女：开之心。丁未玉女：寄房。丁酉玉女：得喜。丁亥玉女：曹漂之。丁卯玉女：足日之。

上件六丁行符、玉女书符，呼之吉。

行符、受符忌食月建兽肉法

凡欲行符及受符，皆不得食十二时辰禽兽肉。如不能断得，即直日辰肉莫食，犯者呼召神不来，无效。

戊辰、戊戌日不带符法

凡戊辰、戊戌日不得带符，皆道父、道母忌日，勿用之。

天师书符轨，或祝更祭符法

正月上卯，三月上巳，五月上未，七月上申，九月上酉。

养身书符法

天师曰：子欲养身，先存其神。神之永守，不受邪精。邪精不入，乃得长存。勤密修行，慎勿轻传。先须洁净清斋，烧香启愿，次敕水解秽，讫，三密念老君名字。又以左手捻都监断鬼目，次直年、直月、直日、直时、直符、直事神皆三呼其名，给走使某甲子岁直符，某甲书符，讫。炼符时呼其名。

---

① 干：明抄本、日本抄本、文瑞楼本同，日本抄本旁注"干一作子"。

② 纯：明抄本、文瑞楼本同，日本抄本作"纸"。

甲子王文卿，从官十八人，符吏、天季二人，神将执明，旬玉女月光，旬吏阴阿君。

甲戌展子江，从官十四人，符吏、天阴二人，神将弓隆，旬玉女登姑①，旬吏张不临。

甲申扈文②长，亦名文卿。从官十六人，符吏、从行二人，神将监兵，旬玉女开明，旬吏程子恩。

甲午卫上卿，从官十八人，符吏、天偿二人，神将陆光③，旬玉女汉婴，旬吏杜除君。

申辰孟飞卿，从官十四人，符吏、天雄二人，神将天禽，旬玉女婴台，旬吏公孙太④君。

甲寅明文章，从官十二人，符吏、天纲亦名天望。二人，神将孟章，旬玉女登岂，旬吏徐君望。

右六甲神将、从官、符吏、玉女，行符呼之，吉。

咒禁掌诀

癸巳：神女婴；癸未：神营；癸酉：神女；癸亥：神女金光。

敕炼符咒法

今日某乙欲行某符，君为直日，为吾走使，头戴绣冠，正入天门。急急如律令。炼笔总投符于香中炼之。又敕曰：今日甲子王文卿，从官十八人，符吏、天季二人，神将执明，旬玉女月光，丁卯玉女足日之，旬吏阴阿君。余皆仿此。直日乙丑庞季卿，从官十八人，符吏、天仲二人等君为直日，为吾走使，头戴绣帻，正入天门。

开都咒符文

天使行符，临道都左⑤凤皇十二将军使，西岳真人主簿传符，邪鬼妄行，其驱！急急如律令。

---

① 姑：明抄本、日本抄本、文瑞楼本同，日本抄本旁注"姑一作姑"。
② 文：明抄本、文瑞楼本同，日本抄本作"之"，下"文卿"亦作"之卿"。
③ 陆光：明抄本、文瑞楼本同，日本抄本作"隆光"，旁注"光一作先"。
④ 太：文瑞楼本同，明抄本、日本抄本作"大"。
⑤ 左：明抄本、文瑞楼本同，日本抄本作"右"。

咒禁掌诀

论曰：人惟万物之灵，而身者度之所自出。况指掌之间，生而有文，布以知寸。天象地理，运转周流。人神百鬼，禽兽妖怪，各有其目，乃诸法之所会也。凡持咒行符，要明指诀，又明掌诀，必识度之所在，然后施诸攘辟，无一不神。苟差之毫厘，多见其劳而无补矣。

《普救方》手诀法

此手诀者，田[①]野于厌百精、攻房庙法，入太清中定出。此诀使人利害，有嫉逆之事。若以其常存此诀，依手中目，甲为之皆转，上下有次第，至其目处，皆须一吸，而存物精入其目所当急，急甲之。事久未了，能常可生。未点记绯绵系缚处，闭气取墨书已，朱封其目，点之，甚有良验。

手诀诵咒曰：天为吾父，地为吾母。黄帝天传，诀治医吾。头如皇天，不诀自元。肺脚如驰，不行履至。诀诀如太上三师老君律令。

捻目法：青龙在手第三指第二指节，青龙目。第二指捻死喉，大指捻青龙目，同第四指捻天井，第五指塞鬼道，诸渡江河，攘火气，踏汤粉火解作自诸所治百病，并同此。自禁存神：思见本师三五将军在前，收白虎交乾目者，以大指捻第二指，并三共安大指上合，急以第五指塞鬼道，呼召交乾白虎之起，白虎召唤，厌百怪治伏，厌百事，却口舌咒诅，军阵兵战，皆伏藏之，即伏。要须师口咒，令吉即吉，令凶即凶。真武目：大指捻真武目，第四指捻天井穴，第五指塞鬼道，诸厌炼召制鬼神，攘兵却阵。诸所伏物，皆用此诀。朱鸟目：以第二指捻死人喉，大指捻朱雀目，第五指捻鬼白，请召阿罗魔，令人斗乱之事，能厌口舌。欲起即起，欲伏即伏，随师口诀。生人喉：主厌官，禁奴婢逃走，攘兵攻阵，所有盗贼生人厌祷咒诅，所有谋成功，议胡人，成功，伏百姓，戎阵防御，盗，口舌上。凡欲行常诀，依召请兵行事，如用知有验，如无作法，纵行无也。

---

① 田：明抄本、文瑞楼本同，日本抄本作"由"。

伏神南土地温客三落水鬼
解见咒诵尾七遍荐荐北帝王
家堂九真七祖
先师本师第一荐
发土居星宅起神葬诵
祭游师僧尼道士魔王恰人井与无
伴鬼不语人名
伏鬼笨鬼
禁游师三女
指三尾之荐为

虎目
神虎目
蛇虎目
都鬼目

蜂蝎鬼目
地狱鬼目
天狱目

蜂乱目
苟目
狐狼目
都监目

天心目
游师目
三师目
辟宫目

鬼头目
人生虎目
生人目
鼠目
蜂蛇目
鬼目

蛇地生都监目
虎表人喉少
喉
掌心鬼目
生人目
皮
尾
人里
蛇道目
人喉目
上蛇目
蛇喉目

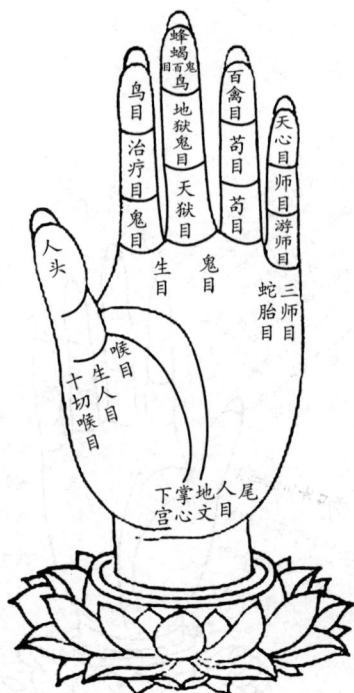

《千金翼》掌诀法《神医普救方》同

天师曰：若欲修之，先持斋戒，一如正月法，断荤味，忌房室。先取龙骨、乌头、附子、犀角各一两，以水三斗，煮取二斗，周身澡浴。有余者翌日用洗手面，讫，以盆盛贮，烧香，禹步三匝，口衔刀，北面长跪，密读前启度文讫，诵所得禁文各三遍。一依正月戒忌，即成神验。

天师曰：得吾法者，上士升仙，下士延年。非贤勿传，殃子孙。

又受禁法

咒曰：女口禽艾。一日诵七遍，七日止。

凡禁病大例禁一切病，先须口嚼杨枝，去口中秽气讫，又嚼盐乃咒，唾之。若犯一切口味者，即烧牛粪灰，淋取汁，饮漱服之。此除腹中诸秽，并作解秽符水法，还得清净。此是掌诀解秽法也。

凡游行人间，有所犯秽者，亦皆如之。

凡欲行禁者，皆须先捻鬼目。若与男禁，捻左手目。若与女禁，即捻右手目。

一云：男子行禁捻左手目，女人行禁捻右手目，并逐四时王相，正面向月建，正心定意闭气，三捻目，左营目，顺天道即成禁法用，神效。左营目者，开左目，闭右目。右营目者，开右目，闭左目。

凡禁讫须**解禁法**

假令禁虎，须存作师子，捻虎目。解之，还存作虎。一云：男番捻右手虎目，女番捻左手虎目。若欲禁狗，存作虎，捻狗目。若欲解之，还存作狗。以此为例，触类长之，皆须效此。

大指第一节是生人、蛇、虎头。若有恶人侵犯己身，骂詈不止者，缓即捻之，急即闭气押之，左营目，恶人即怒止也。若不止，即押喉。向官府门亦如之。一百步外预作之，乃入官，官见不瞋。欲禁虎蛇，亦依此法，即虎蛇避人入草，畏见人也。

大指第二节是生人、蛇、虎喉。若恶人骂詈不止，与人争者，闭气捻之，急即押之，左营目，令彼吃讷不能言也。

第二指第一节是蛇虎目。治蛇虎疮，闭气捻之，己身及他人同。若见蛇虎便捻之，急则瞋怒而押之。

第二指第二节是鬼目。欲见鬼、去鬼、系鬼，皆捻之，急则闭气掐之，左营目，九气则鬼神立至矣，呼即去，吸即来。治病捻之。

第二指第三节是生人目。欲藏身翳己，与人斗争，及在深山旷野，皆须捻之。以伏众人之言，急则闭气掐之，左营目，人不见己也。

第三指头甲下是蜂蝎及百鸟飞禽之目。若人被蜂蝎螫，捻之，左营目，五气即解之。若不差，掐蝎目及人天二道，并捻掌心即差。

第三指第一节是地狱治鬼目。若欲禁诸鬼神，不令来去，闭目向王，闭气五十息，捻之，急即左营目，掐之。

第三指第二节下是天狱目。欲禁鬼、摄鬼、却鬼、杀鬼，皆向王，闭气捻之，急则掐之，左营目。若为鬼魅所着，或恶梦魇，掐之。

第三指第三节是鼠目，一名天地狱治鬼目。若住鬼、定鬼、住神，皆向王，闭气五十息，捻之，左营目。

第四指次甲下是蚊子、蚤虱之目。欲除之，闭气捻之。

第四指第一节是狗目。欲禁狗，令不咬人，及治狗[1]疮，闭气捻之。

第四指第二节是都监目，一名神都目。都监者，监领一切诸神，都管一切诸神，都管一切诸鬼。欲召鬼神问其意，向王闭气五十息，捻之，左营目，鬼神立至矣。

第四指第三节是禁鬼目，一名蛇胎。欲行考鬼、令鬼、住问鬼，急捻之，闭气。若入山泽，畏逢蛇蟒，当掐蛇胎，令不来见人。及已逢亦掐之，蛇口噤不得开矣。

第五指头是天心。欲求天神，向王闭气掐之，神自感格，大佳。

第五指第一节是游师目。

第五指第二节是天师目。

第五指第三节是三师目。此皆是初学符禁法时，向王闭气捻之，九十息，左营目，启请即有神验矣。掌中一理是鬼道，欲诛符破圹，断鬼魍魉恶气，伐神木，皆向月建闭气五十息，掐之，左营目，神验。

凡欲咒敕符，皆须捻断鬼道，使鬼常钦之。掌中一理，一名鬼舍，亦名地轴，亦名左都监鬼道目。欲诛符破庙除社公社地，或召诸鬼神，须有请问及治病，并欲解鬼，皆掐左都监目，鬼神立至矣。若田野中宿，掐地轴，令鬼贼及神皆不敢近人。若入神屋止宿，恐怕不安，掐鬼舍，即不魇梦。

掌中一理斜文，名食地。食地上一纹名天文，下一纹名人道。

---

① 狗：明抄本、文瑞楼本同，日本抄本作"病"。

或入山泽，畏逢虎狼，向王闭气，掐手虎口中，即不来。若已逢，亦掐之，令虎狼闭口不开。

第四指第一节名左金堂。若趋事就利，掐之万倍。

第三指第一节名玉堂。若求显欲达，捻之必遂意。

第二指第一节亦名玉堂。欲求官掐之。

论曰：此掌诀，直用闭气，左营目，捻之，无咒文也。禁病则皆须禹步，诵禁文，捻而用之。急则瞋而掐之，缓而捻之。禁男用左手，禁女用右手。禁手之用，勿失左右也。

凡禹步法，移步，左右脚前后不同。

凡欲作法，必取三光气，又禹步，然后作法验矣。三光者，日、月、星。禹步者，或三步、七步、九步不定。若欲三光气者，极晴明日，向日两脚并立，先所愿事，随意多少小咒之，然后取禹步三步也。所欲步时，先举首取太阳光气，口中吸之，至三步毕，微微息出。三步者，从立处两过，移两脚，始成一步，三步即是六过移脚也。向日光禹步时，左脚先移，右脚后移。若向月、星二光禹步时，并右脚先移，左脚在后也，但步数不同耳。若向星禹步时，须满九步者。向日三步，更足六步耳，三三步合九步也。星者，即是北斗七星也。步星尤在至诚，所以须九步也。于日月中或用三步，或所用七步。咒愿及闭气方法，并如日中作也。受三光气时，日必须明亮好晴日也。日是阳，月与星是阴，又左是阳，右是阴，是故受日气时左脚先移，受月、星气时右脚先移。又向星禹步作九步，时既长久，若一气不得度，是以三步作一闭气，则九步即三过闭气也。咒愿并须三过。又须识北斗下三台星，男识免刑厄，女识免产厄。问曰：虽云两过移两脚成一步，犹求可状，其状云何？释曰：先两脚正并立，先举左脚进前往，次举右脚，就左脚处正齐并立，此犹未一步，次第二又先举左脚进往，次举右脚就左脚住，方始成一步也。如此六过，双移两脚成三步，此是步法也。

护身法叙论

论曰：人处昭昭，鬼处冥冥，当以诚信自卫，然后可行。苟信不先诚，则明有人非，幽有鬼责，未可保其往也。故欲禁鬼邪，先按鬼目。欲免人患，先捻生人喉，则彼不能为害矣。所有人喉、鬼目，具在本图攻说之文，今列于后。

护身禁法以下并出《千金翼》

咒曰：诺诺罪罪，左带三星，右带三牢。天翻地覆，九道皆塞。使汝失心，从此迷惑。以东为西，以南为北。人追我者，终不可得。明星北斗，却闭千里。六甲反张，不避祸殃。乘车追我，折其辕轴。乘马追我，掩其两目。步行追我，肿其两足。扬兵追我，刀反自伏。明星北斗，却敌万里。追我者亡，觅我者死。牵牛织女，化为江海。急急如律令。

又法

太一神人曰：凡欲远行避难，若为恶人追逐，危厄之中，出门禹步，三咒乃去，可以消灾。追我者迷惑五道，旋转到还。恶人欲来侵己者，逆而却之。咒曰：东方青毒，南方赤毒，西方白毒，北方黑毒，中央黄毒，五毒之气。今有某甲无道，欲来侵吾。吾被太一神符，历行四海，乘风驾云，使有限会。某甲怀恶逆之心，残贼忠良，不肯休止。五毒之气，并力收摄，付与地官，莫令某甲复怀恶心贼害之意，应时了命，言切千二百等。急急如律令。

若逢怨家恶人法

先却三步，捻生人喉，又以左足大指蹑地，咒曰：北斗神君，来灭恶人！斩截冤家某甲头，送上天门。急急如太上老君魁刚律令。

又法

恶人欲来侵害者，先闭气三嘘，默咒勿令人闻。咒曰：头戴朱雀，足履玄武，左佩青龙，右佩白虎。吾来到处，百恶悉走。吾有天丁力士，椎杀恶鬼，远迸①千里。急急如律令。

---

① 迸：文瑞楼本同，明抄本作"逆"，日本抄本作"近"。

自防身禁咒法

呲！某甲左青龙孟章甲寅，右白虎监兵甲申，头上朱雀陵光甲午，足下玄武执明甲子，脾为贵子，中央甲辰、甲戌。急急如律令。

上此一法，凡是学人，常以旦夕默诵令熟，莫使声出。若有县官口舌、军阵危险、厄难之处，四方兴功、起土殃祸之气，或入他邦，未习水土，及时行疫疠，但以晨夜数数存念，诵之勿忘。若吊丧问病，临尸凶祸之家，入门一步诵一遍，出门三步诵一遍，皆先叩齿三通，并捻鬼目。

又法

凡行山泽，晨夜恐怖之处，使人鬼恶物不相干忤，咒曰：人皆浊，我独清。人皆去，我独停。人皆极，我独丁。人皆枯，我独荣。人皆破，我独成。天长地久，我与并依，文昌游心，星登太玄，升紫庭，饮甘露，食阳精，佩日月，体安宁，乘三凤，驾羽英，坚藏择，九天仙公以趛①刑。急急如律令。

被人所禁解之法

先捻生人喉，咒曰：炜炜煌煌，天有九柱，地有九梁，北斗七星，为我除殃。青龙在前，白虎在后，青龙饮汝血，白虎咬汝喉，头破脑裂，汝死不择日。急急如律令。

被人禁即却解之法

喷之！行头及天公亦是吾师；坐头及天公，亦是吾师；眠卧及天公，亦是吾师。却看天师欲作禁，吾解千禁万恶，若有禁吾反自着。急急如律令。

又

凡人行处不安稳，疑有恐怖之事，即以气噀之，便以拒禁咒之曰：急令辟恶鬼，除制不祥，众邪消尽，魍魉逃亡。神符宣流，以知天恶，当我者死，值我者亡！急急如律令。

又法

凡行经神庙，及断虎狼，咒：吾为天地祭酒，当为天地头戴

① 趛（sū 舒）：走貌。

日月，身佩北斗。急急如律令。

禁恶人鬼火法

咒曰：吾是玄皇之孙，太上之子，口含圣真神气，付与东西百鬼，随吾驱使。君东向一唾九木析，南向一唾八火灭，西向一唾金刚缺，北向一唾流水绝。道气流布，随吾所说。急急如律令。

禁贼盗

夫欲出行，先画地为坛。房中六尺，庭中六步，野外六十步。置十二辰位，身居甲地，自呼名某乙，今欲出往某处征讨，时神保佑于我吉昌。三言讫，大呼青龙，下咒曰：六甲九章，天圆地方。四时五行，青赤白黄。太一为师，日月为光。禹前开道，蚩尤辟兵。青龙侠举，白虎承衡。荧惑光引，辟除不祥。北斗诛罚，除凶去殃。五神导我，周游八方。当我者死，向我者亡。欲恶我者，反受其殃。吾受北斗之孙，今日出行，乘青龙出天门，入地户，游阴中，履华盖，去寇贼，矛楯刀弓戟弩，见我摧伏，莫敢当御。急急如律令。

禁贼法

唾此恶贼，欲来狂图。某甲者，或从东方青帝来，或从南方赤帝来，或从西方白帝来，或从北方黑帝来，或从中央黄帝来。欲来伤害人者，令其任事莫成，拔刀自刺，拔箭自射。吾于四道开通，盗贼伏匿，五兵摧折，蜂蛇莫动，犬尾辟侧百步，莫令相伤。吾禁五方恶贼，伏吾手下，不得浪行。急急如律令。

咒童子令说鬼法

论曰：书禁有祝法，能令童子说鬼姓名，印用山字印，符用斗下符，即神应之。或寓诸童子，或得之病者，自称其鬼祟名姓，曾不能遁其情。夫鬼处于幽，不可以形见，而童子能得之者，以无知为知也，无知则无不知矣。是以见不见之形，其几于道乎？

咒法 出《千金翼》

太上老君禁神，三呼三吸，以取其真。东方青帝木中精，南方赤帝朱雀形，西方白帝白虎身，北方黑帝乘船行，中央黄帝黄龙声。吾有其禁知天神，盖不自发身归诚。日南施禁火精，日北施禁五帝动。经吾三禁，莫敢不来。神道神名，鬼道鬼字，蛊道蛊名，魅道魅字，偷道偷名，贼道贼字。高山腾蛇，下山腾蛇；高山之崎，下山之峻；或在天上，或在人间。河伯将军，五道修罗，十二神将，登明君、天魁君、河魁君、传送君、小吉君、胜先君、太一君、天冈君、太冲君、功曹君、大吉君、神后君，速送速送汝名，不得久停！急急如律令。

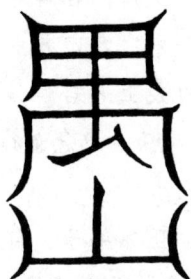

天九

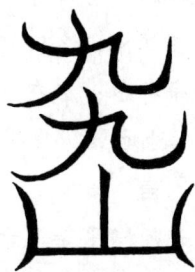

使灵符

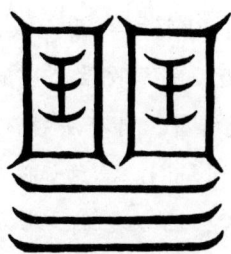

法正录

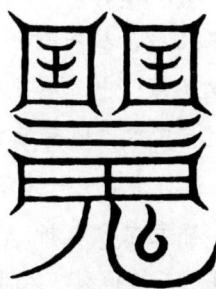

一本如此

上取清水半升，以刀子搅水，诵此咒三七遍，与小儿饮之。朱书前件，录于小儿膊下，一作膝下。少时召鬼并来，小儿自见，一一问之，即道所作病，所作鬼，抄取姓名，发遣如治癫法，与过所遣之，如上说也。

度符请启神言

先上香，咒笔，以笔指口，鸣鼓咒曰：谨请东方青帝老君来下缠吾笔，谨请南方赤帝老君来下缠吾笔，谨请西方白帝老君来下缠吾笔，谨请北方黑帝老君来下缠吾笔，谨请中央黄帝老君来下缠吾笔。指天天清，指地地宁；指鬼鬼死，指人人生。急急一如太上老君律令。

请五方水度符言

谨请东方青龙真气入吾水中，谨请南方赤龙真气入吾水中，谨请西方白龙真气入吾水中，谨请北方黑龙真气入吾水中，谨请中央黄龙真气入吾水中，谨请五方五龙真气人吾水中。吾水非常之水，煮桃作汤；吾刀非常之刀，七星侠傍；吾口非常之口，内含魁刚；水在江中，名曰江水；水在井中，名曰井水；水在吾碗中，名曰清净神水；水在吾口中，名曰太上老君解秽之水。吾水嘆山山崩，嘆地地裂，嘆人人生，嘆鬼鬼灭。急急如律令。

洒①水②言

噀！系天师阳平等二十四化真气，臣某弟子，自称道号某岳真人，某先生以今月今日今时，奉为某家弟子度某符。随符言之。

度神符咒曰：

日出东方，光曜表里。行符敕水，出于老子。老子行符，从吾所使。东九夷，从符行；南八蛮，从符起；西六戎，捉鬼军；北五狄，破鬼营；中三秦，从符所摄，急急收录。一鬼不去，斩付北岳。天有三皇，地有五黑。某所行符，自有法则。非当吾真，当符者死，值符者亡。一鬼不去，斩付魁刚。急急如律令。

又曰：符主东方木折，南方火灭，西方金缺，北方水竭，中央土裂。符主天清地裂，人生鬼灭。急急如符③令。

噀水三口。

度神符主符启请

谨！请虚无直符、直事三十六人，从吾符行。谨请太清直符、直事，今岁直符、直事，今月今日今时直符、直事各三十六人，从吾符行。保某家弟子三灾度脱。急急如律令。

---

① 洒：日本抄本、文瑞楼本同。明抄本作"嘆"，义胜。
② 水：明抄本、文瑞楼本同，日本抄本作"人"。
③ 符：文瑞楼本同，明抄本、日本抄本作"律"。

噀水三口。

又曰：天圆地方，六律六章。神符烧身，灾厄消亡。符到奉
行，急急如律令。

禁鬼邪法

论曰：人之神气安宁，则邪不能干。及其衰弱，鬼邪凌犯。
其致疾也，使人悲喜不常，语言失度；或欲酒食，而好居静室；
或不食而嗜睡；或目瞑不开；或默默不言，皆其候也。若此，非
药石可除，宜以符咒祛之。

《千金翼》禁邪病

凡鬼邪着人，或啼或哭，或嗔或笑，或歌或咏，称先亡姓名，
令人癫狂。有此状者，名曰鬼邪。惟须伏鬼，遣之乃差。治之法，
于正发时，使两人捻左手鬼门、鬼市，两人捻右手如左手法。鬼
门者，掌中心是。鬼市者，腕后厌处是，伸五指，努手力，则厌
处是。腕后者，大指根两筋中间是。一捻之后，不得暂动。动鬼
出去，不得伏鬼。又不得太急，太急则捻人力尽，力尽则手动，
手动则鬼出。亦不得太缓，太缓则不能制鬼。惟须以意消息，令
缓急得所，复使两人投梭子刺两肩井中，缓急如鬼门、鬼市法，
以鬼伏为限。若不伏，稍稍急刺。若鬼伏，即稍轻刺之。若病人
是丈夫肥壮者，则急刺之。量人之强弱，消息以意。若梭尖刺，
以布物裹之，勿令人伤。亦须诵咒，必臣伏。如状貌中有似伏状，
不复相骂，下情求首，叩头求去，遣一人捉，咒师自问鬼之姓名、
往何州县乡里、年几、眷属伴侣几人；又问来意，有所须，为何
事来，一依病人口笔写之。若其臣伏，叩头求去，不敢更住者，
且停刺肩井等，依其所须，备觅发遣之，须食与食，须金银、车
马，即彩画人马像、金银、彩帛，随其形貌，悉尽作之。绢帛以
白纸作，金以栀子染之。若是远来之鬼，须给过所者，亦即给之。
即日早发遣，或待后发遣亦得。送鬼之时，须桃符一板，长七寸，
阔三指；综线一条，长七寸，以朱书版上，著年号月朔日子，鬼
之乡里姓名，年几，从人头数。告：五道大神、河伯将军，上件

鬼某甲等在我家中，作如此罪过，捉获正身，所索之物，并已具给，发遣速出去，不得久停，不得久住。急急如律令。

敕水逐鬼法

习习详详，便生水光。直符使者，住立水傍。真正补虚，邪气消亡。吾左手捉鬼，右手持钺斧，斩鬼死。急急如律令。

禁唾恶鬼法

吾从狼毒山中来，饥食真珠，渴饮武都戎盐一把，冷水一盂，口含五毒，常与唾居。但老君之唾，唾杀飞凫。唾河则竭，唾水则折；唾左彻右，唾表彻里；铜牙铁齿，嚼鬼两耳。速去千里，不得留止。急急如律令。

杀鬼邪符咒

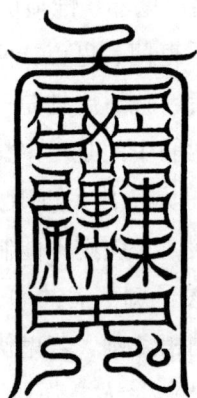

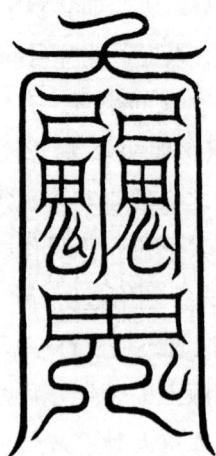
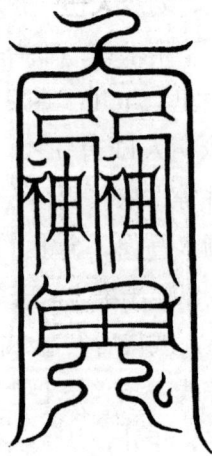

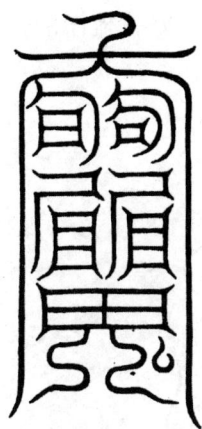

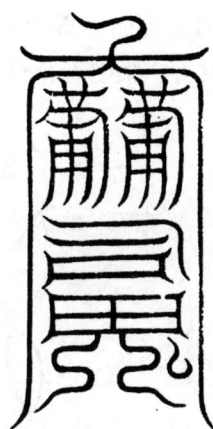

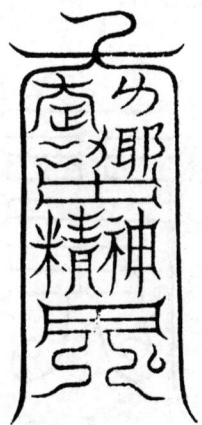

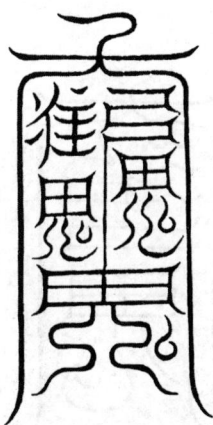

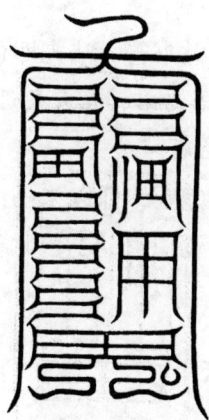

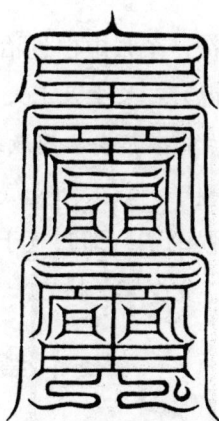

以上九符，系秘书省《灵宝方》。

治无故闷绝疼痛，索酒食、香钱、好妆梳澡浴，面色黄赤不定，及叉手打人，朱书吞，带之。

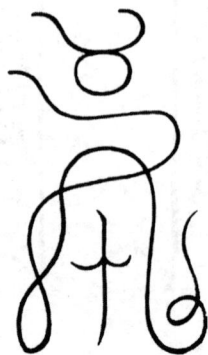

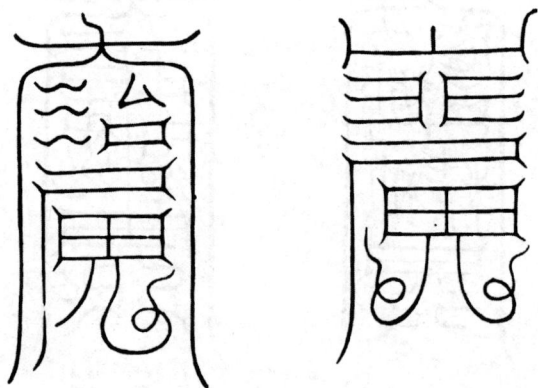

以上三符，系张虚白进治邪气鬼魅书符。法先叩齿三通，正其神气，潜祝云：长生无上天尊，道君老君，九天圣母，房山长，六丁六甲神，皆来集会，同救此丹药宝符。

摄念三遍毕，取太阳光气，吹于笔上，即以朱书纸上。书时闭息屈舌，候书毕，即吹气于符上。逐一道，一依此行持。左手掐中指中节，文书毕，挑之。

禁瘟疫法

论曰：伤寒热病、温病，时行疫疠，所感不同，其证相类，率皆风邪毒气之伤人也。汤液、醪醴、针食、灸熨，皆有正方。

若乃存心定气，称诵神名，丹书符印，为驱除攘辟之法，使神脏安宁，邪气自去，夫岂小①补！

以下出《巢氏病源》。

《养生方》导引法

常以鸡鸣时存心念四海神名三遍，辟百邪，止鬼，令人不病。

东海神名阿明，南海神名祝融，西海神名巨乘，北海神名禺强。

又云：存念心气赤，肝气青，肺气白，脾气黄，肾气黑，出周其身，又兼辟邪鬼。欲辟却众邪百鬼，常存心为炎火如斗，煌煌光明，则百邪不敢干之，可以入温疫之中。

《养生方》又云：封君达常乘青牛，鲁女生常乘驳牛，孟子绰常乘驳马，尹公度常乘青骡。时人莫知其名字为谁，故曰欲得不死，当问青牛道士。欲得此色，驳牛为上，青牛次之，驳马又其次也。三色者，顺生之气也。道士乘此以行于路，百物之恶精，疫气之疠鬼将揖之焉，延年之道。

《千金翼》禁时气温疫病法一日十禁自防，难为人施无限也。《普救方》同

天封吾以德，地封吾以道。吾奉天威，取地武。吾遇石石烂，按结结散，左达右，贯骨达体，追病所在，何邪敢进，进者斩死。北斗七星饮汝血，叱叱灭手下。急急如律令。

禁时气法　赤禁水沐浴身体令净，去温疫恶鬼。

九真行道，邪气敢当？元气洞达，百鬼消亡。伏羲女娲，五疸地主。流入四肢，主作千病万病。上气虚寒，皆以风邪鬼所为，急按急按，灭绝手下。急急如律令。

出病家门禁法从病家门出，去门三步，衔禁闭气，左转而去，然后咒之曰：

一画成湖，再画成海。斩汝黄奴老古头，不得追吾天师祭酒之后。急急如律令。

---

① 小：明抄本、文瑞楼本同，日本抄本作"少"。

便以左手画背后地，因去勿反顾。

禁疫鬼文

吾上知天文，下知地理。天地夫人，教吾禁名，能禁疫气鬼。汝从东来名曰狗，入人身中，倚于心口，神师咒汝汝自走。汝从南来名曰羊，入人身中，倚于肝肠，神师咒汝汝自亡。汝从西来名曰鸡，入人身中，倚于皮，神师咒汝汝自衰。汝从北来名曰蛇，入人身中，倚于百脉，神师咒汝自厄。科斗七枚在吾目，前口是天门，不得枉开。若唾东方甲乙木，木折；若唾南方丙丁火，火灭；若唾西方庚辛金，金缺；若唾北方壬癸水，水竭；若唾中央戊己土，土裂。六甲六乙疫鬼自出，六丙六丁知鬼姓名，六戊六己疫鬼自止，六庚六辛知鬼东西，六壬六癸疫鬼自死，六亥六戍百鬼速出。急急如律令。

禁时气瘟疫法

东方青，温吾肝中之气；南方赤，温吾心中之气；西方白，温吾肺中之气；北方黑，温吾肾中之气；中央黄，温吾脾中之气。五方温在吾身中，不得动作，即归在实。急急如律令。

度恶世禁法

东方青帝甲乙君，南方赤帝丙丁君，西方白帝庚辛君，北方黑帝壬癸君，中央黄帝戊己君，千乘万骑护卫吾。身前有万石桃汤，后有万队将军，主斩黄奴之鬼于近我者。吾癸酒父长甲母，奇仲语我，使吾万厄之中不近我。急急如律令。一日十念，度恶世也。

禁时气却疫法 一日十念，万恶不近人也。

吾是天师祭酒，当为天师驱使，头戴日月、北斗七星，吾有乾灵之兵十万人，从吾左右前后；吾有太上老君，天地父母在吾身中，左手持节，右手持幢，何鬼不役，何神不走，何邪不去，何鬼敢住。急急如律令。

禁时气温疫法

吾头戴朱雀，足履玄武，左扶青龙，右扶白虎。前有万石镬汤，后有虎贲猛士，天驷甲卒在吾前后，黄奴之鬼去我万里。急急如律令。

禁温疫法存青龙、白虎、朱雀、玄武，逐后禁之。

咄！汝黄奴老古，知吾否？吾初学道，出外东方，千城万仞上紫宫。灵钢百炼之剑，利如锋芒，斩杀凶咎，枭截不祥。叱汝黄奴老古，先出有礼，后出斩你，叱叱！急急如律令。

唾时行头疼法

南越太公还故乡，壬申之唾自有方。神师所唾，上白太一，皇天使者，督察不祥。威若山海，唾若雪霜。当吾者死，值吾者亡，魅精魍魉，自受其殃。急急如律令。

禁病敷粉大法禁生①亦得

粉在纸中为神粉，举手以摩体，百鬼走出，精魅魍魉，应声散走②。出天皇老，教我唾粉，腹中跳踉，五脏安稳，箓保三气，道保精神。急急如律令。

禁温鬼法

天门亭长外都使，欲得九卿缚鬼士，非子法住，左手持刀，右手持斧，斫黄奴温病之鬼，何不走去。前出封侯，后出斫头。急急如律令。

敕温病符法略同前禁温鬼法。

天门亭长，捕鬼使者，收治九丑，捉缚鬼子。疫疠黄奴，何敢居此。值吾者亡，当吾者死。何不速出，奔走千里。急急如律令。

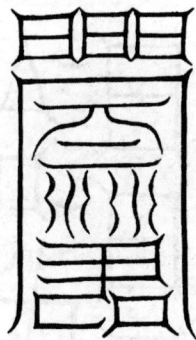

瘟疫吞之

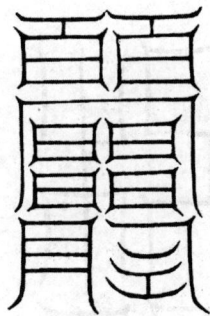

心热吞之

---

① 生：日本抄本、文瑞楼本同，明抄本作"住"。
② 散走：明抄本、文瑞楼本同，日本抄本作"走"。

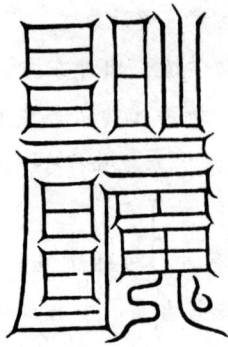
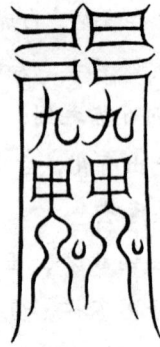

卒心吞之　　　　　　　心寒吞之

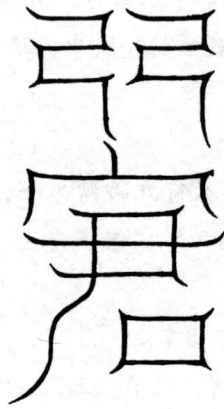

卒寒吞之

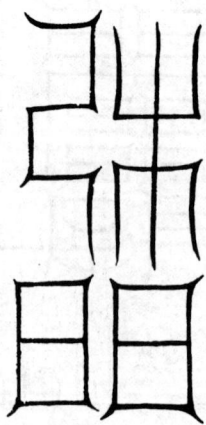
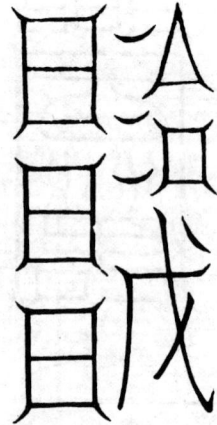

以上二符寒热吞之

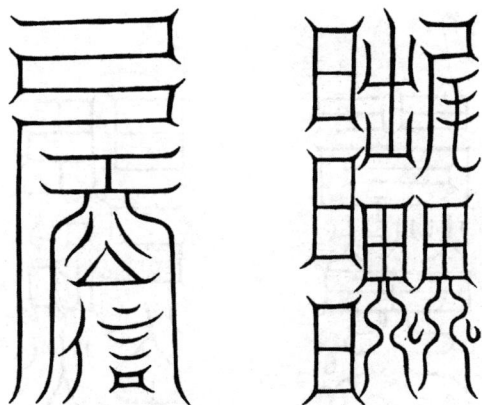

以上二符小儿患寒热书之于足下

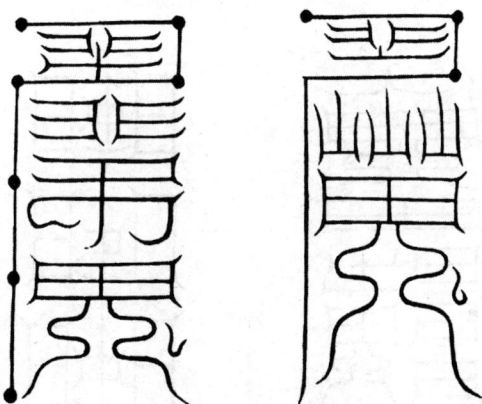

以上二符一日吞之

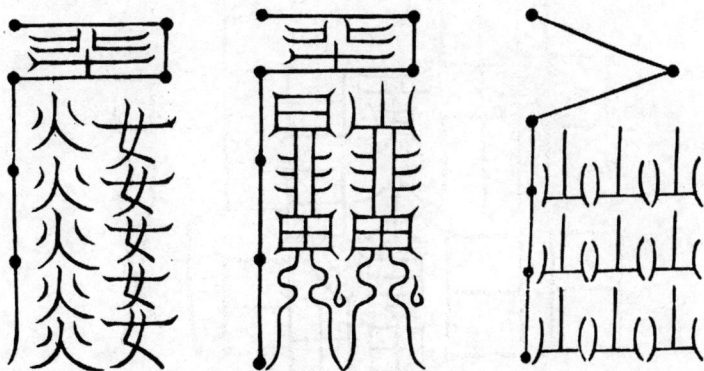

五日以上病者五符并吞之

禁伤寒发汗符

发汗吞之

盗汗吞之

心汗吞之

发汗吞之

以上五符温病吞之

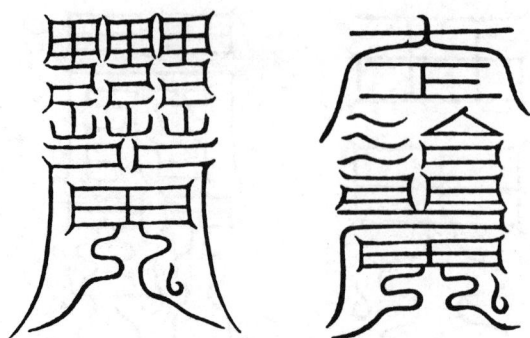

以上四符瘟病者吞之

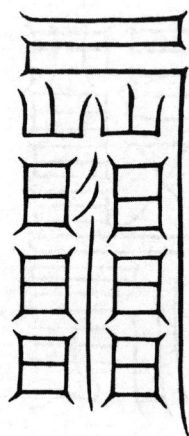

子日

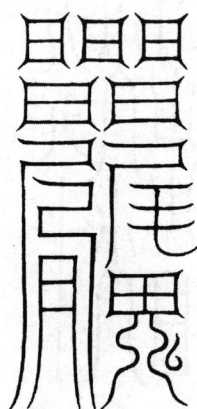

丑日

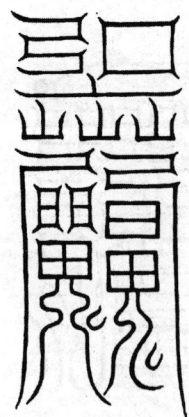

寅日

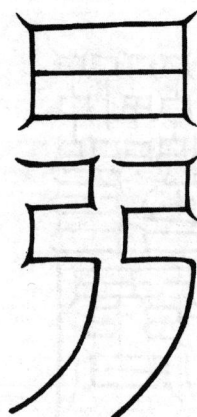

卯日

辰日　　　　巳日

午日　　　　未日

申日　　　　酉日

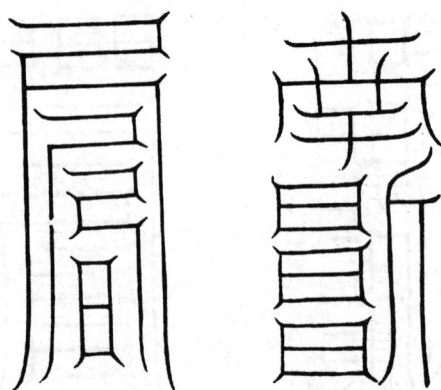

戌日　　　　亥日

上各依注用。

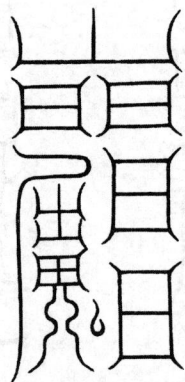

病人头痛书额上立效

禁温鬼印

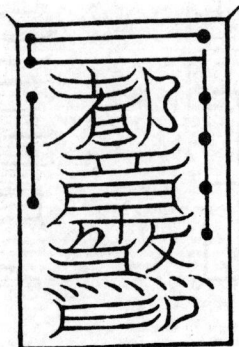

此印以墨印纸，剪取各牒之，看用几多，以好绵少许裹之，更着纸重封之。法如符法，带佩及安门上，温鬼见之，走千里外。

断温鬼四十二道

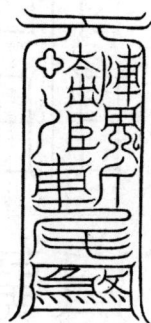

门上安之断斩温鬼

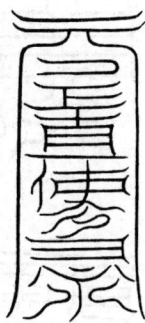

壬入法烧

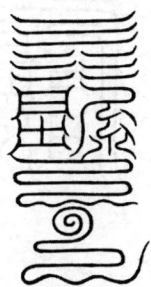

断温帖门户上

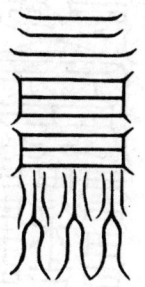

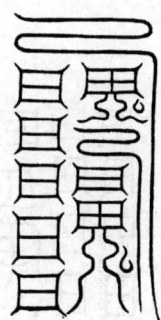

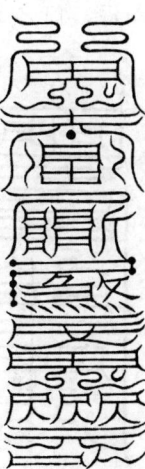

以上三符户上安之，吉。

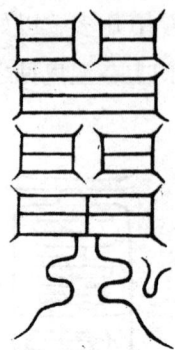

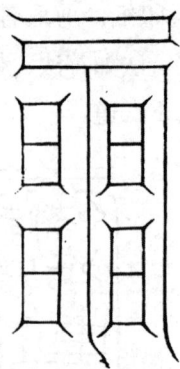

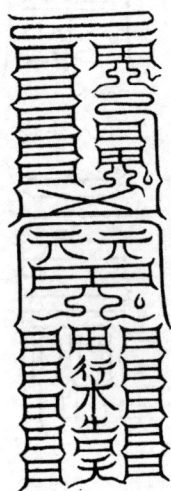

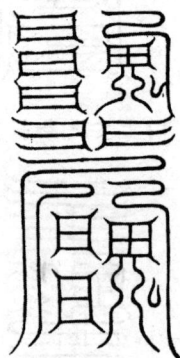

断温，门户上帖

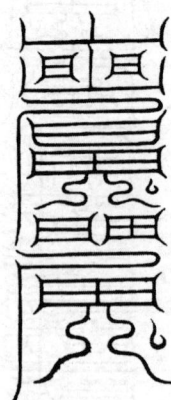

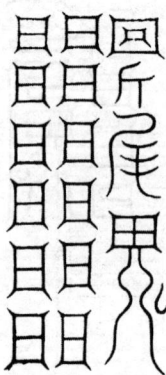

以上三符辟温，一人带，百人不病

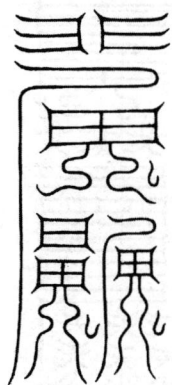

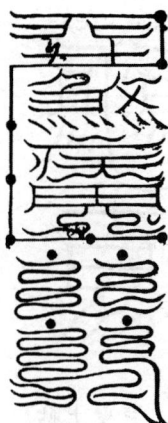

以上二符辟温，庭前安之

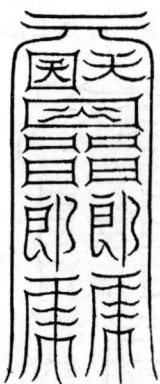

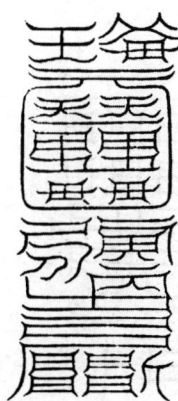

带肩胛，男左女右　　　　带之

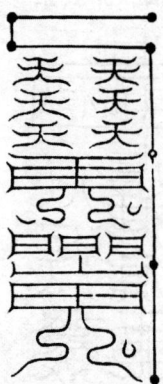

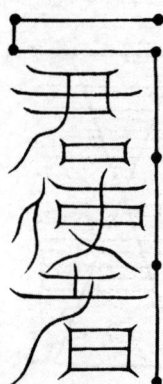

辟温，系臂，男左女右　　断温，门户上帖

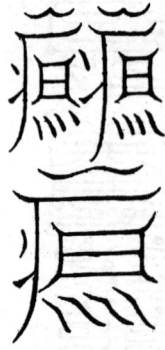

断温，户壁上帖

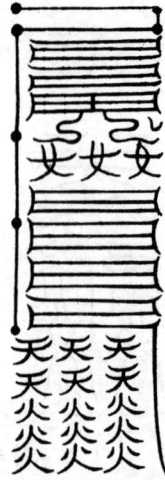

辟温，门户上帖

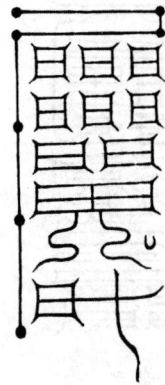

以上二符辟温，书之桃板两面，系头上

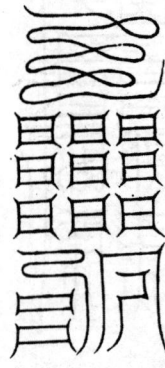

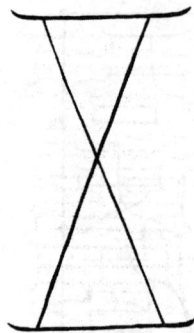

符主带至病家，辟殃

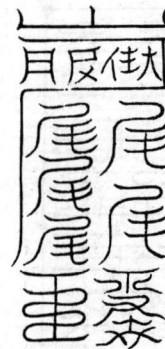

佩之杀鬼

书桃板门户上

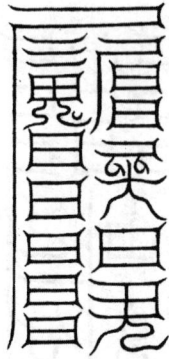

辟温，男左女右佩之

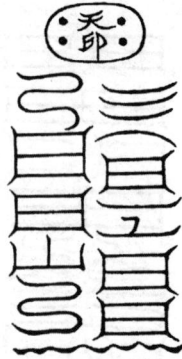

辟温佩

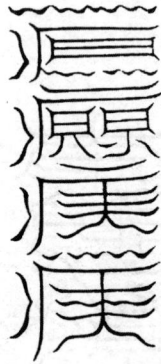

辟温，衣领中带

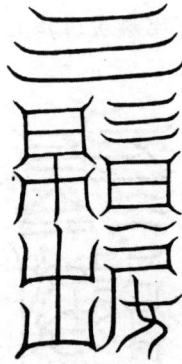

辟温病，书奏①安门上

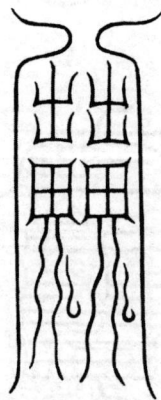

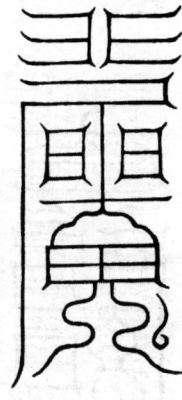

---

① 奏：日本抄本、文瑞楼本同，明抄本作"奉"。

书板三寸，系头，不染病　　　　南方

宅中央帖之，吉　　　　西方帖，吉

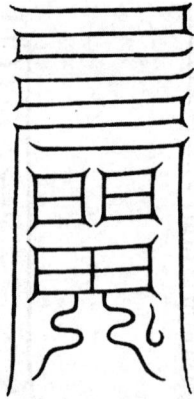

北方帖，吉

上件符并依符脚下书用之。

又温气符二十三道

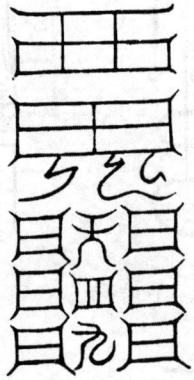

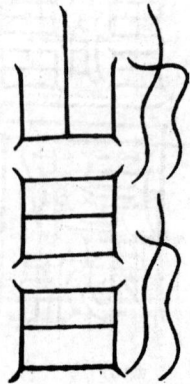

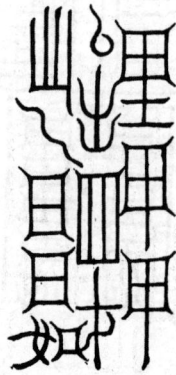

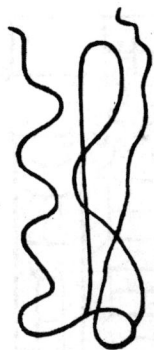

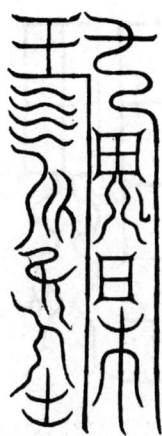

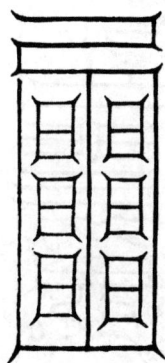

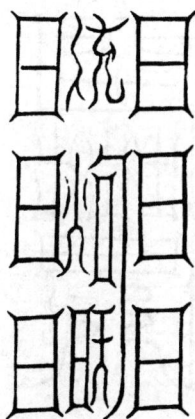

以上七符，温气吞之

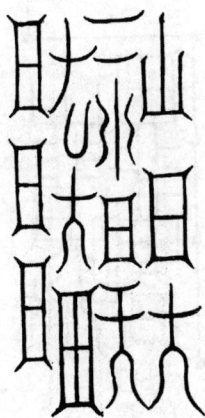

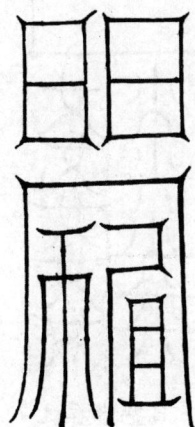

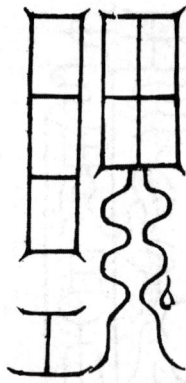

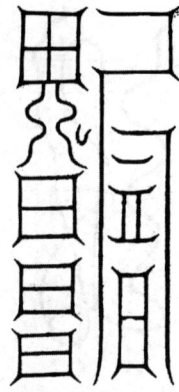

以上四符吞，温病不著人身，大吉

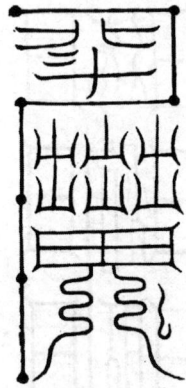

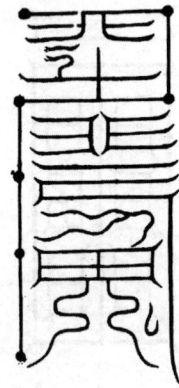

一日病者吞之　　　　二日病者吞之

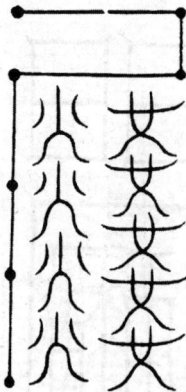

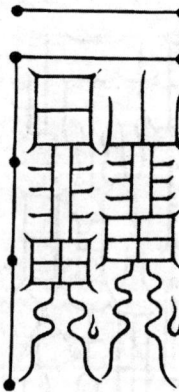

三日病者吞之　　　　四日病者吞之

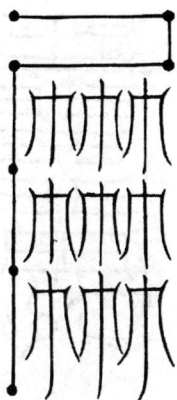

五日病者吞之

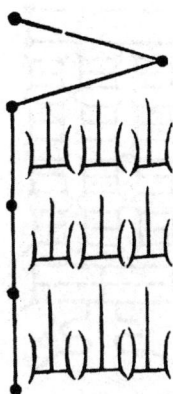

六日病者吞之

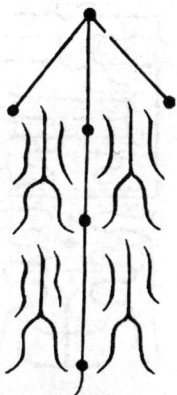

七日病者吞之

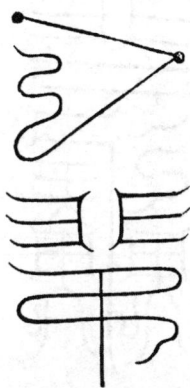

八日病者吞之

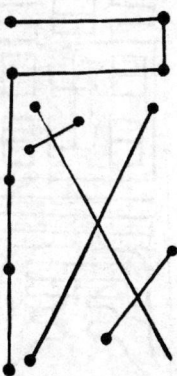

九日病者吞之

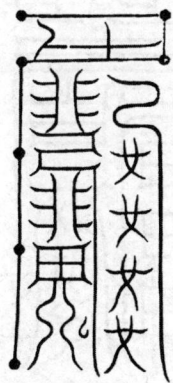

十日病者吞之

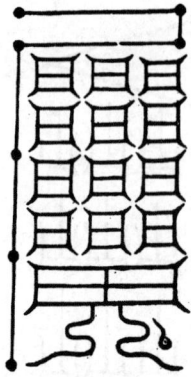

十一日病者吞之

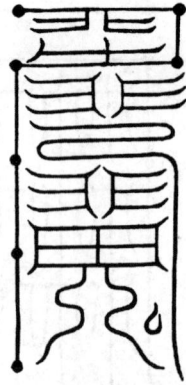

十二日病者吞之

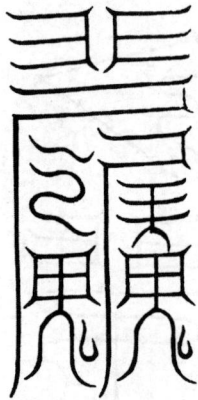

十三日病者吞之

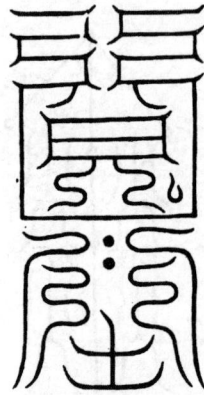

十四日病者吞之

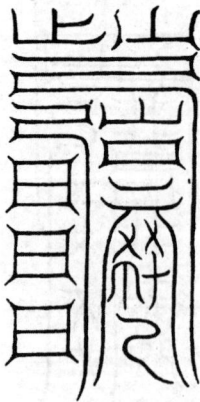

十五日病者吞之

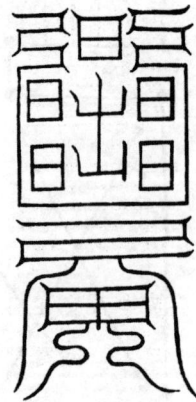

十六日病者吞之

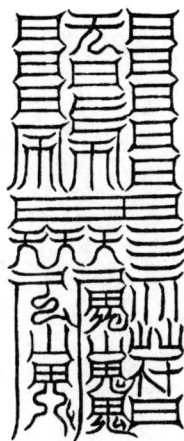

热病书帛及身

已上符，并依符下说文用之。

敕治寒热符，咒曰：呰！南越公，还故乡，神符所到，立有验方。太白太一，督察不祥，寒热之鬼，值符消亡。急急如律令。

辟温疫、邪注、伏尸符九道并咒在后。

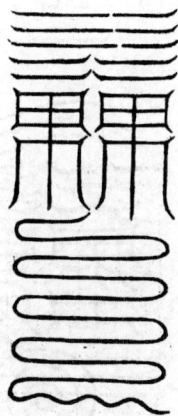

黄中符安在门
户上，辟鬼吉

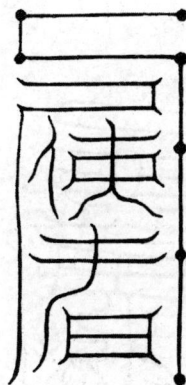

杀温鬼，
安门上吉

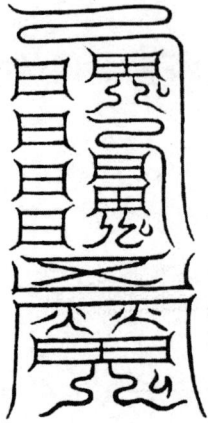

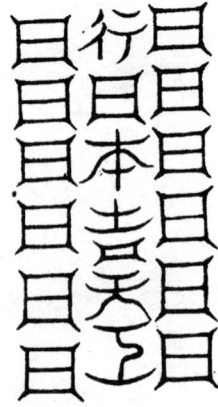

二符安门上，辟时行温鬼

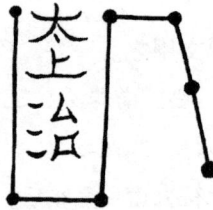

北斗三台，三台百鬼不来，
三台百鬼符死

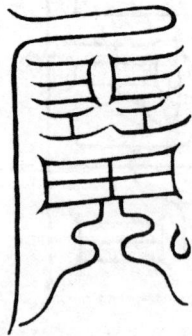

老君神符，杀宅中注气非尸，
朱书版安门上，鬼去千里

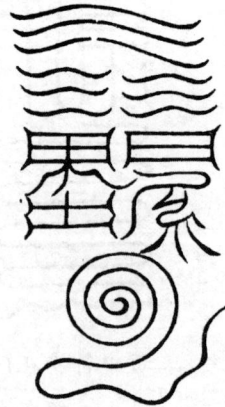

中黄太一符，朱书桃板，
安门上，断时温疫气之鬼

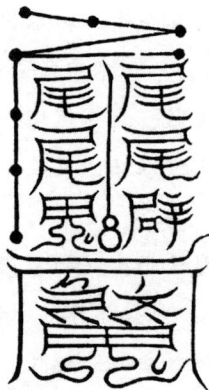

辟疫气时行，书桃
板，安大门上吉

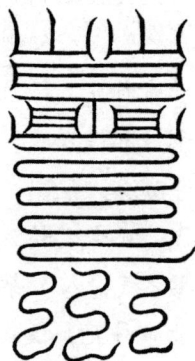

天帝煞鬼，有注鬼尸，朱
书帖门上，鬼走千里之外

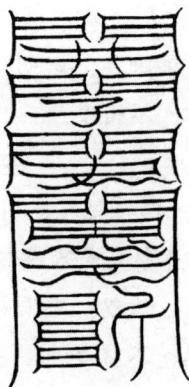

黄帝六字符书安门上，
辟三灾五温，大吉

驱辟五方温魔咒一道

北帝驱五方温魔大神咒曰：东方青温，腐木之精。九夷老气，因春化生。神不内养，外作邪精。木毒之气，入人身形。或寒或热，举体不宁。九丑之鬼，知汝姓名。北帝神咒，摄录汝精。四明破骸，北斗然盟。神刀一下，万鬼自刑。邪温众疾，不得妄生。西方金精，灭汝身形。伏在肝中，不得动倾。急急[1]。

---

[1] 急急：日本抄本、文瑞楼本同，明抄本作"急急如律令"。

南方赤温，大火之精。八蛮老气，因夏而生。神不内养，外作邪精。火毒之气，入人身形。或寒或热，举体不宁。三丑之鬼，知汝姓名。北帝神咒，摄录汝精。四明破骸，北斗然盟。神刀一下，万鬼自刑。邪温众疾，不得妄生。北方水精，灭汝身形。伏于心府，不得动倾。急急。

西方白温，死金之精。六戎老气，因秋而生。神不内养，外作邪精。金毒之气，入人身形。或寒或热，举体不宁。七魄之鬼，知汝姓名。北帝神咒，摄录汝精。四明破骸，北斗然盟。神刀一下，万鬼自刑。邪温鬼魅，不得妄生。南方火精，灭汝身形。伏于肺中，不得动倾。急急。

北方黑温，枯池之精。五狄老气，因冬化生。神不内养，外作邪精。水毒之气，入人身形。或寒或热，举体不宁。九丑之鬼，知汝姓名。北帝神咒，摄录汝精。四明破骸，北斗然盟。神刀一下，万鬼自刑。邪温鬼魅，不得妄生。中央土气，灭汝身形。伏在肾宫，不得动倾。急急。

中央黄温，粪土之精。四季之气，因王而生①。神不内养，外作邪精。五土之气，入人身形。或寒或热，举体不宁。五配之鬼，知汝姓名。北帝神咒，摄录汝精。四明破骸，北斗然盟。神刀一下，五鬼自刑。邪温魍魉，不得妄生。东方木精，灭汝身形。伏在脾中，不得动倾。急急。

五温疫毒，收付七星。东方录魂，一付天庭。西斗收魄，知汝姓名。急消急去，天帝吏兵。张罗布网，乘驾火②车。吞魔食鬼，缚汝精祟。何神不走，何鬼敢当。咒神神自灭，咒鬼鬼自亡。千千皆截首，万万悉斩头。急急如律令。

北帝曰：下元生人，若男若女，受持五咒，及医万民，皆须沐浴身心，依科行法，祭醮七元尊神，须清净香果，佩行符受吾神咒。专心不二，则七真下降，神将潜扶，所愿从心，无不称遂。

---

① 因王而生：文瑞楼本同，明抄本作"因而王生"，日本抄本作"因主而生"。

② 火：日本抄本、文瑞楼本同，明抄本作"大"。

若人受持吾法，心不精专，徒用千金，终无福效。

禁疟法

论曰：疟之为疾，有感于天时者，有因于人事者，有得于鬼邪者。《内经》曰：夏伤于暑，秋必痎疟。此感于天时者也。许仁则谓：痰癖积聚，居湿饮冷，皆致是疾。此因于人事者也。韩愈谓：乘秋作寒热，继之以符诅之说。此得于鬼邪者也。三者所感不同，其证相类，发作无时，或一日三两度寒热，或间日一发，心神恍惚，喜怒无恒。或差而复作，或减而更增，经久不瘥，连绵岁月，令人羸瘦。汤液、醪醴、针食、灸熨，皆有正方。若乃存心定气，称诵神名，丹书符印，为驱除攘辟之法，使神脏安宁，邪气自去，固非小补焉。

受禁疟法

候燕初来时，以纸一张，浓点笔于纸上，望燕与点，燕没乃止。后若疟病人来，向云我患疟，即语我与你治，你但去阴押取一点，塞壁孔中即愈。

又法

正月元日，呼牛马时，火下将笔，闭气，多书纸上作鬼字，气尽乃止。疟病欲发时，押取一鬼字与吞之，即差。

治疟符，凡用二符

疟小儿父字石拔，母字石锤，某甲著患人姓名。患疟人，窃读之曰：一切天地、山水、城隍、日月、五星，皆敬灶君。今有一疟鬼小儿骂灶君作黑面奴，若当不信，看文书。急急如律令。

上件符必须真书，前后各留白纸一行，拟者灶君额上，瓦石压之，不得压字上，勿令人近符，或专遣人看符，亦勿令灰土傅符上。若明日日出后发，须令人夜扫灶君前及额上令净，至发日旦，令患人整衣冠，立灶前自读符。或使人读，必须分明读，勿错一字。每一遍毕，患人跪一拜，以手振衣，云病人姓某甲，如此三遍了，以瓦石压两角，字向上著灶上。

王良符，张季伯书之。急急如律令。

上符依法长卷两手握之，念佛端坐。

咒疟鬼法

登高山，望海水，水中有一龙，三头九尾，不食诸物，惟食疟鬼。朝食三千，暮食八百，食之不足，差使来索符。药入五脏，疟鬼须屏迹。不伏去者，缚送与河伯。急急如律令。一云：登高山，望海水，天公下，捕疟鬼。咄汝不疾去，吾家有贵客，子名破，头如东山，躯如东泽，不食五谷，但食百鬼，朝食三千，暮食八百。一鬼未足，催促来索。急急如律令。

禁疟连年不差法

于净处平地，以手小指画地作鬼字，口中阴道病人生时年月日、姓名，以砖覆之，勿令知之，至三七日不开，永差。如三七日内开，其病还复发。若治，必须知发时，逆前预治，勿使患人知之。丈夫左手画之，女子右手画之，阴为之，勿使人知，大验。

禁疟法

唾疟鬼，翁字园，一作周。母字欲，大儿赢长吴，小儿知石，大女甋甒炊，小女鲁子因。五道将军取疟鬼，不得留停，速出速去，不得停住。急急如律令。

禁疟法

南山一神字铜柱，出门入户口有语，捉得疟鬼大镬煮。南山一神字长丘，早起至门绕家游，捉得疟鬼斩却头。南山一神字辟邪，铜作髑髅铁领车，斧凿作齿，金刚作牙，生吞疟鬼三万车。北斗七星，知汝姓字，不得住家。急急如律令。

禁疟法

登高山，望海水，使螳螂，捕疟鬼。朝时来，暮时死。暮时来，朝时死。捕之不得与同罪。急急如律令。

禁疟法

将狗入山下，使入海中。有一虫，不食五谷，只食疟鬼。朝食三千，暮食八百。一食不足，下符更索。速出速去，可得无殃。急急如律令。

禁疟法

日正中时正南立，取西北桃枝结项，两手脚仄绕三匝，中心立刀，曰：头上戴九天，两手把九弓，两脚履九江，腹安四神，皆出自然。吾生食天，育养四神，上得精禁，能转人身。蜈蚣蟒蛇，止杀汝身，并鬼子孙。急急如律令。

禁疟法

先取一平砖，令病人在无人处，不得见人。大从月建向月破，以砖磨地令平，以手按砖四角使不动，还以手发砖立在前。可砖下书北斗，傍置三台，外尽孤虚，直取旬孤，虚其北斗，中画作小鬼患人姓名年几，置下在斗柄中。咒曰：小鬼字某甲，年若干，你从台入斗，疟鬼断后。若患人时，头上先下。若非患人时，头下先下。若无逆顺，平下砖。讫，若患人日一发，以手二七下打砖。若隔日发，三七下打砖。三日一发，以上四七下打砖。讫，取砖傍土拥砖，即复左手取一把土散砖上而去，慎勿反顾，大验。又以故笔画六尺方，中画作北斗形，皆以北斗相应。其魁衡必令开^①门，以身左行向斗魁，闭气、并足俱前而立，咒曰：小鬼，吾今出天门，入地户，不得从我去住，遂出建上之门，急去不得，反顾却差。三七日不发。与人治患，还得此患，必用此治。欲令患人还发，二七日内发之法，还取患人发，以足蹴砖，咒曰：小鬼！尔从斗入台，疟疾还回。即发。

敕禁疟法

书桃枝一尺，欲发即用。喷病人面，诵咒文二七遍，系着头底，咒曰：天姓张，地姓皇，星月字长，日字紫光。南山有地^②，地中有虫，赤头黄尾，不食五谷，只食疟鬼，朝食三千，暮食八百。少一不足，下符请索，语你速去，即得无殃。汝若不去，缚送魁刚。急急如律令。

《海上集验方》禁疟法

闭气当心书此两字：干壸。书此立差。

疗疟法

未发前，抱大雄鸡一只著怀中，时时警动，令鸡怀中作大声，

---

① 开：明抄本、文瑞楼本同，日本抄本作"关"。
② 地：明抄本、文瑞楼本同，日本抄本作"池"。

无不差。

崔氏书疟法

平旦日未出时，闭气书之。先书额上作：戴九天。次书两手心作：把九江。又书背上，从右胛骨下向左，分作两行书之，一如后法：南山有一木，木下不流水；水中有一鱼，三头九尾，不食五谷，唯唼疟鬼。急急如律令。又书两脚心下作：履九江。

又法

令所患人未发前，正南北眠，头向南，五心并额及舌上七处，闭气书鬼字则差，随意任东西。

又法

总书八行，其下七行，一准前行，通而为八。山题子，山题子，山题子，山题子。准前计更有七行，通前为八行。此符厌疟鬼，一去千里外，急急如律令。某年、某月、某州、某县、某乡、某里、姓名牒。姓名，则所患人也。上以手把符勿开，男左女右，待过时久，然后任开，其符仍以火烧却。

咒疟法

候病者发日，日未出时，自执一石于水滨，一气咒云：嫛嫛团团，行路非难。捉取疟鬼，送与河官。急急如律令。即投石沉于水中，勿反顾而去。

又书治疟法

额上书两金字，重。胸前书两火字，并。背上书两水字，并。两手书木字，单。两足下各书土字。脐下作四口字，重。上含水闭气，用朱书，未发前书之，有验。

禁尸注法

论曰：太素真人《保命论》曰：胃中有三尸九虫，变为诸虫，约百千数，分居胃中或大、小肠间。若能清净恬淡，胎根内守，则尸虫自灭。桡[①]动贪竞，神气外驰，则尸虫自炽。灭则可登庬

---

① 桡：文瑞楼本同，明抄本、日本抄本作"挠"。

寿，炽则自致夭伤。是知尸注之病，皆本人之尸虫，及邪气感通流注而致也。故《灵宝方》论合尸注为一候，方药治疗法固备载。然血气者，人之神，神本正而不邪。苟邪气附著为病，汤剂有不能独效者，则符咒妙术，亦安可废？观《养生方》谓诸湿，食不见影，食之使人或卒注，岂非神有所疑，而邪乘之故然耶？举此则诸尸疾状，与夫九十九注之候，可一理而得。

通玄先生张虚白进，**去三尸恶梦咒**

九天上帝，四门八灵，七政二元，三素九精，太一桃康，上诣[①]三清。请告帝君，摄命黄宁，速召七魄，状实神庭。若有不祥，七星神兵，但呼真灵，流烛炼形，斩伐邪精。三神和柔，血尸沉灵，神归绛宅，触向利清，使我神仙，长保劫龄。急急如律令。朝暮常念之，能去三尸。

消三尸炼七魄法并咒出《普惠方》

太虚真人口诀：以春乙卯日，夏丙午日，秋庚申日，冬壬子日，宜卧时捣取朱砂，须光明者。雄黄，水磨者。雌黄三物，以绵裹之如枣大，临卧时以塞两耳中。此消三尸、炼七魄之秘法也，勿令他人知之。明日日中，以东流水沐浴毕，易新衣，于净室中安床枕，平卧向上，闭气握固良久，而微咒曰：天道有常，改易故新。上帝吉日，沐浴为真。三气消尸，朱黄安魂，宝炼七魄，与我相亲。此道是消炼尸秽之上法，改真易形之要诀，但四时各取一日为之。

《灵宝方》拘三魂法并咒

每月三日、十三日、二十三日，夜卧，伸足，叩齿，三呼三魂名。灵爽、胎光、幽精住。去枕，伸两足，交手心上，闭气三息，叩齿三，存心中赤如鸡子，从内炼三魂，胎光安宁，神保玉身，内外动彻。觉身中小热，即咒曰：太微立宫，中皇始清，内炼三魂，胎光安宁，神保玉室，与我俱生，不得妄动。鉴者太灵，或欲飞行，唯宿上清。若有饥渴，得饮回水玉精。

---

① 诣：明抄本同，日本抄本作"诸"，文瑞楼本作"请"。

四一七九

《灵宝方》制七魄法

每月一日、十五日、晦日夜，伸足，以掌心掩两耳，令手指接于项后，闭气七息，叩齿七通。心存鼻端白气如小豆，须臾渐大，灌身上下，九重气变成，上咽内，青龙在目中，白虎鼻孔中皆向，朱雀在心向外口，玄武在两足下，两玉女在两耳中，著绵衣，手抱火，但存想之，魄不去矣。

《千金翼》禁注法

吾从天南来至北，食盐三斛，饮水万千。经江量海，手提丘山，口含百毒，心怀蚰蜒。唾天须转，唾地陷穿，唾石碎裂，唾火灭烟，唾鬼即死，唾水竭渊。东方之注自名医，入人体中注心根，神师咒注注灭门；南方之注自名青，入人体中注百脉，神师咒注注即易；西方之注自名摇，入人体中注脊腰，神师咒注注即消；北方之注自名雌，入人体中注心脾，神师咒注注即移；中央之注自名雏，入人体中注十指，神师咒注注即死。四方之注尽已亡，惟我五脏永安强。急急如律令。

禁注出血法三七遍，急噀之

东方之注自名羊，入人体中注腹肠，神师咒注注即亡；南方之注自名狗，入人体中注心口，神师咒注注即走；西方之注自名鸡，入人体中注心脐，神师咒注注即迷；北方之注自名鱼，入人体中注六腑，神师咒注注即无；中央之注自名雏，入人体中注心里，神师咒注注自死。谨告病人身中诸注殃，若在心腹及胸肠，或在四肢并中央。谨告四方诸关节，急送血殃，三焦关元，下部膀胱，若有若无，不出者亡，速去百年毒，神符欲居汝处。急急如律令。

又法

注父张，注母杨，注兄靖，注弟强，注姊姬，注妹姜。知汝姓名，得汝宫商。何不远去，住何所望。前去封侯，后出斫头。前出与赏，后出与杖。汝今不去，住何所望。急急如律令。

又禁注法

东方青帝，食青色之注；南方赤帝，食赤色之注；西方白帝，食白色之注；北方黑帝，食黑色之注；中央黄帝，食黄色之注。

五帝之神，食十二注。北斗七星，食一百二十注。或食土公注，或食土母注，或食土子注，或食土妇注，或食土孙注，或食土孙妇注，或食生人注，或食死人注，或食飞尸遁注。大注消，小注灭。急急如律令。

又**禁注法**二七遍

东方青注，南方赤注，西方白注，北方黑注，中央黄注。五方五注，何不速去。雷公霹雳，欲居汝处。吾唾山山摧，唾石石裂，唾火火灭，唾水水竭。吾唾五毒，逐口消灭。急急如律令。

咒注文

咄！吾是太山之子，今为太山所使。口如天门，不敢枉张。唾如毒药，气如秋霜。当吾头者死，值吾头者亡。五注之鬼，速出速去，不得留藏。急急如律令。此咒当晨朝日初出时，遣病人净洗手面，向东方，至心礼太山，讫。更以水洗手至心，合掌正西立。师当在东，正病人面向西立，以此咒之七遍便愈。若不愈者，明晨更如是咒之，不过三朝，无不愈者。

禁唾飞尸入腹急切痛法

请天上飞龙，穷奇白虎，眼如明星，腹如建鼓，齐功叩齿，主食恶鬼。入食飞尸，出食殃魅。人生于天，吞气受道。身形之中，非汝所处。形中五部，各有所主。肝为青龙，肺为白虎；心为朱雀，肾为玄武；脾为中府，主御四方。上有真人赤城童子，下有咸池青腰玉女，各守部界，不得留住。方名道人，教来治汝。头则法天，身法北斗；手为魁刚，口为金斧。主授六甲，直神辅汝。何鬼不走，何尸不走。急急如律令。

按摩卒中注忤魍魉法

配阴脉十二，阳脉十五，二十七脉，随手上下，一脉一通。知汝有苦，男祥女祥，客死不葬。骸骨消散，流离道傍。惊恐驰走，责人酒浆。南山有一人穷奇，不食五谷，但食鬼皮。朝食鬼父，暮食鬼母 ①。食正欲壮，复索鬼子。急急如律令。

---

① 母：原作"每"，据明抄本、日本抄本、文瑞楼本及文义改。

深州草泽杨凉进**治传尸符**一十二通。前五符各有用法在下，后七符并朱书净白纸上，丸之与病人吞，平旦以井华水下，兼于太一所在日日出时，当门烧之。

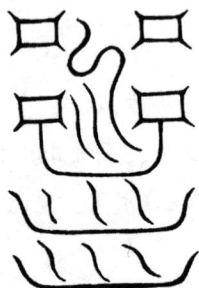

此符与病人
心前带之

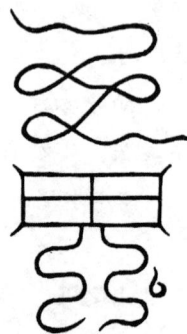

病人头上带之吉

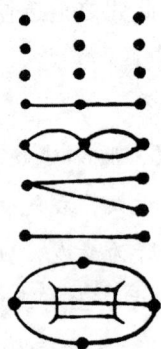

病人左背上带之

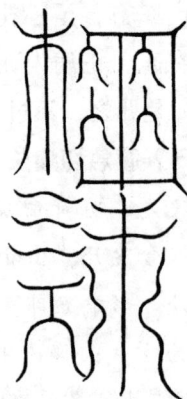

病人右背上带之

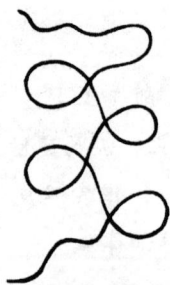

病人背上带之

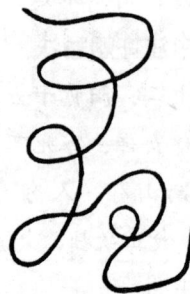

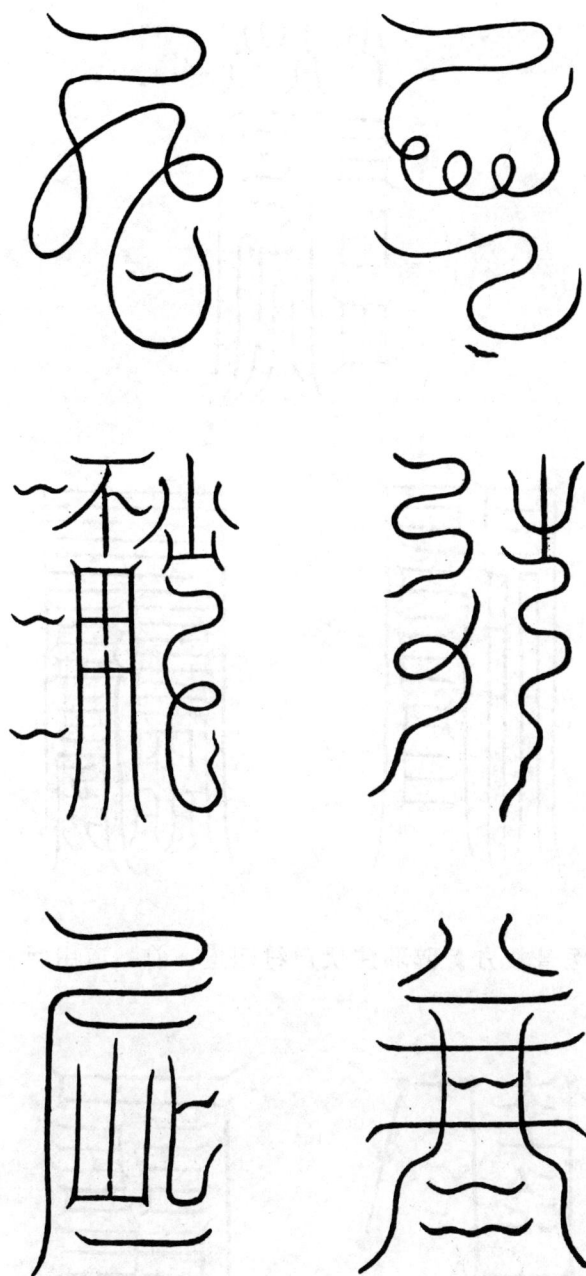

通玄先生张虚白进**治传尸劳病等**符三道。庚申日夜，以朱书
之，乳香汤吞符。凡书符，即清静身心，烧香向西北，闭气书之。

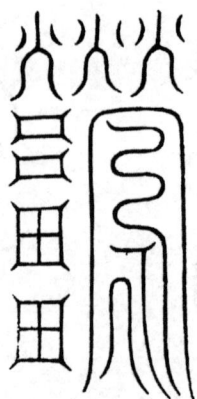

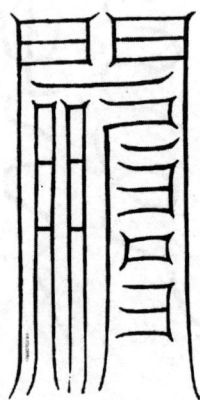

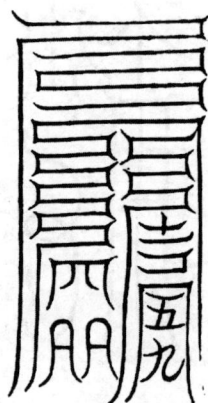

《神医普救方》辟邪注伏尸符四道。前一道用版书，余并
朱书。

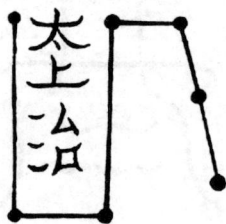

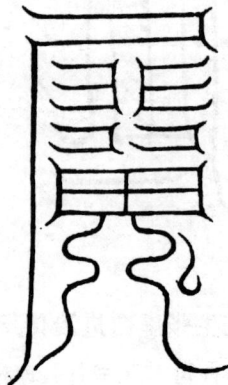

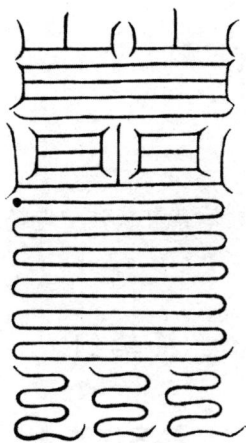

上三符辟邪注、伏尸，并依古法朱书之。前一道或用版书。

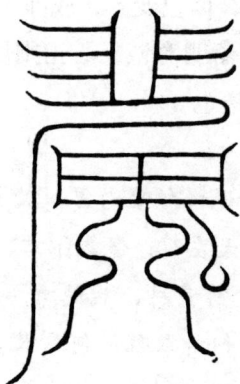

　　符禁飞尸病，烧灰，入蛇皮、麝香、鸢尾三味各少许，同研如粉，用醋汤调服之。然后书符四道，捻作四筒纸烛，火烧令燃却吹灭，用火烛头急点肿上二七度，后更书前符贴之，妙。

符禁门

禁客忤法　禁蛊毒法　禁狂疾法　辟怪法　禁梦魇法
禁白虎法

符禁门

禁客忤法

论曰：客忤亦名卒忤，盖言邪气外至，适相触忤，与中恶无以异也。说者谓人魂魄衰弱，则有鬼厉毒气能为侵犯。其证心腹疠痛①而满，其气上冲，肉色变异，或即②闷绝不知人。治此者，必有符咒之法。盖以我斋明意诚，心正则厉气毒邪足以消弭于冥冥之中，乃上古祝由之道也。

禁鬼客忤气

咒曰：吾上太山府，谒拜皇老君，教吾却鬼，语我神方。上呼玉女，收摄不祥。登天左契，佩戴印章。头戴华盖，足蹑魁罡。左呼六甲，右呼六丁，前黄神，后越章。神师诛罚，不避豪强。先斩小鬼，后杀游光。何神敢住，何鬼敢当。一鬼不出，斩付魁刚。急急如律令。

又云：吾上太山道，逢东王父，教吾杀鬼语。我有神禁，上帝王子，捕收飞祥。登天左契，佩契印章。头戴华盖，足蹈天刚。先杀小鬼，后杀游光。何神敢住，何鬼敢当。缚汝正身，煮汝镬汤。三日一治，五日一量。门丞收缚，灶君上章。吾含天地之气，读咒杀鬼之方。唾天自裂，唾地自缺，唾山自摧，唾水自竭，唾痈自溃，唾火自灭，唾邪自走，唾鬼自杀。急急如

---

① 疠痛：日本抄本、文瑞楼本同，明抄本作"疼痛"，乾隆本作"疠痛"。
② 即：日本抄本、文瑞楼本同，明抄本、乾隆本无。

律令。

又：吾为天师祭酒，为天地所使，身佩乾灵之兵百千万亿，在吾前后，罗列左右，何神敢住，何鬼敢当。正神当住，邪鬼速去。急急如律令。

又：六甲六乙，邪鬼自出。六丙六丁，邪鬼入冥。六戊六己，邪鬼自止。六庚六辛，邪鬼自分。六壬六癸，邪鬼自死。急急如律令。

又：神师所唾，严如雪霜。唾杀百鬼，不避豪强。当从十指自出，前出封侯，后出斩头。急急如律令。七遍咒之，先咒水喷病人，然后咒之欲杀鬼，然后下刀。不差更咒，看之手十指头毛出。若咒病人时，当以单被笼病人头，更遣两人捉被单两头以遮前，病人洗手莫拭，合手胡跪，然后咒之。

敕注忤符咒

天帝告六丁十二子，从符入某乙腹中除殃注。急急。

按摩卒中法魍魉咒法

配阴脉十二，阳脉十五，二十七脉，随手上下。一脉不通，知有疾苦。男殡女殡，客死不葬。骸骨消散，流离道傍。惊恐驰走，责人酒浆。南山有一人名穷奇，不食五谷，但食鬼皮。朝食鬼父，暮食鬼母。正欲壮食，复索鬼子，不如急走诣①都市。急急如律令。

敕一切鬼魅符

咒曰：吾头戴九星，足履九城，左带青龙，右据白虎，腰带戊己。千鬼万神，为吾走使。前有万石镬汤，后有金钺黄斧。斩杀妖邪恶鬼，当吾符者死，值吾符者亡。急急②。

敕精魅符

咒曰：乾坤养育，万神通灵。日月光照，布列明星。太一神符，收除群精。众邪万魅，莫不藏形。急急。

---

① 诣：明抄本、文瑞楼本同，乾隆本、日本抄本作"诸"。
② 急急：明抄本、文瑞楼本同，乾隆本、日本抄本作"急争"。

敕水精魅符

咒曰：家龙头，勾龙尾，万精伏，千精死。急急如律令。

敕中恶飞尸符

咒曰：天帝告五龙，飞尸痊鬼速出。急急如律令。

中恶并注符一十五道

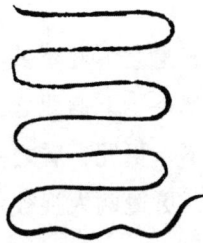

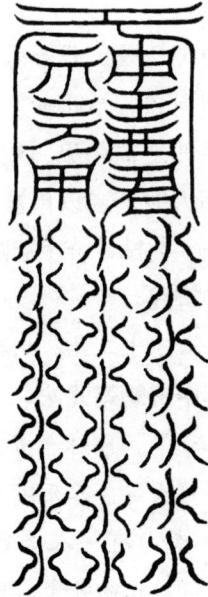

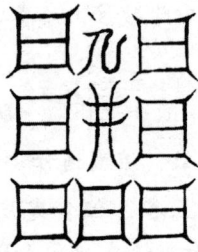

已上三符，卒中恶吞

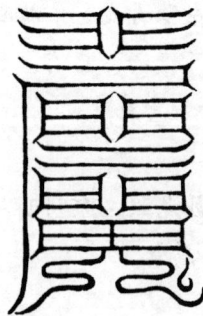

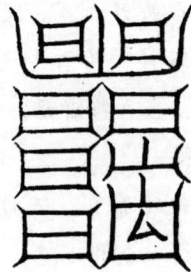

已上二符，尸注鬼气入腹吞，赤书痛处

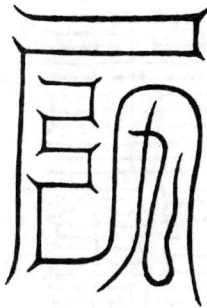

已上一符，恶风
鬼注吞之

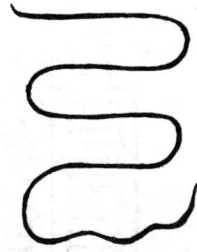

已上一符，卒死
挽舌出，书之

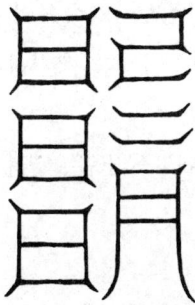

已上一符，蛊注
人腹，书之吞上

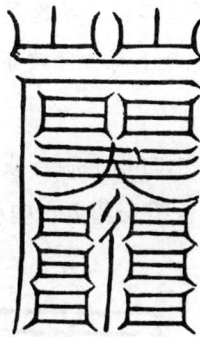

已上一符，注病如刀
刺，书心上，并吞

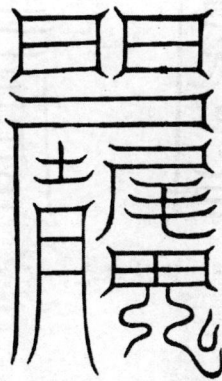

已上一符，中筋急，
不得屈伸，吞之

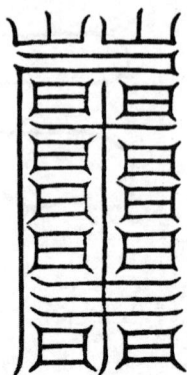

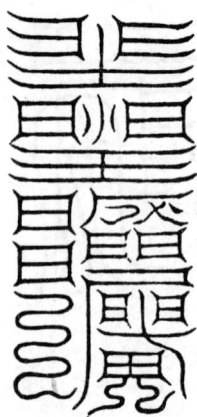

已上二符，卒逢恶，害鬼利①，心痛，以白纸丹书，先服上符，须臾不定，又服下符。不止，更从上起

病已死而心下温，或动者，服符结口不开者，当折葱叶中多涕者上符，符安药上，内鼻中，热即差。

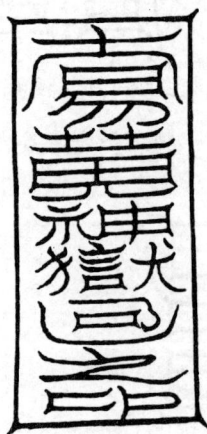

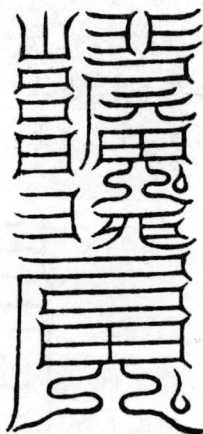

已上二符，逐注吞之，又书其痛上

----

① 利：文瑞楼本同。明抄本、乾隆本、日本抄本作"刺"，义胜。

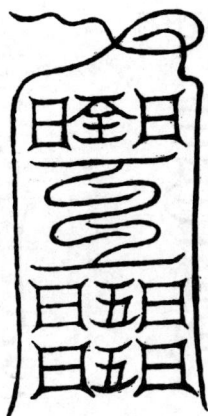

已上一符，治卒中恶，腹痛急，日禁丹书，水书及纸上作符，丸与吞之。若不愈，作令满三，以书心下及腹，无不愈者

《千金翼》咒小儿中客忤为病，吐下青黄汁，腹中痛，及反倒偃侧似痫状，但目不上插，少睡，面色变五色，脉急。若失时不治，久则难治。咒法：

上以水和豉捣令熟，丸如鸡子大，以转摩儿腮上及手、足心各五遍，又摩心、腹、脐，上下行转咒摩之，食顷破，视其中有细毛，弃丸道中，病愈。

又，可用粉丸如豉法，并用唾之。唾之咒如左，咒曰：摩家公，摩家母，摩家儿，若客忤，从我始。扁鹊虽良，不如善唾。良久唾讫，弃丸道中。

又，咒小儿客忤法

取一刀横著灶上，解儿衣，拨其心腹，讫，取刀持向儿，咒之，唾辄以刀拟向心腹，曰：啡啡煌煌，日出东方，背阴向阳，萬公萬母，不知何公子，来不视，去不顾，过与生人忤。梁上尘，天之神；户下土，鬼所经。大刀环犀对灶君，二七唾客愈儿惊。唾啡啡。如此七啡啡，每唾，以刀拟之。咒当三遍乃毕。用豉一丸如上法，五六遍，讫，取此丸破看，其中有毛，弃丸于道中，即愈。

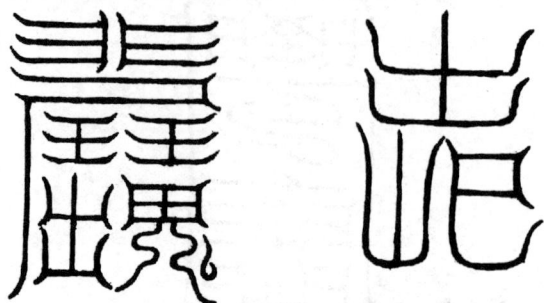

上二符并朱书，额上贴之

禁蛊毒法

论曰：蛙惊蛇疑，发瘕鳖瘕，怪异殊态，传记载之详矣。盖人之饮食居处，动作梦寐，一有感触，皆能致疾。世传蛊毒，品状甚多。然巢氏谓有故意造作，能为变惑，随逐酒食，令人祸患。又谓飞蛊，去来状如鬼气，得之卒重。信斯言也！是皆毒邪乘人者。毒邪乘人，不出于正，则绵绵弗绝，伤害腑脏，日削月朘，必致困毙。设为禁法，以正治邪之意也。盖澡雪斋明，作为祝诅。申画符印，珍歼毒恶，是乃祝由之良术欤。以下并出《千金翼》并《普救方》。

咒蛊毒文

毒父龙盘推，毒母龙盘脂，毒孙无度，毒子龙盘牙。若是蛆蛛蜣螂，还汝本乡。虾蟆蛇蜥，还汝糟枥。今日甲乙，蛊毒须出；今日甲寅，蛊毒不神；今日丙丁，蛊毒不行；今日丙午，还著本主。虽然不死，腰脊偻拒。急急如律令。

禁蛊法

取一只赤雄鸡淳色者，左手持鸡，右手持刀，来至病人户前，去屋溜三步，便三声唤门尉户丞，某甲病蛊，当令速出，急急如律令。以鸡头柱病人口中，三遍毕，以苦酒二合，刺鸡冠上血内苦酒中，便与病人服之，愈。

咒魇蛊及解法

天无梁，地无柱，魇蛊我者，还著本主。一更魇蛊不能行，一午魇蛊不能语。太山昂昂，逐杀魅光。魅翁死，魅母亡，魇蛊大小驱将入镬汤。急急如律令。

又咒曰：

食鬼将军，摩牙利齿，不食余味，止食魅鬼。魅鬼九千万，户少一不足，下符来取魅鬼，速还本主。不归本主，反缚送与。急急如律令。

又有将军字屈丘，牙形带剑持兜铧。出门入户远地游，捉得魅鬼便斫头。又有一神字穷奇，头如破笸发强相。口如罗披恶神祗，不食五谷食魅皮。朝食一千，暮食九百，一口不足，使来便索。急急如律令。

咒曰：东方青帝魇人鬼，南方赤帝魇人鬼，西方白帝魇人鬼，北方黑帝魇人鬼，中央黄帝魇人鬼。魇公字阿强，魇母鬼字阿防。有人魇我者，还令著本乡。诵魇二七鬼走出，诵魇三九，魇鬼还向本主走。若当不走，吾语北斗。急急如律令。

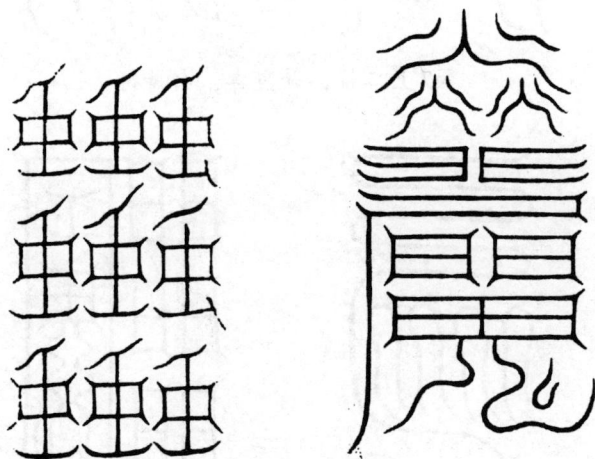

以上二符，中恶毒吞之

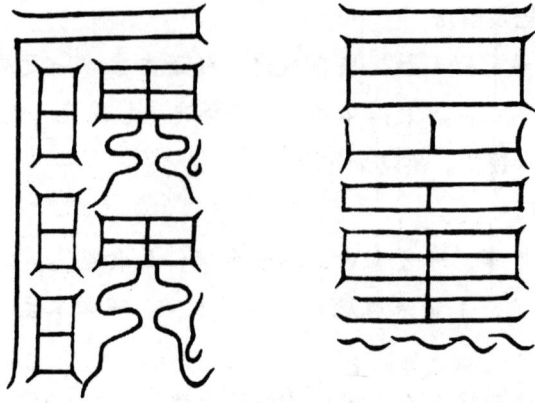

以上二符，中蛊毒吞之

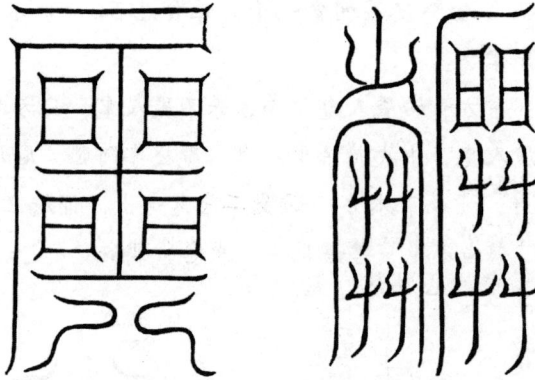

以上二符，辟蛊毒，书持行

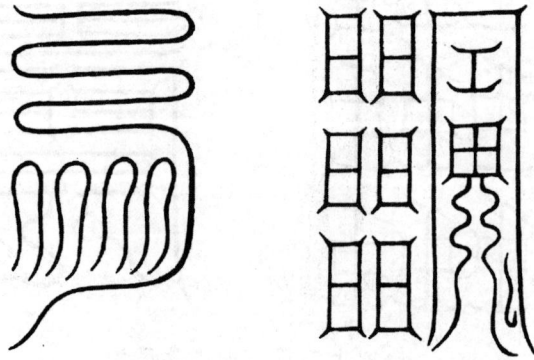

禁百毒，先怀一符，又以一
置汤中，洗痛处十过，止　　注毒吞之

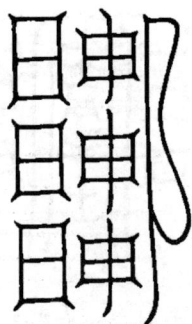

毒痛书痛上

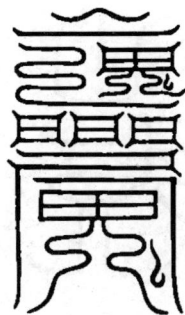

中毒者，书之于
心头，亦吞之

禁狂疾法

论曰：气并于阳则狂。病狂者，精神不守而妄走。字书谓其字或从心，病本于心故也。盖心恶热，阳盛则心热而神躁，故迷妄而善走。又或因心气不足，鬼邪乘之，令人欲自残贼，不以为非。皆神舍不守之所致也，故可以符禁治之。

太老天皇治心邪热，鬼魅诸怪害人性命，**玉门八慧消魔神咒**曰：

天真华元，魁魁辅星，太微护形，守炼神明，万鬼消灭，玉帝密灵。急急如玉晨大道君律令。

先澄神，扣齿三十六通，面东诵咒二七遍，书符治病，其功神速也。

紫元君曰：凡欲禁颠狂，书符行法之人，先存北斗七元君于顶上，次想遍身火光烧患人，晨①为要法。

《灵宝方》治狂病，朱书此已下十六符，依符下注，随病用之。

凡书符，勿亲臭秽、妇女、僧尼、孝子、鸡犬血，厌五辛、小人。宜求静室明香，咒禁书写也。

---

① 晨：日本抄本、文瑞楼本同。明抄本、乾隆本作"最"，义胜。

妄骂詈，吞此一符

妄打人，吞此一符

不肯著衣，吞此一符

不肯睡，吞此一符

语言大多，吞此一符

心热，吞此一符

无故哭泣，吞此一符

心冷，吞此一符

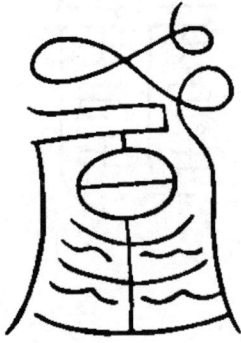

精神不守者，吞此一符

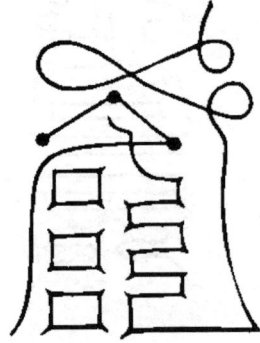

神躁而迷者，吞此一符

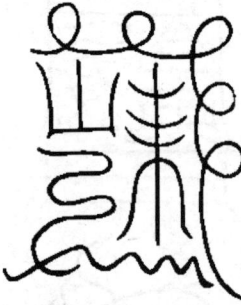

欲自残害者，吞此一符

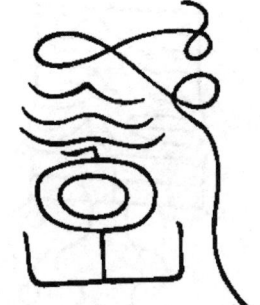

心气不足者，吞此一符

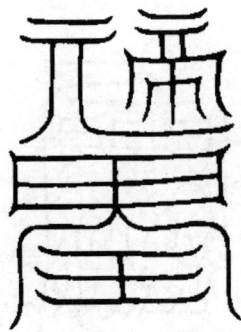

狂不畏人，吞此一符

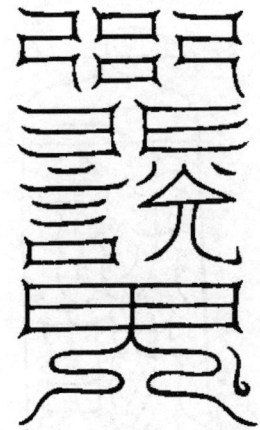

已下三符，随意吞之

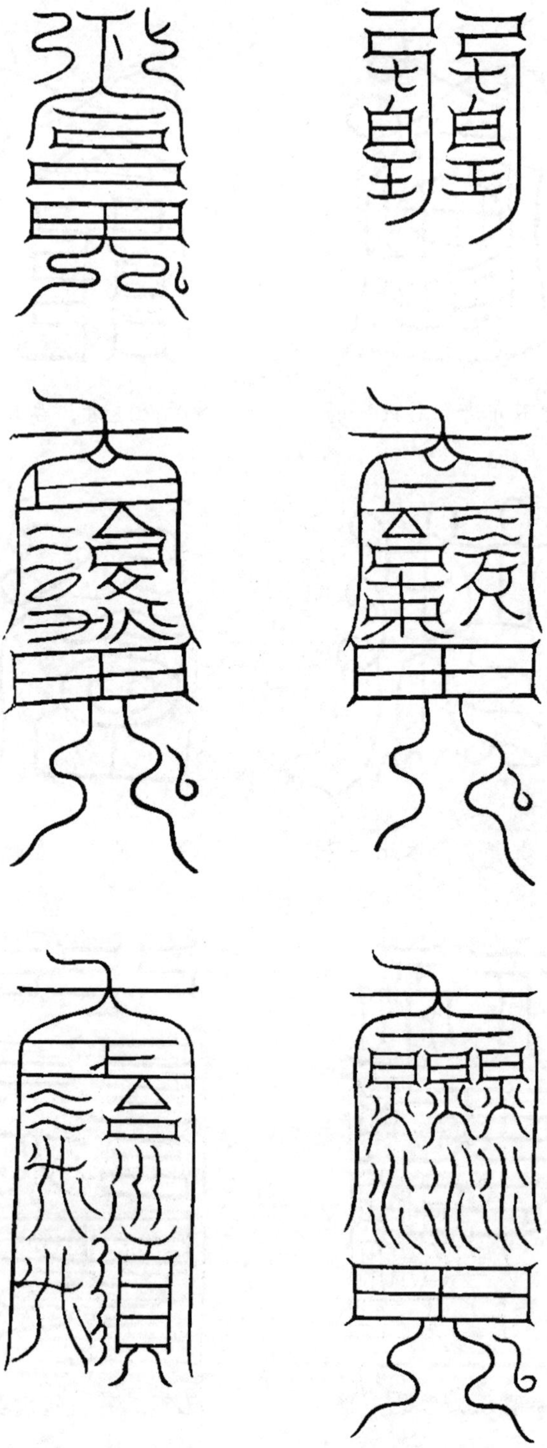

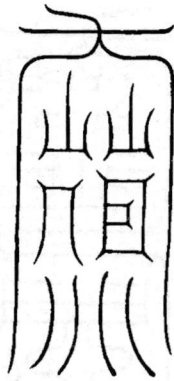

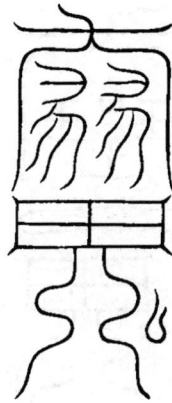

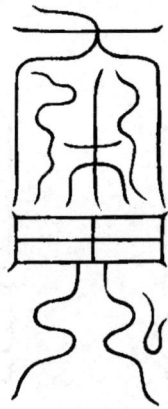

已上皆可吞带

《灵宝方》又治夜狂走，上高木，或入岩窟中藏，宜吞带此已
下七符。

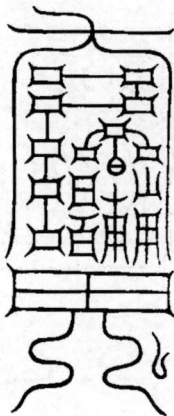

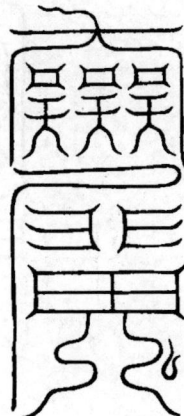

已上吞带

《灵宝方》又治骂詈大笑，或弹指狂言，或脱衣入水火，宜吞带此已下七符。

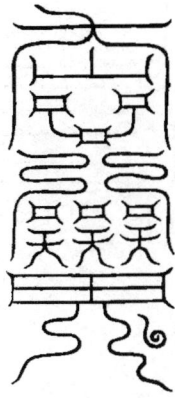

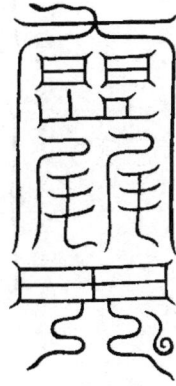

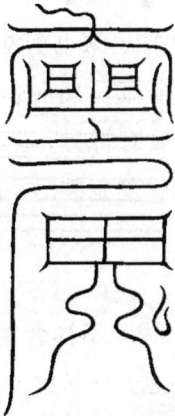

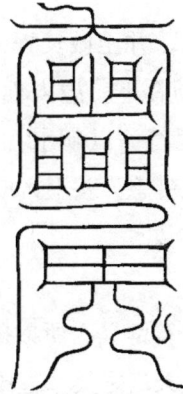

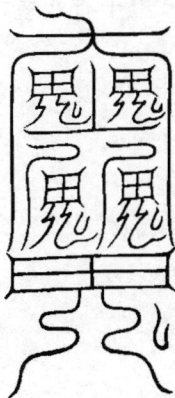

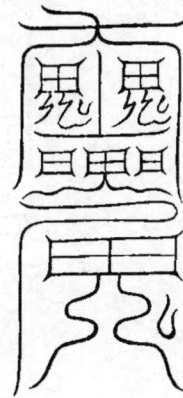

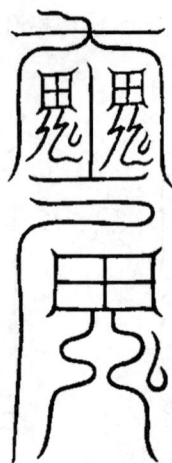

已上吞带

上件灵符，并至诚焚香，面北诵咒毕，朱书剪丸，煎沉香汤，或桃柳枝煎汤吞下。患人面东，清心至诚。其水亦咒之煎更妙。或急用，只咒符，以新水吞下亦得，极有神异。上以青纸朱书，香熏咒毕，佩带患人头上，或胸前挂之，勿犯秽污，当信受至诚。

辟怪法

论曰：咒符辟怪，所以攘却外邪，拔除不祥者也。成周设官，有哲簇氏掌覆夭鸟之巢、庭氏掌射国中之夭鸟是也。

《周礼》：哲簇氏掌覆夭鸟之巢，以方书十日之号，十有二辰之号，十有二月之号，十有二岁之号，二十有八星之号，县其巢上则去之。

方版图

《阴阳正理论》辟怪符三道

宅中有鬼怪声，书此符，吉

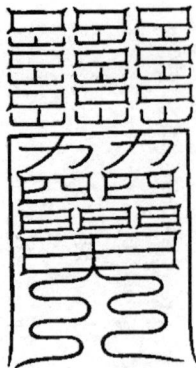

厌旋风飘，暴入
人宅，帖之，吉　　　　厌外魂入宅，吉

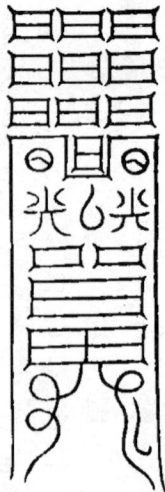

禁梦魇法

论曰：梦魇者，谓人眠睡则魂魄外游，梦中为鬼邪魇屈。若精神强壮，则急还而寤。若精神衰弱，则为邪执箓，久不得还，遂成寐魇，至有气暴绝者。切忌火照而急呼之也。人皆有寝梦[1]，其觉无忧，其息深深，阴阳偏胜而梦水火，脏真虚[2]也。人之怵惕思虑[3]伤神，于昼之所为，则夜之所梦惊愕而多魇。周宫[4]占梦，有噩梦之辨，又有赠恶梦于四方之法，则符禁之所镇伏，宜得古人之道也。

《养生方》导引法出《巢氏病源》

拘魂门，制魄户，名曰握固。法屈大母指，著四小指内抱之，积习不止，眠时亦不复开，令人不魇魅。

---

① 梦：明抄本、日本抄本、文瑞楼本同，乾隆本作"至人无梦"。
② 真虚：原作"真虑"，于义不通。日本抄本、文瑞楼本同，明抄本作"其虑"，据乾隆本及文义改。
③ 虑：原作"虚"，乾隆本同，据明抄本、日本抄本、文瑞楼本改。
④ 宫：明抄本、乾隆本、日本抄本、文瑞楼本均作"官"。

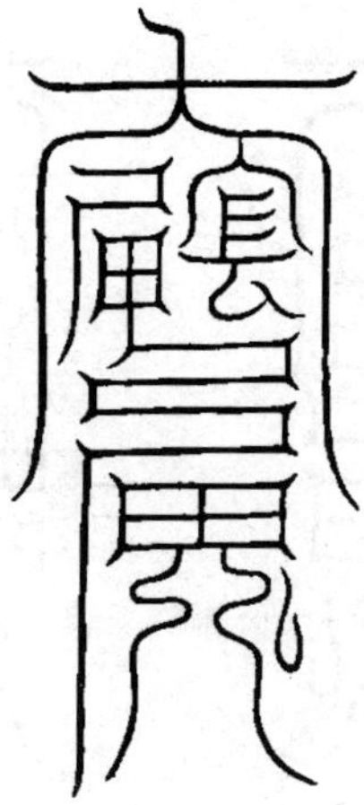

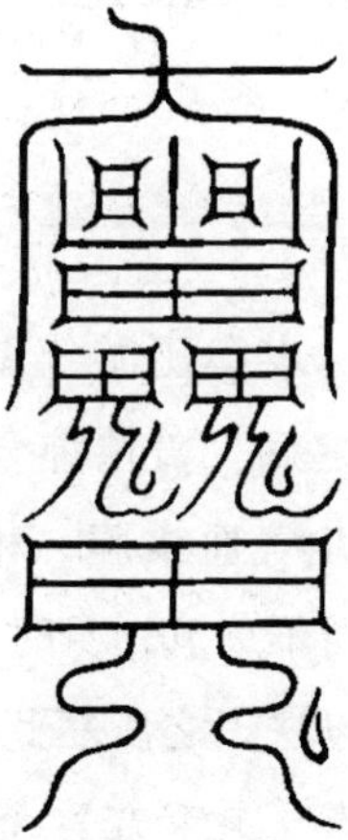

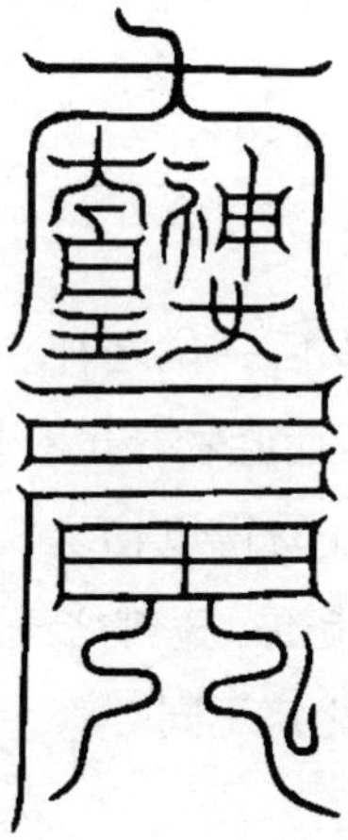

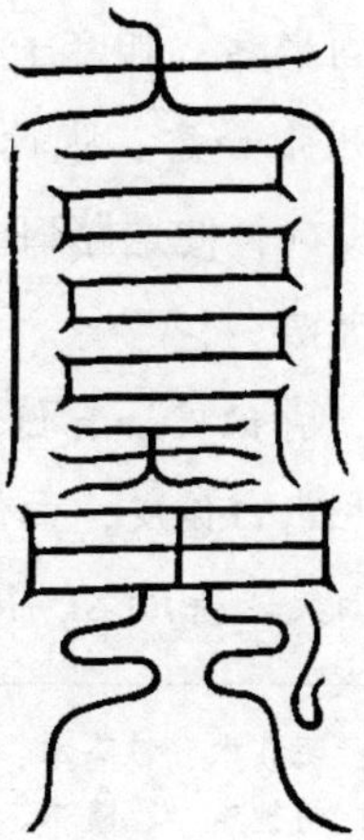

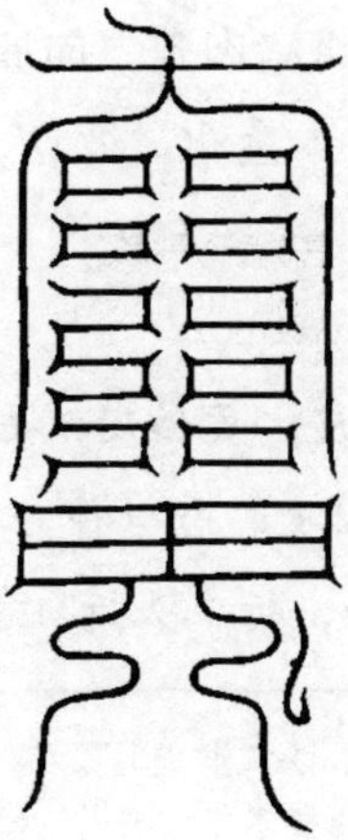

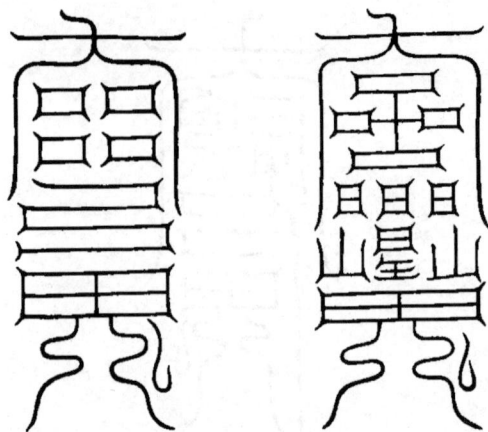

秘书省《灵宝方》: 已上七符, 治无故面黄, 食饮不得, 夜多梦魇, 朱书吞之。

禁白虎法

论曰: 堪舆历游年图, 以白虎为岁后一位之神。婴儿触忤, 则为白虎之病。盖精神全盛, 足以外拒而胜物, 虽有神鬼, 不能为害。婴儿气血柔脆, 精神未完, 邪气易得以伤之, 故犯之者, 状如风痫而不瘛疭, 身时寒热, 啼呼屈指也。鬼神之气出① 而伤人者, 皆可以法正之。然此病与走虎注痛之病不同。

秘书省《灵宝方》: **治白虎咒法**并咒

猪肉炙。三串　大麻子一合

上以酒半盏, 和麻子口含噀病上, 将猪肉炙, 向痛处擘来去, 咒曰: 相州张如意、张德兴是沙白虎, 本急出。咒讫, 将肉、麻子于床下良久, 便送路口, 神验。

禁白虎法

咒曰: 青儦皮, 青儦皮, 毛出黄儦皮; 黄儦皮, 毛出赤儦皮; 赤儦皮, 毛出白儦皮; 白儦皮, 毛出黑儦皮。吾口神, 吾口圣, 唾山摧, 唾山裂。得汝名, 得汝字, 汝不去, 折② 头折。急急如律令。

① 出: 明抄本、乾隆本、文瑞楼本同, 日本抄本作"上"。
② 折: 明抄本、乾隆本、日本抄本同。文瑞楼本作"将", 义胜。

诵此咒时，不可令人闻之。

秘书省《灵宝方》治白虎符一道服之。

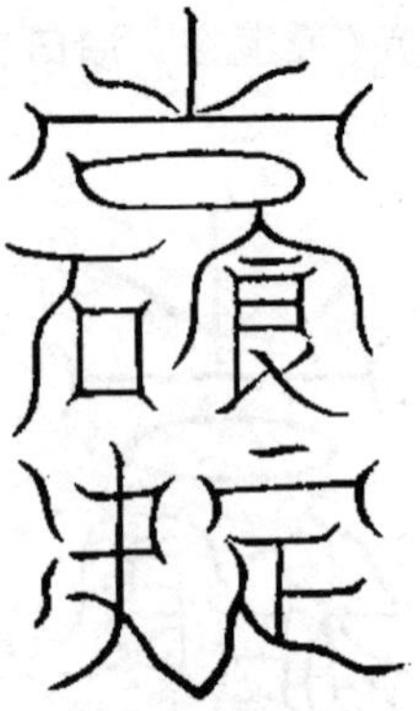

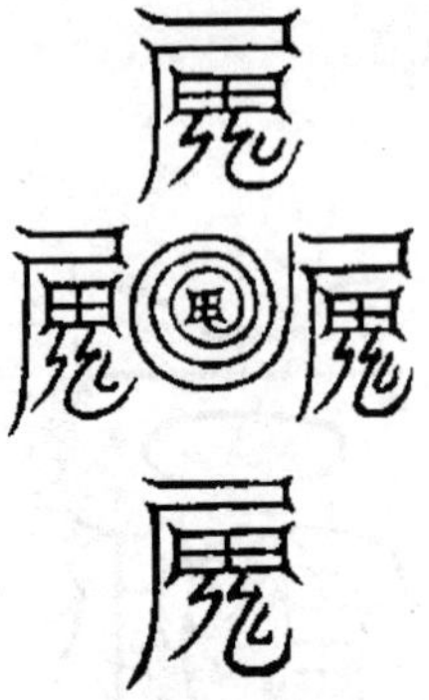

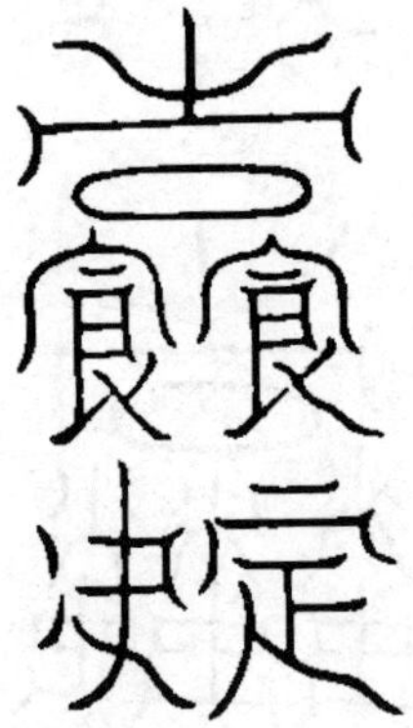

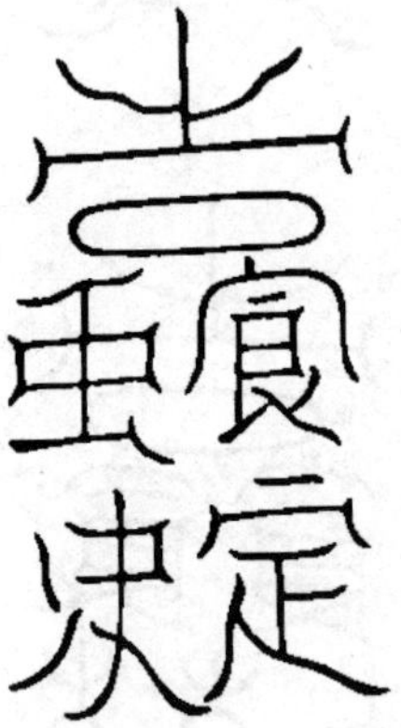

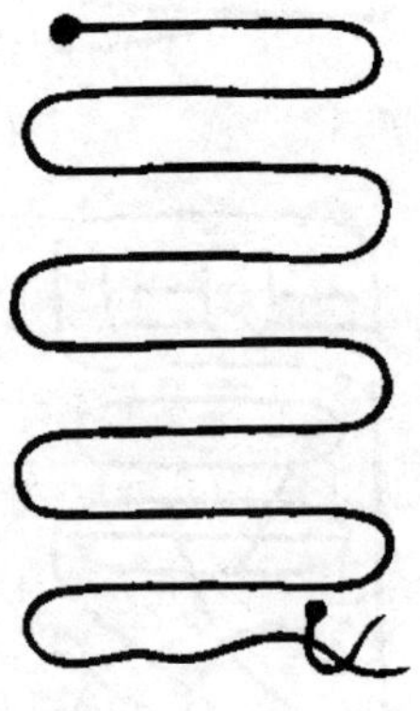

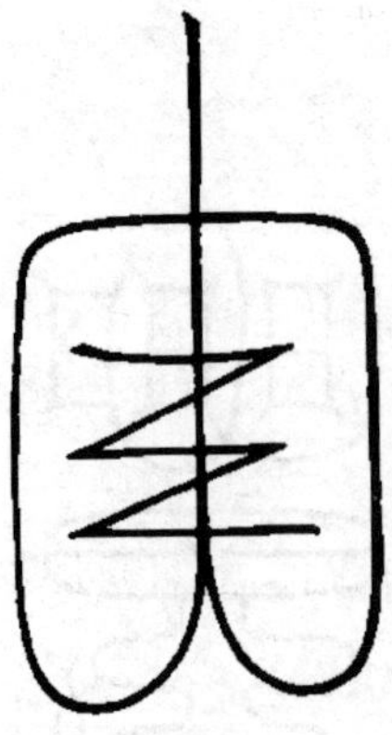

卷第一百九十七

符禁门

禁疮肿法　禁百病法　禁诸痛法　禁诸鲠法　禁产乳诸疾法
禁小儿夜啼法　禁恶兽诸虫法

论曰:《内经》曰：荣气不从，逆于肉理，乃生痈肿。又曰：
诸痛痒疮，皆属于心。盖阴阳、气血、荣卫、内外，一有不和，
而邪毒寒热乘之，则痈肿疮疡所以作也。必曰皆属于心，以言心
寂则痛微，心躁则痛甚，作止情态，率本于心。古之治此，澡雪
斋戒，移精变气，为唾脓咒痛之术，盖以正心为本。能正其心，
则邪毒可弭。《周官》疡医于药刮杀之齐，必先以祝者如此。昔薛
伯宗去公孙泰疾，移痈柳上，以能用是道也。

《千金翼》受禁肿法

古冢北，桑木阴内有艾者，五月五日平旦日未出时，从冢
北向南步取五十四步至艾，作禹步北斗七星讫，还，闭气，将[①]
取艾叶拭手，使[②]汁入手中，七日勿洗手，持斋过七日以外即成
禁。五十四步之中，标记使分明，一步七尺。登取艾时，面向西
方，咒曰：愿我此手，一切痈肿，一切诸毒，乃至一切病，手著
即差。作法讫而还，勿反顾。受时以五月四日作斋，标记步数亦
四日，使记先从艾东置魁，因北向为尾，向北五十四步作标记。
五日旦，从北向南步之，作法了斋至十一日止。桑木在冢北，从
地三尺于冢上生者佳。亦于四日在冢东宿，五日旦即作法佳。禹

---

① 将：日本抄本、文瑞楼本同。明抄本、乾隆本作“捋”，义胜。
② 使：明抄本、乾隆本、文瑞楼本同，日本抄本作“倾”。

步法：闭气握固。若治病时，作想此手作热铁，又想前人病如雪，手著病即散。又治病时，常在病人生气上。若病人头面上有浮肿，不得顿治，使尽即伤人，必当留少许，明日更治。神验不传。

受禁肿都禁法

正月元日，东方动时，以净席一领，于寂静无人之地，以井华水沐浴，嗽口三遍，手持香炷，礼五方五帝君，咒愿曰：弟子某甲，今日受天神咒，愿救一切众生苦。四方各礼三拜讫，想取东方青气入口，满七咽，南方赤气，西方白气，北方黑气，中央黄气等各七咽讫，向东、南方闭气诵咒各七遍。七日持斋戒，咒曰：天之所圆，地之所方，受天神符，可以长生。二十八宿，其色亭亭，五色变化，与符合并。急急加律令。次咒曰：无根肉本，生无留停。大肿如山，小肿如粟。登高山，临海水，旦起生，向暮死。急急如律令。须紫檀把刀子，以刀把按肿上，其肿疼痛，用前禁文。若不疼痛，用此禁禁之。然此二禁，皆是正禁肿文，凡是恶肿皆用此二文。其大肿，日别四五度禁，五日差，小者当日差。

大总禁法

咒曰：朝日不良，为物所伤。上告天公，下告地皇。地皇夫人，教我禁疮。仙人持水，玉女持浆。一唾止毒，二唾止疮，三唾已后，平复如常。天雷马鸣，疮亦不惊。天雷地动，疮亦不恐。皮相连，肉相当，不疼不痛，不肿不脓。急急如律令。用法：以刀子一枚，先吸一口水，捻盐著口中，和水喫病上。若小儿惊恐，当喫地上二三过，快唾病上，以口附近病上，诵禁。每一遍三唾，每七遍，一遍盐水嗽口，三七遍成一禁也。若不差，多加遍数，取差为限。若百遍不差者，此病大重，不可救也，慎勿与治。

禁时气病法

头痛，以刀把隐痛处，唾禁如前。如有患疼痛处，皆用刀背隐而禁之。若金疮从高堕下，六畜、狼虎、毒蛇所伤，手足卒挛蘖，凡百一切痛苦不如意处，并用此法禁咒之，悉得除愈，不可具载。男女并得受持。

凡此杂法，由禁师不能具美大法，所以须受轻法易者、约者。若受大法，此亦不须。以上并出《千金翼》。

禁疮肿法

咒曰：先奄肿上，闭右目营之三匝，然后唾之。三乘车，四狱吏，载痛神，弃都市。登高山，临海水，吕河伯，捕痛鬼。大肿如斗，小肿如粟，五唾一肿，百肿屏迹。唾汝二七，毒自出。急急如律令。

禁唾痛法

禁唾一遍，一度刀割。一二三四五六七。背阴向阳，吾朝晨行，女娲相逢，教我唾痛。从甲至乙，痛疽速出；从乙至丁，痛疽不生；从丁至癸，痛疽皆死。青痛、赤痛、白痛、黑痛、血疽、肉疽，兄弟八人，吾皆知汝姓名，徒忍割汝，汝须急去。急急如律令。

禁痛肿法正面向东，以手把刀，按其边三匝，以墨点头，重重围讫，然后急唾之，即愈。

日出东方，乍赤乍黄。牵牛织女，教我唾方。若是痛，应钾空。若是痤，应钾碎。若是疖，应钾灭。若是肿，应钾垒。不疼不痛，速去速去。急急如律令。

又法：

取东壁土三丸，向井东置一丸，三咒曰：赫赫洞洞，日出东方。上有昆仑之山，下有清冷之泉。某甲患某处上有发痛，土入井中，天公当烂，石痛当散。七星北斗光，织女教我方。唾汝急出，不得留藏。急急如律令。又嘘三七遍，置土井中三丸，三禁三嘘之也。

禁五毒法禁蛇亦得

吸东方青毒，南方赤毒，西方白毒，北方黑毒，中央黄毒。天毒、地毒、水毒、火毒、雾毒、尘毒、死生毒，百毒之精，知汝姓名。天毒上升，地毒下藏，百毒止息，五毒灭亡。恶须出，毒脑破，毒腹出，毒肠止，不止不已。拘汝牙，折汝齿。吸吸叱叱，急急如律令。

禁肿法三十遍

骨肉皮肤，血气空虚，远入江海，急去无留。大肿如山，小肿如粟，一肿千肿灭。急急如律令。灭一作死。

禁肿法七重右回，一气朱书，皆以右手封之。指七过，周于五指，右手持禁如法。

咒：封山山没，封石石烂，封湖湖决，封火火灭。上白东王父，西王母，教我神方，白刃封汝。大肿如山，小肿如米。封一肿，万肿死。急急如律令。先以手按之久，令痛；次以金刀按之四边，令散；以气七呵，令热；然后急气七吹，令冷。阴阳气定，然后却唾之。

禁天下大肿法别室中，以木屦相背，令以绳系定，上安一搁，一禁一打搁，令没，以三七遍。

东方青帝，摄青精之毒气。南方赤帝，摄赤精之毒气。西方白帝，摄白精之毒气。北方黑帝，摄黑精之毒气。中央黄帝，摄黄精之毒气。五方毒气并及五精，内吾腹中。天下最尊者，莫大于五帝。天下尊神者，莫及于五精。天下大恶者，莫过于五毒。吾含五帝、五精、五毒，与禁共居，其声如雷，禁如风霜，经口即死，逢禁即亡。吾禁东方木，木折；禁南方火，火灭；禁西方金，金缺；禁北方水，水竭；禁中央土，土裂。吾上禁飞鸟落下，禁井泉枯竭。吾禁一肿百肿灭，吾禁禁，磐石开，深涧热，天架摧，地柱折，晓停光，夜星灭，冬变雨，夏积雪，冷肿热肿速消灭。急急如律令。

禁水

咒曰：天阳在上，人阳在中，阴阳在地，水从下流，唾肿消化。急急如律令。

太白仙人禁肿法

先向王方三嘘三吹，以刀约之，以手握之，讫，然后三噀之。

禁曰：日出东方，雷起西南。虾蟆白兔，食月中心。营月带日，无所不通。大肿如山，小肿如珠。吾唾一肿，百肿自除。急急如律令。

又法

一二三四五六七，百肿皆疾出。急急如律令。

又法

日出东方如垂鼓，似白虎，吾能唾肿散，唾毒烂。急急如律令。

又法

东方青帝禁驾青毒，南方赤帝禁驾赤毒，西方白帝禁驾白毒，北方黑帝禁驾黑毒，中央黄帝禁驾黄毒。吾有苦口，唾十差十，唾九差九。急急如律令。

禁一切肿法

咒曰：吾口如天雷，唾山崩，唾木折，唾金缺，唾水竭，唾火灭，唾鬼杀，唾肿消，唾风灭，池中大鱼化为鳖。雷起西南，不闻其音。大肿如山，小肿如气，浮游如米。吾唾一肿，百肿皆死。急急如律令。

禁一切肿法

咒曰：生在木间，那得来人间。石盐一撮，清水一斗，故来治肿。南山石羊，其角如芒，左角抵肿，右角触风，前脚踏疮，后脚跻痛。东海大鸟，飞来食风，左翼掠肿，右翼引风。不疼不痛，不坏不脓。急急如律令。

禁痈肿法

先叩齿三七遍，急嘤，左营目，即唾。咒曰：雷起池中，一听其音。月生东盛，蟾蜍白兔，食月中心。荣卫不通，结成痈，大肿如山，小肿如粟。唾咒一肿，百肿散死。急急如律令。

又法

日出东方，赫赫煌煌。威威容容，天门亭长，来捕痈肿。山多石，海多龙，天门亭长来捕摩，得便斩杀莫闻罗。一唾当心，再唾都愈。急急如律令。以上四法，出《神医普救方》。

禁丁疮法一云初得之时逆以禁即除愈，当三七遍唾之，讫。

咒曰：日出东方，乍赤乍黄。天上织女，教我唾方。丁公丁母，元出南方。丁公死，丁母亡，北斗真气，能治丁疮。吾口如天门，不可枉张，唾山摧，唾石裂，唾金缺，唾火灭，唾水竭。急急如律令。

禁丁疮法

用水一碗，置枣木南，令搏木，以刀子一枚安碗上，刀向木，三指漫撮，临著刀刃上，长跪咒曰：上启伏奴将军，伏奴将军能治丁疮，今是某年月日，姓字某甲若干，患某处生丁疮，或是浮沤丁，或是麻子丁，或是雄丁，或是雌丁，或是羊角丁，或是蛇眼丁，或是烂丁，或是三十六丁，或是驱失疮，或是水洗疮，或是刀镰疮。三头着体于人，不量清净七寸，枣木下之水，洗之伏藏。急急如律令。

禁丁疮法先闭气三遍，叩齿二十六[①]通，闭气禁之三七遍，即差。

东海大神三女郎，疗丁有神方。以药涂此疮，必使丁公死，丁母亡，丁男丁女自受殃，星灭即愈大吉良，过时去拔送北方。急急如律令。一云：东海大神三女郎，三万细米簸去糠，三称行捶灸丁疮。云云。

以上并出《千金翼》。

禁风肿法三七遍

上咒曰：风毒肿，聚骨肉，皮肤血气空虚，故难留驻，远入江湖。大肿如山，小若镏铢，速消速去。咒唾一遍，万肿俱除。急急如律令。

疗风肿及卒风肿兼一切肿禁法

上须用研米槌一枚，一遍咒，唾一遍，著槌抑按二十一遍成禁。咒曰：无根肉，本生无留停，大肿如山，小肿如粟。登高山，望海水，晨朝起生，向暮即死。急急如律令。

---

① 二十六：日本抄本、文瑞楼本同。明抄本、乾隆本作"三十六"，义胜。

唾风肿法

上咒曰：日出东方，翼翼皇皇。吾行九州，唾有神方。东方青气唾青肿，南方赤气唾赤肿，西方白气唾白肿，北方黑气唾黑肿，中方黄气唾黄肿，肿母肿公，肿毒肿风，吾尽杀之，汝身谋路，毒齐、毒过、毒火、毒赤、毒水、毒青、毒白、毒黑、毒黄，唾毒头，毒头烂，唾毒尾，毒尾散。连二七唾，每一吸一方之气，一咽、一唾、一噀。

禁风肿文

上咒曰：吾从坛来，持将熟盐一把，冷水一盂①。吾有五毒，并唾自居。郎君真珠，唾杀飞鸟。唾湖竭，唾木枯。东向唾，唾海竭。南向唾，唾火灭。西向唾，唾金缺。向北唾，唾峰折。向上唾，唾云散。向下唾，唾地裂。汝从何来，到此中国。北斗七星知汝姓名，北斗七星识汝姓字，速去莫留。日出东方，乍赤乍黄。仙人玉女，教我唾肿之方。铜掌铁指，摩娑肿死。急急如律令。

大②白仙人禁风肿法

上先向五方吸气于病上，可三呵已，以刀约之，以手握之，讫，然后三噀之，咒曰：日出东方，雷起西南。虾蟆白兔，食月中心。营月带日，无所不通。大肿如山，小肿如珠。吾唾一肿，百肿自死。急急如律令。

唾风肿法

上咒曰：日出东方，郁郁阳阳。上白天公，下白地王。元女教我，禁肿神方。何不急走，还度南方。吾居在梁，山近恶虏。虽不田作，尽食风肿。何不急还，速度南土？吾禁大肿瘘，吾禁小肿衰。急急如律令。

治一切疮肿痛，未破者可内消，**七圣神符**。出《灵宝方》。

---

① 盂：明抄本、乾隆本、文瑞楼本同，日本抄本作"盏"。
② 大：日本抄本、文瑞楼本同，明抄本、乾隆本作"太"。

竆

竆

竆

竆

竆

竆

竆

上虔诚焚香，书此符七道，用米醋调寒食面，正贴从上一字，半日易一字，不过三字，立消。

禁金疮法

咒曰：吾被百箭，疗无一疮。一人挽弓，万人惊张。一箭破于千阵，此禁亦是难当。急急如律令。

又法

正月一日，日未出时，取四壁下土，和酒、井华水，向东三拜，云：言受神禁，愿大神如是。四方各礼讫，口含酒水，四方悉噀，至日中还复如此。七日之中，鲜洁斋戒，不得恶言出口，禁金疮即定。法先闭气嘘三遍，呵气七遍，唾之曰：日出东方，惠惠皇皇。上告天公，下告地皇。地皇夫人，教我禁疮。吾行步不良，与刀相逢，断皮续皮，断肉续肉，断筋续筋，断骨续骨，皮皮相着，肉肉相当，筋筋相连，骨骨相承。今会百药，不如神师，一唾止痛，再唾愈疮。北斗七星，教我禁疮。南斗六星，使疮不疼不痛，不风不脓。北斗三台，转星证来。急急如律令。

唾疮法

日出东方，育育阳阳。上白天公，下白地王，地王有女，教我唾疮。皮皮相养，肉肉相当，今疮不疼不痛，不风不脓，连筋续骨，肌生肉实。急急如律令。用王气唾疮良，便有神验，吉。

禁血不止法 三七遍

日出东方，乍赤乍黄。南斗主疮，北斗主血。一唾断血，再唾愈疮。青衣怒士，却血千里。急急如律令。

禁疮断血法

某甲不良，某甲不慎，为刀箭木石所伤。上告天公，下告地皇，地皇夫人，教我禁疮。一唾止血，再唾合疮。两皮相连，两骨相当。新疮莫痛，故疮莫脓。急急如律令。

治金疮血不止咒术

上唾，咒之曰：某今日不良，为某所伤。上告天皇，下告地王。清血莫流，浊血莫伤。良药裹之，不如神师。若唾二七遍，重诵咒也。以上出《神医普救方》。

禁金疮法

吾是天师之子，为师之所使。执天有纲，执地有纪，一百二十禁咒，吾以受之。吾禁此疮，金血须止，吾与天地同体，令疮合。急急如律令。

唾百种疮法

神师所唾，口为雷门，唾为霹雳。雷公主阴，霹雳主阳。残贼结气，唾下消亡。急急如律令。

禁唾恶疮毒法

先闭气三通，神师受告大道，最良。咒曰：百药之长，不如吾之膏唾。吾仰天唾杀飞鸟，唾南山之木，木为之折。唾北山之石，石为之裂。唾北方之水，水为之竭。唾百虫之毒，毒自消灭。唾百疮之毒，生肌断血。连筋续骨，肌生肉实。扁鹊卢医，教我禁方。三唾何疮不愈，何毒不去。天音神师，今在汝处。急急如律令。

禁水洗疮法

先左营目三周，开目视疮中，闭气一息欲止，然后禁之：无弱无强，为某所伤。清血无流，浊血无往。一青一黄，一柔一刚。皮皮相值，脉脉相当。南方止血，北方止疮。东流海水，寒热如汤。朝令淹露，暮令复故。医王扁鹊，药术有神。还丧车，起死人。不脓不痛，知道为真，知水为神。急急如律令。

禁漆着人法

漆翼丹盈，漆翼丹盈。丹为兄，漆为弟，汝不漆杯以盂，乃漆人肌肤。刀来割汝，斧来伐汝，汝不疾去，咸盐、苦醋唾杀汝。急急如律令。

禁漆着人法三七遍

一云：烧故漆器当着漆，急唾之。赤非非漆贤丈夫[1]，著车移丙丁使者收摄之，不得着人体，不得着人皮。急急如律令。一云：妄移移漆贤丈夫，著车盘以盂，何由得着人皮肤。保辜保辜，收摄漆贤丈夫。急急如律令。

---

[1] 丈夫：明抄本、乾隆本、文瑞楼本同，日本抄本作"大夫"。

禁火烛疮法

浮阳浮阳，火烧东壁。东壁穷烂，上付河伯，还付壬癸。火精毒灭，入地千里。急急如律令。

禁百病法

论曰：百病诸邪，皆非正气。上古有祝由，专以移精变气为事，盖守正去邪之道也。

天元八极洞阳太一神咒曰：

八极元精，洞阳紫庭，东西北南，混合紫清。急急如太上玄明帝君敕令律。太玄君曰：先诵此咒三遍，乃调气吸景书符。

出《灵宝方》，**治百病诸符**

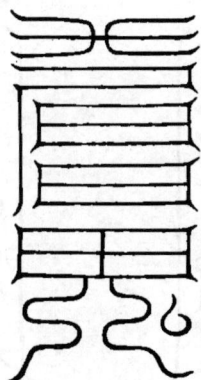

凡有一切病，皆吞之。

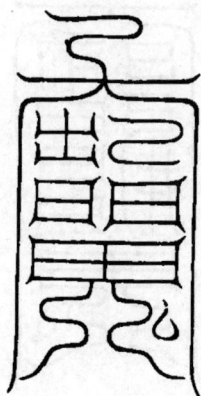

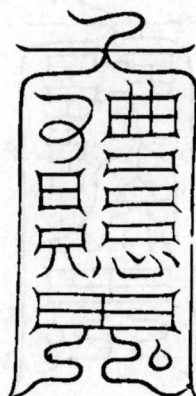

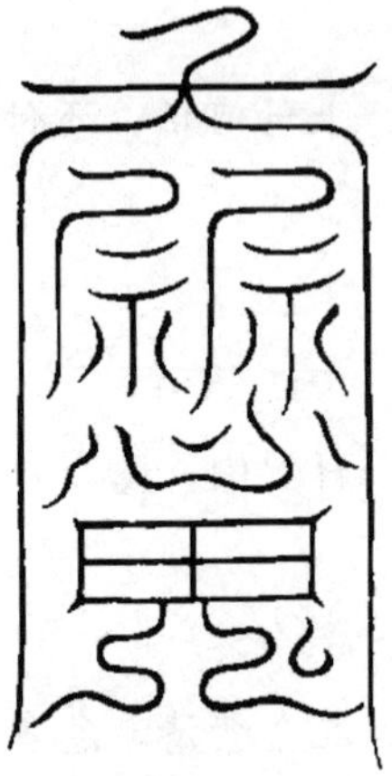

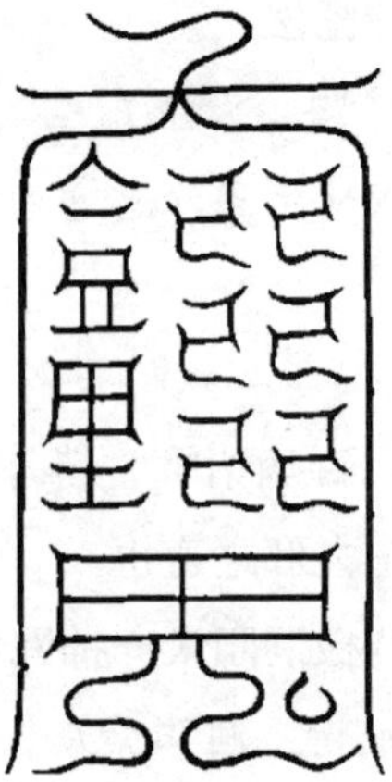

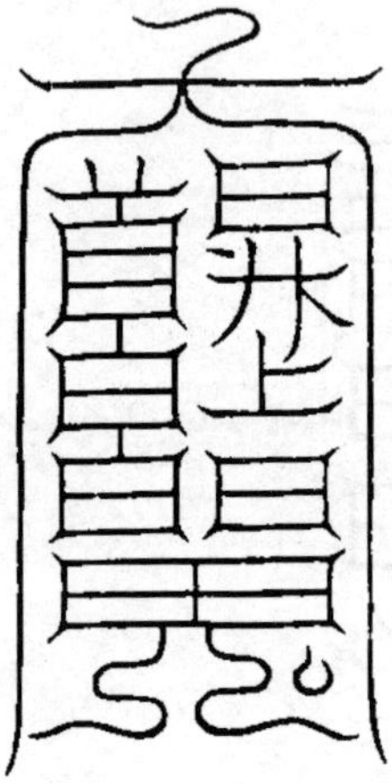

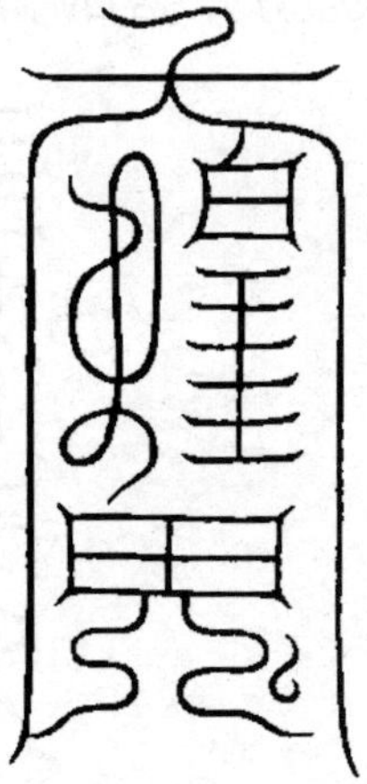

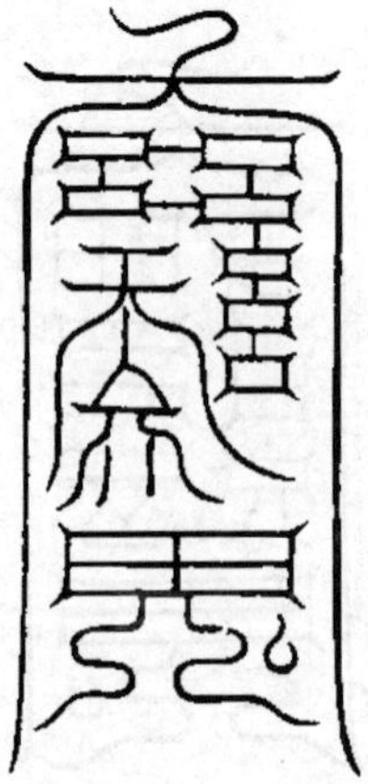

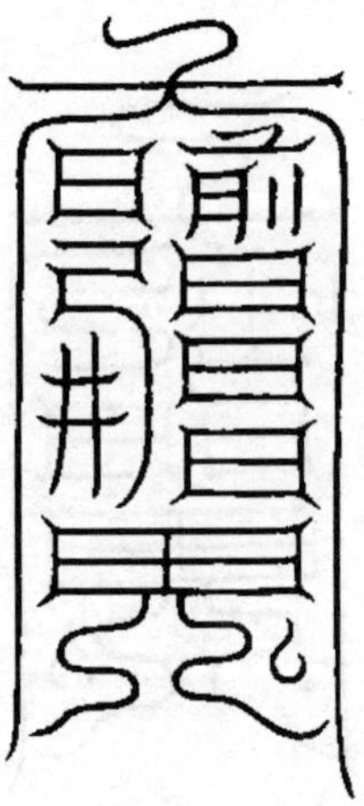

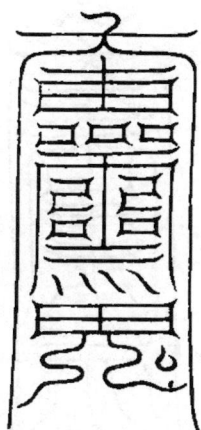

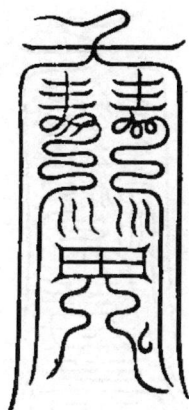

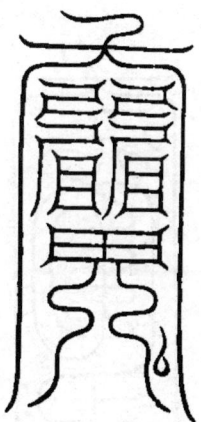

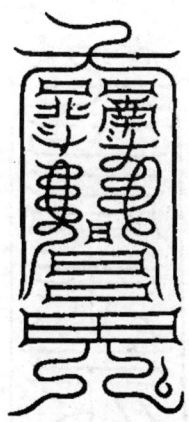

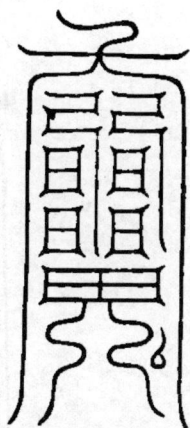

已上十三符，为十二月都将统天神符。凡百病，书佩之。

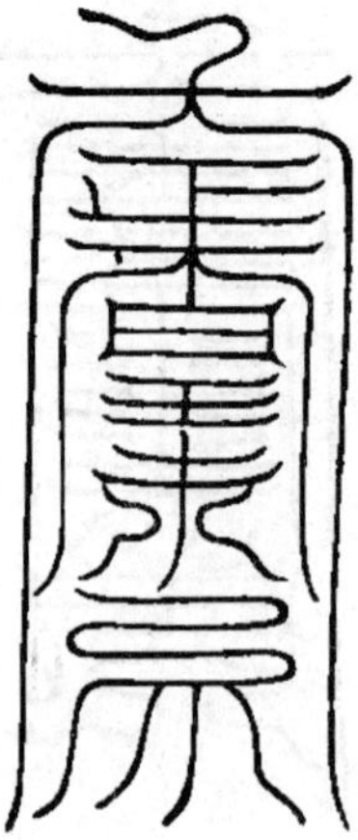

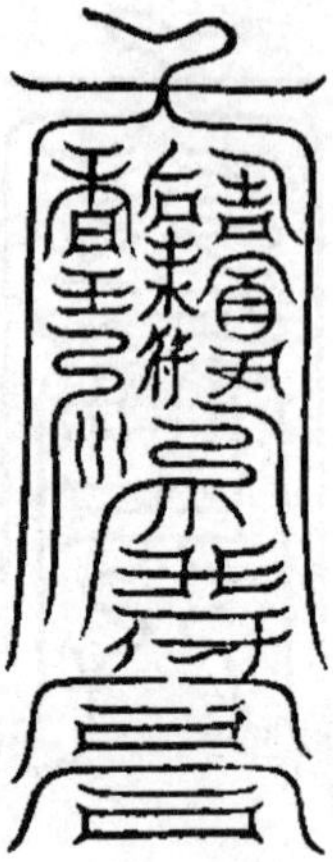

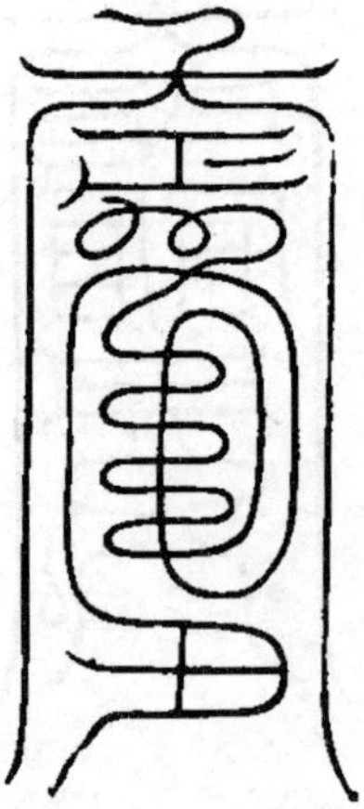

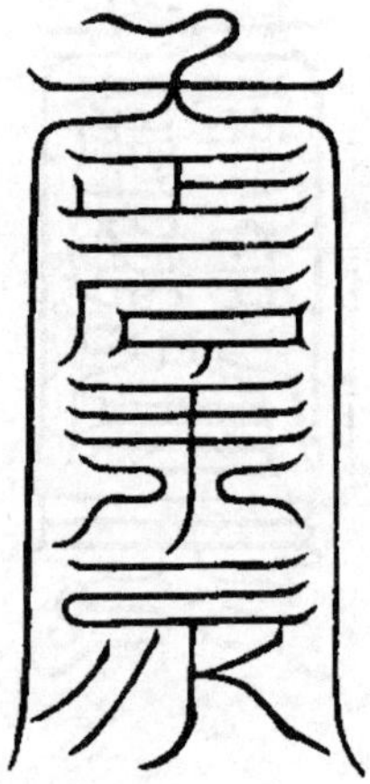

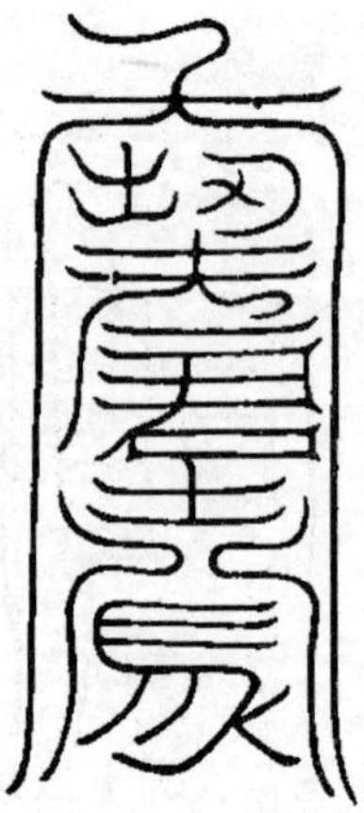

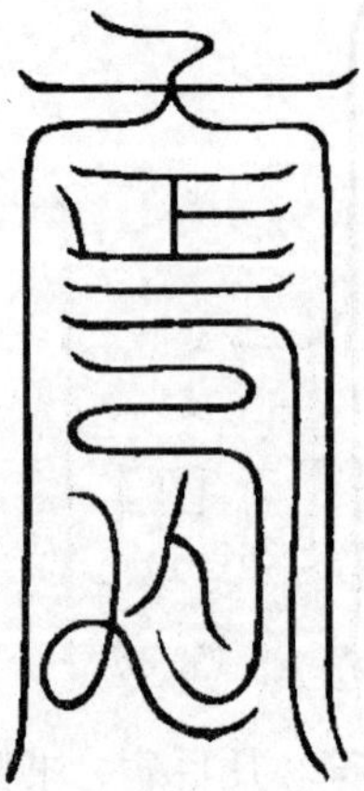

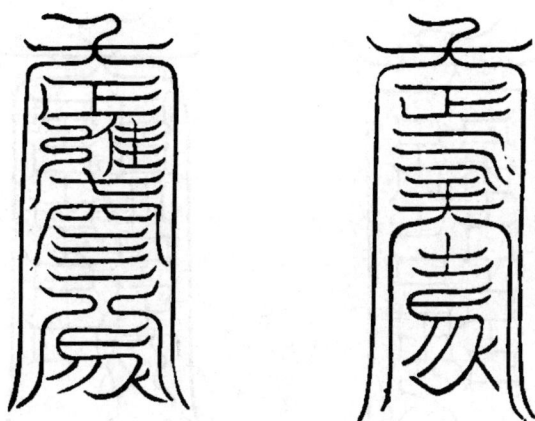

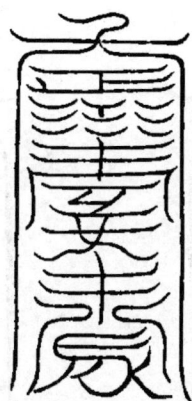

已上九符，为太皇七等大篆。凡百病鬼魅，书此佩之。

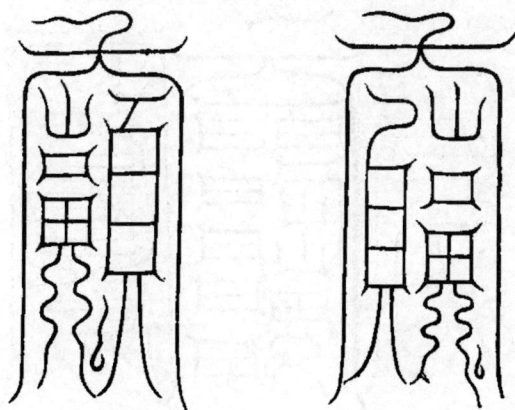

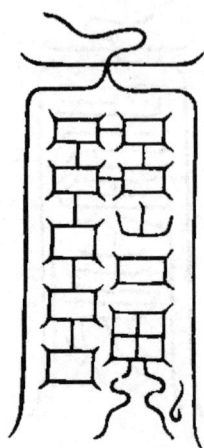 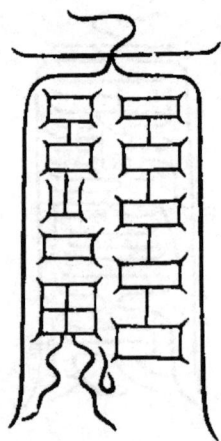

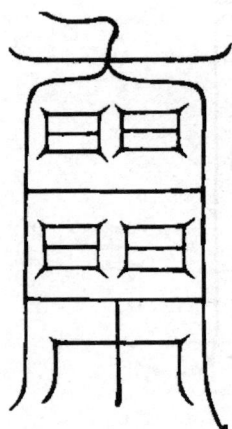 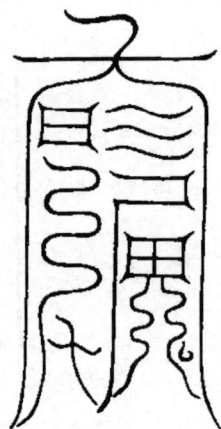

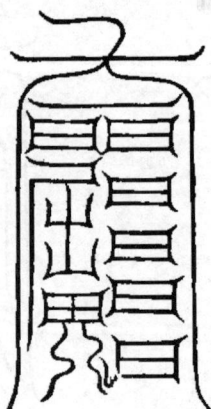

禁诸痛法

论曰：诸痛痒疮，皆属乎心。是以痛之微甚，必本乎心之躁静。若心安则神定，神定则邪不得干。故痛而塞者，为可通也。

《千金翼》禁目痛法

日出东方，赤如紫阳。儿子目痛，父母心伤。吾口一唾，明见四方。百药千治，不如吾汤。若唾唾汝，汝眼毒[1]消亡。急急如律令。

又法

神师所唾目有方：日出东方，右阴左阳。瞳子生肉，瞻视无光。吾能诛罚，不避镬汤。唾目二遍，还复故常。大吉神师，西岳灵方。急急如律令。

《千金翼》禁喉痹法

吸！喉痹父，喉痹母，喉痹妇，喉痹孙，天生汝时，缘上百草露[2]。谁使汝着人喉里！拘汝牙，折汝齿，破汝头，破汝胁，神不得动，不得留停，北斗知汝名[3]，吸吸。急急如律令。

又禁法

吸！日出阳阳，吸为喉痹，肿毒所伤。莫痛莫痛，吸吸愈愈。急急如律令。

《千金翼》禁牙齿法

用桃板长一尺二寸，正面南向闭气，书曰：某州某县乡男女某甲，年若干，患口中左右若干齿痛。三读讫，埋三路头，以石子盖之，勿反顾。南山有一虫，名赤松子，不食五谷，但食口中齿。埋汝三路头，塞汝用石子，埋汝著树东，千年万岁不得起。急急如律令。

又禁牙齿痛法

用一板杖长三握，复取两指团艾三炷，灸杖头柱牙上。咒曰：登高山，望海水，中有一虫，黄头赤尾，不食五谷，专食牙齿。吾欲治之，握两指神，灸三壮，虫死矣。急急如律令。

---

① 毒：日本抄本、文瑞楼本同，明抄本、乾隆本作"痛毒"。
② 露：日本抄本、文瑞楼本同，明抄本、乾隆本作"霜"。
③ 名：日本抄本、文瑞楼本同，明抄本、乾隆本作"姓名"。

《灵宝方》禁心痛四符，随药烧服。

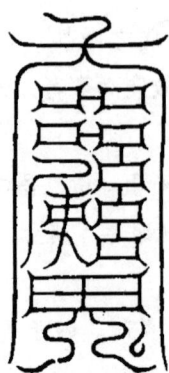

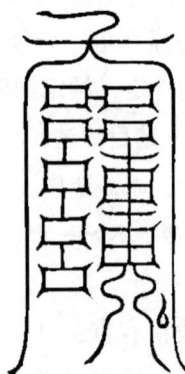

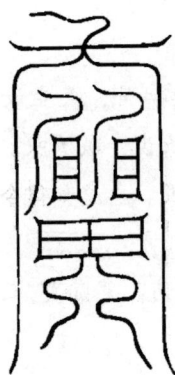

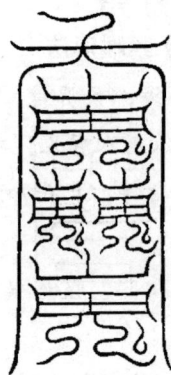

治头痛，宜服此符。

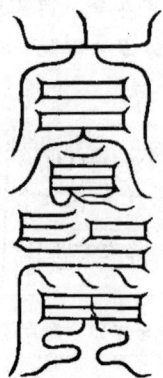

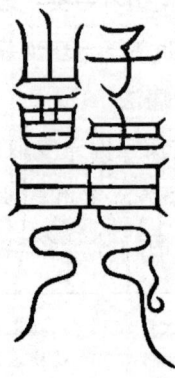

治无故劳瘦萎黄，面色黑，时赤白，心痛①憎寒。朱书此七符，吞之及带，立差。

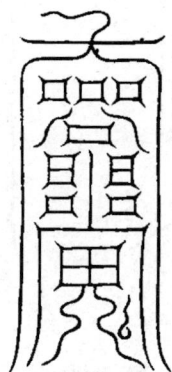

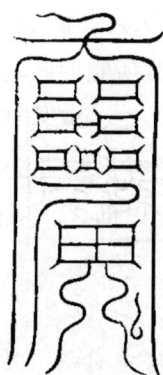

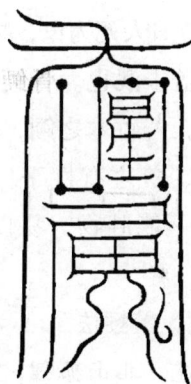

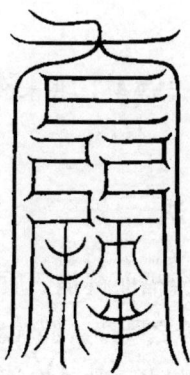

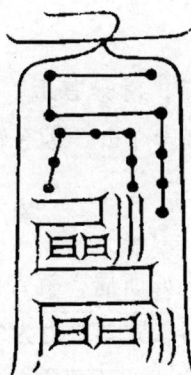

---

① 痛：明抄本、乾隆本、文瑞楼本同，日本抄本作"病"。

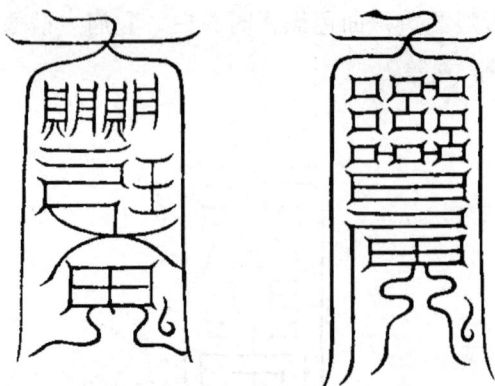

禁诸鲠法

论曰：传曰人死为鬼，物死[1]为物。人之食物，虽已烹饪，其气性之余，盖未泯也。骨鲠之病，可咒其所制而胜之。凡以其性犹有所畏也，若竹木之鲠，犹取故锯而治之，取其制伏之义，况虫、鱼、鸟、兽之有性乎！然礼典养老有祝鲠之法，盖以耆艾之人气衰，不能胜物，易以致鲠，因祝以助之，所以尽仁爱之道也。

《千金翼》禁鲠法

南山大虎，北山狐狸，江中大獭，海中鸬鹚，某甲得鲠，共来吞除。急急如律令。

又法

四海荡荡，滑如苔上。五虎四獭三鸬鹚，共来食鲠速消除。横者即入，顺者即出。急急如律令。

禁产乳诸疾法

论曰：乳妇所居，就吉而避凶。会福而禳祸，质诸鬼神，以赞生育之道者，咒禁之力为多也。况母之既产，邪气易得以乘之，则祛邪辅正之术为不可缓。是以设席贮水，乳难血运之法，终始

---

① 物死：明抄本、乾隆本、文瑞楼本同，日本抄本作"鲠"。

具存。凡以性命所系，不可不慎也。

《圣惠》临产禁草法

铺草及毡席讫，即咒曰：铁铁汤汤，非公所当。是王一言得之铜，一言得之铁，母子相生俱箴铁。急急如律令。

欲产时贮水，咒曰：太上真一水，水在井中为井水，水在河中为河水，水在器中为净水，水在法中为真水。自知非真，莫当真水。以净持浊，以正治邪。日游月杀，五土将军，青龙白虎，朱雀玄武，招摇天独，轩辕女妖。天吞地吞，悬尸闭肚。六甲禁讳，十二神王。土荷伏神，各安所在[①]。不得动静，不得忌干。若有动静，若有忌干，头破七分，身不完具。

阿佉[②]尼，阿毗罗，莫多梨，婆地梨，沙阿。

禁产难法

先禁水一杯与服之，乃禁曰：天有阴阳，地有五行。星辰列布，日月精明。四时变化，不失其常。骨肉已成，四体已强，毛发已就，今是生时，生迟何望。河伯在门，司命在庭，日月已满，何不早生。若男若女，司命须汝。促出无迟，并持胞衣。急急如律令。

禁产乳诸符

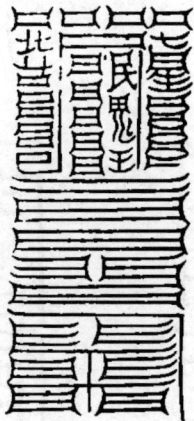

---

① 在：日本抄本、文瑞楼本同，明抄本、乾隆本作"位"。
② 佉：文瑞楼本同，明抄本、乾隆本、日本抄本作"法"。

此一符出《子母秘录》。每于产阁四角及床四脚贴之，及乳妇带之，令速产安胎。

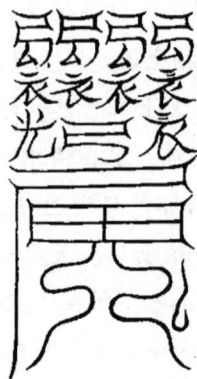

此一符出《神医普救方》。朱书白纸上，贴于产阁北壁上，速产。

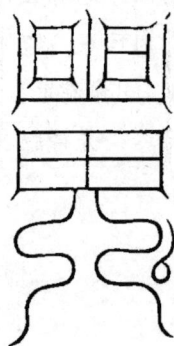

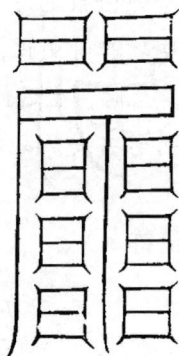

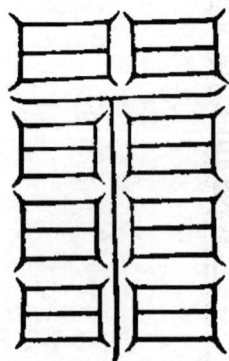

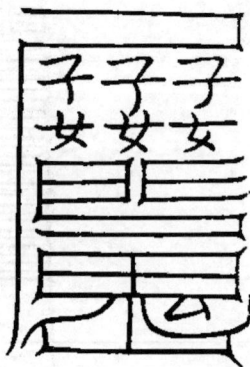

朱书白纸上，吞之

朱书白纸上，吞之，儿手自持出。已上四符，出《子母秘录》。

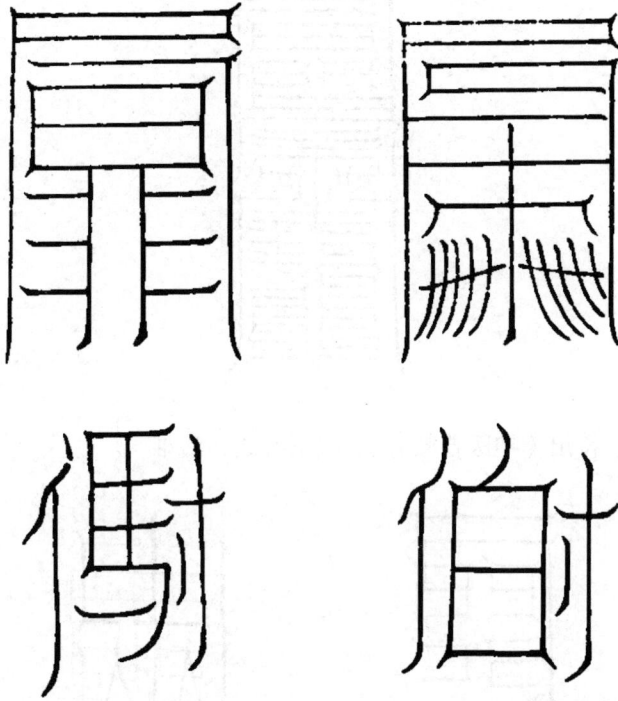

已上四符，出《神医普救方》。黑书鞋底上，密安乳妇卧褥下。

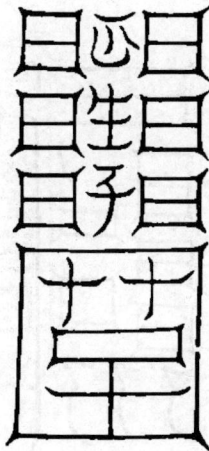

此一符出《神医普救方》。朱书，令乳妇临乳吞之。

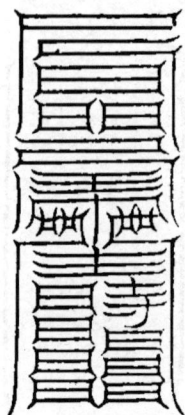

此一符出《神医普救方》。黑书吞之，治难产。

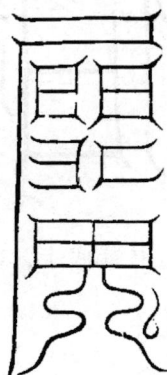

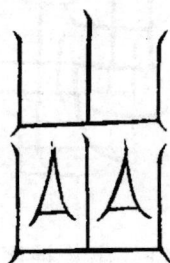

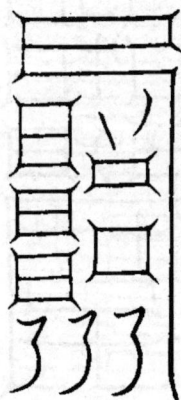

已上三符，出《杨氏》产乳卷。乳妇难产，以朱书吞之。

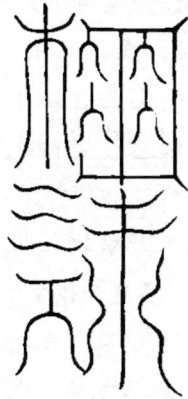

病人右背上带之

此一符出《神医普救方》。朱书烧灰，令乳妇临产服。

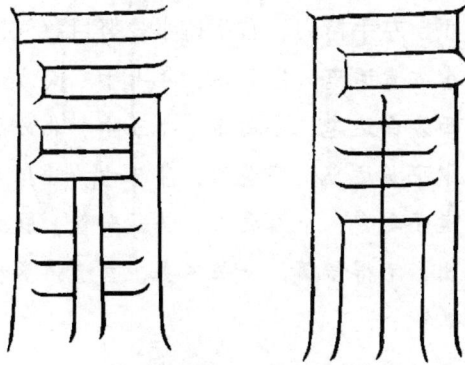

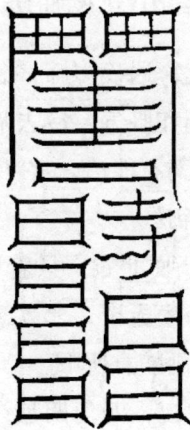

已上三符，出《圣惠方》产乳卷中。乳妇难产，朱书吞之。

《千金翼》咒禁产运法出《普救方》

取蒜七瓣，正月一日，面正向东。令妇人念之一遍，夫亦诵一遍，次第丈夫吞蒜一瓣，吞麻子七枚便止。丈夫正面向东行，诵七遍，不得见秽恶。受持之法，不用见尸丧，见即无验。

吾摄天刚游九州，闻汝产难故来求。斩杀不祥众喜投，母子长生相见面，不得久停留。急急如律令。

唾运鬼法丈夫从妇人口中受取，妇人从丈夫口中受取

天无梁，地无柱，五骑三龙使，九虎押运鬼。汝身长少许，或在人心肝，或在人心肺，或在人心脊。吾受东海王禁，故来追捉汝。急急如律令。

禁运鬼法

先禹步三匝，左手持刀，右手持水，努目急气，然后禁之喷之，曰：唾！东方青运鬼，字青姬，年七十。南方赤运鬼，字赤姬，年六十。西方白运鬼，字白姬，年五十。北方黑运鬼，字黑姬，年四十。中央黄运鬼，字黄姬，年三十。唾！天皇地皇，六律九章，是公运子之鬼，未嫁之女，头乱如筐，腹胀如笤，克害忠良。唾汝急出，不得留藏。汝若不去，吾遣张丞相捉汝缚汝付镬汤。急急如律令。

禁小儿夜啼法

论曰：小儿脏挟冷气，遇夜多啼，名之夜啼。以夜属阴，阴动于冷故也。可以温药调和脏气，冷去啼止。又有触犯鬼邪及诸禁忌，亦令夜啼。此非独药石能治，宜以法禳之。

《普救方》禁小儿夜啼法

禁小儿夜啼，令儿母脱上衣，只着中衣，跪宅四角，咒曰：西方白帝，东方青帝，南方赤帝，北方黑帝，中央黄帝，乞断某甲夜啼，荷恩之日奉还。酒随意所下。

还法：安五盘，置中夜，四角四盘，中央一盘，启颡召五帝

说奉之，曰：今日奉还。随意咒愿。

禁小儿夜啼符

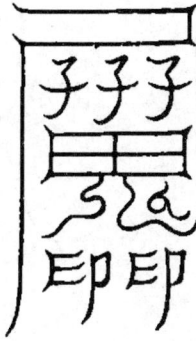

此符左右手中贴之

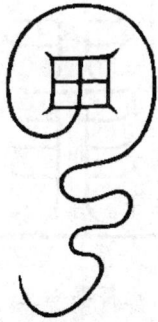

此符脐中贴之

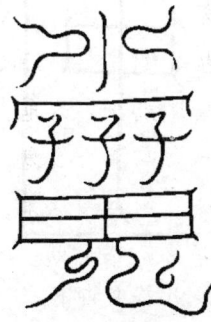

此符贴房门上

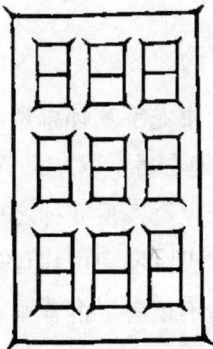

此符书左手

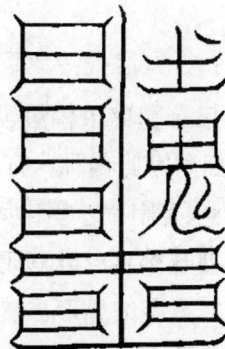

此符缚车骨并脚

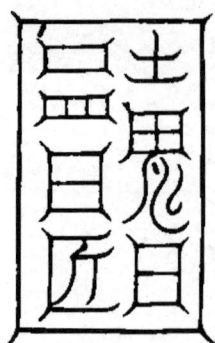

取向符语

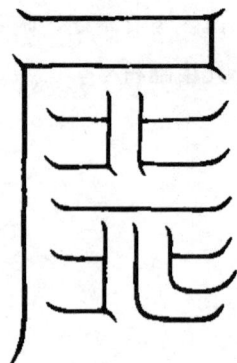

此符书心上

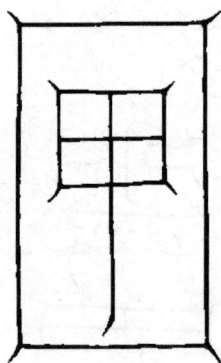

此符书脚下

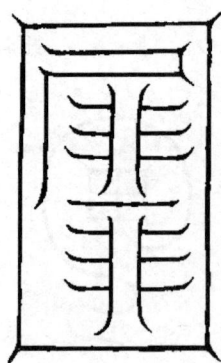

此符书心上

凡九符，并出《普救方》。

禁恶兽诸虫法

论曰：《彭祖辟虫兽法》曰：入山当书龙字。孙思邈《禁虎狼恶兽》亦云：草野山林，行见恶虫，但闭右目，以左目营之三匝。尝再思法意，则以龙为阳物，物之神者也。人目亦神之所寓，左目为阳，盖唯阳足以胜群阴，唯神为能摄百邪。虎狼猛兽，与夫蜂蝎毒蚕，虽巨细异形，然皆物之阴而不正者。古昔圣贤设为符咒之法，岂无得而然哉！

以下并出《千金翼》及《普救方》。

禁虎入山法

吾登行五岳，前置辟邪六驳，后从麒麟、狮子，扬声哮吼。野兽猛虎，闻吾来声，伏地不语。若不避吾，檄虫杀汝。急急如律令。

敕禁虎法

天一太一，老君伯阳，教我行符，厌伏虎狼。垂头塞耳，伏匿道傍。藏身缩气，疾走千里。舅氏之子，不得中伤。急急如律令。

禁蛇法

三月三日夜，向北烧香，闭气诵满三七遍，咒曰：日出东方，赫赫煌煌。报你蛇虫，远逃深藏。你若不藏，鹡鸰步刚，食你蛇头，吞汝入肠，大蛇死，小蛇亡。急急如律令。

又法

押蛇头，咒曰：寅加卯，寅加卯。三遍即愈。若欲发蛇毒，押蛇尾，倒诵之：卯加寅，卯加寅。蛇毒即发剧。一注：螫右相，押左手，自余皆同。

又法

庚寅卯，庚寅卯。三遍即愈。若欲发，云：卯寅庚，卯寅庚。即发。

又法：

辰生巳，辰生巳。蛇毒即止，三遍即愈。欲发，即云：巳生辰，巳生辰。即发。

又法

一名蛇，二名蟾，三名蝮，居近野泽南山腹，蛇公青，蛇母黑，蛇公字麒麟，蛇母字接肋。犀牛角，麝香牙，鹡鸰嘴，野猪牙，啄蛇腹腹熟，啄蛇头头烂。蜈蚣头，鸠鸟羽，飞走鸣唤，何不急摄汝毒，还汝本乡江南畔。急急如律令。

禁蛇敛毒法

晖晖堂堂，日没亭光。姿擢之节，唾蛇万方。蛇公字蚰蜒，蛇母字弥勒。汝从江南来江北，言汝何失准则，汝当速敛毒。若不收毒，吾有鸩鸟舌，野猪牙，蜈蚣头，何咤沙。吾集要药破汝，速去速出，敛毒还家。急急如律令。

一法

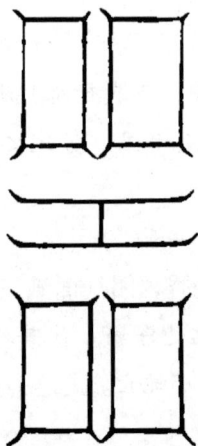

朱书此符，左手把之，闭气唾禁，捻目向王为之：吾一唾，开天门；再唾，诣黄泉。天下有恶毒，皆来归吾前。吾今捉你，一唾得[1]千千。急急如律令。

六种蛇螫人不死，令人残病并咒

山鹊蛇，山蚱，山青蛇，泽青蛇，马蛇，蛟黑似蜴蜥。咒曰：吾有一切之禁，山海倾摧。九种恶毒，元出南厢，今渡江北，专欲相伤。吾受百神之禁。恶毒元出南边，今来江北，截路伤人。吾一禁在后，你速摄毒，受命千年。急急如律令。

六种蛇啮人不伤，直禁即差

白朔蛇、蒿脊蛇、赤蛇、黄蛇、水蛇、青蛇。八种蛇人著者须药治并咒。子蛇，尺八蛇，土蜡[2]蛇，沙虱，毒到蛇，白蜴蛇，罔蛇，蟒蛇。咒曰：道边一木，百尺无枝。凤凰嘴如丝，速去速去吾不知。急急如律令。

---

① 得：明抄本、乾隆本、文瑞楼本同，日本抄本作"行"。
② 蜡：原作"蠟"，俗字。

禁蠍法捻蛇目，闭气，向王为之。

蠕蠍神祇，八节九枝。兄字大节，弟字蝎儿。公字腐屋草，母字烂蒿枝。但目摄敛汝毒，不出去何为。急急如律令。

咒蝎法

蹀蹀移移，八节九枝。公字腐草，母字蒿枝。缘他篱落，螫他妇儿。何不收毒，欲住何为。山鸡戴胜，食汝四肢，头破尾折，伏地莫移。急急如律令。

又法

蝎虫毒止，速收你尾。河伯将军，铁钳铜指，押你腰断，不得动尾。急急如律令。

禁毒蝎螫人法

先二日斋戒，正朝一日日未出时，净澡浴洗手，北堂东头下，诵之三七遍，咒曰：天有八节，地有九枝。一非草木，二非蒿枝。上他床上，伤他妇儿。速去速去，戴胜来追。不疼不痛，不肿不脓。急急如律令。

禁蜂毒捻蜂目，左营目，闭气向王为之

东方青毒还东方，南方赤毒还南方，西方白毒还西方，北方黑毒还北方，中央黄毒还中央。黄蜂飔飔，黑蜂奕奕。王有小女，嫁与河伯。吾有铜掌铁指，押汝便死。汝是小虫，何不速去毒阴。吾曰：大鸟敷翅，三千八万，不得张口，汝应是死。急急如律令。

禁恶蚝①**螫人毒法**

蛆似蜂，著山丛；蚝似蛹，着山腹。老蚝蚑，缘木枝。兄弟五人吾都知，摄汝五毒莫令移，汝不摄毒灭汝族。急急如律令。

《秘书省服食方》入山辟毒虫猛兽百邪符

---

① 蚝：文瑞楼本同，明抄本、乾隆本、日本抄本作"蛇"。

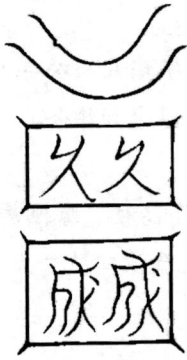

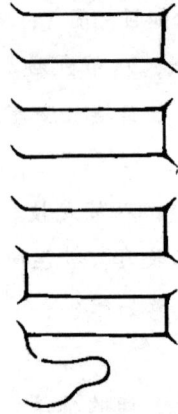

入山朱书带之

山居书柏木，置之门上，
并户四角上及中央

卷第一百九十八

神仙服饵门

神仙统论　神仙服草木药上　神仙服草木药下　神仙辟谷

神仙服饵门

神仙统论

论曰：嵇康之论养生曰：世或谓神仙可以学得，不死可以力致。又曰上寿百二十，古今所同，过此以往，莫非夭妄。此皆两失康之大意，以谓神仙特受异气，禀之自然，非积学所能致。至于导养得理，以尽性命，上获千岁，下数百年，可有之耳。夫以康论养生则善矣，而独以神仙为不可学，何哉？黄帝之论天真，混元之言道德，皆以虚无为宗，恬惔为本。至于《黄庭》《内景》，《金碧》《参同》，其为养生引年之道，皆一道也，而独以神仙为不可学，则非也。昔黄帝问道于广成子。广成子曰：无视无听，抱神以静，形将自正；必静必清，无劳汝形，无摇汝精，乃可长生。所谓道者，如此而已。若夫飞丹炼石，导引按蹻，与夫服气辟谷，皆神仙之术所不废者，今具列云。

神仙服草木药上

神仙服饵草木，必取其柯叶坚固，形质不变，若松、柏、茯苓之类，其意盖以延年益寿为本。至于其他，非具五行之秀，则必备四气之和，其意深矣。《千金》谓服饵大法，必先去三虫。三虫既去，次服草药。草药得力，次服木药。木药得力，次服石药。精粗相代，由粗以至精，其序不可紊也。

采松脂方

上常于立夏日，伐松横枝东西者，围二三尺，长一丈许者，倒地，以器盛一头就下，日内暴之，其脂自流出，三四遍取以和药。此脂特与生雄黄相宜。若坚硬者，更以酒于火上消之，汁出者冷酒中引之。常以春三月，入衡岳之阴，取不见日月之松脂，炼而食之，炼取不黏为度。服之百日，耐寒暑，二百日益脏腑，久则神仙。

又方

上以日入时，破其向阴，以取其膏，破其向阳，以取其脂。脂膏等分食之，可以通神灵。凿其阴阳，令方寸深五寸，还以皮掩其孔，无令风入，风入不可服也。以春夏取之，取讫密封，以泥涂之，勿泄气。

又方

上研取老枯肥松及节，细劈长尺许，置甑中蒸之，满甑中，其脂自流入釜中水内，数数取过，置冷水中，候凝依法炼之。

又方

上松皮中有聚脂者，最第一。其根下亦有枝伤折处，亦有得不见日月处者，名阴脂，弥良。唯衡山东行五百里，有大松皆三四十围，其脂甚多。

又方

上夏至日取松脂法。河南少室山有大松，取阴处断之，其脂膏流出，收入器中，依法炼之，去苦味，乃以白蜜炼去沫，与脂等分相和得所。每日服一升，无他物，只饮水，自足^①令人不饥，长服可以终身不食。初服一升，三日后只如弹丸大，消软服之，渴即饮水，令人不老。

炼松脂方

上取松脂，不拘多少，入釜中，添汤煮之一炊久乃取，以新绵隔滤入冷水中，与人对引之，如此三十次，则成矣。

又方

松脂一斤 桑灰汁一石

---

① 足：明抄本、乾隆本、文瑞楼本同。日本抄本作“是”，义胜。

上二味，以灰汁一斗，于釜内煮松脂三五沸，取接置冷水中，候凝复煮之，如此十度乃止。逐度易灰汁，并换冷水，其脂白矣。取炼成白脂，研罗为末，每服一匙头，以酒或米饮调下，空腹日午近晚服。若至十两以上，不饥。一年以后，夜视目明。久服不老。

又方

松脂一斤半

上一味，以水五升煮之，候消去浊滓，取清好者，投冷水中。如是百二十遍止，不得辄率意便止。候四十遍，辄一易汤，凡三易汤方成，以无苦味为度，其脂软白如泥。乃用白茯苓一片，捣罗为散，内炼成脂中，拌令得所，置冷处候可丸，丸如杏仁大。日吞三十丸，十日止，自不欲饮食，久当绝谷。

又方

松脂二十斤

上为一剂，以大釜中着水，釜上加甑，其甑中先用白茅铺衬令匀，茅上更着生黄土，约厚一寸许，乃著松脂，以物密盖，勿令泄气，其灶下用桑燃之。如釜中汤耗，添暖水。蒸一炊久，乃接取脂入冷水中，候凝更蒸如前法，三蒸毕乃止，其脂色如玉状。用以和药，取甘菊花、白茯苓等分，为细末，和丸如梧桐子大。以酒下十丸，空心日午近晚服。每蒸时，或酒洒如前法。

又方

松脂十①斤。炼成者　松实去皮。三斤　柏实三斤　甘菊花五升

上四味，捣研为末，炼蜜和丸如梧桐子大。每服十丸，粥饮下，日三服。百日以上，不复饥。

又方

白松脂十二两。经十三遍炼者　白蜜一斤四两　白蜡一斤四两　白茯苓去黑皮。十二两。为末

上四味，都以大器内盛之，坐于甑内，勿令泄气，蒸之如炊

---

① 十：明抄本、乾隆本、文瑞楼本同，日本抄本作"一"。

一石米久，取出乃丸如梧桐子大。每服十丸，温酒下，如饥复取十丸服之，不得食一切物，饮酒不过一合。

又方

松脂二斤。炼成者　远志去心，炒令微赤。七两

上二味，捣研为细末，炼白蜜和丸如梧桐子大。每服三十丸，米饮或温酒下，早晨、日午、近晚各一服，十五日后，不欲饮食。

绝谷升仙不食方

松实去皮　菊花等分

上二味捣末，以炼了松脂和丸如梧桐子大，或炼蜜为丸。每服十丸，酒下，日三服，可至二十丸。亦可作散，服两钱匕，空腹、日午、近晚服。

又方

松实去皮

上于七月采未开口者，淘取沉水者控干，椎去皮捣末。酒服二钱匕，日三四服。亦①可用松脂和丸，如梧桐子大。每服十丸，酒下。服经三百日，日行五百里，益精补脑，久服神仙。

服松根方

松根

上取东行者，剥白皮细剉暴干，捣罗为末。可饱食之，能绝谷，渴即饮水。

服松叶方

松叶

上于山涧高原处，采叶细切餐之，日服三合，令人不饥。阴干捣末，日服五钱匕，酒饮下亦得。治百病，轻身益气长年。

又方

松叶向四时随王方采之，可去地一丈者，剉如粟粒，暴干。五斗②

---

① 亦：明抄本、乾隆本、文瑞楼本同，日本抄本作"又"。
② 五斗：文瑞楼本同，明抄本、乾隆本作"五升"，日本抄本作"任四"。

上一味，捣罗为末，以好酒拌作饼子，暴干，再捣罗为散。每服五钱匕，以酒饮调服，日三。令人轻身延年，体香，绝谷不饥。忌鱼菜盐酱。

服柏实方

柏实

上于八月合房取，乃暴令拆，其子自脱。用清水淘取沉者，控干轻椎取仁，捣罗为细末。每服二钱匕，酒调下，冬月温酒下，早晨、日午、近晚各一服，稍增至四五钱。若绝谷者，取饱为度，渴即饮水，令人悦泽。一方，用炼成松脂及白蜜，丸如梧桐子大。每服十丸，或二十丸，日三服。又方，与松子等分，松脂和丸，酒下。又方，加菊花末等分，蜜丸如梧桐子大。每服十丸二十丸，日三服，酒下。

又方

柏子　雷丸　防风等分

上三味，捣罗为散。每服一钱匕，酒饮调下，日三服，令人壮盛，辟谷。

服柏叶方

柏叶不拘时采，亦不拘多少

上一味切，置甑中令满，盖甑蒸约三石米久，蒸讫，取放净器，以水淋百余遍讫，阴干，捣罗为末。每服一合，食前酒下，日二服，渐增至一升，令人益气，辟谷不饥。此仙人高子良方。

又方

柏叶

上取大盆穿作窍，以物塞窍，著柏叶于盆中，水浸，日一易水，七日以上，至二七日，乃覆盆内柏叶甑中蒸之，令气彻便止，暴干，捣罗为末，枣膏和之，如作干饭法，再暴再捣。每服一钱匕，水调下，日三服，久服不饥，渴即饮水。

又仙人服柏叶减谷方

柏叶三十斤。勿杂枝

上取，于不津器内，以东流水浸之，令水于上出三寸，新盆覆盖，泥封三七日，漉出阴干，勿令尘入，候干捣罗为末。又取小麦三升净拣，内柏叶汁中，封五六日出之，阴干复内之，封五六日，又出阴干，捣罗为末。更取大豆三升，炒熟去皮，捣罗为末，合三物搅和相得，内囊中盛之。每服三合，酒饮调下，空腹、日午、近晚服，食饮无妨。治万病，隆冬不寒，肠实不食。

又方

柏叶二十斤。著瓮中，以东流水浸二十一日，出暴干，微炒，内少许盐　小麦一斗。内浸柏叶汁中三日，出暴干，又内汁中候尽止，出暴干，炒令香

上二味，捣罗为末，取猪肚脂二斤细切，着末中，搅令匀。食前服一钱匕，酒饮下，早晨、日午、近晚服，二十日不饥。

又方

柏叶三斛①

上熟蒸暴干，捣罗为末。取大麦三斗，炒令变色，磨面合和令匀，服多少自在，酒饮下。

又方

柏叶末。一斤四两。取细枝上及向上侧生者，每以孟月随四时生气方位，采于背日处倒垂阴干　白茯苓去黑皮。十二两　松叶末。一斤四两。采新者长三分，剉，捣，用清水三斗煮取二斗，绞去滓，令净

上三味，先取松叶汁二斗，煮茯苓至三四升，拨去火，待冷漉出茯苓，研作粉，阴干为末，其余汁用拌柏叶末，于树阴下或②高檐庑下摊，阴干，又和茯苓粉，捣罗为末，以酥四两拌匀，炼白蜜待冷和剂，更捣半日，分为四五团，密器贮之，旋丸如梧桐子大。每服一百丸，加至二百丸。经一年，白发尽黑，齿落更生。兼治百病，消奸黯，展面皱，长筋骨。勿食猪、鱼、六畜肉、生葱、韭蒜、陈败、腥臭、黏滑、米醋等。

---

① 斛：明抄本、乾隆本、文瑞楼本同，日本抄本作"斗"
② 或：文瑞楼本同，明抄本、乾隆本、日本抄本作"若"。

采茯苓方

松脂流入地，变为茯苓，遥望数里，其松赤色，视其肌理如布棋子，断者有茯苓也。仰视松枝所指，其上时有菟丝，或新雨过后无风云，夜以烛火临上灭者亦有，乃以新布四丈环之，明日掘取。神物多变化，其形如飞鸟、走兽、龟鳖者佳。便令暴干剉之，状如白牙。若只一块不似鸟兽物形者，乃松脂始变，不堪服。

炼茯苓方

上取茯苓上党者，去黑皮，剉作块如鸡子大，任多少置瓮中，其瓮近底钻作窍，以木塞之，即下水令没得药，每两日一换水，七日后数以箸导却水，即取茯苓蒸，候熟及热出之，置盘中揉揭，拾去脉膜控干，乃入盆中，以木椎研极细，更下熟水搅和，先缝生绢为袋，以药汁倾袋中，以盆器盛汁，沥尽余滓更研，复取前汁搅浑，倾袋中如前法，候滓尽澄之，更倾去清汁，取稠汁内帛袋中垂沥之，候水尽，取茯苓暴干，是为茯苓粉，可入诸药。若不如此，即脉膜损人，令人夭折，或作瘦病。

还精补脑，长生驻颜，神仙却老延年，**茯苓散方**

赤茯苓先用水煮三十沸，暴干。四两 菊花二两 钟乳取如鹅管蝉翼光明者，先入银器中，放在五六斗釜中，乃添水于釜内九分，釜底燃火令如鱼目沸三复时，每一复时换水净洗刷，复添水慢火煎令鱼目沸，日足取出，入乳钵内研极细，入水少许更研如稀糊，乃取澄暴干，更研如粉。一两 云母取黄白光明者，簇于大方砖上，以炭火七斤煅通赤，从旦至暮，取出去灰，捣罗为末，入绢袋于大盆中摆之按揉，令水内澄，取暴干，更研如粉。一两 菖蒲九节者，米泔浸三复时，逐日换泔，日足切，暴干 瓜蒌根 赤石脂研如粉，水飞过，暴干，更研 山茱萸微炒 防风去叉 牛膝 菟丝子酒浸三日，控干，捣末 熟干地黄焙 续断 杜仲去粗皮，炙 山芋 蛇床子微炒 柏子仁 天雄炮裂，去皮脐 桂去粗皮 肉苁蓉酒浸，去皱皮，切，焙 牡丹皮 人参 天门冬去心，焙 石斛去根节 白术 石长生去根节，微炙 牡蒙 附子炮裂，去皮脐 苦参 玄参

水洗，麸炒焦　独活去芦头　牡荆子　狗脊去毛　紫菀水洗去土，
暴干　干姜炮裂　黄耆炙，剉　泽泻　甘草水蘸，炙　芍药　巴戟
天去心　沙参　远志去心，焙　石南叶暖水洗，控干，炙　牡蛎捣
末，水和作团，转飞取，暴干。各半两

上四十四味，捣研罗为散。每服一钱匕，温酒调下，日三
服，空心日午近晚各一，二十日见效，四十五日诸疾并差，一年可
还童。

又方

白茯苓去黑皮　钟乳炼成者　云母炼成者　泽泻　菊花　杜仲
去粗皮，炙　柏子仁　石斛去根节　山芋　熟干地黄焙　天门冬
去心，焙　石南叶暖水洗，慢火炙　续断　肉苁蓉酒浸，去皱皮，
切，焙。各一两　菖蒲九节者，米泔浸再宿，日换泔，净洗，切，焙
干　天雄炮裂，去皮脐　菟丝子酒浸三日，控干，捣末　牛膝　山
茱萸炒　五味子　蛇床子籭去秕。各一两半

上二十一味，捣研罗为散。每服一钱匕，酒调下，早晨、日
午、近夜服。或炼蜜和丸如梧桐子大。每服三十丸，温酒下，日
再服。二十日见效，四十日万病悉除。忌犬肉、牛肉、生葱、蒜、
莱菔、羊血、醋等。

又方

白茯苓去黑皮。三斤　生干地黄焙　天门冬去心，焙　胡麻
炒。各一斤

上四味，各捣罗为末，炼蜜拌匀。每服一匙，酒或浆水调下，
日五六服。或作丸如梧桐子大，每服十丸。三十日知，百日力倍。

又方

白茯苓去黑皮。二十两　胡麻一斗二升。炒　泽泻八两

上三味，各捣罗为末，合捣三万杵。每服三钱匕，空腹日午
近夜，酒或水下。

又方

白茯苓去黑皮　大麻子炒。各半斤

上二味，先取大麻子，以水五升研绞滤取汁，煮茯苓一炊久

令熟，取出暴干，捣罗为末。每服三钱匕，以温酒调下，空心近晚一日两服。如无酒，以新汲水调下。忌醋。

又方

白茯苓去黑皮。三斤。剉　甘草微炙，剉。二两

上二味，以水六斗，先内甘草，煎取三斗，漉去滓澄清，内白蜜三升，牛乳九升相和，煎茯苓，令乳、蜜汁入茯苓尽，及热挼令散，择去赤膜，又更蒸熟，挼令如面，阴干。每服二钱匕，温酒下，日三四服，稍加之。

又方

白茯苓去黑皮　龙须陇西者。各二斤。细剉

上二味，捣罗为散。每服方寸匕，酒饮调下，日三服。

又方

白茯苓去黑皮，剉。一斤

上一味，以糯米酒浸三宿，取出暴干，捣罗为末，收入瓷器中。每食时入一两钱末，拌食食之。久服精力百倍，延年不老。

轻身不老，明耳目，强力，**大茯苓丸方**

白茯苓去黑皮　茯神抱木者，去木　大枣　桂去粗皮。各一斤　人参　白术　远志去心，炒黄　细辛去苗叶　石菖蒲九节者，米泔浸三日，日换泔，切，暴干。各十二①两　甘草八两。水蘸，劈破，炙　干姜十两。炮裂

上一十一味，捣罗为末，炼蜜黄色，掠去沫，停冷拌和为丸如弹子大。每服一丸，久服不饥不渴。若曾食生菜果子，食冷水不消者，服之立愈。五脏积聚，气逆心腹切痛，结气腹胀，吐逆不下食，生姜汤下。羸瘦，饮食无味，酒下。欲求仙，未得诸大丹者，皆须服之。若不绝房室，不能断谷者，但服之，去万病，令人长生不老。合时须辰日辰时，于空室中，衣服洁净，不得令鸡、犬、妇人、孝子见之。

① 十二：日本抄本、文瑞楼本同，明抄本、乾隆本作"二"。

又方

白茯苓去黑皮，剉碎，水浸四十九日，七日一易水，日足蒸一复时，却入水中安罗子内，以手缓缓挼去筋脉令净，澄取，暴干　柏叶依四时王方采嫩枝上者，蒸令黄色，勿采道傍、冢墓上者　大麻子水浸一宿，暴干，炒，才闻一两声即出之，以净砖两口磨取之　车前子　粳米炒　大豆黄炒令焦，取黄　蔓菁子水煮一复时，暴干　地骨皮去粗皮。各一升　人参　地肤皮蒸半炊久，暴干。各二升　黍米炒　麦门冬去心，焙　茯神去木。各半升

上一十三味，捣罗一十一味为末，唯麦门冬、麻子仁熟捣极细，即和诸药令匀，炼蜜六十两，绵滤净器中，令温，和搜诸药，更捣万杵，丸如小酸枣大，盛净器中，其药永不坏。若明朝欲服，隔夜须先服黍米粥一杯，次日平旦服五十丸，温清酒或粥饮下，日再服，即不饥。若三日内，腹中不安稳，更服之，出三日，即四肢轻便，耳目聪明。若劳损者服之，气力强健，一年力倍。久服治大风诸气，补精髓，安魂魄，调荣卫，去尸虫，通神明，耐寒暑。合时五月五日，七月七日，冬腊日尤佳，其药并须大升大斤，不得欠少。若须食，即以葵子汤下去之，断谷方中，此为最炒。

又方

白茯苓炼成粉　柏叶蒸熟，暴干，为末　车前子淘净，干　地骨皮　大豆炒，取黄　蔓菁子煮令苦味尽，暴干。各五两

上六味，捣罗为末，炼蜜和捣三二千杵，为丸如梧桐子大。欲服时，隔夜食黍米粥令饱，次日服药二百丸，酒或井华水下，三日内不思食，亦不困人，三日外即不饥，饥即更服三五十丸补之。觉少疲乏，每三五日，以少粳米粉作拨刀，食一盏许，不须盐醋。若虚困，每日服蔓菁子末两匙，以白蜜炼和之。忌房室。

又方

白茯苓炼成粉　云母炼成粉　天门冬粉各二斤　羊脂　白沙蜜　白蜡各五斤　麻子油三斤　松脂炼成者。十斤

上八味，入银器中，微火煎令匀紫色乃止。欲绝谷者，先作

五肉稻粮，食五日乃少食，三日后方服此药小弹子大，日三丸，三日九丸，即不饥，饥则更服，兼食枣脯，饮水无苦多。若要下去药，取消石、葵子各五两，捣罗为散，每服二钱匕，水一盏，同煎八分，去滓，日三服。药下，食米粥一合，日三，日渐食淡食。

又方

白茯苓五斤。剉碎，甑中蒸一炊，暴干，为末　白沙蜜三斤　柏脂七斤。静处作灶，泥大釜于上，加甑，取白茅剉令齐整，先入甑内衬，次安柏脂在上釜内，用石灰水蒸之，令消入釜中，去甑，接取釜内脂，入冷水中，以扇扇之，两人对引之三十过，复蒸如前三遍，逐遍换釜中石灰水，取柏脂再入甑釜中，用醋浆水深添又如上法蒸之三遍，逐遍换醋浆水，满三遍，又以好酒入釜中，添深如上法三遍蒸炼了

上三味，炼白沙蜜和丸如梧桐子大。每服十丸，酒下，冬月温酒下，饥者频服之，不饥为度。如饮酒不得，只以温水下。欲仙者，常取杏仁五枚，去皮尖细研，以水一小盏，同煎三五沸，成汤去滓，以下丸药。若却欲去药食谷者，取消石、葵子各一两熟研为散，以粥饮调服一钱匕，日再服，其药即出，稍稍食谷及葵羹，甚良。

又方

白茯苓去黑皮。一斤半　生干地黄焙。四两　天门冬一斤。去心，焙　泽泻五两　胡麻一斗。炒作声

上五味，各捣罗为末，和令匀，蜜拌旋丸。每服如鸡子大，日五六服，浆水或酒下，久之气力自倍。一方，无泽泻，而地黄与诸药等分，以蜜和为丸，酒服如上法。

又方

白茯苓去黑皮　天门冬去心，焙。各一斤　枣肉三十枚　麻子仁五升

上四味合和，于三硕米下蒸一炊久，合捣蜜和，丸如鸡子黄大。早晨近晚服一丸，渴即饮水。

神仙服草木药下

吴真君服椒方

椒性禀五行，其叶青，其皮赤，其华黄，其膜白，其实黑。暖丹府，通血脉，助元气，消酒食毒，辟温邪气，安五脏，调三焦，而热不上蒸，芳草之中，功皆莫及。每金州椒一斤，拣去浮及合口者并目，银器内炒令透，地上铺纸两重，倾在纸上，用新盆合定，周回以黄土培，半日许其毒成汗自出，晒干，木臼内轻杵，取红皮四五两，再入铁臼杵为末，以木蜜为丸如梧桐子大，候干，纱袋盛，挂通风处。每日空心酒下十丸至十五丸，半年加至二十丸，一年后加至二十五丸。

张果先生服杏仁方

杏仁安五脏，补筋骨，添血髓，益精神，强记明目，消痰癖，久服神仙。昔王子晋、丁令威服生杏仁，皆致神仙。盖生者气力全，熟则减半。又其性不与诸药相妨，唯忌不淘者白粳米、甜水粥，食之少有不安，须臾即可。若客行逢此粥，但放冷，任食少多无妨。按本草性温平，味苦，久即美，服之三年，更不觉苦，唯觉甘美。性不下气，能去膈上热，壮腰脚，服者当自知之。凡服去皮尖、双仁，取黄色者尤妙。每于平旦空腹，未漱口时，取生杏仁二七枚，口中退皮尖，熟嚼令津液半口咽之，如行一里，任食诸食。如欲延年者，任食肉及荤辛。如欲升腾者，即不得食一切肉及荤辛，任畜妻子，营养庸作。肉者易败之物，所以无益于长生之道，仙家忌之，能断诸肉，即仙道易成。或服生杏仁，一年百病自除，二年身轻目明，视彻千里。

李八伯杏金丹方

取肥实杏仁五斗，以布袋盛，用井华水同浸三日。次入甑中，以帛覆之，上布黄沙五寸，炊一日，去沙取出。又于粟中炊一日，又于小麦中炊一日，又于大麦中炊一日，压取油五升澄清，用银瓶一只，打如水瓶样，入油在内，不得满。又以银圆叶，可瓶口大小盖定，销银汁灌固口缝，入于大釜中，煮七复时，常拨动看油结，打开取药入器中，火消成汁，倾出放冷，其色如金。后入臼中，捣之堪丸，即丸如黄米大。空心旦暮酒下，或用津液下二十丸。久服保气延年，变白，除万病。

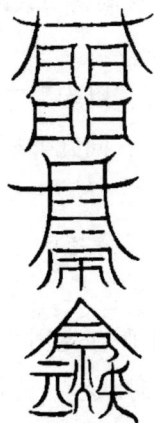

合丹时用朱书此符

三道衣领中带之

轻身延年，**仙术丸**方

苍术肥者，米泔浸，不计多少，夏秋浸三日，春冬浸七日，竹刀刮去皮，水洗净，甑上蒸半日，作片子焙干，石臼内木杵为末，炼蜜为丸如梧桐子大。每日早晨、日午，酒下五十丸，服至十年后，用南烛蒸黑米饭食之，能引腹中成术人，即神灵矣。时烧退发一两茎，若无发气，即术人形具矣。

去风润肌，壮筋骨，进饮食，**枸杞散**方

上于正月上寅日，采枸杞根，洗去土，阴干杵末，于二月上卯日服。每日空心日午夜卧，水调下三钱匕，或温酒亦得，服及一季，即见奇功。又于四月上巳日采苗，五月上建日服；七月上建日采叶，八月上建日服；十月上建日采子，以水洗去肉，只取其实服之。十一月上建日服，余并同前法。

明目驻颜，壮元气，润肌肤，**枸杞煎**方

采枸杞子，不拘多少，去蒂，清水净洗，淘出控干，用夹布

袋一枚，入枸杞子在内，于净砧上椎压，取自然汁，澄一宿，去清，石器内慢火熬成煎，取出瓷器内收。每服半匙头，温酒调下，久服大有益。如合时天色稍暖，其压下汁，更不用经宿。其煎熬下三两年并不损坏，如久远服，多煎下亦无妨。

延年返老，补填骨髓，保固三田，**胡麻丸**方

胡麻半斤

上一味，拣去土，研碎，以米醋三升，瓷器中煮尽醋后，入茯苓、人参、云母粉各一两，同丸如梧桐子大。每服二十丸，甘泉水下，不拘时候。

助气固精，保镇丹田，**二精丸**方

黄精去皮　枸杞子各二斤

上二味，各八九月间采服，先用清水洗黄精一味令净，控干细剉，与枸杞子相和，杵碎拌令匀，阴干，再捣罗为细末，炼蜜为丸如梧桐子大。每服三五十丸，空心食前温酒下。常服助气固精，补镇丹田，活血驻颜，长生不老。

延年补益，疗万病，**黄精丸**方

黄精十斤。净洗，蒸令烂熟　白蜜三斤　天门冬三斤。去心，蒸令烂熟

上三味，拌和令匀，置于石臼内，捣一万杵，再分为四剂，每一剂再捣一万杵，过烂①取出，丸如梧桐子大。每服三十丸，温酒下，日三不拘时，久服神仙矣。

明目进饮食，益精，壮下元，**菟丝子丸**方

菟丝子一斤。酒浸三日，控干，捣细末②　甘菊花去土，捣细末

上二味，拌和令匀，炼白蜜为丸，如梧桐子大。每日前晨③至晚后食前，以温酒送下二十④丸至三十丸。进食倍常，频频泄气，是药之应。若诸般眼疾，黑花昏暗甚者，并宜服之。

---

① 过烂：日本抄本、文瑞楼本同，明抄本、乾隆本无。
② 捣细末：日本抄本、文瑞楼本同，明抄本、乾隆本作"捣末"。
③ 前晨：文瑞楼本同，明抄本、乾隆本作"清晨"，日本抄本作"前暴"。
④ 二十：明抄本、乾隆本、文瑞楼本同，日本抄本作"一十"。

黄精酒方

黄精去皮。五斤　天门冬去心。三斤　松叶　枸杞根各五斤

上四味，捣为粗末，以水三石，入前药在内，煮取二石，用糯米一石，细曲半秤，蒸米同曲入在前药水中，封闭二七日熟，任性饮之。延年益寿，反老还童，除万病。

神枕方

汉武帝东狩至太山下，见一老父锄地道侧，头上有白光，高数尺，怪而问之。老父对曰：臣年八十有五时，头白齿落，有道士教臣绝谷，但服术饮水，并作神枕枕之，中有三十二味药，其二十四味以当二十四气，其八毒以应八风。臣行之，白发更黑，齿落更生，日行三百里，臣今年一百八十岁矣。帝受其方，赐之采帛。老人云：当入岱山，十年复还乡里，三百年后，乃不复还也。其法用五月五日，七月七日，采山阳柏木，长一尺二寸，高四寸，广三寸五分，容一斗二升，柏心赤者为盖，悉厚四分，密致钻蒸上孔如容黍粟三行，行四十，孔一百二十。

当归　芎䓖　白芷　辛夷　杜仲去粗皮　藁本去苗、土　肉苁蓉　柏实　薏苡仁　蘼芜　秦椒去目及合口者　木兰皮　蜀椒去目及合口者　桂去粗皮　干姜　飞廉　防风去叉　款冬花　人参　桔梗　白薇　荆实　山蓟　白鲜皮

以上应二十四气。

乌头去皮　附子去皮尖　藜芦去芦头　皂荚　莽草　半夏　矾石　细辛去苗叶。各半两

以上应八风。

上三十二味，并生㕮咀，内枕中，毒者安下，香者安上，既满即用竹丁钉盖，四边悉用蜡封，唯上不用封，乃以绛纱三重裹之。枕及一百日，筋骨强壮，身面光泽，即去一重纱。二百日血气充实，百疾皆愈，又去一重。三百日又去一重，一年一易。其药每起时用蜡纸裹，以缯囊盛之，每用冬至为首。三年后，齿发益壮，容色还童矣。

除百病，明耳目，延年却老，**七精散方**

茯苓天之精三两　地黄花土之精　桑寄生木之精各二两　菊花月之精一两一分　竹实日之精　地肤子星之精　车前子雷之精各一两三分

上七种，上应日月星辰，欲合药者，以四时王相日，先斋戒九日，别于静室内焚香修合，捣罗为细散。每服三方寸匕，以井华水调下，面向阳服之，须阳日一服，阴日二服，满四十九日即验。地黄花须四月采，竹实似小麦，生蓝田竹林中。

变白轻身，却老还童，除百疾，**四扇散方**

松脂炼成者　泽泻　白术　干姜炮　云母粉制如常法　桂去粗皮　菖蒲石上者　生干地黄焙干

上八味各等分，捣罗为散。每日两食前，以清酒调下三方寸匕，或以蜜丸如梧桐子大，清酒服十五丸，百日即效。

长年保命，**地髓散方**

生干地黄四两　莎草根　茜根　地骨皮洗，焙　菴𦴿子　茅根各一分①

上六味，择日修合，春用甲子，夏用丙子，秋用庚子，冬用壬子，捣罗为细散。每日早晨，温酒调下一钱匕，午后再服。五十日后，诸疾不生，身体轻强，久服神效。

轻身延年，却老还童，**灵仙散方**

白茯苓去黑皮　巨胜子去皮，炊一日　天门冬去心，焙　白术　桃仁去皮尖，炒　干黄精各一两

上六味，捣罗为细散。每于食前，水饮下三方寸匕，日二服。或以蜜丸如赤小豆大，每服三十丸，温水下。

还②年复命，**松实丸方**

松实和皮用　柏实净拣。各三斤　松脂炼成。十斤　甘菊花五升

---

① 分：明抄本、乾隆本同，日本抄本、文瑞楼本作"两"。
② 还：日本抄本、文瑞楼本同，明抄本、乾隆本及日本抄本旁注作"延"。

上四味，同捣罗为细末，炼蜜和捣五六百下，丸如梧桐子大。每日食后午前，温米饮下二十丸，渐加至三十丸。服至百日不饥，颜色光润。

益寿延年，去客热，**胡麻散方**

胡麻子　白茯苓去黑皮　生干地黄焙　天门冬去心，焙。各八两

上四味，捣罗为细散。每服方寸匕，食后温水调下。

河上公益寿延年，**芡实散方**

干鸡头实去皮　忍冬茎叶拣无虫污，新肥者　干藕各一斤

上三味，于甑内炊熟，暴干，捣罗为细散。每日食后，新汲水调下一钱匕。

却老驻颜，治腰脚，**苍术木瓜丸方**

苍术一斤。米泔浸五宿，切，焙干为末　木瓜一枚。瓷碟盛，饭甑内蒸烂，去皮、核

上取木瓜，研如糊，拌苍术末，丸如梧桐子大，焙干，用黄蜡不拘多少，于铫内熔，将药于蜡内拌匀取出，筛子内纸衬滚过。每日空心盐酒任下三十丸。

荡谷气，延寿命，**轻身散方**

黄耆一斤。剉，生姜汁煮三十沸，焙干

上一味，捣罗为散，入甘草、茯苓、人参、山萸、云母粉各一钱拌匀。每服一钱匕，入盐少许，汤点服，不拘时候。

返神归元，助气于坎室，**回素散方**

泽泻四两

上一味细剉，捣罗为散，入丹砂、云母粉各一分和之。每日服一钱匕，米饮调下。

固守三田，接养真气，**秘元丹方**

半夏一斤。浆水浸七日，切作半破　斑蝥四十九枚。去翅足　薛荔叶二两　糯米一分

上四味，同于铫内炒，候半夏赤黄色，先以纸铺地，急倾药于纸上，瓦盆盖之一宿，去三味，只取半夏为末，酒糊丸如梧桐子大。空心温酒下二十丸。

久久通灵，预知吉凶，**神应丸方**

预知子去皮　茯神去木。各半两　远志去心　桂去粗皮。各一分①

上四味，捣罗为末，酒糊丸如梧桐子大。每月初二日、初六日，乳香汤下七丸。

治阴气太盛，五脏昏浊，食毕困乏，虽未中年，衰苶②先至，消阴保真，**护命丹方**

天麻剉　牛膝去苗，剉。各四两　天仙子一升。淘净，炒黄

上三味，以绢袋盛，浸酒中，七日七夜，取药炒干为末，用浸药酒作面糊，丸如梧桐子大。每日空心酒下二十丸。

壮气海，润五脏，益精光，和心神，**野云浆方**

糯米三升

上一味，以井水三斗煮熟，滤取饮，入蜜半升搅匀，入云母粉二两，丹砂末一钱，白茯苓、人参末各一两，同煎至七升。每服半盏，温冷任意。

太上通神洞视，预知吉凶，上辨仙真，下察鬼魅，**览圣丹方**

紫芝　石菖蒲剉，焙　预知子去皮　茯神去木　石决明　草决明炒　密蒙花各二两　鸦睛十四枚。阴干

上八味，捣罗为末，炼蜜和丸如梧桐子大。空心净水下二十丸。

益寿，**地仙丸方**

甘菊三两　枸杞二两　巴戟天去心。二两　肉苁蓉酒浸一宿，洗净，切片，焙干。四两

上四味，捣罗为末，炼蜜和丸如梧桐子大。每日空心盐汤或酒下三十丸，久服清头目，补益丹田，驻颜润发。春秋枸杞、菊花加一倍，冬夏苁蓉、巴戟加一倍，服饵勿令断绝。

神仙辟谷

论曰：人以胃气为本，水谷所以致养。山林之士，乃有休粮

---

① 分：明抄本、乾隆本、文瑞楼本同，日本抄本作“两”。
② 苶（niè聂）：疲倦貌。

辟谷者，其说悉本神农之书。究其性味，非养气而轻身，则必坚重而却老。神仙之术，有出乎此，理或然也。

真人辟谷，**云母丸方**

云母粉　大豆黄　白茯苓去黑皮　松脂炼　巨胜汤脱皮，蒸　蜡炼。各一斤　椒去目及闭口者，炒出汗。十两

上七味，捣研五味为末，炼松脂并蜡蜜和剂。初服如弹丸大，温酒下，日再服。

辟谷，**丹砂丸方**

丹砂研，水飞过　白蜡各一斤

上二味，先细切白蜡，铜器煮清酒令沸，投蜡于酒中，候蜡销，置器于冷水中，蜡凝，复将丹砂末投于酒蜡中，拌和令匀，再置于铜器中，用柳木篦子不住手搅，勿令猛火，候煎成膏，取出放于不津瓷器中，可丸即丸如梧桐子大。每服十丸，温水下，每一服，得三七日不饥。又一服，一月不饥。再一服，得一百日不饥。从此三服已后，每百日一服。如服药后，觉渴，饮冷水一盏。服至周岁已外，自觉身轻体健，延年尽①老，即不饥矣。如欲饮食之时，先煮淡葵菜吃一次，然后每日依常饮食无碍。

辟谷，**凝灵膏方**

茯苓一十八斤。为细末　松脂一十二②斤　松子仁六斤。为末　柏子仁六斤。为末

上四味，先取白蜜七斗，内于铜器中，微火煎一日一夜，次下外三味，搅令匀，微火再煎七日七夜取出。每服如鸡子大一丸，温酒下。后十日再服一鸡子大，三十日更服一鸡子大，满四剂，当得延年不老。若治癞病，加石硫黄、石胆末各半两。

辟谷，**木耳丸方**

木耳捣末　大豆炒熟，捣末。各八两　大枣煮熟，去皮核，研。

---

① 尽：明抄本、乾隆本、日本抄本同，文瑞楼本作"不"。
② 一十二：明抄本、乾隆本、文瑞楼本同，日本抄本作"二十一"。

一升

上三味，炼蜜和丸如鸡卵大。有食日服一丸，无食日服二丸，逢食即食，无食亦不饥矣。

辟谷，**松蜡丸方**

松脂炼。一斤十二两　白蜡一斤四两　酥半斤　蜜一斤四两　白茯苓去黑皮，捣末。十两

上五味，先取松脂、白蜡、酥、蜜四味，入瓷器内盛，密封，坐于二斗黍米甑内同蒸，候米熟取出，内茯苓末，以杖搅和之，再密封，如前，经五日，即开，捣和为丸如梧桐子大。每服五丸，酒下，早晨近晚服。十日后即服一丸，若饥加至二丸三丸。服此药时，不得食一切物，服尽即不食，亦可延年。

辟谷，**金花丸方**

金箔　雄黄油煎九日九夜，研如粉　丹砂研如粉，水飞，取浮者，暴干　白茯苓去黑皮，水淘取浮者，暴干，捣末。各一钱

上四味，用白胶香二两，入少酒，煎如稀饧汁和之，捣一千二百杵，丸如绿豆大，合时不得见鸡犬、妇人、孝子。每服温水下一丸，三七日不饥。又服一丸，百日不饥。从此以后，每一百日一丸，服时前三四日，须先吃淡面食，至平旦日未出时，取一粒，面东服讫，连咽十下，叩齿三十六通。若此后欲食，即食少果子通肠，不食即已，不得食水果子等，永不饥矣。

辟谷延年，**天门冬丸方**

天门冬去心　白茯苓去黑皮　白蜡　白蜜　白羊脂去膜。各一斤

上五味，先捣罗天门冬、茯苓二味为末，次以清酒五升，入大铛中煎三沸，内羊脂煎三五沸，又内蜜并蜡煎五沸，掠去沫，次入天门冬、茯苓末，用柳木篦不住手搅令匀，火勿令猛，候煎成膏可丸，乃丸如樱桃大。又取大杏仁一升，汤浸，去皮尖、双仁，研如膏，倾入净通油瓷瓶内，坐慢灰火中，内前药丸子于杏仁膏中，养令色白，即取离火。每服三丸，空腹温酒下。

辟谷，**稻米杏仁方**

稻米三斗。水浸一宿，暴干 杏仁三升。汤去皮尖、双仁，细研，水三①升浸一复时，澄去滓

上二味，以杏仁汁浸米一宿炊之，暴干又浸，尽汁乃止，捣为末。每服一升，十日后，三日服一升，一月后，十日服一升，即不饥矣。

辟谷，**青粱米赤石脂丸方**

青粱米一升 赤石脂三斤。为末

上二味，以水浸令相和，置温处三二日，上生衣，乃取捣丸如李子大。日服三丸，即不饥矣。如渴，当以少水饮之，可以远行。

辟谷，**五谷方**

粳米 黍米 小麦 麻子熬 大豆黄各五合

上五味捣末，以白蜜一斤，煎一沸去沫，和拌为丸如李子大。每服一丸，冷水下，即不饥矣。

辟谷，**山精饼方**

术一斛②。净刮去皮，洗摊令泡泡，细剉

上一味捣碎③，用水三斛，先内术于大釜中，次入水一斛五斗，文武火煮之，水耗旋添，尽三斛，煮至二日二夜，绞去滓，取汁用黍米一斗五升，净淘控令泡泡，先内汁在釜中，次入米，煮至六七沸，又下饴五斤，微火煎至三斗乃熟，取出置案上暴干，拌作饼子，四方断之，令如梳大，阴干。每日食三饼，轻身益寿。

辟谷，**山精丸方**

术一斗。净刮去皮，洗控令泡泡，细剉

上一味捣碎，以清酒二升，净瓮中浸之，一日一夜，绞去滓，内铜器中，入釜以重汤煮之，又入白蜜一斤，阿胶四两煎之，搅令相得，候如膏，即丸如弹子大，放干，盛不津器中。每服一丸，细嚼酒下，日三服。久服面体光泽，百病除去，轻身延年。

---

① 三：明抄本、乾隆本、文瑞楼本同，日本抄本作"二"。
② 斛：明抄本、乾隆本、文瑞楼本同，日本抄本作"斗"。
③ 碎：明抄本、乾隆本、文瑞楼本同，日本抄本作"研"。

辟谷，**仙术丸方**

术一斗。净刮去皮，洗，控令沌沌，细剉

上一味捣碎，内净瓮中，水二斛，浸一宿，取出内大釜中，煮令减半，加清酒五斗，煮至一斛，绞去滓，再内釜中，微火煎之，又入炒大豆黄、天门冬末各二斗，更煎搅和令匀，候如膏，丸如弹子大，放干，盛不津器中。每服三丸，细嚼温水下，日三服。久服耐风寒，延年不老。

辟谷，**枣术丸方**

术一斛。净刮去皮，控令沌沌，细剉

上一味捣碎，以水一石五斗，内釜中煮之，稍益水至三石，煮至三斗，绞去滓，却内铜器中，入白蜜六斤四两、炼成松脂粉二斤半、枣膏二斤半，文火煎之，搅和令匀，候凝如膏，丸如弹子大，放干，盛不津器中。每服三丸，含化咽之，日三服。久服长生不老。

辟谷，**仙术茯苓丸方**

术五斤。净刮去皮，洗，控令沌沌　白茯苓三斤。去黑皮，捣末

上二味，先将术捣碎，以水三斗，内釜中煮之，至五升，绞去滓，加茯苓末，搅和令匀如膏，丸如弹子大，放不津瓷器中。每服一丸，细嚼温水下，日三服。久服活血驻颜，耐风寒，延年不老。

辟谷驻颜，**秘妙方**

白茯苓三斤。捣为粉，以生绢袋盛于水盆中渍之，候水清取粉暴干　栗黄三斤。晒干，捣罗为末　胡麻五斤。九熬九曝，除去皮，取三斤末

上三味，取青州枣三斗，以水五斗，于大釜中先煮令烂，去皮核，以布袋绞取瓤，却于煮枣水内，慢火熬令稠，候冷入诸药为膏。每日空心及晚各服一合，酒调下亦得。此是神仙所服，切在秘密，勿传非人，其功不可具述。忌食米醋。

辟谷，**白术丸方**

白术三斤。捣为细末　生黄精二斗。净洗，控干，捣碎，绞取汁　蜜一斤

上三味，先将黄精汁一味，于釜中用文火煎熬，取汁三升，再入蜜一斤，并将前白术末，却内汁中，煎成膏，丸如弹子大，令干，盛不津器中。每服三丸，含化咽之，日三服，宁少服令有常，不须多而中辍，渴则饮水。久服绝谷轻身，长生不老。

辟谷，黄精地黄丸方

生黄精一斗。净洗控干，捣碎，绞取汁　生地黄三斗。净洗，控干，捣碎，绞取汁

上二味汁合和，内釜中，文火煎减半，入白蜜五斤搅匀，更煎成膏，停冷，丸如弹子大，放干，盛不津器中。每服一丸，含化咽之，日三服。久服长生。

治卒绝粮饥惫欲死方

凡修行家，忽到深山无人之地，或堕涧谷深井之中，无食者，便应咽津饮水服气以代之。

咽津法

开口舌柱上齿，取津咽之，一日得三百六十咽，佳，渐习至千咽，自然不饥，三五日中小疲极，过此渐觉轻强。

饮水法

凡遇有水无器，即以左手盛水，咒曰：承掾吏之赐，真人之粮，中正赤黄，行无过城，诸医以自防。咒毕，三叩齿，以右手指，三握左手，如此三道，即饮之，后咒如此。若有杯器盛取，尤佳，亦左手执，右手以小物扣之如法，日饮三升，便不饥。若人多大器盛水，就地持咒扣齿如法，向王饮之，周行山泽间，更食松柏叶助之。

凡取松柏叶，细切一二合嚼之，以水咽，一日中可食三二升，佳。

又，掘取白茅根净洗，并松柏叶等分，三物细切暴干，捣罗为末，以水嚼咽之。

又，取蜡，食如钱大一片，一日不饥。

又，取大豆五升，挼令先明匜热，以水服半合，早晨近晚，共服一合，服尽此，则可度五十日。

又，取赤小豆一升半炒，大豆黄一升半焙，二味捣末。每服一合，新水下，日三服，尽此三升，可度十日。

又，取术、天门冬、黄精、萎蕤、贝母，或生或熟，皆可单食，及木上耳，及檀榆白皮食之，并辟饥。若遇谷贵绝粮，应预合之，以授贫者。

卷第一百九十九

神仙服饵门

神仙服饵门

神仙去尸虫上

论曰：三尸之为害，托阴气以成体，感私欲而致用。凡使人贪声色、嗜货利、喜怒好憎，感于中发于外，至死而不悔者，皆此虫也。是以修真之士，务去三尸，然后服药以求延年，修为之序也。《黄庭五脏论》曰：上士修德以伏之，下士饵药以除之。今具列云。

《颍阳书》曰：人之腹中，尽有三尸，为人大害。三尸者，托阴气以成灵，感私欲而致用，邪蕴脏腑，非天机清明至难沉浊者，鲜不易其心矣。欲生，则三尸生；欲灭，则三尸灭。故至人云，欲者不欲，不欲者欲，反复自明之谓也。成道之速者，欲去三尸，先外制色味名利，内平喜怒爱恶，寂然虚静，尸乃无处潜留，则遁迹而逝矣。又曰：每至夜半起，端坐，私诵妙灵名彭倨、彭质、彭矫七遍，无令耳闻。依守清净法，动用消息之宜，继昼不睡。甲子庚申日守之亦尔，则妙灵飞去，心神凝定，五方秀气，入于灵台，滋于童子。童子者，人神至精也，精则成圣，荡则成愚。是故圣人修之以真，行之以勤，若能克己励志，不出三年，其道成矣。心生光明，久习弥广，南华谓之虚室生白。秀发灵台，即布日积数，并三元六甲本命算以次扣之，乾坤六甲天人玉女，献五方色数于童子，合于天地。天地不违，合于万象，万象不却，所求随意而应，知来藏往，出有入无，不可得而名。心有进纲退纪之法，变奇乘除之数，五音六律，消息加减，剖析神明。天道隐，故不言而行自彰，玄门之能事，长生之妙术，尽于此矣。

又曰：妙灵三尸也。常以庚申之夜，上告天帝，记人罪过，绝生人①籍，令人早亡。魂则升天，魄入于泉，唯上尸独在地上游行，相承而为鬼祟。或四时八节，三牲祭祀不精，辄与人作祸，苦心痛注忤，伐人生命。上尸彭倨，在人头中，专伐人眼，故目暗、面皱、口臭、齿疼脱落。中尸彭质，在人腹中，伐人五脏，令人少气力，多忘，好作恶事，啖食众生血肉，或为恶梦，惊恐不安，流汗不止。下尸彭矫，在人足中，令人下关搔扰，五情踊动，不能自禁。若三尸为祟，则害于子孙，传注不绝。如学道之人，不先去尸虫，徒服良药，断谷绝味，勤于吐纳，以求长生，终不可得。将知至道，须究斯害，每至庚申日，其夜不寐，守之至明，若觉体重疲倦，宜可少眠，须令数觉，此三尸虫即不得上告天帝。《太上科律》云：六月八日及庚申日夜，北帝开诸罪门，听群鬼物下询诉讼，其人罪满五千，则当死。一守庚申，三尸振伏；七守庚申，三尸永绝，乃得精神安宅，骸室长存，五神恬静，不复搔扰迷乱。又每夜欲卧时，扣齿三七通，左手抚心，呼三尸名三遍，则不复为害。又常以寅日去手爪甲，午日去足爪甲，年中七月十六日，去手足爪甲，烧之作灰，和水服之，三尸九虫，永自消灭。又江南芒草香，三尸所恶之草，煎作汤沐浴，三尸自去矣。又以三月四日，取桃叶五升熟捣，脱衣避风，密室中坐其上，令气入腹中，从旦至暮，尸虫悉出。且疾中难疗者，莫过于癞，次是劳瘦，一染之后，子孙相传，时呼传尸。欲断此疾，须禁绝三尸九虫，邪气伏尽，即入诸药。世人得此疾，自言宿业，甘心受毙，岂不惑哉。是故上士修德以伏之，中士守庚申以制之，下士饵药以除之。

治尸虫能作万病，痈、疽、痔、瘘、疥、癣、蚤、虱等疾，宜速去之，**贯众丸方**

贯众一两一分。主伏虫　白藋芦三两。主蛔虫　蜀漆三分。主白虫　芜荑一两一分。主肉虫　雷丸一两半。主赤虫　白僵蚕一两。主膈虫　石蚕一两一分。主羌虫　厚朴一两一分。炙焦，主肺

---

① 生人：文瑞楼本同，明抄本、日本抄本作"人生"。

虫　狼牙子一两。主胃虫

上九味并切，熬令黄，捣罗为末，炼蜜和丸如梧桐子大。粉浆服五丸，日再服，渐加至十丸。经十五日积聚下，六十日百病差。妇女服之，绝孕者还生子。服药须先斋戒，即尸虫奔散，神灵来辅。

又方

青木香一分　白槟榔一枚。剉　桂去粗皮。一分

上三味，粗捣筛。每服三钱匕，水一盏，煎至七分，去滓温服。

真人去三尸方

狗脊去毛。七^①两　干漆二两　芜荑三两^②

上三味同熬，捣罗为末，炼蜜和丸如梧桐子大。每服七丸，米饮下。三七日三尸自去，或下形如小儿，收以绵帛裹之，抛东流水，哭之三声，咒曰：汝是地鬼，我是天仙。急急如律令。回归易道，慎勿反顾。

太上科仪，以甲子日扫洒庭中，以夜半时敷案，案上安新汲水三杯，一东一中一西，烧降真、白胶、乳头香，至心面北三拜，称位郡乡里曾孙臣某稽首再拜长跪曰：奉请上皇神人、上皇真人、北极三台君、南斗北斗中斗东斗西斗君，司命司录司非司危君，中宫戊己金紫黄老君，日元君，月元君，三光四时五行王相尊神，天师，六甲，父母，愿垂玄感，降临坐席。即伏，存思诸神来降定讫，乃起再拜曰：诸神水除去身中三尸九虫，令臣某学道登仙，长生度世，伏受神恩。言讫长跪，愿诸神明日君月夫人，乞赐神水，除臣某头中尸彭倨，便取东杯水，饮毕。又言诸神明日君月夫人真炁赐神水，除臣某腹中尸彭质，取中央杯水，饮毕。又言诸神明日君月夫人，赐神水，除臣某足中尸彭矫，便取西杯水饮之。饮讫再拜毕，右回入室寝，当自有梦应，见人啼泣谢去，或不啼

---

① 七：明抄本、文瑞楼本同，日本抄本作“四”。
② 三两：明抄本、文瑞楼本同，日本抄本作“五分”。

泣，但谢而去者，皆是验也。若无应，即后甲子再为之，应乃止。

夫觉与阳合，寐与阴并，觉多即魂强，寐多则魄壮。魂强为生之徒，魄壮为死之路，常须拘制之。上魂名爽灵，字浮游；中魂名胎光，字合明；下魂名幽精，字党形。魂欲上天，魄欲入泉，魂魄还观，其道自然。生随魂，死随魄；魂好升，魄好沉，但虚心任气，五神无淫役，自然神真契道。

《太微灵书》曰：每月三日十三日二十三日夕，三魂离其身，当须摄之。法去枕仰眠交足，左压右，交手心上，瞑目闭气三息，存心中赤气如鸡子，从心内出，上咽中；相次觉体小热，则呼三魂名，叩齿微呼爽灵延年，胎光益禄，幽精绝死，三呼讫，即微咒，叩齿三通曰：

太微元宫，中黄始清；内炼三魂，三神安宁。神宝玉室，与我俱生；不得妄动，监著①天灵。若欲飞行，唯诣上清；欲不饥渴，自饮玉津。

每月晦朔弦望，七魄不守，尤须作意制之。叩齿七通一呼之，女即十四通二呼之：尸苟②伏，矢雀阴，天贼飞毒，除秽魄师。呼讫，咒曰：

太上高尊，上皇至真；万神安镇，七魄佩身。不得越错，与恶为群；长居室后，俱化成仙。永守身形，保我得真；游行上宫，同为皇宾。

夏禹去三尸法

木香　柏子香　松香　薇香子各一两

上四味，木臼杵为末，蜜丸，瓷器中收，净室存神安住之处烧之，合时向王方和之，亦可服。

神仙去尸虫下

镇固肠胃，不生饥渴，守炼五脏，消灭九虫，绵永胎息，**安**

---

① 著：明抄本、文瑞楼本同，日本抄本作"若"。
② 苟：明抄本、文瑞楼本同，日本抄本作"芍"。

神妙香丸方

丹砂半两。研如粉　松脂三两。炼十次，取一两半　鹤虱　人参　白茯苓去黑皮　狗脊去毛　贯众　雄黄研如粉。各半两　蜡二两　蜜炼　乳香研如粉　禹余粮烧三度，研如粉。各一两

上一十二味，各捣研为末，取十五日合和，先入蜜、蜡、松脂三味于铫子内，化为汁，和九味，丸之如皂子大。至诚祝曰：愿辟除谷气，咽息冲和。便用糯米一升，杏仁二合，去皮尖、双仁，细研，白蜡一两，相和煮粥，饱食一顿。须臾，服大豆一合熟者，仍服药一丸。得十八日，续更服一丸；得三十四个月，又服一丸，即终身永无饥渴。戒五辛、色欲、盐、醋等物。若虑无力，吃枣肉三七枚助之，一月后更不服。服时用乳香汤下，渴即吃茯苓汤。若要开食时，吃葵菜汤一盏，其药自下。收取用乳香水洗三五次，于土坑内焙三七日，留待再服，转加灵效。开食时，煮淡面饭一小碗许。合药了，用云母粉收之。

辟谷固气，却灭三尸，消荡九虫，安和五脏，镇守三田，轻身强志，拘魂制魄，延永胎根，**金简煎方**

乳香四两　牛乳一斗。银石器中盛，并乳香于重汤内煮，旋旋浇牛乳汁，以乳香化为度　赤石脂半斤。细研，水飞过，于纸箱内沙上渗干，入夹绢袋盛，于饭上炊九次，每次出焙干又炊，以饭熟为度　丹砂四两。研，水飞过，纸箱内盛，泣干秤　甘草半斤。为末　蜜银器盛，重汤内熬，以绢袋滤过，秤取四斤

上六味，将蜜分作九分，每一分拌乳香等，入新竹筒内盛，大竹可三四枚盛了，次用新桑白皮扎塞定筒口令密，以黑豆大麦水拌，铺在大甑底，上坐竹筒，次又以豆麦盖覆过，竹筒再盖覆如法；慢火炊一日，三四次添水，炊至夜，取出筒，倾药出，以瓷器盛了，入焙笼内火焙一夜，或未干又焙令极干；再取蜜一分拌药令匀，又以新桑白皮塞口了，再入水洒拌豆麦令匀，又依前再炊一日，如前用热水洒三四次，炊一日至夜，依前取焙之，如此九炊九焙，放干成煎。每服抄一大匙许，仍须先均作一百二十

服，须先服药床。如要服药床，即忌盐醋。如要治中风瘫缓，半身不随，口眼㖞斜，语涩神昏者，分作一百四十服，亦须先服药床。

住食药床法

白茯苓去黑皮。一两　大麦面半斤　桑根白皮一两

上三味，同捣罗为末，拌匀和作面剂，煮作棋子，淡吃。服此一斤四两，是早晚两次服，半月计面一秤，药计六十两，充为药床，半月后，方得吃金简煎。金简煎每用温酒调服，如日内饥，即得服酒一盏或两盏；如渴，即饮一两盏温水，睡眠自在。

去三尸，**亡虫丸方**

紫菀去苗、土，醋煮熟，焙。半斤　射干一钱　白龙骨半两

上三味，先将紫菀捣末，次捣射干、白龙骨，和匀为散。每日服一钱匕，空心甘泉水调下，念三尸名，即尸亡矣。

去三尸，洁腑脏，镇七魄，明耳目，**广福延龄丹方**

丹砂研如粉　雄黄研如粉　人参　白茯苓去黑皮。各二两　白术　乳香研细。各四两

上六味，各捣研为末和匀，入银器中，用白蜜和如稀膏，以油单封口，又以水和白面，裹器物外，厚两指许，每日于饭上炊，候饭熟取下，如此半月，如药干，更入蜜，丸如梧桐子大。空心温酒下二十丸。忌羊血。其功甚大。

轻身壮阳，却老还童，去三尸，下九虫，除万病，**神仙巨胜丸方**

巨胜酒浸一宿，九蒸九暴　牛膝酒浸，切，焙　巴戟天去心　天门冬去心，焙　山芋　熟干地黄焙　柳桂去粗皮　酸枣仁　覆盆子　菟丝子酒浸，别捣，焙干　远志去心　菊花　人参　白茯苓去黑皮。各一两

上一十四味，拣择净，捣罗为末，炼蜜为丸如梧桐子大。每日空心，温酒下二十①丸。服一月，身轻体健，万病不侵。

---

① 二十：明抄本、文瑞楼本同，日本抄本作"三十"。

轻身延年，除百病，去三尸，**青元子返童散方**

天门冬去心，焙　人参　白茯苓去黑皮　麦门冬去心，焙　白菊花各六两

上五味，捣罗为散。每日温酒或饮，调下三[①]钱匕，不拘时候。服三年，觉身轻。

去三尸百虫，美颜色，明耳目，**神仙雄黄丸方**

雄黄　松脂等分

上二味，择雄黄如鸡冠色，不杂砂石者，先捣研罗极细。次以松脂和杵为丸如弹子大。每旦以酒研下一丸，服至十日，腹中三尸百虫自下，面上紫黑皆除，服及一月，百病自差，耳目聪明，久服致神仙。常须洁净，勿损药力。

神仙导引上

论曰：人之五脏六腑，百骸九窍，皆一气之所通。气流则形和，气滞则形病。导引之法，所以行血气，利关节，辟除外邪，使不能入也。传曰：户枢不蠹，流水不腐。人之形体，其亦由是，故修真之士，以导引为先。

夜半子

少阳之气生于阴分。修生之士，于子时修炼。古人一日行持始于子，一岁功用起于复。

转胁舒足

《混元经》云：戌亥子三时，阴气生而人寐。寐则气滞[②]于百节，养生家睡不厌缩，觉不厌伸。故阳始生则舒伸转掣，务令荣卫周流也。

鼓腹淘气

《淘气诀》：闭目，仰面，举腰脊。鼓气海中气，使内外转，吐而去之，不使耳闻，一九二九止。若五脏三焦壅，即以六气治

---

① 三：明抄本、文瑞楼本同，日本抄本作"二"。

② 滞：明抄本、文瑞楼本同，日本抄本作"满"。

之，所谓嘘、呵、呼、呬、吹、嘻是也。嘘属肝，呵属心，呼属脾，呬属肺，吹属肾，嘻属三焦。导引家不经师授，大月从嘘为顺行，小月从嘻为逆行，以理推之，不应如是。大抵六字泻而不补，但觉壅即行，本脏疾已即止，岂可逐日行之。古人有言：六气出不可过，过则伤正气。

导引按跷

踊身令起，平身正坐，两手叉项后，仰视举首，左右招摇，使项与手争。次以手拔脚梢，闭气，取太冲之气，太冲穴在大指本节后二寸骨罅间陷者是。左挽如引弓状，右挽亦如之。《左洞真经》按摩篇云：叉两手，乃度以掩项后，仰面视上，举首使项与手争，为之三四。令人精和血通，风气不入，久能行之无病。毕，又屈动身体，伸手四极，反张侧掣，宣摇百关，为之各三。《华佗别传》云：人身欲得劳动，但不当自极尔。体常动摇，谷气得消，血脉流通。户枢不蠹，流水不腐，形体亦然。真人按跷，盖取诸此。《元道经》云：元气难积而易散，关节易闭而难开。

捏目四眦

《太上三关经》云：常欲以手按目近鼻之两眦，闭气为之，气通即止，终而复①始，常行之，眼能洞见。又云：导引毕，以手按目四眦，三九遍捏，令见光明，是检眼神之道，久为之，得见灵也。

摩手熨目

捏目四眦毕，即用两手侧立摩掌如火，开目熨睛数遍。

对修常居

《内景经》云：常以两手按眉后小穴中，二九，一年可夜书。亦可于人中密行之，勿语其状。眉后小穴，为上元六合之府，主化生眼晕，和莹精光，长珠彻瞳，保炼目睛，是真人坐起之道，一名真人常居。真人所以能旁观四达，使八遐照烛者，实常居之数明也。紫微夫人曰：仰和天真，俯按山源。天真是两眉之角，

---

① 复：明抄本、文瑞楼本同，日本抄本作"后"。

山源是鼻下人中也。两眉之角，是彻视之津梁；鼻下人中，是引灵之上房。

俯按山源

紫微夫人云：俯按山源，是鼻下人中之本，侧在鼻下小谷中也。楚庄公时，市长宋来子洒扫一市，常歌曰：天庭发双华，山源障阴邪。清晨按天马，来[1]指太清家。真人无那[2]隐，又以灭百邪。常歌此乞食，一市无人解其语者。宋来子，西岳真人冯延寿，周宣王时史官也。手为天马，鼻为山源，每经危险之路，庙儿之间，心中有疑忌之意者，乃先反舌内向，咽津一二遍毕，以左手第二第三指，捏两鼻孔下人中之本，鼻中隔孔之内际也。鼻中隔孔之际，一名山源，一名鬼井，一名神池，一名魂台。捏毕，因叩齿七遍，又以手掩鼻。手按山源，则鬼井闭门；手薄神池，则邪根散分；手临魂台，则玉真守阙。于是感激灵根，天兽来[3]卫，千精震伏，莫干我气，此自然之理也。鼻下山源，是一身之武津，真邪之通府，守真者所以遏万邪，在我运摄云耳。

营治城郭

《消魂经》云：耳欲得数按抑，左右令无数，使人听彻，所谓营治城郭，名[4]书皇籍。

击探天鼓

天鼓者，耳中声也。举两手心紧掩耳门，以指击其脑户，常欲其声壮盛，相续不散，一日三探，有益下丹田。或声散不续无壮盛者，即元气不集也，宜整之。

拭摩神庭

《真诰》云：面者神之庭，发者脑之华。心悲则面焦，脑减则发素。《太素丹经》云：一面之上，常欲得两手摩拭之使热，高下随形，皆使极匝，令人面色有光泽，皱斑不生，行之五年，色

---

① 来：明抄本、文瑞楼本同，日本抄本作"吏"。
② 那：明抄本、文瑞楼本同，日本抄本作"邪"。
③ 来：明抄本、日本抄本、文瑞楼本同，日本抄本旁注"来一作人"。
④ 名：明抄本、文瑞楼本同，日本抄本作"各"。

如少女。所谓山泽通气，勤而行之，手不离面乃佳也。《颖阳书》云：发宜多栉，齿宜数叩，液宜常咽，气宜常炼，手宜在面。此五者，所谓子欲不死，修昆仑矣。

上朝三元

《真诰》云：顺手摩发，如理栉之状，使发不白。以手乘额上，谓之手朝三元，固脑坚发之道也。头四面，以手乘顺就结，唯令多也，于是头血流散，风湿不凝。《黄庭经》云：一面之神宗泥丸，泥丸九真皆有房①，方圆一寸在其中。

下摩生门

《黄庭经》云：面部水王对生门。生门者，脐也。闭内气，鼓小腹令满，以手摩一周天。

栉发

《谷神诀》：凡梳头勿向北，梳欲得多，多则去风，多过一千，少不下数百，仍令人数。《太极经》云：理发欲向王地栉之，取多而不使痛，亦可令侍者栉也。于是血液不滞，发根常坚。《太素经》云：栉头理发，欲得多过，通流血气，散行风湿也。数易栉，更番用之，亦可以梳就结，不须解发也。

运动水土

《真诰》云：食勿过多，多则生病；饱慎便卧，卧则心荡，学道者当审之。《登真秘诀》云：食饱不可睡，睡则诸疾生。但食毕须勉强行步，以手摩两胁上下良久，又转手摩肾堂令热，此养生家谓之运动水土。水土，即脾肾也。自然饮食消化，百脉流通，五脏安和。《养生论》云：已饥方食，才饱即止。每食后，常服三黄丸。又云曰：他②人须绝欲，节晚食，道引般运，行之三年，自无疾病，然后减谷食面，以遣谷气，渐渐胎息休粮，从粗入细，不可顿也。申未之间，时饮酒一杯，止饥代食。酒能淘荡阴滓，得道之人，熟谷之液，皆所不废，酒能炼人真气。《灵剑子服气

---

① 房：明抄本、文瑞楼本同，日本抄本作"居"。
② 他：明抄本、文瑞楼本同，日本抄本作"化"。

经》云：酒后行气易通，然不可多及大吐，反有所损。

神仙导引下

太上混元按摩法

两手捺髀，左右掫肩，二七遍。

两手捻髀，左右扭身，二七遍。

两手抱头，左右扭腰，二七遍。

左右挑头，二七遍。

一手抱头，一手托膝，三折。左右同。

两手托头，三举之。

一手托头，一手托膝，从下向上，三遍。左右同。

两手攀头下向，三顿足。

两手相捉头上过，左右三遍。

两手相叉托心，前推却挽，三遍。

两手相叉著心，三遍。

曲腕筑肋挽肘，左右亦三遍。

左右挽前后拔，各三遍。

舒手挽项，左右三遍。

反手著膝，手挽肘，覆手著膝上，左右亦三遍。

手摸肩，从上至下使遍。左右同。

两手空拳筑，三遍。

外振手三遍，内振三遍，复手振亦三遍。

两手相叉，反复搅，各七遍。

摩扭指，三遍。

两手反摇，三遍。

两手反叉，上下扭肘无数，单用十呼。

两手上耸，三遍。

两手下顿，三遍。

两手相叉头上过，左右申肋，十遍。

两手拳反 ① 背上，掘脊上下，亦三遍。掘，揩之也。

两手反捉，上下直脊，三遍。

覆掌搦腕，内外振，三遍。

覆掌前耸，三遍。

覆掌两手相叉交横，三遍。

覆手横直即耸，三遍。

若有手患冷，从上打至下，得热便休。

舒左脚，右手承之，左手捺脚，耸上至下，直脚三遍。右手捺脚亦尔。

前后捩足三遍。

左捩足，右捩足，各三遍。

前后却捩足，三遍。

直脚三遍。

扭髀三遍。

内外振脚三遍。

若有脚患冷者，打热便休。

扭髀以意多少，顿脚三遍。

却直脚三遍。

虎据左右扭肩，三遍。

推天托地，左右三遍。

左右排山负山拔木，各三遍。

舒手直前，顿伸手三遍。

舒两手两膝，亦各三遍。

舒脚直反顿伸手，三遍。

捩内脊外脊，各三遍。

天竺按摩法

两手相捉扭捩，如洗手法。

两手浅相叉，翻覆向胸。

---

① 反：明抄本、文瑞楼本同，日本抄本作"及"。

两手相捉共按髀。左右同。

两手相重按髀，徐徐捩身。左右同。

以手如挽五石力弓。左右同。

作拳向前筑。左右同。

如托石法。左右同。

作拳却顿，此是开胸。左右同。

大坐斜身，偏欹如排①山。左右同。

两手抱头，宛转髀上，此是抽胁。

两手据地，缩身曲脊，向上三举。

以手反椎背上。左右同。

大坐伸两脚，即以一脚向前虚掣。左右同。

两手据地回顾，此是虎视法。左右同。

立地反拗身，三举。

两手急相叉，以脚踏手中。左右同。

起立，以脚前后虚踏。左右同。

大坐伸两脚，用相当手，勾所伸脚，著膝中，以手按之。左右同。

上十八势，但逐日能依此三遍者，一月后，百病除，行及奔马，补益延年，能食，眼明轻健，不复疲乏。

---

① 排：明抄本、文瑞楼本同，日本抄本作"挑"。

卷第二百

神仙服饵门

神仙服气上 神仙服气中 神仙服气下 神仙炼丹

神仙服饵门

神仙服气上

论曰：神仙服气之术，古方不载。《黄庭》《内景》，《玉函》《隐书》，虽有于世，而学者莫得其要。故服气之法，率多口传心授。或食从子至巳；或饮玉池之津；或吐故纳新，导引按跷；或餐日月；或闭所通①，大抵气以形载，形以气充，气形充符，自然长久。所谓保其委和，合彼大和者也。

《赤松子服气》序曰：天道悠②长，万品不齐；人生为贵，阴阳同阶。天道坦坦，修之不迷；世何专愚，相随徘徊。生不及蹰，性命殒颓；存亡相感，哭泣悲哀。何不服气，与仙同栖。经曰：福莫尚生，祸莫大死。子欲长生，腹中当清。长生不死，肠中无滓。是以食谷者智，食气者神。故曰：休粮绝食为生道，阴阳还精为重宝，能常行之永寿考，何为恣欲自使老。神仙食气，常以春二月、三月，九日、十八日、二十七日，若甲辰、乙巳、丙辰、丁巳王相成满日行之，佳。

夫行气，欲于山林中幽寂处，近东流之泉，向阳之地，沐浴兰汤，以丹书玉房为丹田方一寸，玉房在脐下三寸是。精念玉房，内视丹田，内气致之于丹田。又先去鼻中毛，偃卧，两足相去五寸，两臂去身亦五寸，瞑目握固。握固如婴儿之捲手。蒲荐为枕，高三寸，若胸中有病，枕高七寸，病在脐下，可去枕。既行气，不复食生菜辛臭物。

---

① 通：明抄本、文瑞楼本同，日本抄本作"道"。
② 悠：明抄本、文瑞楼本同，日本抄本作"修"。

绝谷行气法

当食日减一口，十日后可不食。不食二日，腹中或悁悁苦饥，取好枣九枚，方寸术饼九枚食之，一日一夜，不过此也。不念[①]食，即勿啖也。饮水日可五升，亦可三升，勿绝也。口中常含枣核，令人爱气，且生津液。

经曰：道者，气也。爱气则得道，得道则长生。精者，神也。宝精则神明，神明则长存。行气，一名炼气，其法正卧徐漱醴泉咽之，醴泉者，华池也。以鼻微微内气，徐引之，勿令太极满，入五息已，可吐一息，屈指数之，至九十息。若身大烦满者，可频伸，频伸讫，复行之，满四九三百六十息为一周，久久众病自除。吐气既还，欲吸之时，先复小吐，微微往来，如是再三，更鼻引之，不尔令人气逆。凡内气则气上升，吐气则气下流，久自觉气周于身中。若行气未定，意中疲倦，便炼气以九十息为一节，三九二百七十息为一周。行气令肸肸满脏，无令气大出，闭气于内，九十息一咽。咽未足者，复满九十息，三九自足，无顿数也。当念气使随发际上极，及流四肢，四肢自热，下至三星。

经曰：行气常以月一日至十五日，念气从手十指出；十六日至三十日，念气从足十指出。久自觉气通手足，行之不止，身日轻强，气脉柔和，荣卫调畅。长生之道，在于行气，灵龟所以长存，服气故也。

诸行气之后，或还欲食者，初饮米汁粥，日增一口，以渐加之，十日以后，可食淖饭，勿致饱也。

经曰：行气之法，其初多不和，谓令人咳逆，四肢或冷，既行之久，日自益也。四九三百六十息，身如委衣，骨节皆解，久久乃觉气行体中，经营周身，濡润形体，悦泽皮肤，五脏六腑皆悉充满，百病除去。

凡初行气之时，先安身和体。若气未调身不安者且止，和乃行之。气至则形安，形安则鼻息调和，鼻息调和则清气来至，清气来

---

① 念：明抄本、文瑞楼本同，日本抄本作"思"。

至则自觉形热，形热则频汗出，且勿便起，安徐养气，务欲其久。

诸行气，无令意中有忿怒愁忧。忿怒愁忧则气乱，气乱则逆。惟精思则正气来至，正气来至则口中甘香，口中甘香则津液自生，而鼻息微长，鼻息微长则五脏安，五脏安则气各顺理。如法为之，长生久视也。

行气之法，以鼻微微引气内之，以口吐之，此为长息。内气有一，吸也；吐气有六，呼也、吹也、嘻也、呵也、嘘也、呬也。凡人之息，一呼一吸，无有此数。行道之法，时寒可吹，时温可呼。吹以去热，呼以去风，呵以去烦，嘻以下气，嘘以散滞，呬以解极。夫人之极，率多嘘、呬。嘘、呬者，长息之忌，道家行气之所恶也。

夫欲长生，三一当明，上一在泥丸中，中一在绛宫中，下一在丹田中，修真之士当知此。夜半至日中为生气，日中至人定为死气。常以生气时强卧瞑目，握固，闭口不息，心数至二百，乃口中微吐气出之，日增其数，数得满二百五十，即绛宫守，泥丸满，丹田成。数得满三百，则华盖明，耳目彻，身无疾，邪不能干，长生不死也。

闭气之法，以鼻微微引内之，数满于口中微吐之，小吐即[①]更，以鼻小引咽之，如此再三，可长吐之，饥取饱止，绝谷长久。若闭气数得至千五百，则气但从鼻入，通行四肢，不复从口出也。行之不止，仙道成矣。

行五行气法

春以丙日时加巳，食气百二十，致气于心，令心胜肺，无令肺伤肝，此养肝之时也。春有九丙，凡一千八十食气。

夏以戊日时加未，食气百二十，以助脾令胜肾，使肾不伤心。数亦如上。

季夏庚日时加申，食气百二十，以助肺令胜肝，使肝不伤脾。月有三戊，凡三百六十食气。

---

① 即：明抄本、文瑞楼本同，日本抄本作"而"。

秋以壬日时加亥，食气百二十，以助肾令胜心，使心不伤肺。秋有九壬，行亦如上。

冬以甲日时加寅，食气百二十，以助肝令胜脾，使脾不伤肾。此五行食气之要法也。

四时各有一千八十食气，各以养其脏，周而复始，令不相克。为之精者，还自内见其五脏矣。

经曰：道以精为宝，施与则生人，留己则生身，身生则得仙，生人则功遂。天地有阴阳，阴阳人所贵，贵之合于道，爱之慎无费。故精者血脉之川流，守骨之灵神也，是以精去则骨枯，骨枯则身毙。人以身为国，以神为君，以精为臣，以气为民。故气变则为精，精化则为神，神化为婴儿，婴儿上为真人。夫天有三光日月星，人有三宝三丹田。两眉间却入一寸为明堂，二寸为洞房，三寸为丹田，此为上元。其一赤子，字元先，一名帝卿。心为绛宫，中丹田，此为中元。其一真人，字子丹，一名光坚。脐下三寸下丹田，此为下元。其一婴儿，字元阳，一名谷元。此三一也，行气则常存念之。

神仙绝谷十二时食气法

始从夜半，九九八十一咽。

日出，六六三十六咽。

日中，九九八十一咽。

日入，六六三十六咽。

鸡鸣，八八六十四咽。

食时，五五二十五咽。

日昳，八八六十四咽。

黄昏，五五二十五咽。

平旦，七七四十九咽。

禺中，四四一十六咽。

晡时，七七四十九咽。

人定，四四一十六咽。

《黄庭经》曰：玉池清水灌灵根，子能修之命常存，饮食自然补命门。自然者，华池也。呼吸如法，咽之即不饥，常以夜半食生气九九八十一咽，以次下周十二时，为五百四十二咽，不饥。初绝谷三日小极，七日又小极，十四日复小极，头眩慎勿怪也，三七二十一日，则气力日增。

神仙绝谷食五行气法

东方青牙，服食青牙，饮以朝华，祝已，舌撩上齿表舐唇，漱口咽之三。

南方朱丹，服食朱丹，饮以丹池，祝已，舌撩下齿表，漱口而咽之三。

西方明石，服食明石，饮以灵液，祝已，琢齿七，漱口咽之三。

北方元滋，服食元滋，饮以玉饴，祝已，以鼻内气而咽之三。

中央戊己，仰望泰山，服食精气以醴泉，祝已，瞑目而咽之三。

食五行气，内附五脏。青牙者，肝也。朝华者，上齿根也。朱丹者，心也。丹池者，下齿根也。明石者，肺也。灵液者，唇里津也。元滋者，肾也。玉饴者，舌也。泰山者，精气也。醴泉在齿后悬雍前。华池在舌本下，齿名玉英，舌名金梁。夫食五行气，饥取饱止，无时节也。虽服五行，当以六戊为主，朝食三十，暮食三十，取饱而已，日月短长，增减在己。

服六戊法

平旦早起，正衣服。先续甲子至戊辰止，向辰以金梁叩玉英，涤华池，漱醴泉，吸灵液，闭口周旋，三至而一咽，五咽止。次甲戌至戊寅，向寅行之如上法，尽六戊。凡百五十取气，而三十咽其精华也，此是服三五之法，要朝暮为之。若饥者，日中饷九宫。饷九宫之法，金梁叩玉英，三五而一咽之便止。下尽六戊，皆如行三五七九引气法。

诸避世入山，欲绝谷不食，先知引三五七九之气，又当知六甲六丁。不尔者，但坐家修身，食三五七九气，口吐死气，日日不止，可以长生尔。

引三五七九之法

徐徐以鼻微引气内之三，以口一吐死气，勿令耳闻气出入声也，久久便三气。次复引五气，以口一吐死气，久久便五气。次引七气，以鼻内之，以口一吐死气，久久复，便七气者。次引九气，鼻微入之，以口一吐死气，久久尽，便九气者。因三五七九而并引之，以鼻二十四引气内之，复以口一吐死气，久久能皆便三五七九者，因并引。并引之者，并行二十四气常咽之也。久久复便并引者，因逆报之法。逆报之法，因从九数引气咽之下，到三，乃以口一吐死气也。久久复便逆引者，因可九九八十一内咽气而一吐之，以为节也。口中以去死气也，但闭气，行三五七九之数，如上引气之法也。

闭气之时，当苦体中满，发烦，闭以意推排，令气周布四肢，上至头中，遍行一身。意得之者，手足皆热，常汗出，此为行气之中最妙者也。若得其道，病可立去。不得其道，则气不来，病亦随至，不可不慎。以意消息，令体中和平安稳，乃可为之。不尔，则轻夭人命。

诸行气，取之勿令粗。气粗，使人心痛咳逆，而又不得清微之气，但恶气入身。吹嘘嘻呵，亦务令细，不细则伤人肺。气之出入，勿令耳闻，常欲向日吸之。春月多懈极，可嘻去之；若气逆，可呵下之，是以呵以去烦，又以下气也。

经曰：行气绝谷，休粮一旬，精气微弱，颜色痿黄；二旬，动作眩瞑，肢节怅怅，大便苦难，小便赤黄，或时下痢，前刚后溏；三旬，身体消瘦，重难以行；四旬，颜色转悦，心志安康；五旬，五脏调和，精气内养；六旬，体复如故，机关调良；七旬，心恶喧哗，志愿高翔；八旬，恬淡寂寞，信明术方；九旬，荣华润泽，声音洪章；十旬，正气皆至，其效日昌。修之不止，年寿延长。三年之后，瘢灸除灭，颜色有光；行之六年，髓填骨强，豫知存亡；经历九年，役使鬼神，玉女侍旁，脑实胁胼，不可复伤，号曰真人，上佐上皇，与天同寿，日月齐光。传非其人，身受其殃；可传当传，不可当止。可传而不传，为遏天道；不可传而传，为泄天宝。遏道泄宝，命不终老。

神仙服气中

神仙服气法

存心如婴儿在母胎，十月成就，筋骨和柔，以心息念，和气自至，呼吸如法，咽之不饥，百毛孔开，息无壅滞。常取六阳时食生气，则气力日增矣。

取阳时法

半夜子，服九九八十一。

平旦寅，服八八六十四。

食时辰，服七七四十九。

正中午，服六六三十六。

晡时申，服五五二十五。

黄昏戌，服四四一十六。

夫服气法[1]，须能去气，去气须依门户出入。鼻为天门，服气魂魄归天门。口为地户，服气魂魄归地户。《黄庭经》云：百谷之实土地精，五味外美邪魔腥；玉池清水灌灵根，子能修之补命门。从鼻口出入，即为顺气，依此不辍，下却三尸，舍荣去爱，日渐成功，始近道矣。

真人本性幽闲，发言合道，心行无瑕，漱咽灵津，服之百味自足，通三焦，理正气，气自周遍，大通五脏，骨髓坚溢。夫道为万气之主，道者，气也。气为精门，能保精气，精气两全，是名真人。人有三丹田，其中各有三神。气漏即精泄，精泄即神丧[2]。精者物之真，长生之根。精全则气全，精泄则气泄，唯精与气，须保全之。

凡入气为阴，出气为阳，此二者服日月精华[3]也。外内自安静，安静即神定，神定即气和，气和即元气自至，元气自至即五

---

① 法：明抄本、文瑞楼本同，日本抄本作"之方"。

② 丧：明抄本、文瑞楼本同，日本抄本作"衰"。

③ 华：明抄本、文瑞楼本同，日本抄本作"气"。

脏滋润，五脏滋润即百脉流通，百脉流通即津液上应，津液上应即不思五味，绝饥渴，气化为血，血化为髓。一年易气，二年易血，三年易脉，四年易肉，五年易髓，六年易骨，七年易发，八年易筋，九年易形，为真炼九还，通于仙矣。

真理六气诀

嘘属肝，呵属心，呬属肺，吹属肾，呼属脾，嘻属三焦。六气各有所理，五脏有疾，皆属于心，心主呵，诸疾皆可愈。初学人但食少淡粥或胡麻，益气生津液，忌吃热食，悖乱正气。凡欲食，先服三五咽气，与食作主人，兼每朝先服二十颗椒，清酒一杯，冬温夏冷，戒在过度。切忌冲见新产、死亡，及食油腻、肥鲜、臭秽等物。

凡服气，静定安坐寂然，瞑目叩齿，闭口鼓腹，令气满口即咽，至九下一息。春夏服冷气，秋冬服暖气。每至五更，两掌掩口，用力呵掌中，津液生，即摩拭面目，令得光泽。时时含枣蜜汤助之，日日减食，朝朝服气，气即易成。昔人谓饥食自然气，渴饮华池浆者，此也。

神仙服气下

服气法

凡欲服气，即正脚卧。先叩齿三十六下，吐去浊恶气。即上下卷肚七下，左右如之，各七度，此名炼气，除万病。即闭气，令内不出，外不入，鼓腹令气满，及微闭三五咽以下为一歇，咽多为佳。每咽皆以意送至下丹田，脐下三寸是，亦名气海，至十歇以上，气渐通。二十歇即腹中大转，如减食大妙。从子至巳，六时为阳气，生气在外；从午至亥，六时为阴气，生气在内。凡吐去浊气，若阳时，鼻微微引外气长取之，行下丹田，饱闭之令极，口中微微吐之，任依常息；若阴时，但闭口内咽之以饱，任依常息。如有他疾，即依六气调适之。若遇恶阴、重雾、雷电，只得内咽，不得取外气。

凡服气，先导引为佳。每日能咽得三五十咽津液，胜服诸药。

凡运气如屋漏注连续，送至病处。若患时疾瘴气，但能引外气呵去之，立效。

凡服气，饮一两合暖水，水是气母。又每食前，饮少暖水，久久耐寒暑，饮多不妨。

凡为道者，当净盥漱，勿任情性，节减滋味，不欲劳形疲体，高声叫呼，嗔怒喜乐忧悲，触冒寒暑，乃可返老还童。

凡初服气，必须心意坦然，勿疑勿畏。若有畏惧，气即难行。若四体调和，意自欣乐，不羡一切事，即日胜一日，快乐无极。不得思食，若忽思食，必须抑捺。如不在意抑捺，即邪干矣，可用薜荔煮汤，入生姜少许，更煮一两沸服，其饥渴即止①，姜蜜汤亦得。若能自抑捺，终日对嘉馔，亦无所苦。

凡服气，但不失时节，丹田常满，纵出人事，亦不可废。行之日久，虽失一时，亦无所觉。若服气成者，终日不服气，气亦自足，至妙不可穷尽。服气得脐下丹田常满，虽叫呼读诵，终日语言，其气力不少衰，但可行步出入少时，令气下大妙。凡服气成欲食，食亦不妨，亦不障气，气还作声，直至脐下。一成以后，兼食行气，皆无窒碍。

凡服气，欲得身中百物不食，肠中滓秽既尽，气②即易行。能忍心久作，自觉精神有异，四体日胜。肠中既净，即闭目内视，五脏历历分明，知其处所，然后五脏可安，神常自卫，久可别人善恶，视表如里，亦能驱使五脏之神，以治人病。其内息法，用气日久，即得多。时若兼食饮酒浆等，即内息不成。其有宿患，但用意并气注之患处，不过三五日必愈。若四肢有患，亦可想气以攻之，即其病随散，然初攻病时，当利五色脓，亦无足怪也。

凡服气面肿者，为饮淡水上冲，气壅不行，所以如此。食中尤忌胡荽、芸薹、邪蒿、韭薤、菠薐、葱蒜，此物皆木之精，能

---

① 即止：原作"即"，日本抄本、文瑞楼本同，据明抄本补。又《云笈七签》卷六十二"诸家气法部第七"作"即定"。

② 气：日本抄本、文瑞楼本同，明抄本作"尽"。

损脾乱气①，大不可食。夫恚怒伤魂，卒哀惊魄，哭泣之事，至人不为。必不得已而为之，可登时于一净处，晏坐安心，用气排恶气尽出，然后依法服元气使足，又服丹田中气使足。

凡肠长者，气易固；肠短者，难固。如肠中搅转作声，即须右胁著床，以右手支头，以左手牵脚令屈，直身及直右脚，咽气令入右脚中，出肠中即可。久行气，每下作声，声绕盘屈。子肠屈处作声，皆自记得屈处，其声流转，呦呦然小声，即是流通。肠中四缘，又有节坎，有二十四坎，久行每气下，即觉在节坎，坎数亦自记得。元气与外气不相杂，若咽生风，须臾即从下泄出，不得停肠中。

神仙炼丹

论曰：《谷神论》云：含津炼气，吐故纳新，上入泥丸，下注丹田，谓之内丹。阳龙阴虎，木液金精，二气交会，烹炼而成，谓之外丹。修真之士，先成内丹，后炼外药，内外相应，则神仙可致。然丹药之妙，自昔神仙不以语人，故世之所传者亦寡，今掇其传于世者，载于篇云。

神仙中品黄龙丹方

赤石脂十两　黄牛乳汁三升　乳香通明者。一斤　白砂蜜一斤　甘草三两。末　白粳米三斗五升。分作五次炊药，以熟为度

上六味，将赤石脂为末，以生绢夹袋子贮之，于甘水净盆内浸半②日，以手揉摆在水中，候澄下，刮入纸箱中控干。取五两精细者，入银盒内盛之。第一次，于上七日，淘米七升，如炊饭相似，安药盒在内炊之，饭熟为度，夜中去其盒盖，露之星辰下一宿。第二次，于月望日，依前法炊之，亦去其盒盖，夜露月明中一宿。第三次，于二十四日早辰，依前法炊之，去其盒盖，于日中暴之，要取日月星③之气足。第四次，先将牛乳三升，入大盒

---

① 气：明抄本、文瑞楼本同，日本抄本作“荣”。
② 半：明抄本、文瑞楼本同，日本抄本作“十”。
③ 星：明抄本作“晨星辰”，日本抄本作“晨辰”，文瑞楼本作“星辰”。

内，于慢炭火上逼令如鱼眼沸，下乳香候化，次入前三次炊者赤石脂末，用柳木箆搅令匀，倾于乳钵内细研，复入盒，依前用米七升，安盒在内炊之，米熟为度。第五次，以蜜二斤入盒内，依前慢火逼之，如鱼眼沸，即下前药，不住手用柳木箆搅匀，入甘草末三两，同熬令带湿便住，再用米七升，安药盒在内炊，米熟为度。取盒于新水盆内浸半日，取出于净处顿。初服时，选天德日欲明时，空心，焚香面东七拜，以好酒调下一匙许。此乃出世延年仙丹，无金石之毒，亦无误生之理。服食之后，乃得四气调和，经络无滞，但许传授度人，不可规利，则其效神速。晋广平中，华岳朱山人，自幼慕道，年六十余游钟山，遇异人授此丹，信而服之，至唐龙纪改元，寓杨州开元观，时已数百岁矣。复授道士周重兴，且曰：此丹服之旬余，自觉脏腑通快，精神清爽，凡风劳气冷一切大病，悉皆除去，若及两料，肠变为筋，可与天地齐久。凡人须先养脾，脾王则肝荣，肝荣则心壮，心壮则肺盛，肺盛则元脏实，元脏实则根本固，是谓深根固蒂、长生久视之道也。修合用新洁器，可盛一两药；银盒一只，可盛五斗物；银盒一只，新瓦盆三只，可盛一斗物；木甑一只，盖甑盆一只，新净锅灶一副，新净乳钵一副，银匙一柄，银小杓儿一枚，细竹小草篱儿一枚，柳木箆一枚，净木柴一百斤。

起死扶衰，延龄却老，**神仙返魂丹**方

丹砂　雄黄　雌黄各三两

上三味，先细研雄黄、雌黄二味，用竹筒盛，埋北方地中，三日取出，先倾出一半，当心置丹砂，亦研令细。却用倾出一半盖之，又用云母粉，云母粉用绢袋子揉洗出，暴干。塞筒子口，埋地内，只露筒口，用炭火于筒口畔围之，缓缓烧三七日，养化成水为度，倾药水盛铜器内，垂井中五日。无井只用深盆，中盛水三四寸，更置大豆半升在内，即安药器于水上，浸五日亦得。然后逐夜于露下露之，才日出收，候药水赤色可丸，即丸如胡麻子大，密收贮。若有人卒死者，安在口中即活。生人服者，终身无病。每月旦日服一丸。若中毒药，其毒自吐出。凡有七名，一曰

返魂，二曰再生，三曰追命，四曰固寿，五曰来苏，六曰知命，七曰得道。其功不可具言，此乃钱忠懿王所传。

轻身却老，强力悦色，**长寿真人素丹砂方**

丹砂成块者。四两　青盐半斤　硇砂一两。别研，分作三分　磁石一斤。大火煅四十九度，逐度酽醋淬

上四味，先将磁石、青盐同为末，醋拌令浥浥，分作四分。先一停铺盒底，将丹砂如莲子排一重，同硇砂一分糁盖了，上用磁石、青盐盖之；又布丹砂如前，都三层，著余一分药末盖之，按令实，先用瓦子一片盖盒，更用净砖一片，安炉底，灰四寸铺砖上，乃坐药盒于灰上，更用灰盖盒上四面，各及四寸，切在仔细。用顶火四两养七日，待冷取出，除瓦片，却用元盒盖盖，却用赤石脂固口了，更用盐、铅丹、白蚯蚓粪、纸筋和捣，遍固盒四面，令极牢了，依前坐炉中砖上，以灰盖，用生熟火三斤以上，煅通赤，良久退火，用灰五升罨却待冷取，轻轻凿开，取砂，看伏火如灰色一块块，除却匮，朱砂不折，是第一转也。更用硇砂一两，青盐半斤，二味熟研如粉，入少许水，研如糊，入前匮中，和拌令干湿得所，准前法布砂铺药，却不固济，只合定入灰池中，用火三两养之一复时，可五度添火，勿令绝养，七日息火，待冷取出砂看，紫色佳，是第二转也。只是较脆，即将捣研如粉，入青盐少许，同研了，即以重抄纸裹，可半弹子大，以线系定，用醋磨京墨，重重厚涂，晒令彻里干，坐丸子于盒内定，不固济，上以灰匀盖，只用三两火，养三复时，大火五斤以上，煅通赤，冷取其砂丸，当如雪色，是第三转也成矣。取砂淘洗，去盐味，焙干，用真牛乳一合，并砂，入有节青竹筒内，以油绢裹筒口紧，坠于井内七日，取晒干，研如粉，煮枣肉拌为丸，如绿豆大。甲辰日斋洁焚香，服一丸，每日加一丸，至第七日，却减至一丸，又加之如初，至六十日，有应效，至一年身轻健，三年行如奔马，力过百夫。久服长生，能运气脉为地仙矣，颜如童子，齿落更生，发白再黑。忌羊血、死肉、鱼鲊。

安心辟邪，治一切恶气，**太清四扇丹方**

丹砂四两。碎如麻豆，上巳日采桃花二十两，真蜜一斤，同入银器中重汤煮至五月朔日，以新井水淘涤净，取砂，令童子面东研之　麒麟竭四两。选真者，五月二日入丹砂中研　没药四两。透明者，五月三日入丹砂研　麝香四两。全以当门子，五月四日入丹砂同研

上四味，先取上党人参一两，甘草一分，并细剉。五月一日未出时，采露水一升，真蜜三两同浸之，至端午日，熬水至半，去滓，入大麦面，作糊和药，稍硬剂之，丸如楝实大。每以沉香温水二合，嚼下一粒或半粒。补心导血，驻颜益气，调和百脉，去邪气，尤辟时疫。若疫岁，即全家斋洁，旦起面东，以井华水各人嚼下一粒，断不染疫。久服则心安无梦，邪气不犯，面有红光。合时忌女人、猫、犬、厌秽，常于净洁处藏之。一名通神保明丹。兼治妇人血气冲心疼痛，丈夫元气，及一切恶气等。并生姜酒下，妇人炒姜醋汤下；痁疟[1]，腊茶下一粒或半粒，量疾大小服。

轻身延年神仙，**太一火煅丹方**

圣无知煎，掠取白花，焙干，研。二斤　绛矾细研。五两　消石五两。细研，分作十分，每一度煅入一分　麻油一百两。分作十分，每一度煅入一分

上四味，先将矾、盐入消一分，拌和研匀，用麻油十两和了，入固济五升瓶内，以炭火十斤煅，将瓦盖瓶，焰绝炭尽为度，取出细研，更入消一分，油一分，准前用炭十斤煅尽，如此十度，计用炭一百斤足后，取药捣罗为末，旋取少许，细研，汤浸，蒸饼和丸如梧桐子大。每服十丸，加至二十丸，空心冷水下。久服众疾皆愈，髭发如漆，筋骨轻健，耳目聪明。元方云：服一年，日行二百里，五年通仙。

延年益寿，悦颜色，坚脏腑，壮腰脚，益血固精，**神仙灵砂丹方**

---

① 痁疟：文瑞楼本同，明抄本作"痎疟"，日本抄本作"痁瘅"。

水银四两　硫黄一两半

上二味，先熔开硫黄，即投水银，以铁匙炒作青沙子，秤定四两，如重再炒，去尽黄乃已，方用煅药盒子一只，口差小者，入青沙在内，用新茶盏一只，底差大，平净而厚者，盛新汲水七分许，安盛沙盒上，以细罗赤石脂末，水拌作泥，厚黏外缝令周密，盒下坐熟火，猛炎得所，微扇熁之，盏中水耗，旋添令常有，约半日许，令火自冷取起，盏底成灵沙一簇，打下秤得多少，未尽者再用火依前熁之，沙成以绢袋盛，水煮三五沸，或浸半日，漉干，细研如粉，水煮半夏糊，为丸如梧桐子大。每服一丸，空心井水下。直到中脘，旋下丹田，当觉温暖。忌羊血。

补精育神，延年悦色，神仙伏火，**内固丹**方

丹砂一两　锡蔺脂一两

上二味，以浆水二碗同煮，水尽为度，用沙盒子一枚，将煮过砂用蜜滚过，使白附子末再滚为衣，却用黑附子末水调，裹砂在心中，上下用蜀椒铺底盖满盒子，又用油调蛤粉，固济口缝，外用盐泥纸筋封固，俟干，用炭火五斤煅，火尽候冷取出，用纸裹丹砂，入地窍埋一宿，取出细研，以糯米作糊，丸如梧桐子大。每日一粒，清净冷水下。久服无毒。

神仙益寿，**二气丹**方

丹砂二两　水银一两。同研　百合花　夜合花　干菊花　槐花不拘多少。同为末

上六味，用小瓷合，将四花末于盒下用一半，次入丹砂、水银紧捺，更用知母末盖，合定，赤石脂固缝，盐泥固济，候干，一砖上用醋灰都裹定，炭三五斤煅顶，火炭尽为度，候冷，取出细研，油单裹，垂入井水中，浸三宿出火气，次取出，蒸三遍，出水气，次用枣肉丸如绿豆大，每服一丸二丸，酒下。延年，兼治诸般气疾，久服身中更不出虫虱。

医愈郎诸路医学副提举　臣　申　甫　重校

医效郎御药院副使　臣　王希逸　重校

大德二年七月内赍擎圣旨驰驿前来

江浙等处行中书省开读雕造大德重校圣济总录今具各官于后

医愈郎诸路医学副提举　臣　申　甫

医效郎御药院副使　臣　王希逸

朝廷使臣速古儿赤　臣　八思同瓦

江浙等处行中书省大德三年九月内钦奉圣旨刊造大德重校圣济总

录至大德四年二月内毕工今具在局提调官于后

正议大夫杭州路总管兼管内劝农事　臣　梁　曾

中顺大夫江南浙西道肃政廉访副使　臣　商　晦

嘉议大夫江南浙西道肃政廉访使　臣　田　滋

嘉议大夫签江浙等处行中书省事　臣　夺儿只哥

正奉大夫江浙等处行中书省参知政事　臣　安　祐

大日本东都医学印行《圣济总录》二百卷。据元大德重校本活字雕造，肇自文化十年三月内至文化十三年八月内竣工。

今具在局医官姓氏于后：

督刊：侍医法眼兼医学提举司　杉本良

提调：侍医法眼兼医学同提举　山本瑞

　　　西城侍医法眼兼医学同提举　千田恭

　　　内医熟药所辨验药材兼医学同提举　曲直濑正隆

　　　奉朝请医官医学同提举　丹波元胤

　　　内医熟药所辨验药材兼医学副提举　舟桥玄鼎

　　　奉朝请医官医学副提举　游佐审

校勘：外班直房医官兼医学副提举　平田信行

　　　外班直房医官　喜多村直

　　　外班直房医官　千贺辑

　　　外班直房医官　大八木高广

　　　外班直房医官　久志本常傅

　　　医学生　河野俊

校对：外班直房医官　胜本湛清

　　　外班直房医官　古田明

　　　散班医官医学施药局监理　冈温

　　　医学生医学施药局监理　高丽直展

　　　医学生医学施药局监理　舟桥玄恒

　　　散班医官医学施药局直事　小岛质

收掌：奉朝请医官医学施药局监理　井上玄方

　　　外班直房医官　武田信近

　　　外班直房医官　谷边臻

　　　外班直房医官　冈井道哉

　　　散班医官医学施药局监理　数原尚绚

摆印：奉朝请医官医学施药局监理　秦子明

　　　奉朝请医官医学施药局直事　久志本常定

奉朝请医官医学施药局直事　久保德润

散班医官　栗本元良

外班直房医官　大渊常春

医学生医学教读　笠原正豹

散班医官医学施药局直事　森正适

散班医官医学施药局直事　村上信厚

散班医官医学施药局直事　大膳亮道一

散班医官医学施药局直事　森春元

散班医官医学施药局直事　山田正直

医学生医学施药局直事　吉益忠良

散班医官　片山玄幸

医学助教兼医学施药局直事　小野职孝

监造：医学典簿　大野世成

　　　医学典簿　铃木贞好

附录1 《圣济总录》乾隆本诸序

重校圣济总录序

粤自轩岐出而医义昭，厥后方技诸书遂遍海内。顾或简而不赅，非所以广闻见也；繁而多舛，非所以备参稽也。汪子瑶圃从邗江黄氏购得宋政和《圣济总录》板片，于其所未锓入者，复借抄于郑、鲍两藏书家，因偕其弟兰圃、程生懋斋，悉心校勘，以付剞劂。书成，问序于余。余惟天地有阴阳风雨晦明以宣其气，而以藐焉中处之身，一有不谨，则灾沴中之。故必因五方以辨禀质之强弱，按四序以定营卫之常变。人非一类，疾非一端，苟非精求丹符金匮之微，博采《素问》《灵枢》之旨，由脉及证，由证及方，将择术既疏而罹害不少，恶在其能探先圣之绪余而有康济之极功也！前人如仲景、叔和、东垣、丹溪诸家之说，或详于论脉，或详于论证，或载方而未备其用，或引术而未晰其宗，异同离合，传述之家，傅会益多，难以尽信。是编凡二百余卷，二百万言，逐病分门，因方命药，盖隐括古今医经之会要矣。夫政和为徽宗年号，徽宗自作《圣济经》，汇其书为《圣济总录》，而自序之者也。当是时，中原将失，戎马蹂躏，国家岌岌然日在忧危惴惧之中，自顾不暇，而其言犹念及斯民之沉痼、庸医之妄作，其意不可谓不善矣。抑徽宗极土木之侈，娱玩好之物，以致任用匪人，置理乱于弗问。若能推此医人济世之心，以治其国家，亦何至有倾覆奔亡之祸也哉！余不能不为是书深致惜也。是书重刊于金，再校于元，洎今数百年，篇残卷轶，得三子汇订而梓行之。其以公诸同好，救病扶危，厥功不尟[1]，而其意亦无憾于古圣人作之以急世用焉。是为序。

乾隆五十三年六月赐进士及第诰授光禄大夫
南书房供奉兵部左侍郎提督江苏学政沈初序

----

① 尟（xiǎn 险）："尟"之俗字，同"鲜"。《说文·是部》："尟，是少也。是、少，俱存也。从是、少，贾侍中说。"段玉裁注：《易·系辞》：'故君子之道鲜矣。'郑本作尟，云：'少也。'又'尟不及矣。'本亦作鲜。又《释诂》：'鲜，善也。'本或作尟。尟者，尟之俗。"

重校圣济总录序

　　学问之事，必以读书为根本。子路曰何必读书然后为学，夫子斥其佞。然则不读书而可以言学者，未之有也。若医盖其一矣。《礼记·曲礼》篇云：医不三世，不服其药。说者以为三世者，一曰《黄帝针灸》，二曰《神农本草》，三曰《素女脉诀》。若不习此三世之书，不得服食其药。医之贵读书也如是。予所见医学古书，若王氏肯堂所汇刻之《医统正脉》亦云备矣，然皆取零碎小部合而刻之，非会通众家而编成巨帙者。是以详于论病，未必兼及处方；详于品药，未必兼及切脉。又况针灸及祝由、符禁、按摩等科，多未旁及邪。此外若巢氏之《诸病源候论》，详病略方者也；孙氏之《千金方》，详方略病者也。求其融洽贯串，排比铺陈，使人一览而尽在目前，其惟《圣济总录》乎！汪子瑶圃，自少通敏，善读书，诗文并擅胜场。来从予游，艺业益精，旁及医事，遂以此名。于时购得是板，中多残阙，因偕其友程子懋哉，多方访觅，汇为全部。懋哉博学，性亦好古，雅称同志。遂相与捐赀，补刊行世，属予序其端。考是书为宋政和中所纂，凡二百卷，二百万言，所载方几二万，以病分门，每门之首冠以论，其尾附以统叙，洵病与方兼详而集医学之大成者也。系之以腧穴经络，参之以祝由、符禁、按摩诸法，旁通于服食修养导引以及内丹铅汞之术，靡所不该，靡所不贯，诚足与《医统正脉》并行而补巢氏、孙氏之不足矣。乃自政和以后，再刻于金大定，三刻于元大德，四五百年以来，旧板已漫灭，印本之流传者日少。世之习医者，目未窥此编，仅掇拾里俗短浅之书三四种，辄为人治疗，学医人费①，岂不犯《曲礼》之所诃与！瑶圃、懋哉，皆今之读书

---

　　① 学医人费：或作"学医费人"。语出宋·苏轼《墨宝堂记》："蜀之谚曰：'学书者纸费，学医者人费'……世之好功名者，以其未试之学而骤出之于政，其费人岂特医者之比乎？"

人，故于医理亦必以读书为要。他日者是编流播医林，拯危扶困，胥有赖焉。两君之利益于世者为甚溥，且使后人知学必以读书为贵，医虽方术，断难以白腹①从事。矧欲登著作之堂而可以空疏媕陋、束书不观、游谈无根者当之哉！即谓是刻为大有功于艺苑也可。

进士及第通议大夫光禄卿前史官练川王鸣盛西庄氏撰

---

① 白腹：胸无点墨。清·陈来泰《题刘彦清莎厅课经图》诗："白腹了不愧，青眼非所望。"

重校圣济总录序

《周官》列医师之职，复列众职于下。解者曰医之业难精，医之道宜慎，故专掌之，又分隶之。所以溥好生之德，使疵疠不作，保合太和，胥于是乎在也。自岐轩既远，习斯艺以鸣世者，言人人殊，方书流传，不可更仆数，若叔和之诀，巢氏之论，孙氏之翼，其最著已。外此或详方而略病，或详病而略方，有能融会贯通，明乎炊汤脉神之术，采拾众善，以成书者，盖未之见也。震泽汪君瑶圃，予旧友也，选广西上思州牧，将之官，道由章门，数年不见，晤对之下，实慰调饥，并出箧中所携《重校政和圣济总录》一册贻予。予受而阅之，义理之赅，门类之备，洵足为医学之指南。且政和去今七百有余岁矣，是书虽屡经刊校，而历年既久，藏弆者稀，后人莫能寓目焉。汪君购得版片，补其挂漏，订其谬讹，缺而未全者，复从藏书家借抄，授之剞劂，成为完本。其心与力之勤如此，又以见汪君于斯道之善，不啻三折肱也。夫泥古人之成法，不足以言医；昧古人之成法，尤不足以言医。由成法而神明变化，然后条分缕析，乃不越乎其宗。今考《总录》所载，逐病分门，据经立论。昔杜思敬辑《济生拔萃方》六卷，自为之序，曰医不专于药，而舍药无以全医；药不必于方，而舍方无以为药。书虽不及《总录》之赅备，其用成法以济世之意，则亦犹此也。汪君一麾出守，当广求民瘼，为时良吏，吾知推拯危扶困之心，以施诸政事，其必不至于人费也矣。

时乾隆五十四年七月既望兵部侍郎兼都察院右副都御史

巡抚江西等处地方兼理军务兼提督衔山阴何裕城序

圣济总录序

粤自神农、黄帝肇兴，而医学开其宗，自后雷公、岐伯、秦医和缓、扁鹊、华佗，以逮淳于意、张机之属，相望绍述[①]，直本五音六律之精，以合人五性七情之变，而医治之法，亦往往出人意表，实皆为医之圣者也。若夫医之为书，《天元玉册》《本草》《灵枢》《素问》诸经，则皆羲、农诸圣所作。伊尹著《汤液本草》，扁鹊著《难经》，张机著《伤寒论》，其间世远词奥，贯通者殊难其人。晋宋而下，亦代各有书，言人人异，伪讹相继。按症宜人，药无不妙，而要皆本于读书数万卷，阅历数千人，始可以为善世之术。倘挟书而拘泥鲜通，则不明天道，不习地利，不察人事，其与刻舟求剑、胶柱鼓瑟者，奚以异哉！是在乎善学者。

时乾隆岁次己酉孟秋中澣署理江西等处承宣布政使司
印务监法兼巡瑞袁临道治弟陈兰森序

---

① 绍述：承续前人所为。绍，连续，继承。

重校圣济总录叙

宋政和间诏纂《圣济总录》二百卷，集天下之名医，开古今之秘笈，大方草泽，广搜博采，最为赅备。其后重刊于金之大定、元之大德，迄今又五百余年，而流传浸少。明季秀州殷氏方叔作《医藏目》，考述见闻，所有卷帙列此，于声闻函中不详篇目，殆亦未之见也。余于方书有癖嗜焉，生平所阅，略得《医藏》之半，独以未见《总录》为憾。癸卯冬杪①，客游邗江，闻潭滨黄氏曾购善本，访之而黄已没，重锓未竟，散失几半，且多遗误，乃购得其板片以归。同里程君懋哉见而欣赏，季弟鸣凤怂恿藏事，思所以成全之者，遂共校雠。残失既修，舛错既正，鱼豕既辨，而尚缺二十七卷。再访求于江浙藏书之家，仅有数卷，竟无完本。后又从乌程郑虹桥、古歙鲍以文两君处，共补得二十四卷。其第百九十五卷符禁、百九十九卷及二百卷服饵、针灸中漫漶百有三行，卒不可得，盖已若神龙之不见其尾矣。其书首详运气之微，次备六淫之变，七方、十剂、三因并举，以及针灸符禁、神仙服饵，集十三科之大成，为医家之总持，敢不公之于世？爰志原委，以俟好古君子或有庋藏，所缺三卷，惠而示我，延津之合，更有厚望焉。

乾隆五十年岁次乙巳仲秋月震泽汪鸣珂书于莺湖之春雨楼

---

① 冬杪：又名季冬、暮冬等，为农历十二月的别称。《初学记》卷三引南朝梁元帝《纂要》："十二月季冬，亦曰暮冬、杪冬、余月、暮节、暮岁。"

附录2 《圣济总录》文瑞楼本序

文瑞楼重刊圣济总录缘起

我国医学，肇始轩岐，继而伊尹《汤液经》，又继而有《伤寒》《金匮》《中藏经》《甲乙经》。至唐·孙思邈始著《千金方》，王焘又类集唐以前诸方书，为《外台秘要》。徐灵胎称此书为博大精微，陈修园谓其论宗巢氏，方多秘传，为医门之类书尚已。考其书，卷分四十，计一千一百零四门，以为博则诚博矣，然非潜心有得，先熟于《伤寒》《金匮》《本草经疏》诸书，实未免有泛滥无所适从之处，则是书犹非善本也。宋政和间著《圣济总录》，书凡二百余卷，都二百万言，论简而赅，方博而要，大率就汉以下各方籍，掇其精华，弃其糟粕，以成此书。今读其原序，恍然于当时之作《总录》，原以急世用而救民疾，则是书已将颁诸天下，著为令典。所惜靖康祸起，简策播越无存。考《内阁藏书目录》云，《圣济总录》二十六册，不全，元大德间重校，莫详姓名。当时未尽通行于世，已为金元所有，故虽再刊于金大定，三刊于元大德，而以山川遥隔，世界未通，卒末由藏诸御内，以垂医鉴，又何怪其湮没难稽也。洎乎明清二代，是书尤益散失。按之杨士奇、张萱所录本，及清·程林之购求残帙，仅得三本，后再补苴缺漏，尚阙一百七十三卷至一百七十七卷。以煌煌《四库全书》，网罗天下载籍，犹未免缺而不全之憾，彼医学名大家，究何从得完全之书而参互考证耶？乃知方书所引用之《圣济》方，不过如凤毛麟爪、吉光片羽之遗耳。欲得是书而博览之，亦戛戛乎綦难哉！文瑞楼主人，以是书为我国国粹学，不惜重赀，觅之数年，始得元大德四年集贤学士焦养直所刻本，将付石印，以飨于各医界，问序于余。余惟我国医学，虽非由科学而来，而经验之宏，药品之多，为五洲冠。是书包罗富有，于治病各科有条不紊，医学家得此书而习之，不难穷源竟委，为源源本本之学，则表章是书者，其有功于医门不少矣。余研岐黄家言不下数千卷，是《总录》仍目所未睹。以散佚之书，犹得因文瑞楼之保存国粹，以广其传，盖医门之幸事，而非可以类书目之也。爰序其缘起如此。

中华民国八年闽同山吴锡璜序于春申江上

附录3 《圣济总录》日本抄本序（邓邦述）

　　此足本也，吾国所刊行者，曾不及半。往岁吾友冯敏卿，乞余在都门觅一本，即吾国本，敏卿审其不足，嗣余遍访之书肆，乃知日本尚有足抄本。盖皆病其卷帙太繁，不能覆刊。此则日本所抄，兼用朱笔校过，致为罕觏，惜余不知医，又无力为之刊布，仅为吾国留一足本。世有精岐黄之术者，待其探索可也。

壬子津门正闇写记

校注后记

《圣济总录》，又名《政和圣济总录》，200卷。宋徽宗赵佶敕撰。成书于北宋政和至宣和年间（1111~1125）。该书是宋徽宗赵佶诏集海内名医效方，并出御府所藏撰成，为宋代继《太平圣惠方》后的又一部大型官修方书。

一、作者及成书

从整个中医学发展历程来看，宋代医学无论是医学教育、医药理论还是临床各科，都有突出的进展。北宋皇帝对医学的重视是史无前例的，他们积极倡行和参与医药活动，开展医学教育，组织编纂、整理医书。受此影响，"不为良相，当为良医"之风时行，"儒医"的出现，成为宋代医学的特色。宋代官方组织编修的方书，卷帙浩瀚，搜罗赅博，内容宏富，影响深远。北宋最有影响的官修方书，有北宋初年（992）宋太宗赵光义诏令王怀隐等人编纂的《太平圣惠方》100卷，以及北宋末年即政和至宣和年间宋徽宗敕令编写的《圣济总录》。《圣济总录》的内容远远超过了《太平圣惠方》。在宋朝皇帝中，徽宗赵佶的医术为人称道，清人陆心源曾评曰："徽宗……于岐黄家言，实能深造自得。其敕定之《证类本草》《圣济总录》，至今亦奉为圭臬。苟使身为医士，与同时诸人较长絜短，岂在朱肱、许叔微下乎？"在《圣济总录》之前，赵佶曾于政和八年（1118）撰《圣济经》10卷，阐明医理，发微脏腑经络、五运六气、病机治法、药性理论等，在宋以前医学理论尚不成熟的情况下，此书实是难能可贵。徽宗还于政和六年（1116）敕令医官曹孝忠等重修唐慎微《经史证类备急本草》，名为《政和新修经史证类备用本草》。

《圣济总录》成书后，镂成而未及印行，即罹靖康之难，书板随内府图籍被掳劫至金。金大定年间（1161~1189）和元大德四年（1300）曾用原板2次刊印。由于北宋未及印行，以及南宋与金对峙隔绝，使南宋时人未能得见此本，故《圣济总录》于《宋史》无载，晁公武《郡斋读书志》、陈振孙《直斋书录解题》等南宋书目题跋俱不见录。早期的著录中只有徽宗先此而撰的《圣济经》10卷。

日·丹波元简《医賸》曰："政和《圣济总录》200卷，《宋史·艺文志》《艺文略》《玉海》、晁、陈二氏，并不载其目，南宋诸方书未见引据者。盖此书之成，在于徽宗之季年，《圣济经》《和剂局方》之后。洪景卢《容斋随笔》云：宣和殿大清楼龙图阁所储书籍，靖康荡析之余，尽归于燕。考之《宋史》则云：靖康二年，少帝在宣城，金人尽索国子监书板，三馆秘阁四部书，大尝礼物，大成乐舞，明堂大内图，以至乘舆服御珍玩之物，辇致军前。意者如此书，镂版才成，未及颁布，亦在其中，尔后南北殊界，彼此不通，故南宋之士不得观之，遂至有并其目而无知者。及金世宗大定中（按当南宋孝宗时），取所俘于汴都，重刊颁行，因传于今矣。"此论大体确当。

二、版本分析

（一）版本源流系统

《圣济总录》北宋未有印本，金大定年间（1161~1189）和元大德四年（1300）曾用政和版两次挖版刊印。其后，日本文化十一年甲戌（1814）有聚珍本刊行。目前，金刻本已不存，元大德刻本也仅国家图书馆、中国中医科学院图书馆、中国医科大学（沈阳市）图书馆、日本宫内厅书陵部等尚存残卷，日本聚珍本存有完帙。此外，还有明抄本和清乾隆五十四年己酉（1789）刻本、日本抄本等多种版本，以及清康熙年间程林的《圣济总录纂要》。

《圣济总录》版本，分为三个系统：第一，宋本系统，包括：①元大德本：元大德四年庚子（1300）江浙等处行中书省刻本，现仅存残卷；②日本文化十一年甲戌（1814）聚珍本，内容完整；

③日本抄本；④文瑞楼本：1919年上海文瑞楼据日本聚珍本刊行的石印本，200卷，足本。第二，明抄本：具体抄年不详。第三，乾隆本：乾隆五十四年己酉（1789）汪鸣珂补刻本。

不同版本系统之间的差异比较分析如下：

1. 宋本系统

（1）元大德四年庚子（1300）江浙等处行中书省刻本（简称"元刻本"）

版式特征：白口，四周双边，每半页8行，每行17字，版心刻书名、卷数、页数，书口按大小字标字数，版心下方有刻工姓名，没有鱼尾。"高七寸五分强，幅六寸二分强"（《经籍访古志补遗》）。刻工精美，字大行疏。残本。中国国家图书馆、中国中医科学院图书馆、中国医科大学图书馆藏部分残卷，日本宫内厅书陵部藏部分残卷。

元·焦养直《大德重校圣济总录序》曰："惜其始成于政和，重刊于大定，既绵历百年之久，不能无三豕之讹……乃诏江浙行省，刊于有司，布之天下。其或谬戾，虽加厘正，复降德音。"

（2）日本文化十一年甲戌（1814）聚珍本

版式特征：四周单边，每半页10行，每行21字，版心刻书名、卷数、页数，没有鱼尾。每半页框高22.5cm，宽16cm。校刻精良，卷帙完整，讹误较少。200卷，足本。此本与元刻本最为接近，是众多版本之佼佼者。

《聚珍版圣济总录序》记录了该书传入日本后校刻的过程："我邦天文丁未之岁，吉田宗桂意安从僧策彦入明，留居四年，其归也，赍《大德重校圣济总录》二百卷来。其家世世珍藏，不啻拱璧也。是西土所佚而存于我东方，如有神物呵护，可谓医门一大幸矣。良因谓印本之全者，止此一部，倘罹祝融阳侯之厄，则将如之何？癸酉春，与山本锡侯、丹波绍翁谋，借之于吉田氏十世孙子颖，以为原本，以丹波氏家藏本及古写本校雠，活字刷印于医学，凡二百部，庶几古医方藉以不至埋没焉。斯举也，医官暨其子弟肄业于医学者若干人，分掌其役，不假手工人而竣其事。"

日本涩江全善、森立之《经籍访古志补遗·医部》:"此本吉田宗桂入明时所赍归,其家谱称天文八年与遣明使僧策彦同往留学五年,治验甚多。至十六年再径,适世宗有疾,宗桂措剂,不日亟愈,帝喜,赏以书画珍玩,此其一也。子孙能守不失。"

据以上二文可知,日本吉田宗桂二次入明,于日本天文十六年(1547),因治愈明世宗之病,受帝赏赐,得《大德重校圣济总录》200卷而赍归,世代相传。杉本良等于日本文化十一年(1814),以此元大德刻本为基础,并参考另一种丹波氏家藏元大德本及古写本,由医官子弟捐资,在日本江户医学馆以活字本形式重新校定刊行,称"聚珍本"。

(3)日本抄本

① 台湾中央研究院历史语言研究所藏。抄写年代未详,书中多引《圣济总录纂要》作注,可知其抄写时间当在《纂要》成书之后。

版式特征:没有栏框、版心、行线、鱼尾等。每半页10行,每行22字。200卷。常有小字旁注,内容较完整,与日本聚珍本相近,但亦有错讹脱漏情况,为孤善之本。有邓邦述题记、"清真堂主"印鉴。

② 天津市图书馆藏日本仿元抄本200卷。

版式特征:没有栏框、版心、行线、鱼尾等。每半页8行,每行17字,行格字数与元刻本相同。100册20函,框高28cm,宽19cm。

(4)文瑞楼本

版式特征:花口,四周双边,文武栏,单黑鱼尾,鱼尾上方题书名,版心题卷数、页数。每半页15行,每行30字。200卷,足本。与日本聚珍本接近。

2. 明抄本

具体抄年不详。版式特征:花口,四周双边,文武栏,单黑鱼尾,鱼尾上方题书名,蓝格抄本。有多处脱漏和增补。如脱卷37、38、39–43、44,卷173–177为后世补入的内容。内容与宋本系统有较大差异,病症叙述、药物剂量、炮制方法、煎服法等多有不同。

3. 乾隆本

乾隆五十四年己酉秋(1789)汪鸣珂燕远堂补刻本。乾隆年间，国内已无《圣济总录》完整传本，汪氏多处购求，三板共凑，仅得197卷，尚缺195卷、199卷、200卷。汪本多处有残缺，有后人补入的内容，其中儿科卷与宋本差别甚大，卷173~177系后世补入的内容，卷145残缺严重，且有后世补入的内容，又缺195卷、199卷、200卷。

版式特征：白口，左右双边，单鱼尾，版心上题书名、卷数，下刻"燕远堂"。每半页9行，每行19字。

（二）《圣济总录》现存版本馆藏情况调查分析

《圣济总录》元刻本残卷现存于国家图书馆、中国中医科学院图书馆、中国医科大学图书馆、台湾国立中央图书馆及日本宫内厅书陵部，据犬卷太一称在日本杏雨书屋藏有33卷，若包括杏雨书屋的藏书则为112卷，除去重复者共91卷[①]；郑金生认为共115卷，除去重复者共93卷[②]。日本聚珍本现藏于日本国立国会图书馆、北京大学图书馆、湖州市中医院图书馆等处。台湾中央研究院历史语言研究所藏日本抄本200卷，天津市图书馆藏日本仿元抄本200卷。山东省图书馆藏明代蓝格抄本，国家图书馆亦藏明抄本，乾隆本、文瑞楼本国内多家馆藏（表1）。

（三）《圣济总录》历代著录情况考

《圣济总录》在国内散佚情况严重，但在日本尚有全本流传。今简要梳理历代书目题跋之著录，对该书在国内外不同时期的存佚流传情况予以考察。

1. 元大德本之著录情况

元·焦养直《大德重校圣济总录序》曰："惜其始成于政和，重刊于大定，既绵历百年之久，不能无三豕之讹……乃诏江浙行省，刊于有司，布之天下。其或谬戾，虽加厘正，复降德音……

---

① 犬卷太一.《圣济总录》文献研究——《圣济总录》版本及引用文献研究[D].北京：北京中医药大学学位论文，2010：36.

② 郑金生，《圣济总录》校后记[M]// 赵佶敕编，郑金生、汪惟刚、犬卷太一校点. 域外汉籍珍本文库·圣济总录[M].北京：人民卫生出版社，2013：2347-2349.

表 1 《圣济总录》现存版本馆藏简表

刊刻时间	刊刻者及刊刻地	版本形制	馆藏或收藏人	所存卷数
北宋刊元大德本——元大德四年庚子（1300）	江浙等处行中书省刻本	木刻本	栖芬楼藏本 中国中医科学院图书馆（共2卷）	183、184
			中国国家图书馆（共28卷）	2（下）、3、4、12（1页）、23、35、36、44、54、55、56、65、66、71、[79]、93、[96]、128（补抄元刻本）、129（补抄元刻本）、130、138（补抄元刻本）、150、156、169、173、174、175、183
			中国医科大学（沈阳市）图书馆（共10卷）	1下、2中、17、19、20、61、[62]、[83]、[84]、99
			日本宫内厅书陵部（共35卷）	62—98（卷86—95缺）、[62]、63、64、65、66、67、68、69、70、71、72、73、74、75、76、77、78、[79]、80、81、82、[83]、[84]、85、87、88、89、90、91、92、93、94、[96]、97、98
				1（下）、2（中、下）、3、4、12（1页）、17、19、20、23、35、36、44、50、52、53、54、55、56、61、62、63、64、65、66、67、68、69、70、71、72、73、74、75、76、77、78、79、80、81、82、83、84、85、87、88、89、90、91、92、93、94、96、97、98、99、128、129、130、131、138、150、156、169、173、174、175、183、184、191、194

总计 共70卷（除去重复者）

说明：将台湾国立中央图书馆6卷藏本（50、52、53、131、191、194）计算在内。未将大卷太一所称杏雨书屋藏本计算在内。

刊刻时间	刊刻者及刊刻地	版本形制	馆藏或收藏人	所存卷数
明		抄本	中国国家图书馆	3上、4、63、64、167、168、191、196
			山东省图书馆等	多处脱漏
日本文化十一年甲戌（1814）	日本江户医学馆	聚珍本即活字本	日本国立国会图书馆、北京大学图书馆、浙江省湖州市中医院	日本藏本及湖州中医院藏本全。200卷。北京大学图书馆藏二部。其中一部全，另一部为抄配
日本抄本		抄本。孤善本。与聚珍本近	台湾中央研究院历史语言研究所	200卷。间有残缺，有邓邦述跋
仿元抄本		抄本	天津市图书馆	200卷
清乾隆己酉（1789）	汪鸣珂燕远堂	木刻本	山东省图书馆、中国国家图书馆等	阙，缺195、199、200卷。其他多处残缺并造伪
中华民国（1919）	文瑞楼吴锡黄校	石印本	多家馆藏	200卷，足本

（左侧分栏：明、日本）

大德四年二月一日，集贤学士嘉议大夫典瑞少监臣焦养直谨序。"
从序中可知，此为元大德四年庚子（1300）江浙等处行中书省刻本。陆心源《皕宋楼藏书志》及王国维《两浙古刊本考》曰："《大德重校圣济总录》二百卷……江浙等处行中书省大德三年九月内钦奉圣旨刊造《大德重校圣济总录》，至大德四年二月内毕工。"范行准《栖芬室架书目录》记所藏元大德刻本："北宋内府刊，元印本。按：此本字大如钱，惜版刻才竣，汴都为金人所破，书版尽被掳去。不久元人又攻破北都，至大德中印刷此书时，将每卷第一行书名上挖去几个什么字，而镵入'大德重校圣济总录卷第'十字，遂以为元大德重刊本。"说明上述元大德本是在宋板的基础上挖版刊印的。此后，国内外各种版本均是在此本基础上流传下来的。

日本《经籍访古志补遗·医部》："《大德重校圣济总录》二百卷，目录一卷。元大德四年刊本。吉田氏称意馆藏。首载大德重校焦养直序、次政和序，篇末有大德二年七月开读雕造，申甫等三人官衔，及四年二月内毕工，在局提调官梁曾等五人官衔。每半版八行，行十七字，高七寸五分强，幅六寸二分强，板心记字数及刻手姓名。按：此本吉田宗桂入明时所赍归，其家谱称天文八年与遣明使僧策彦同往，留学五年，治验甚多。至十六年再往，适世宗有疾，宗桂措剂，不日亟愈，帝喜，赏以书画珍玩，此其一也。子孙能守不失。"

从《访古志》可知，日本存有元大德四年刊本，藏于吉田氏称意馆。此本原由日人吉田宗桂入明时赍归。吉田宗桂于日本天文十六年丁未，即明嘉靖（世宗）二十六年（1547），因治嘉靖帝病有效验，嘉靖帝赏以元大德本的《圣济总录》200卷，是为日本吉田氏所藏大德本之由来。清·江标《宋元本行格表》："元大德本《大德重校圣济总录》二百卷，《目录》一卷。行十七字，版心记字数及刊工姓氏。——《访古志》"其所言元大德本实即吉田氏家藏本。

由嘉靖帝赏给吉田宗桂元大德本可知，至少明嘉靖时，国内尚存有元大德200卷足本。

日本杉本良《聚珍版圣济总录序》曰："我邦天文丁未之岁，吉田宗桂意安从僧策彦入明，留居四年，其归也，赍《大德重校圣济总录》二百卷来，其家世世珍藏，不啻拱璧也。是西土所佚而存于我东方，如有神物呵护，可谓医门一大幸矣。良因谓印本之全者，止此一部，倘罹祝融阳侯之厄，则将如之何。癸酉春，与山本锡侯、丹波绍翁谋，借之于吉田氏十世孙子颖，以为原本，以丹波氏家藏本及古写本校雠，活字刷印于医学，凡二百部，庶几古医方藉以不至埋没焉。"

序中所称丹波绍翁即丹波元胤，或称多纪元胤，绍翁乃其字，为丹波元简之长子。其所言"丹波氏家藏本及古写本"，说明丹波氏有两种《圣济总录》版本，家藏本与古写本并提，说明家藏本不是抄本，可能是刻本。又丹波元简《医滕》曰："今吉医官及予家所藏大德重校本，亦大版大字，然无'耶律楚材'字。原文书法端雅，盖为宋板之旧，但每卷首页'大德重校圣济总录卷第某'数字，书刻并劣，系于元人改刊无疑矣。"从丹波元简所叙述的吉田氏所藏与其家藏之板式特征，可推知吉田氏家藏本与丹波氏家藏本皆为元刻本无疑，与上"丹波氏家藏本"之说相吻合。《经籍访古志补遗·医部》："聿修堂亦藏零本。"聿修堂即丹波氏堂号，其"零本"即前所说的"丹波氏家藏本及古写本"。由上二序可见，日本至少有两种元刻本及一种古写本。吉田氏所藏元刻本为足本，而丹波氏所藏为残本，虽为残本，亦颇珍贵。

明·杨士奇《文渊阁书目》曰："《圣济总录》一部，一百二十册，阙。《圣济总录》一部，九十五册，阙欠四十二卷。"说明此时作为御内藏书的文渊阁已无《圣济总录》之完本。按：《文渊阁书目》成书于1441年，而明世宗赠书时间为1547年，晚于《文渊阁书目》，为什么早在《文渊阁书目》时此书不全，而在一百年后世宗却能将此书赠与日本人，此时尚存《圣济》200卷？

又，明·孙能传在《文渊阁书目》基础上编修的《内阁藏书目录》（或称《内阁书目》，1605年编）亦载不全本："《圣济总录》二十六册，不全。元大德间重校，莫详姓氏。"王国维跋《明内阁藏书目录》曰："竹垞《跋文渊阁书目》谓：'以此目校之，十不一存。'余以两目比较一过，知正统藏书，至万历时尚存十分之五。且此时内阁藏书，固不尽于此目，如释、道二氏并地理书，当时共占十厨，不应此目中仅存《山海经》《水经》及《营造法式》三种。盖另行庋阁，未及编入书目耳。小学类书、术数、方技诸书亦然。又此目载《水经》，仅存一册，而今目大库所出者，乃有四册，足征此目之未备矣。"说明从《文渊阁书目》到《内阁藏书目录》，即明正统至万历间，文渊阁藏书尚存十分之五，又因当时内阁藏书除文渊阁外，亦另行庋阁，或书目所记不全，故《内阁藏书目录》并不能完全反映当时内府藏书情况。

笔者又将《圣济总录》元刻本、日本聚珍本与明代《永乐大典》中的相关内容比较后发现，《大典》中的内容基本与元刻本或日本聚珍本相同，而《大典》中所辑儿科内容颇多，说明此时大德本《圣济总录》尚存，且儿科卷无缺失。

清·钱谦益《绛云楼书目》曰："《圣济总录》，《铁围山丛谈》中言政和间编，诏天下凡药之治病彰彰有声者，悉索其方书上之。此录盖汇聚诸方而成书也。"

清·季振宜《季沧苇藏书目·宋元杂板书》载"《圣济总录》一百卷。"按：季氏所见元本仅有一百卷。季氏之书，多出于常熟钱氏之藏。

清·黄虞稷《千顷堂书目》："《圣济总录》二百卷。（元）"此书目主要记载明以前的书籍，黄氏为明末清初人（生于明崇祯二年，卒于清康熙三十年，1629—1691）。黄氏《千顷堂书目》是在其父《千顷堂藏书目录》的基础上编撰，而此书为《明史·艺文志稿》之基础，故元大德本可能在明季尚流传。但黄氏没有详记版式、内容等情况，亦有可能未见此本，而由他处转载。

据《圣济总录纂要·凡例》记载，程林曾见过《圣济总录》元大德本，曰："余昔从先叔祖敬通夫子翻阅刻本。"又在凡例中曰："大德重校《圣济总录》，元朝奉诏颁行者，大板大字，每卷首篇署'元耶律楚材'五字。"其版式与丹波氏所述略同，但有"元耶律楚材"5字。考耶律楚材为蒙古时人，早在元大德前卒，其"元耶律楚材"5字乃是后人妄加。丹波元简曰："今考楚材以元太宗十五年卒，在大德二年前五十二年，则何由得有此五字，知程氏所见本，妄人所加，非刻本之旧也。"但程敬通所藏当是元刻无疑。程敬通为明末清初人，故《圣济总录》元刻足本应于明末清初时尚存。

清·倪燦撰、卢文弨订正《补辽金元史艺文志》："《圣济总录》二百卷。"

《湣喜斋藏书记》："元《大德重校圣济总录》残本六卷。一函八册。宋政和中奉敕撰。原本二百卷，重刻于金大定，再刻于元大德，此即大德本也。日本活字本即从大德本出。前有大德四年焦养直序，谓江浙行省奉诏校刊。《四库》著录乃程林《纂要》二十六卷，非全书也。此本仅存六卷（五十、五十二、五十三、一百三十一、一百九十一、一百九十四）。每半叶八行，行十七字，疏行大字。怡府藏书。附藏印：安乐堂藏书记。"

《中国医籍通考》："北宋刊元大德印《圣济总录》，藏北京范氏栖芬室，洵海内之珍本也。此书《文渊阁书目》《内阁藏书目》俱有阙佚。"

综合上述文献著录，《圣济总录》元刻本流传情况如下：

（1）国内流传情况

由《经籍访古志补遗·医部》《聚珍版圣济总录序》等可知，明代嘉靖（世宗）二十六年（1547），即日本天文十六年丁未，嘉靖帝尚赐元刻本予吉田宗桂，说明至少在明嘉靖时，国内尚存元刻足本，而在此前明修《永乐大典》时（1408）200卷尚存（儿科卷无缺佚）。又，程林称从叔祖程敬通处翻阅刻本，结合其所叙版式特征，可推断是元大德本，后经书贾作伪，于原板上复加"元耶律楚材"字。明末清初黄虞稷《千顷堂书目》亦记载大德本200卷，《皕宋楼藏书志》及王国维《两浙古刊本考》都记有大德本200卷，说明国内大德本200卷在明嘉靖以后至清初（或至康熙年间）的一段时间内尚有流传。除此之外，多为不全本。

但《文渊阁书目》《内阁藏书目》俱未载全本，是否说明嘉靖以前无全本呢？笔者分析可能有以下几种情况：第一，与明成祖朱棣迁都移书有关。朱棣于永乐十八年（1420）将京都由南京迁往北京，而在永乐十九年始迁书，"诏修撰陈循取文渊阁书一部至百部，各择其一得百柜运至北京"（《明史·艺文志》），即取部分书移至北京，运抵北京之书并未即刻移入文渊阁，而是"初贮在左顺门北廊，至正统六年而移入文渊阁中"。由此可见，移入北京文渊阁之书，并非全部内府藏书，同时，书在未移至文渊阁之前可能有散失。《永乐大典》编修完成时间是在永乐六年（1408），即迁都之前，此时未有迁书之举，故有《圣济》之足本。第二，杨士奇所记不全或不详。《四库全书总目》言"士奇等承诏编录，不能考订撰次，敕为成书，而徒草率以塞责"。第三，按王国维跋《内阁藏书目》所藏不全之原因，或可为《文渊阁书目》著录不全之参考，即书另有庋藏，或书目所记不全。总之，虽然《文渊阁书目》《内阁藏书目》所载不全，但并不能完全说明此时《圣济总录》有阙失而无足本。

（2）日本流传情况

从《经籍访古志补遗·医部》《聚珍版圣济总录序》及丹波元简《医滕》可知，日本有二部元大德刻本，一种是吉田氏入明时嘉靖帝所赐，一种为丹波氏家藏本。前者为足本，后者可能为残本。

2. 日本藏本之著录情况

（1）日本聚珍本

日本文化十一年甲戌（1814）江户医学馆之聚珍本（活字本），据大德本校印而成。

《经籍访古志补遗·医部》："《大德重校圣济总录》二百卷，目录一卷。元大德四年刊本。吉田氏称意馆藏……按：此本吉田宗桂入明时所赍归……文政癸酉，医官子弟捐资活字印行。"说明活字本刊刻的时间、刊刻者及刻本种类。日本杉本良《聚珍版圣济总录序》："癸酉春，与山本锡侯、丹波绍翁谋，借之于吉田氏十世孙子颖，以为原本，以丹波氏家藏本及古写本校雠，活字刷印于医学，凡二百部。"可知日本刻活字本时，参考了二部元大德本，即吉田氏称意馆藏本及丹波氏家藏本。同时，也参考了一种古写本。从其所据底本来看，活字本之版本价值是比较高的。而其刊刻过程不用工人，皆"医官暨其子弟肄业于医学者若干人，分掌其役"，说明刻工及校勘质量应属上乘。

国内书目对此本著录颇多。《皕宋楼藏书志》："《大德重校圣济总录》二百卷（东洋活字本）。宋政和中奉敕撰。御制序，焦养直序（大德四年），脱因纳序，刊版衔名。"丁丙《善本书室藏书志》："《大德重校圣济总录》二百卷，目录一卷（日本刊本）……此为日本文化十一年东都医学提举司杉本良仲温序刊，完全不阙，淘医林大观矣。"民国孙殿起《贩书偶记》："《圣济总录》二百卷，宋政和中奉敕撰。日本文化间刊本，活字本。即嘉庆间刊。"

此本有日本文化十一年东都侍医兼医学提举司杉本良仲温序，日本丹波元胤、游佐审等提调、校勘等官衔、人名，现藏日本国立国会图书馆。北京大学图书馆亦藏有两种，其中一种为抄配本。浙江省湖州市中医院藏有全本。

（2）日本抄本

邓邦述《群碧楼书目初编》："《大德重校圣济总录》二百卷。日本抄足本。"其《群碧楼善本书录》又曰："《大德重校圣济总录》二百卷。一百二十八册。宋徽宗御撰，日本抄本。前有宋徽宗御制序，又有大德四年焦养直序。有清真堂主一印。此足本也。吾国所刊行者，曾不及半。往岁吾友冯敏卿善医，乞余求此本于都门，然卒得我国所刊者。敏卿审其非足本，因知惟日本尚有流传抄本，盖皆病其卷帙浩繁，不能覆刊。后得此本，确为日本所抄，兼用朱笔勘过，至为罕觏。惜余不知医，又无力为之刊布，仅为吾国留一足本，世有习岐黄者，待其探索可也。壬子七月津门正闇。"据其著录可知，日本有二百卷之抄本，且有清真堂主印，此本曾流传国内，即为邓邦述所藏，津门即天津。今台湾历史语言研究所所藏日本抄本 200 卷，有邓邦述跋、清真堂主印，实即邓邦述《群碧楼书目初编》所言日抄足本 200 卷。邓邦述于 1927 年因经济原因将部分私人藏书转卖于中央研究院历史语言研究所，今台湾所藏日本抄本200卷有邓邦述题记者，应为邓氏曾转卖之本。

故宫所藏《观海堂书目》曰："《圣济总录》二百卷，宋政和中奉敕撰，日本钞本，有大德四年焦养直序，一百一十册。"观海堂为杨守敬藏书楼，其所藏书多为日本购得，故此日抄200卷可能是杨守敬从日本购归。

《经籍访古志补遗·医部》："存诚药室尝获皇国二百年前抄本，一遵元板样式，或曰是翠竹先生真迹。虽未知果然否，全部二百卷，大抵一手浑成，正见古人勤苦，非后辈所企及。仍附记之。"存诚药室是多纪元坚即丹波元坚的室号，故此本为丹波元坚之家抄本，前文提到的丹波家古写本，即此抄本。所谓200年前，以丹波元坚的生卒年来看（1786—1857）当是1500~1600年之间，或是明代的抄本，其"一遵元板样式"，可能是仿元抄本。

综上所述，从国内外各种著录看，日本原有200卷抄本，有邓邦述所言本（朱笔校勘本，有清真堂主印）、杨守敬购归本，以及丹波氏家藏本（仿元抄本）。我国在清末至民国年间尚有日抄足本。现藏台湾中央研究院历史语言研究所日本抄本200卷，实为邓邦述《群碧楼书目初编》《群碧楼善本书录》中所言200卷足本。又天津图书馆馆藏的"日本影元抄本"200卷足本，有红笔勘记，全书并非一人抄就，无印记证明为何人所抄或所藏。

3. 国内抄本之著录情况

《皕宋楼藏书志》载陈仲鱼旧藏之明抄本："《大德重校圣济总录》二百卷，旧抄本，陈仲鱼旧藏。宋政和中奉敕撰……此题元抄本，尚是明人旧抄，为陈仲鱼孝廉旧藏，有陈仲鱼小像图记。'得此书费辛苦后之人其监我'白文长方印。"

《故宫善本书目》："《大德重校圣济总录》二百卷，六十册，宋申甫等撰，明抄本。"

王重民《中国善本书提要》："《大德重校圣济总录》，残，存九卷，七册（北图）。明抄本。九行，十八字（22.1cm×14.1cm），宋徽宗敕撰。按……此本存卷二至四、六十三至六十四、一百六十七至一百六十八、一百九十一、一百九十六。”现国家图书馆馆藏明抄残本，著录：《大德重校圣济总录》（22.1cm×14.1cm），残，存九卷，七册，明抄本，九行，十八字。与王重民所言版存情况相合。

清·钱曾《述古堂藏书目附宋版书目》述1卷抄本：“《圣济总录·神仙服饵门》一卷。抄。”

《圣济总录纂要·凡例》：“明朝武林高相国家抄本，用绵纸朱格，缮写精工，亦依内府式大板大字。”从凡例中得知，程林曾见过一种明代杭州高相国家抄本，为绵纸朱格，抄写精工。

笔者从山东省图书馆见到明代一种蓝格抄本，有“环山楼藏书印”，每半页10行，每行24字，白口，四周双边，版心印有“重校圣济总录”，有缺卷，行文与原文有差异，儿科卷部分与原文差异较大。

从各家著录及考察可知，明代有几种抄本：陈仲鱼旧藏本，明朝武林（杭州）高相国家绵纸朱格抄本。现所见抄本有山东省图书馆馆藏明代蓝格抄本，天津市图书馆馆藏明抄残本（残存5卷），国家图书馆馆藏明抄残本。同时，国家图书馆所藏的元刻本中有元抄配补本。

4. 乾隆本之著录情况

乾隆五十四年己酉（1789）震泽汪鸣珂之补刻本。汪氏序曰："明季秀州殷氏方叔作《医藏目》，考述见闻，所有卷帙列此，于'声闻函'中不详篇目，殆亦未之见也……闻潭滨黄氏……重锓未竟，散失几半，且多遗误，乃购得其板片以归……尚缺二十七卷。再访求于江浙藏书之家，仅有数卷，竟无完本。后又从乌程郑虹桥、古歙鲍以文两君处共补得二十四卷，其第百九十五卷符禁、百九十九卷及二百卷服饵、针灸中漫漶百有三行，卒不可得。"从其序可知，汪本乃三板共凑：曾从潭滨黄氏购得善本残片，又从乌程郑虹桥、古歙鲍以文两君处共补得24卷。虽三板共凑，但尚缺一百九十五卷、一百九十九卷及二百卷，同时针灸中一百有三行漫漶不清。故汪本非全本。此后诸家书目著录中亦提及此。从其内容分析，此板拼凑移改至为严重，而儿科卷部分乃后人所补

（详见下文"《圣济总录》乾隆本之版本状况分析"）。

清·徐树兰《古越藏书楼书目》："《圣济总录》一百九十七卷，宋政和中奉敕撰，乾隆五十年汪鸣珂燕远堂本。原二百卷，缺三卷。"

清·耿文光《万卷精华楼藏书记》："《圣济总录》二百卷。宋政和间诏修。燕远堂本，乾隆五十年汪鸣珂、鸣凤、程郿同校刊。原缺三卷……宋本无存，再刻于金大定，三刻于元大德，其板亦佚。汪氏博求是书，闭户数载，汇加考订，镂成行世。《四库》所录之本仅二十六卷，此刻增多七八倍，真可宝也。"

清·邵懿辰《增订四库简明目录标注》："乾隆五十年汪氏重校刊足本，二百卷内缺十卷。"

民国·孙殿起《贩书偶记》："《圣济总录》二百卷……乾隆五十四年震泽汪氏刊本。不足。"

王重民《中国善本书提要》："《大德重校圣济总录》……乾隆五十年汪氏燕远堂刊本，有'重校'二字，盖亦从大德本出也。汪本尚阙卷第百九十五、百九十九及二百三卷。"

5. 文瑞楼本之著录情况

《文瑞楼重刊圣济总录缘起》："考《内阁藏书目录》云，《圣济总录》二十六册，不全，元大德间重校，莫详姓名。当时未尽通行于世，已为金元所有，故虽再刊于金大定，三刊于元大德，而以山川遥隔，世界未通，卒末由藏诸御内，以垂医鉴，又何怪其湮没难稽也。洎乎明清二代，是书尤益散失。按之杨士奇、张萱所录本，及清·程林之购求残帙，仅得三本，后再补葺缺漏，尚阙一百七十三卷至一百七十七卷。以煌煌《四库全书》，网罗天下载籍，犹未免缺而不全之憾……文瑞楼主人，以是书为我国国粹学，不惜重赀，觅之数年，始得元大德四年集贤学士焦养直所刻本，将付石印，以飨于各医界。"此本实为在日本聚珍本基础上刊印的本子。

6. 朝鲜抄本之著录情况

马继兴《中医文献学》著录有"朝鲜抄本"，但未见详述，不知所出。

综上所述，《圣济总录》不见于宋史及南宋著录中，金刻无存，现存最早的版本是元大德本。从国内外的著录看，明嘉靖时国内尚有《圣济总录》元刻足本，后至清康熙年间，元刻本尚有流传，但《文渊阁书目》《内阁藏书目》《医藏书目》反映元大德本在明代流传不广。明清以后流传的本子，其儿科部分已非原貌，说明元刻本在明清时期，儿科部分散逸严重。日本之元刻足本为明嘉靖时御内流传过去的，丹波氏尚有家藏本，但不全。明代未见《圣济总录》刻本的著录，但有多种明抄本。日本尚有200卷抄本及仿元抄本。清乾隆本为不全本，共197卷，有多处改窜，儿科部分为后人所加。清·程林之《圣济总录纂要》为节录本，在国内流传较广，曾收入《四库全书》。

（四）《圣济总录》乾隆本之版本状况分析

《圣济总录》乾隆本为清代汪鸣珂乾隆五十四年重刊本。此本残漏补缺的情况严重：①原书200卷，此本只有197卷，缺3卷。②移删挖改的情况较严重，如"疮肿门""伤折门""杂疗门"等，尤以"小儿门"为甚。③由于汪氏刻书时，儿科部分已散佚，故儿科部分有后世补入的内容。其补入的内容几与《圣济总录纂要》同，证明与《纂要》同一来源，即所谓"项视菴本"。从版本的角度言，乾隆本并非一个完好的本子，造成这种状况的原因，是《圣济总录》版本在国内流传不佳所致。具体情况如下：

1. 版本特征及版本来源

笔者所见，汪氏乾隆本（现藏山东省图书馆）为聊城海源阁藏本，共72册，版面大小19.8cm×14.9cm，牌记记有"乾隆丁未年重校政和圣济总录平川燕远堂藏板"3行题记。版式白口，左右双边，单鱼尾，版心上题书名、卷数，下刻"燕远堂"，每半页9行，每行19字。目录前有7个序，并有印鉴数枚。

汪氏刻板来源有三：潭滨黄氏、乌程郑虹桥、古歙鲍廷博。其自序曰："闻潭滨黄氏曾购善本……散失几半，且多遗误，乃购得其板片以归……而尚缺二十七卷。再访求于江浙藏书之家，仅有数卷，竟无完本。后又从乌程郑虹桥、古歙鲍以文两君处，共补得二十四卷。其第百九十五卷符禁、百九十九卷及二百卷服饵、针灸中漫漶百有三行，卒不可得。"从汪序中看出，汪刻虽三板共凑，但尚缺卷一百九十五、一百九十九及卷二百，同时针灸门中一百零三行漫漶不清。故汪氏印书时，其板仍不全。

2. 乾隆本与元刻本、日本聚珍本等比较

笔者将元刻本与日本聚珍本、日本抄本、明抄本、文瑞楼本等互补校勘后，发现汪本从目录至内容结构均与元刻本有较大差异，部分内容有增补删改之疑，尤以儿科部分为甚。

汪本虽三板共凑，但尚有残缺。原书共200卷，汪本仅得197卷，尚缺卷一百九十五、一百九十九、二百。其他卷亦有残漏补缺的情况，汪本目录中多处注"原缺"。

其差异的情况如下：

（1）差异之卷次、门类

①疮肿门

卷一百三十三：汪本多出"灸疮""诸疮生肌肉""瘘疮"条。

卷一百三十五：汪本缺"灸疮""诸疮生肌肉""瘘疮"条。实将其移入了卷一百三十三。移动部分的内容与原书行文略有差异，方名、方药组成、功效大同。

②伤折门

卷一百四十五：此卷残缺甚为严重，诸论及方与原书差异较大。

残缺：如"腕折"条，汪本总目作"脘折"，且作小字注"原缺"；"头伤脑髓出"条，目录小字注"原缺"。此二条正文中均阙如。

方论与原书差异较大：原"打扑损伤"条："论曰：凡打扑损伤，或为他物所伤，或乘高坠下，致伤手足腰背等处。"而汪本作："论曰：打扑损伤，或㿔肿疼痛，或血出不止，外须以贴熁涂傅，内须服去瘀养肌肉和血气之剂。"可见，二论行文差别颇大，显非同一版本。汪本载方多与原书不同，如汪本中的"骨碎补散"，原书"腕折"条虽有同样的方名，但主治、组成俱不同，实非一方。同时发现，汪本"打扑损伤"条与《圣济总录纂要》卷二十二相关内容完全相同。

③ 杂疗门

卷一百四十九：汪本残缺"辨自缢死解绳法""辨自缢死心下尚微温虽久犹可活法"。

④ 针灸门

卷一百九十三：残缺"治骨蒸灸法"。汪注："原缺一百三行。"

⑤ 符禁门、神仙服饵门

残缺："符禁门"卷一百九十五，"神仙服饵门"卷一百九十九、二百，目录后有"原缺"小字注文。此3卷实缺。

⑥ 小儿门：与原书篇卷结构及内容差异颇大，有妄自增删移改之嫌。其行文、方药组成、剂量等与原书颇有出入。

（2）"小儿门"部分差异的情况

总目中"小儿门"部分共16卷，而汪本中有8卷内容与原书有较大差异。此8卷为卷一百七十一至卷一百七十七及卷一百八十。其中卷一百七十一、一百七十二有篇卷拆补拼合现象，而卷一百七十三至卷一百七十七及卷一百八十中除个别内容与原书略同外，大部分内容均不同，为妄自增补的内容。又，将汪本与原书对比时发现，后世补入的儿科部分理论内容较多，且方后有论（有时作低格注），而宋人方书中理论内容不如后世者多，方后多无方论。具体情况如下：

① 篇卷拆合、拼凑：即将原篇卷内容妄自分合、移改、拼凑，使篇卷结构发生改变，这种情况见于卷一百七十一、一百七十二：汪本无卷一百七十一的内容，而将卷一百七十二上半部分内容，即"小儿天瘹""小儿胎风""小儿惊瘹""小儿干瘹""小儿漏瘹""小儿脑瘹"6条，作卷一百七十一；而原卷一百七十二下半部分内容，即"小儿急瘹""小儿口齿瘹""小儿无辜瘹""小儿瘹渴不止"4条，作卷一百七十二，属妄自分合，以残冒全。

② 补入后人整理的内容：由于原板残缺，故补入后人整理的内容。这种情况主要见于卷一百七十三至一百七十七、卷一百八十。这几卷从目录上看与原书相同，但内容多不相同。具

体情况如下：

卷一百七十三至一百七十五：此三卷内容与原书皆不相同，多采他书之方或后世之方。如卷一百七十三中的木香槟榔丸、胡黄连丸、秘制香连丸、桃白散方等原书实无；卷一百七十四中三乙承气汤、苏合香丸、丹溪退黄汤等多为后世名方；卷一百七十五中的藿香正气散、保和散、平胃散、六君子汤多为《和剂局方》的名方。

卷一百七十六：除"小儿哕""小儿吐呗"与原书基本相同外，余均不同。

卷一百七十七：除"小儿中蛊"条与原书互有交叉外，余多不相同。

"小儿中蛊"：《圣济总录》中"小儿中蛊"方多出自《太平圣惠方》，只是部分方名发生了变化。笔者将汪本与《圣济总录》原文、《太平圣惠方》对比发现，汪本更近于《太平圣惠方》。如《圣济总录》原书中"治小儿五种蛊毒比圣汤方"，《太平圣惠方》、汪本皆作"治小儿五种蛊毒悉主之方"，无"比圣汤"之方名；原书中"治小儿中蛊危急再造散方"，《太平圣惠方》、汪本俱作"治小儿畏忌中毒欲死方"，而无"再造散"之方名。此外，《太平圣惠方》、汪本又较《圣济总录》多出"中蛊下血欲死方"，而二本中的"治小儿中蛊毒令腹内坚痛，面目青黄……方"条无方名，《圣济总录》中名神功散。可见汪本补遗时，此部分内容是根据《太平圣惠方》补入的。此外，汪本升麻散、雄黄散、鼓皮汤与《圣济总录》相同。又较原书多出雄麝散、麝犀汤（张涣《医方妙选》）、雄黄丸（《婴孺方》）。

此卷中其他条内容与《圣济总录》不同，如多出"小儿客忤歌"及清气化痰丸、礞石滚痰丸等皆后世常用方。

总之，卷一百七十三至一百七十七除有少量内容与原书相同外，余多不同，从而推断此部分内容有两个来源：一为原板之残片，一为后世补入的内容。

卷一百八十：汪本无"小儿鼻齆塞""小儿鼻多浊涕""小儿

脑热鼻干无涕""小儿多涕""小儿喉痹"5条，而于"小儿木舌"下多出"小儿风痫""小儿食痫""小儿惊痫""小儿热痫""小儿癫痫"5条。表面上多出的这部分内容似原卷一百七十一（病名条目近同）的内容移植于此，但经仔细核查发现，这部分内容与原卷一百七十一相去甚远，载方多不相同，为妄自增补的内容。又，此卷目录中"小儿重舌""小儿木舌""小儿口疮"与《圣济总录》病名条目同，但内容完全不同，说明这部分内容皆为后补，如"小儿重舌"的朱砂膏、地黄膏、天竺黄散、蒲黄散原书皆无。

③ 文中多杂有后世方论及后世名方

儿科卷部分除篇卷内容有差异外，尚夹有宋以后的方论，或后世名医名方，如丹溪退黄汤（朱震亨）、石山渗湿汤（汪石山）、九味羌活汤（刘完素）、严氏实脾散（严用和）、牵正散（《杨氏家藏方》），充分证明了汪本儿科卷中有后世补入的内容。这种情况，马继兴先生的《中医文献学》已有提及，如卷一百七十六之"三因散聚汤方"，指出"今本《三因极一病证方论》卷八'六府（笔者按：府当为聚）证治'所载此方与之全同"。除此之外，其所补之方也有早期或同时期的方子如《肘后备急方》《千金要方》《太平圣惠方》《太平惠民和剂局方》等。

④ 内容相同，行文略有差异：除上述情况外，尚有一种情况，即与原书内容相同，但行文略有差异、方药前后顺序不同、药物炮制用法多简略或不同，间有组成不同、方名稍有变化者，即卷一百六十八、一百六十九、一百七十。

如卷一百六十八之大青汤，原方组成中有"麻黄"，而汪本作"升麻"。又如原书中的龙胆饮，汪本作"龙胆草饮"。其他如黄芩汤作"片芩汤"，芍药汤作"白芍药汤"等。

此外，有几卷与原书内容完全相同，如卷一百六十七、卷一百八十一、卷一百八十二等。

3. 乾隆本与《圣济总录纂要》之比较

《圣济总录纂要》为清代程林编纂。程林为明末清初安徽休宁人，少从叔祖程敬通艺医时，自谓得阅《圣济总录》刻本，30余年后，又从同乡友人江湘处得家藏抄本，从而撮其精粹，删繁纂要，于康熙年间编集《圣济总录纂要》（以下简称《纂要》）26卷。但程氏编集此书时，所见《圣济总录》版本已非全帙，曰："是书三副凑合，仍缺小儿方五卷，一百七十三卷至一百七十七卷止。余于秘阁内府江浙齐梁诸鉴古家，遍访无有藏本，欲补全而未能。同学项视菴搜求小儿今古方论补全五卷，议论简要，方法详明，可称全璧矣。诸疳以下即其所补也。"而《纂要》康熙本卷二十五"诸疳"下的作者项有"程林云来纂，项睿视菴补"的题录。可见《纂要》小儿方5卷内容并非《圣济总录》原貌，乃后人（项视菴）所补。

又，《纂要》江湘序："书故为先君子鹤诚公增纂手录……于是殚精毕智，搜微索隐，参考是书，且集近代验方，以补其所阙……故幼科五卷茸遗增略，不惜余力……岂意枣梨未登而松楸陨泣也。"从江湘父整理小儿方5卷内容看，江氏家藏本原儿科卷已残缺，故程林得江湘本后云"仍缺小儿方五卷"，而程林只取项视菴儿科5卷，或可推断江氏补而未全，亦或程林不采用江氏所补儿科内容。

《纂要》卷二十五"小儿门·诸疳"条小字原注"以下原缺，今补时方"，其论与方与乾隆本同。如《纂要》"诸疳"："论曰：疳之为病多矣，钱氏谓二十以下为疳，二十以上为劳……不可执一端而误事也。"此段论述，有钱乙言，但不见于《圣济总录》（以下简称《总录》）原书，而见于汪本卷一百七十三；且《纂要》之方，如福建煎红丸、芦荟肥儿丸、蒸鸡丸等汪本俱有，但不见于《总录》，可见，汪氏所补这部分内容系出于《纂要》。

从篇卷内容看，《总录》卷一百七十五小儿哺露与丁奚的内容分作2条，即"小儿哺露""小儿丁奚腹大"，《纂要》作"哺露丁奚"，汪本有"哺露丁奚"条与《纂要》相同，其所载方，如十全丹、赤芍药丸、人参丸等与《纂要》同，但不见于原书。同时，又出"小儿丁奚腹大"条，与原书同，可见汪本卷一百七十五的内容同时采用《纂要》及《总录》的内容。

卷一百七十六"呕吐"条：汪本"有物有声名曰呕，有声无物则曰干呕"之论与《纂要》同，但与原书不同，说明所补内容俱出《纂要》。

有一个问题需要说明，汪本所补内容并非皆能征之于《纂要》，因为《纂要》是节录本，其所选录儿科内容亦颇少，但《纂要》的内容皆与汪本同，亦可证明二者同出一源。

总之，乾隆本所补儿科内容与《纂要》相同，二者同出一辙，可推断乾隆本即项视菴本。正如《经籍访古志补遗》所云："（乾隆本）不啻文字颇有删窜，其篇章亦多有私改，加小儿门填以后世方论，乃与《纂要》所载相合，则此为项视菴本可知矣。"

通过汪本与《总录》诸本及《纂要》的对比，发现汪本并非全帙，且许多篇卷有妄自增删移改之嫌，尤以儿科部分为甚。儿科卷后世补入的内容与《纂要》相同，又"伤折门"卷一百四十五所补的内容亦与《纂要》相同，说明汪氏所据版本有一部分与《纂要》同出一辙。乾隆本之所以能够采用《纂要》的内容，其原因可能是《纂要》卷帙少，后世流传较广（清《四库全书》曾收录此书），使汪氏能够较容易地得到其本，并参考了其中部分内容。

4. 分析乾隆本差异之原因

造成乾隆本有诸多差异的原因，主要是由于所据版本问题。《圣济总录》由于卷帙浩大，元以后至清在国内刊刻者几无完本。从历代书目著录情况来看，《圣济总录》在明清时期散佚情况尤其严重。笔者将《圣济》与明代《永乐大典》中的相关内容比较发现，《大典》中的内容基本与原书相同，而《大典》中所辑儿科内容颇多，说明此时（明永乐六年以前，即1408年前）元大德本《圣济总录》尚存，且儿科卷无缺失，但明代《文渊阁书目》（1441）、《内阁藏书目》所著录的《圣济总录》元大德本皆有阙佚。日本聚珍本序中称日本所得元大德足本乃明嘉靖帝所赐，说明此时内府尚有藏书。又程林称30年前从其叔祖程敬通处得阅刻本，其版式乃元大德本，而明末清初黄虞稷《千顷堂书目》亦记载大德本200卷，说明大约至迟在明嘉靖到清康熙的一段时间内尚存元大德足本。但程林编辑《纂要》时其本已不全，至清乾隆时国内已无完本，虽有各种抄本，但均不全（现存刻本之全者，是清乾隆以后日本聚珍本、日本抄本及民国年间上海文瑞楼本）。正是在这种情况下，造成了清代汪鸣珂重刻《圣济总录》时，无缘得窥足本。而在程林之前，已有人开始对《总录》进行补缺（江湘之父）。

从汪序及他序可知，汪氏虽极力搜求，三板拼凑，但板仍不全。通过与《纂要》对比，发现乾隆本与《纂要》同出一源，而《纂要》主要依据江湘之家藏抄本，及参合其他2种版本，但其版本亦不全，故请同学项视菴补方及论而成。可见，由于所据版本不全或有增删，造成了乾隆本各种复杂的现象（表2、表3）。

表2　乾隆本门类、卷数差异比较表

门类	卷数	缺漏	多出	与原文不同	与《纂要》相同
疮肿门	133		灸疮、诸疮生肌肉、瘘疮		
	135	灸疮、诸疮生肌肉、瘘疮			
	分析：实将卷一百三十五的部分内容移到了卷一百三十三。移动内容与原文行文略有差异。				
伤折门	145	腕折、头伤脑髓出		打扑损伤	打扑损伤
	分析：此卷残缺甚为严重，不止上述三条，其他部分亦有残缺。同时，诸论及方与原书差异较大。部分内容与《圣济总录纂要》相同。				
杂疗门	149	辨自缢死解绳法、辨自缢死心下尚微温虽久犹可活法			
针灸门	193	治骨蒸灸法原缺103行			
符禁门	195	全卷缺			

表2　乾隆本差异之门类、卷数

门类	卷数	缺漏	多出	与原文不同	与《纂要》相同
神仙服饵门	199	全卷缺			
	200	全卷缺			
小儿门	171	缺	补入卷172的部分内容		
		分析：此卷原缺，而将卷一百七十二上半部分内容移补之			
	173~177		后世方论	此5卷与原书内容不同	与《纂要》内容相同
		分析：此5卷内容与原书相去甚远，与《纂要》同出一源			
	180	小儿鼻齆塞、小儿鼻多浊涕、小儿脑热鼻干无涕、小儿多涕、小儿喉痹	小儿风痫、小儿食痫、小儿惊痫、小儿热痫、小儿癫痫	小儿重舌、小儿木舌、小儿口疮	
		分析：此卷实残缺，所补内容与原书亦不同			

表3　乾隆本"小儿门"差异比较表

乾隆本"小儿门"部分差异情况

差异	卷数	缺漏	多出	移补原书	补充《纂要》内容
拆合拼凑	171	小儿躽啼、小儿惊痫、小儿风痫、小儿食痫、小儿诸痫（此卷实无）		小儿天瘹、小儿胎风、小儿惊瘹、小儿干瘹、小儿漏瘹、小儿脑瘹（卷一百七十二上半部分）	
	172	小儿天瘹、小儿胎风、小儿惊瘹、小儿干瘹、小儿漏瘹、小儿脑瘹			

差异	卷数	缺漏	多出	移补原书	补充《纂要》内容
	分析	汪本无卷一百七十一的内容，而将卷一百七十二上半部分内容，即"小儿天瘹"等作卷一百七十一；而原卷一百七十二下半部分内容作卷一百七十二。			
后人补入	173	与原书多不同	木香槟榔丸、胡黄连丸、秘制香连丸、桃白散等		诸疳。福建煎红丸、芦荟肥儿丸、蒸鸡丸
	174	与原书多不同	三乙承气汤、苏合香丸、丹溪退黄汤、石山渗湿汤、严氏实脾汤		
	175	与原书多不同	哺露丁奚。藿香正气散、保和散、平胃散、六君子汤等多为《局方》		哺露丁奚方及论
	176	小儿哕、小儿吐呃与原书相同外，余不相同	三因聚散方等后世方		呕吐
	177	与原书内容互有参差。许多方之组成、主治与原书大同，但无方名	《圣惠》中蛊下血欲死方、治小儿中蛊毒令腹内坚痛……方等。张涣《医方妙选》雄麝散等		
	分析	卷一百七十三～一百七十七与原书差异颇大，而与《纂要》内容几相吻合，说明汪氏此部分内容是参考了《纂要》，二者同出一源。			

差异	卷数	缺漏	多出	移补原书	补充《纂要》内容
后人补入	180	小儿鼻齆塞、小儿鼻多浊涕、小儿脑热鼻干无涕、小儿多涕、小儿喉痹	小儿风痫、小儿食痫、小儿惊痫、小儿热痫、小儿癫痫		
	分析	实残缺。所补内容似原卷一百七十一原缺的内容移植于此，但相去甚远，为妄自增补的内容。卷中的"小儿重舌""小儿木舌""小儿口疮"与原书名目相同，但内容完全不同，可见此卷内容汪本实残缺，虽有补删，但内容与原书基本不同。			

小结：从汪本与元刻本、日本聚珍本、日本抄本、明抄本、文瑞楼本等版本对比发现，乾隆本残漏补缺的情况特别严重，尤以儿科卷为甚。原非足本，除自注缺3卷外，儿科卷实残缺。又伤折门亦为残缺，故不止缺3卷。清·邵懿辰《增订四库简明目录标注》："乾隆五十年汪氏重校刊足本二百卷，内缺十卷。"又，拼凑移改的现象严重，且补充了大量后人整理的内容。儿科卷补入的内容几与《纂要》同，证明此部分与《纂要》同一来源。总之，从版本的角度言，乾隆本并非一个完好的本子。造成这种情况的原因，是《圣济总录》版本在国内流传不佳所致。

（五）《圣济总录》政和版刻工姓名分析

今所见元刻本实即北宋政和版挖版重印，每卷开首"大德重校圣济总录卷第某"为元代有意挖版，其他内容版式应为北宋原版原貌。但书板在流传过程中，可能存在递修情况。又，宋明刻书，常在版心位置刻有刻工姓名，《圣济总录》则真实反映了这种情况。今对国家图书馆、中国中医科学院图书馆及日本宫内厅书陵部所藏元刻本部分卷帙进行考察，以示刻工情况。

本次对其中 45 卷（2、3、44、56、62、63、64、65、66、67、68、69、70、71、72、73、74、75、76、77、78、79、80、81、82、83、84、85、87、88、89、90、91、92、93、94、96、128、150、169、173、174、175、183、184）155 名刻工姓名进行了记录分析。

1. 所见胶卷共 45 卷 1739 页。国家图书馆藏本：宋板刻工 7 位 26 页；中国中医科学院馆藏：宋板刻工 6 位 13 页；日本宫内厅书陵部藏本：宋板刻工 20 位 56 页。

国家图书馆藏：陈仁、沈珍、徐文、朱文、高二、陈新、朱明。

日本宫内厅书陵部藏：陈仁、沈珍、徐文、朱文、高二、陈新、朱明、高谅、朱春、徐永、杨十三、王因、朱春、高凉、胡仁、胡昶、杨采、陈行、朱曾、王富。

中国中医科学院图书馆藏：圭、沈珍、匋、李端、朱曾、余。

确立依据：日人长泽规矩也著《宋元刊工名表初稿》、王肇文编《古籍宋元刊工姓名索引》等书。

2. 自 1111~1300 年的 200 年间，通过版刻刻工名字，真实地展示了《圣济总录》宋、金、元的版刻递修过程，甚至部分卷帙页有了明修的痕迹，故 200 卷巨帙保留今日，宋版元修本、宋版元修明补本已是弥足珍贵。

三、《圣济总录》分类编次的特点

（一）《圣济总录》按病证分门的编次特点

《圣济总录》首创分门编次的编撰方式，"以病分门"，主要按照病证不同进行系统分类，按门类对各科病证进行理论总结及方剂收载。经过对比发现，从卷五开始，几乎可以将该书的连续数卷完全对号入座地划入某一科，《圣济总录》的分门与北宋医学分科的相互对应，说明了北宋医学教育和医学分科与《圣济总录》的编次分门及内容取舍有密切的联系。

《政和圣济总录序》："诏天下以方术来上并御府所藏颁之，为补遗一卷，治法一卷，卷凡二百，方几二万。以病分门，门各有论，而叙统附焉。首之以风疾之变动，终之以神仙之服饵，详至于俞穴经络、祝由符禁，无不悉备，名之曰《政和圣济总录》。"《大德重校圣济总录序》："上下凡二百余卷，始终几二百万言。逐病分门，门各有方；据经立论，论皆有统。"从以上两篇序言结合具体内容来看，《圣济总录》采用了分"门"编写方式，共分70门。每门之中，首设统论，概述此门疾病的发病原委，下设若干病证；每一病证，先论病因病机，次列方药治疗。其中66门的门次排列与北宋太医局的医学分科存在对应关系，而66门中有61门是依据病证的不同进行分类的，是序言中提到的"以病分门"编次方式的具体体现。

该书各门具体编排分卷如下：卷五至一百八十四为临床各科病证，首之以诸风门，终之以乳石发动门，内、外、妇、儿等科无所不包，收录北宋御府以及当时医家用之有效的医方良剂；卷一百八十五至一百九十为补益、食治部分，收录补益、食疗方；卷一百九十一至一百九十四为针灸门，详论十二经、奇经八脉，其中有关人体骨度的论述，较王惟一《铜人腧穴针灸图经》更具特点；卷一百九十五至一百九十七为符禁门，大部分内容来自唐代孙思邈《千金翼方·禁经》，主要是咒禁治病术；卷一百九十八至二百为神仙服饵门，主要是养生补益方和气功导引内容。

（二）《圣济总录》病证分门与北宋医学分科的对应

从《圣济总录》66门的排列顺序中可以发现，这种门次排列顺序与北宋太医局的医学分科存在对应关系。详见表4：

表4　北宋医学分科与《圣济总录》各卷对应表

科目	《圣济总录》各卷内容
风科	卷5~20（诸风门、诸痹门）
大方脉	卷21~100（伤寒门至诸尸门，共41门） 卷185~187（补益门）
眼科	卷102~113（眼目门）

科目	《圣济总录》各卷内容
耳科	卷 114~115（耳病门）
口齿咽喉科	卷 117~124（口齿门、咽喉门）
疮肿科	卷 101（面体门、髭发门）、卷 116（鼻病门）、卷 125~138（瘿瘤门、瘰疬门、痈疽门、疮肿门）
金疮科	卷 139~143（金疮门、痔瘘门）
伤折科	卷 144~145（伤折门）
产科（兼妇人杂病）	卷 150~166（妇人血风门、妇人血气门、妊娠门、产难门、产后门）
小方脉	卷 167~182（小儿门）
针兼灸	卷 191~194（针灸门）
书禁科	卷 195~197（符禁门）

（1）此表根据王振国教授主编的《中国古代医学教育与考试制度研究》一书中《元代太医院十科及所习经书表》并结合《圣济总录》具体内容而制。因元代医学教育及医学分科基本沿袭宋代，而且元太医院明确指定以《圣济总录》作为官方教材，所以在制定上表的过程中参考了元代制度。

（2）《圣济总录》编纂时间是政和至宣和年间（1111~1125），与徽宗崇宁二年（1103）设立太医学的分科时间最为接近。徽宗崇宁二年，太医学"设三科，通十三事"，即分三大科，下设十三小科：方脉科，包括大方脉、风科、小方脉、产科；针科，包括针、灸、口齿咽喉、眼、耳；疡科，包括疮肿、伤折、金疮、书禁，故上表采用此时的分科制度。

（3）上表中大方脉所对应的《圣济总录》卷二十一至卷一百的具体内容如下：伤寒门、中暍门、疟病门、霍乱门、肝脏门、胆门、心脏门、小肠门、脾脏门、胃门、肺脏门、大肠门、肾脏门、膀胱门、三焦门、心痛门、心腹门、消渴门、黄疸门、胸痹门、膈气门、呕吐门、痰饮门、咳嗽门、诸气门、吐血门、鼻衄门、积聚门、泄痢门、水肿门、脚气门、腰痛门、虚劳门、骨蒸传尸门、诸疝门、阴疝门、大小便门、诸淋门、九虫门、诸尸门、诸注门，共41门。从编次顺序来看，先论外感疾病，后述脏腑辨证。

（4）杂疗门、乳石发动门、食治门、神仙服饵门共4门无法准确地划入医学各科。

综上可知，《圣济总录》病证分门与北宋医学分科存在相互对应关系，如风科与诸风门、诸痹门，金疮科与金疮门、痔瘘门，伤折科与伤折门，疮肿科与瘿瘤门、瘰疬门、痈疽门、疮肿门都存在着相互对应关系。这种对应关系恰恰说明了北宋医学分科对《圣济总录》病证分门别类有着主导性作用。

此外，有些门虽然不是以病证分门，但与医学分科也存在着一一对应关系，如眼目门—眼科、耳病门—耳科、伤折门—伤折科、小儿门—小方脉、针灸门—针灸科、符禁门—书禁科。这些门虽不是按照病证分门别类，而是因科设门，但各门之下亦是按照病证不同进行分类论述。

《圣济总录》这种按病证分门编次的方式对元明清的医学教育及医著编撰影响深远。以元代医学为例，元太医院对每科除了要求以《黄帝内经》《诸病源候论》等医学经典作为教材外，每科还要求以《圣济总录》的连续数卷（实属按卷入门）作为该科的必修教材；而元代著名方书《世医得效方》在编排方面就基本沿袭了《圣济总录》的分类思想，以元代的官方医学分科名称来命名各卷。

《圣济总录》以病分门，同时存在以治法分门的情况，如针灸门、符禁门等，这与北宋医学分科的标准（以疾病分类作为分科基准，亦存在以治法作为分科依据的情况，如针兼灸科、书禁科等）一致。

（三）《圣济总录》病证分门的历史沿袭与继承

中医学能够发展至今，重要原因之一是其重视历史沿袭与继承，《圣济总录》作为汇编性质的大型官修方书，在编撰过程中必然会对前人医书的编撰方法及内容加以吸收、利用，从而形成自己的特色。其历史继承性主要表现在以下几个方面：

1. 编次分类方式

前已提及，《圣济总录》首创了"分门"编撰的编次分类方式，但这种"分门"也是在前人基础上的创新。如隋·巢元方《诸病源候论》把隋代及以前的各种病名证候加以整理，按照病候的方式分为67大类，使之条理化、系统化，虽然没有提出"门"这一概念，但可以看作是分门编撰的萌芽；至《太平圣惠方》分为1670门，此处虽然提到"门"这一名词，但是这里的"门"是针对某一具体病症而言，分类较为混乱。《圣济总录》则吸取了二者之长，主要按病证不同系统分为66门，门下再细分若干病证。可以说《圣济总录》分门编次方式受医学分科和前人分类方式的双重影响。

2. 各门编次顺序

虽然自《诸病源候论》《千金要方》《外台秘要》《太平圣惠方》至《圣济总录》，疾病分类方式各有不同，但总体而言，皆是风证、伤寒等外感六淫所致病证在前，内伤脏腑辨证在后。从某种程度上来讲，将外感病证置前是历史沿袭的结果。在《黄帝内经》《伤寒杂病论》中就特别重视对外感六淫之邪所致病证的阐释，这也体现了人们对疾病认识由外感到内伤的过程。当然，这只是整体而言，在具体内容收录及编排方式上各书有所不同。如《诸病源候论》将风病诸候列于首卷；《圣济总录》亦仿此，将诸风门置于各门之首，可以说是《黄帝内经》"风者，百病之始也""风为百病之长"理论的一个体现。《千金要方》因为孙思邈对妇人、小儿的重视而将妇孺病置于各类疾病之首；《外台秘要》则将伤寒病证置于卷首；《太平圣惠方》将五脏六腑病证列为诸病之首，这种排列方式体现了脏腑辨证理论的发展。当然这种差异不是主流，而先外感后内伤才是其基本思路。

3. 某些门类内容的保留

某些疾病在北宋时期已经非常少见，但这些内容仍然得以保留，这与中医的历史沿袭继承有密切关系。

如"乳石发动门"，北宋时期有许多人对服石的危害有了一个比较清醒而深刻的认识，多数追求长生者转而进行内丹的修习，但是"乳石发动门"仍然得以保留，最主要的原因即历史沿袭继承。"乳石发动门"主要收录的是服石引起一系列疾病的证治方药。服石，即服食矿物类药物，如人们常说的寒食散。寒食散，又名五石散，是由石钟乳、紫石英、白石英、石硫黄、赤石脂这五种矿物合制的散剂。两汉时期，追求长生成仙之风甚盛，许多人尝试通过服石来达到长生的目的；而魏晋南北朝时期，服石更是蔚然成风，上至达官贵人，下至平民百姓，莫不为此倾倒。但到隋唐时期，随着医家对服石危害性的认识，服石之风势减。时至北宋，医家对服石的危害性更有了比较清醒的认识，服石者减少，但服石遗风尚存。延续上千年的服石之风对《圣济总录》编撰者的影响是不容忽视的，所以"乳石发动门"因历史沿袭遗留而保存了下来。

（四）"诸风门"列于病证分门之首原因分析

1."诸风门"位列病证分门之首，且篇幅所占比例较大

《圣济总录》卷五至十八为"诸风门"内容，位于按病证分类的66门之首，共14卷。开卷首篇"诸风统论"总括了诸风病之病源，下设85篇各论，将诸风门分为85类病证论述，收方1340首；卷十九至二十为"诸痹门"，1篇"诸痹统论"概述其病源，下设21篇各论，分述各种痹证，收方160首。因"诸痹门"所论疾病属于风邪致病范畴，故与"诸风门"合在一起。《圣济总录》"诸风门"位列病证分门之首，与宋代的医学分科有极大关系。

为了能够更加直观明了地说明"诸风门"在《圣济总录》66门中的地位，我们可以对这66门的卷数篇幅、各论数量（代表的是该门类下的病证分类情况）等情况做一比较。经过统计，卷数在4卷以上且各论篇数超过30篇的如表5：

表 5 《圣济总录》各门所占篇幅统计表

各门名称	小儿门	诸风门	针灸门	伤寒门	眼目门	虚劳门	产后门	妊娠门
卷数（卷）	16	14	4	13	12	7	7	5
各论数量（篇）	125	85	80	69	60	49	36	32

由表可见，《圣济总录》中"诸风门"不但列于各门之首，而且篇幅数量也十分可观。

2. "诸风门"与风科

通过对北宋天圣年间、嘉祐五年、神宗年间及徽宗崇宁二年这四个时期的医学分科进行梳理后发现，在短短的百余年间，医学分科变动十分频繁。北宋时期，从《天圣令·医疾令》的十三科至嘉祐五年的九科，再至崇宁二年的"三科通十三事"，医学各科时分时合，某些科时存时废，但有以下五科始终独立存在：大方脉、风科、小方脉、产科、眼科。北宋风科从大方脉中独立出来，得到了显著发展，盛极一时。从不同时期各科招生比例来看，最重视大方脉、风科，大方脉所占比例最大，为33.3%~40%；其次是风科，占25%~26.7%，这两科就占了一半以上。而且从嘉祐五年各科招生定额与实际在读人数的比较也可以发现，风科超额人员最为严重。

从嘉祐五年至神宗熙宁九年，每一科的招生人数都大大增加，因此我们从各科所占全部九科的比例反映不同科的发展情况（表6）。

3. 与《太平圣惠方》"风病"理论的比较

宋代两大官修方书《太平圣惠方》和《圣济总录》皆是在《诸病源候论》的证候编次基础上，根据当时的具体情况加以变更调整而成。因此，通过比较《诸病源候论》《太平圣惠方》《圣济总录》中有关"风病"的条目，可以看出"风病"理论在宋代的发展。《诸病源候论》"风病诸候"分上、下两卷，共59候；至《太平圣惠方》则为6卷，下设67种"风病"证候；至《圣济

表6 北宋不同时期医学各科人数比例表

	大方脉	风科	小方脉	眼科	产科	针灸科	疮肿	金镞兼伤折	金镞兼书禁	口齿咽喉科	合计
嘉祐五年	40	30	30	6	4		4	1	1	4	120
	33.3%	25%	25%	5%	3.3%		3.3%	0.8%	0.8%	3.3%	1
熙宁、元丰	120	80	20	20	10	10		20	10	10	300
	40%	26.7%	6.7%	6.7%	3.3%	3.3%		6.7%	3.3%	3.3%	1
增幅比例	6.7%	1.7%	-18.3%	1.7%	0	3.3%		2.6%	2.5%	0	1

总录》"诸风门"发展为14卷，共85类"风病"，且将原本属于《诸病源候论》"风病诸候"的痹证分出，在"诸风门"之后单列"诸痹门"，分21类病证，大大拓展了"风病"的范围和内容。此外，妇人杂病、小儿等部分新增的疾病大多与风有关，可见有关"风病"的理论有很大发展。

不仅如此，通过对《圣济总录》与《千金要方》《外台秘要》《太平圣惠方》等大型方书收录"风病"方剂数量做一比较，可以看出，从《千金要方》至《圣济总录》，短短几百年的时间，治疗风病的方剂数量确实有了很大增长，特别是在宋代，这种变化尤为明显（表7）。

表7　诸方书中收录"风病"方剂数量表

方书	《千金要方》	《外台秘要》	《太平圣惠方》	《圣济总录》
方剂数量（首）	188	296	891	1500

从上表中可以看出，风科疾病的方剂数量明显增多，其中不排除随着时代的发展，方剂数量累积增多的因素，但《圣济总录》与《太平圣惠方》同成书于北宋，应具有较大的可比性。

4. 宋代"风病"理论的发展及治疗水平的提高

从《圣济总录》"诸风门"、"诸痹门"的内容来看，不但风病理论较之前代有大的发展，而且相应的方剂数量、剂型等都有显著的时代特色。

（1）理论发展：《圣济总录》的编写体例前面已经涉及，"逐病分门，门各有方；据经立论，论皆有统"。"诸风门"86论即为宋代医家对"风病"理论之总结。我们将"诸风门"86论与《内经》《伤寒杂病论》《诸病源候论》等医学经典以及《千金要方》《外台秘要》《医心方》《太平圣惠方》等大型方书中的相关理论进行逐条比较，探其理论发展情况。通过对比，发现"风病"理论发展主要体现在以下几个方面：

第一，对某些病证的病源认识更为深入。如"卒中风"，在宋以前文献中未见其名，有某些症状的简单描述。到《太平圣惠方》

单列专篇，指出其病机为"脏腑久虚，气血衰弱，腠理开泄，阴阳不和，真气散失，荣卫虚竭，邪气毒风，从外而入，伤于经络"。至《圣济总录》则明确提出了该病的临床表现，"仆倒闷乱，语言謇涩，痰涎壅塞，肢体瘈痪，不识人事者，此其证也。"从病机与临床表现看，此病与现代所说的中风十分相似，已非单纯的外风所致，初具内风的意义，为以后张子和的内外风理论提供了借鉴。

再如白虎风，《太平圣惠方》首次提出这一病名，认为是"风寒暑湿之毒，因虚所起，将摄失理，受此风邪，经脉结滞，血气不行"而出现骨节、四肢的剧烈疼痛，《圣济总录》又在此基础上补充了"或妄言、妄有所见"之症，认为病人会因为剧痛而出现妄言、幻觉等表现。

第二，对某些病证进行了重新的分类或者合并。

如"漏风"和"酒风"两个病证，其病因皆与酒有关。《素问》将"漏风"和"酒风"分列在"风论篇第四十二"和"病能论篇第四十六"；《备急千金要方》虽将"酒风"和"漏风"分开表述，但在症状表现上却有合论之势。

《圣济总录》将二者合为一篇，并且有详细的病证分析，《圣济总录·诸风门·漏风》："论曰：《内经》曰：饮酒中风，则为漏风。漏风之状，或多汗，不可单衣，食则汗出，甚则身寒、喘息、恶风，衣裳濡，口干善渴，不能劳事。又曰：身热解惰，汗出如浴，恶风少气，病名酒风。夫酒以养阳，酒入于胃，与谷气相薄，热盛于中，其气剽悍，与阳气俱泄，使人腠理虚而中风，故其证多汗恶风，不可单衣；其喘息而少气者，热熏于肺，风客于皮毛也；其口干善渴者，汗出多而亡津液也；其解惰而不能劳事者，精气耗竭，不能营其四肢也。谓之漏风，以汗出不止，若器之漏。久而不治，转为消渴。"

从病证分析可以看出，到宋代已经认识到该病由饮酒生热，伤津耗气，腠理虚而风邪外袭所致，方药运用了燥湿、祛风、止汗、补气类。最后指出了疾病转归，"久而不治，转为消渴"。理、法、方、药完备。

（2）方剂数量剧增：北宋时期不但有关"风病"的理论得到了较快发展，其治疗方剂数量亦出现了急速增长，剂型更为丰富而且富有时代特色，说明此时期对风病的治疗水平有了很大提高。从《圣济总录》"诸风门"收录的方剂来看，丸、散、膏、丹、汤、酒剂皆备，其中丸剂、散剂数量尤为可观，这应该与当时政府设立"熟药所"和"和剂局"有密切关系，有明显的时代特征。

通过以上两方面的分析，我们可以看出，《圣济总录》将"诸风门"置于各门之首，其方剂数量比《太平圣惠方》有明显增加，这种变化可以说是官方医学分科中设立"风科"并且得到极大发展的体现。而"风科"的设立与当时"风病"理论体系的发展和完善密不可分。唐末宋初，有关"风病"理论的发展十分迅速，且相关方剂的数量明显增加，形成较为完善的"风病"理论体系，具备了独立成科的条件，北宋太医局最终设立"风科"，官方的重视，必然会使越来越多的医家对"风科"病证投入更大的精力进行系统的理论总结与提高。可以说，宋代"风病"理论体系的发展促进了"风科"的独立，"风科"的独立反过来又会促进"风病"理论体系的发展和完善，而《圣济总录》"诸风门"是北宋医学分科中"风科"设立的体现。

（五）"符禁门"与书禁科

从"符禁门"的具体内容来看，并不符合"以病分门"这一原则，但却明确地归入医学分科中的书禁科，其原因何在？首先《圣济总录》编次主要是以病证分门，但也存在以治法分门的情况，即按照疾病的治疗方法不同编次，如符禁门、针灸门等。如前所述，宋代的医学分科虽然是以疾病分类作为分科基础，但亦受到了社会因素的影响，书禁科就是一大体现。"符禁门"的存在与书禁科的设立是相互对应的，医学分科中设有"书禁科"，且招生人数有所增加，而在《圣济总录》200卷中仅"符禁门"就占3卷，可以说"符禁门"的设立是"书禁科"存在的一个直接体现。

《圣济总录·符禁门》包括卷一百九十五、一百九十六、一百九十七，由1篇"符禁门统论"和21篇禁咒各论组成，收符篆 317 道，6 万余字。虽仅 3 卷，引书却达 11 种之多，如《诸病源候论》《灵宝方》《太平圣惠方》等。其中，禁咒大多源自《千金翼方》《神医普救方》等，符篆大多来自《神医普救方》《灵宝方》等；从内容来看，"符禁门"是以唐代孙思邈《千金翼方·禁经》为基础，收录北宋时期存世的有关符禁文献并汇集而成。虽然《圣济总录·符禁门》以《千金翼方·禁经》为基础，但又有所不同，《圣济总录》将《千金翼方》的禁喉痹、禁金疮、禁盗贼三篇分入他篇，不再另立篇目；将禁狂疾法、辟怪法、禁梦魇法、禁白虎法、禁百病法、禁诸痛法、禁诸鲠法、禁小儿夜啼法等单篇另立。此外，"符禁门"还收录了大量的符篆，比之"禁经"更为丰富。

可见《圣济总录·符禁门》较之《神医普救方》《千金翼方》等更为系统，具体治疗方法更为丰富。影响其发展的因素，主要有以下几个方面：

1. 书禁科的设立

《圣济总录·治法》云"符禁乃祝由之法"，符禁与祝由相类。马王堆出土帛书《五十二病方》中即有关于祝由术治病疗疾的记载。《素问·移精变气论》："黄帝问曰：余闻古之治病，惟其移精变气，可祝由而已。"至隋唐时期，得到了官方政府的重视，隋朝太医署设有咒禁博士一职，《隋书·百官志》："高祖授门下省设咒禁博士二人"，其职责是教授医学生各种民间驱邪疗病的手势、身法、步法及符篆咒语等。唐袭隋制，太医署不但设有咒禁博士，而且专设咒禁科，《旧唐书·职官志》："咒禁博士一人（从九品下），咒禁师二人，咒禁工八人，咒禁生十人。咒禁博士掌教咒禁生，以咒禁除邪魅之厉者。"

前已提及，北宋时期从《天圣令·医疾令》的十三科至嘉祐五年的九科，再至崇宁二年的"三科通十三事"，医学分科时分时合，但"书禁科"始终存在。

隋唐时期的"咒禁科"顾名思义就是运用符篆、咒禁等带有巫术色彩的手段治疗疾病的医学科目，至北宋则改为"书禁科"。"'书禁'，以'禁'为重心，或者书禁本身只是'禁'而已，因为它原来名'禁科'，与祝由合并为一科后，祝由本身就含有丰富的'咒'的成分，故改'咒'字为它。之所以改'咒'字为'书'，是取'书写符箓以治病之意'。"①

宋代"书禁科"的设立，受隋唐时期医学分科影响较大。唐太医署设四大科，"咒禁"即是其中之一。但宋代"书禁科"不处于重要地位，常与疮肿、伤折等相兼，较唐代进步。"书禁科"的设立，以及《圣济总录》《神医普救方》《太平圣惠方》等官修大型方书中的符禁内容，都说明了政府在一定程度上允许咒禁、符箓等手段应用于医疗中。

2. 民间巫风肆淫与政府之禁巫行动

北宋政府对医学高度重视，经济、科技发达，但是巫术、巫医并未随着科技的发达而消失，宋仁宗朝官员李觏曾感慨："今也巫医、卜相之类，肩相摩，毂相击也。"（《盱江集》）鲁迅《中国小说史略》言："宋代虽云崇儒，并容释道，而信仰本根，夙在巫鬼。"可谓直指要害。

《宋会要辑稿》："（嘉泰二年）十二月九日权知万州赵师作言：'峡路民居险远，素习夷风，易惑以诈，易煽以恶，致使淫巫得肆簧鼓。凡遇疾病，不事医药，听命于巫，决卜求神，杀牲为祭，虚费家财，无益病人。虽或抵死，犹谓事神之未至。故凡得疾，十死八九。'"苏轼被贬岭南之时，对岭南偏远之地的巫风巫俗深有感触，"岭外俗皆恬杀牛，而海南为甚……以巫为医，以牛为药。见有饮药者，巫辄云：'神怒，并不可复治。'亲戚皆为却药，禁医不得入门，人、牛皆死而后已。'"（《苏轼文集》）有关宋代巫风巫俗的文献记载可说是随处可见，这从侧面反映了宋代巫风之盛，边陲之地缺医少药已经成为严重的社会问题。

为了改善这种状况，朝廷制定了抑巫措施，中央及地方兴医办学，向偏远地区惠医施药。宋太宗淳化三年（992）就曾下诏：

---

① 任冰心.元代医学开设"祝由书禁科"原因考［J］.历史教学,2009,（8）:90-96.

"两浙诸州先有衣绯裙、巾单，执刀吹角称治病巫者，并严加禁断，吏谨捕之。犯者以造妖惑众论，置于法。"此类诏令在《宋会要辑稿》中时有所见。《续资治通鉴长编》卷五十二："（咸平五年八月）乙酉诏：'医师疗疾，当按方论，若辄用邪法伤人体肤者，以故杀论。'时泾州民毛密以禁术疗民疾，绳缚手足，桃杖击之，自除夕至二鼓，死。陕西转运使刘综言其事，故条约之。"虽然政府采取了一系列措施抑巫兴医，但诸多客观及人为因素，如朝廷诏令得不到贯彻执行、庸医害人、缺乏医药等，仍使巫风炽盛。

此外，通过对《圣济总录·符禁门》具体内容的考察发现，虽然"符禁门"中大部分内容为符箓、咒禁等方法，但同时也包涵了许多合理的医药知识及医疗手段。

总之，《圣济总录·符禁门》的存在受到多方面的影响。首先是医学分科中"书禁科"的设立，在中央集权制高度发达的宋代，《圣济总录》作为官修方书，政府的医学政策及当时的医学分科应是具有指令性影响的，可以说"符禁门"是"书禁科"存在的一个具体体现。但"符禁门"的出现与"书禁科"的设立并非一对一的单线关系，它的存在与宋代巫风仍炽的社会背景、长期锢结于人们心中的巫术思维观念，以及巫术巫技中裹挟的合理的医学内容等皆有密切关系。

（六）《圣济总录》卷首"运气"篇的由来

《圣济总录》开首2卷即为"运气篇"，不属于按病分门的范畴。"运气篇"按六十岁一甲子的推运方式，胪列从甲子岁至癸亥岁的运气图式、主客胜复及不同的气候物候和人群发病情况，理论既来源于《内经》的运气学说，又有较多的发挥。其对运气学说的重要阐发，影射了宋政府对于运气的重视程度。

运气学说，是指以五运六气理论预测疾病发生、发展和轻重预后的一种学说。其萌芽很早，两汉时期已能见其踪迹，但比较零散。直到王冰次注《黄帝内经素问》，补入运气七篇后，运气学说才形成较为完整的体系。但在唐末宋初并未引起重视，官修方书《太平圣惠方》中未有明显的体现。宋仁宗嘉祐年间，由校正医书局重新校正编次的含有"运气七篇"的24卷本《黄帝内经素问》作为范本刊行全国，扩大了运气学说在医学界的影响。元符二年（1099），刘温舒著《素问入式运气论奥》，专论五运六气，并有附图说明，使其理论更加系统明了，运气学说逐渐得到了政府的重视。

北宋末年，运气学说由于受到宋徽宗赵佶的大力提倡和推广而进入鼎盛阶段。徽宗推行"天运政治"，自政和七年（1117）十月开始逐月公布各月"月令"，以"示民预防疾病"，而每年的"运历"和每月的"月令"均由皇帝诏令布告，"其令诸路监司郡守行讫以闻"。虽然徽宗颁布各月"月令"的时间与《圣济总录》最后成书时间有所重叠，但并不能说运气学说在这一天才开始流行，只是到了徽宗时期得到了前所未有的重视而已。该措施的实施使运气学说在全国范围内得到了推广，其影响和应用达到了空前的兴盛。

两宋统治者皆标榜以仁政治天下，而北宋时期疫病流行，统治者"既缺乏流行病学调查和统计的资料，也没有完善的疫病预防和控制机制，这时运气学说关于预测疾病发生的理论，为施政者提供了一种依据"[1]。这也许可以作为统治者对运气学说表现出异乎寻常兴趣的一个合理解释。由于皇帝的重视，运气学说被列为太医局考试的必考内容，而《圣济总录》首列五运六气亦为当时政府医学教育的直接反映。

通过以上分析可以看出，影响《圣济总录》编次分门的因素是多方面的，如官方医学分科的影响、历史沿袭继承、宋代特殊的社会文化背景、医学发展的水平等。

（七）以"诸风门"所征引医论为例考察《圣济总录》的医论来源

《圣济总录》每门开首皆有一篇病证"统论"，总论某门类病证的病因病机、治则治法；具体病证部分又以个论形式阐述病源病机理论。另在卷三"补遗"篇中分述了62种病证的病因病机及

---

① 郑学宝，郑洪.略论宋代医学考试的特点［J］.中医教育，2005，24（5）：74.

治则治法，与分卷病证"统论"内容相互重叠。上述内容是反映《圣济总录》医学理论的重要部分，其理论既源自前说，又有属于《圣济总录》独特发挥的地方。惜其常以"论曰"表述，而未注明文献出处，这对于我们研究宋代医学源流带来诸多不便。故对其"论"之来源进行考证就显得尤为重要，理清《圣济总录》医论来源，对于研究《圣济总录》的学术传承及独特的理论发挥有重要意义。由于《圣济总录》篇幅浩大，故在此先对"诸风门"医论部分进行考察。

《圣济总录》卷五至十八为"诸风门"内容，共14卷，仿《太平圣惠方》体例，由1篇"诸风统论"总括其病源，下设85篇"个论"分类详述各病证。在这86篇论中，仅提到《易》与《内经》两种参考文献，引《周易·说卦传》者1处，明确提到《内经》者18处。但通过与相关医籍的条文对比发现，"诸风门"征引文献十分丰富。现将其文献征引情况分类介绍如下：

1. **源出《内经》者** 中风、肉苛、漏风、风厥等，共计9篇。

如漏风，《素问》将"漏风"和"酒风"分列在"风论篇第四十二"和"病能论篇第四十六"；《备急千金要方》虽将"酒风"和"漏风"分开，但在症状表现上却有合论之势；到《圣济总录》则将其合为一篇，并且有详细的病证分析（见前述）。

2. **源出《诸病源候论》者** 风瘾、风口噤、风气、风冷等，共计34篇。

《圣济总录》在征引《诸病源候论》时，对某些病证进行了篇次调整，条文内容进行取舍，补入了宋时医家的认识。

如风气，《诸病源候论》认为："风气者，由气虚受风故也。肺主气，气之所行，循经络，荣脏腑，而气虚则受风。风之伤气，有冷有热，冷则厥逆，热则烦惋。其因风所为，故名风气。"《圣济总录》认为："风气之状，有冷有热，冷则厥逆，热则烦惋。盖肺者五脏之华盖，而为气之本，主通行阳气，循于皮肤分肉之间，熏于肓膜，散于胸腹，以拒外而温内。若其气虚弱，则风邪因而伤之。其伤之也，或遇阴气盛，则四肢厥逆而为风冷；或遇阳气盛，则心神烦愧而为风热。二者皆因体虚受风，气能鼓作，故均谓之风气也。"从两条文对比中可以看出，《圣济总录》在《诸病源候论》的基础上明确提出了风气分为风冷和风热两种性质截然相反的病证类型，在解释病机时采用先生理后病理的对照分析法，更容易理解和把握其发病机理。

值得注意的是"偏风"条。《素问·风论》："风中五脏六腑之俞，亦为脏腑之风，各入其门户所中，则为偏风。"至《诸病源候论》明确了病机和症状表现，指出"偏风者，风邪偏客于身一边也。人体有偏虚者，风邪乘虚而伤之，故为偏风也。其状，或不知痛痒，或缓纵，或痹痛是也。"《圣济总录》则在其基础上，又补充了"瘑痹不仁"这一重要临床表现。

3. **源出《太平圣惠方》者** 急风、破伤风、摊缓等，共计14篇。

上述病证在宋以前医籍中记载甚简，大都夹杂于其他病证中论述，未成专篇，直到宋代《太平圣惠方》将其独立成篇，明确提出"白虎风""破伤风""紫癜风"等病名，《圣济总录》在此基础上有了新的发展。

如急风，两书皆认为是"毒厉之气，非天地阴阳橐籥之常"，指出该病不是单纯的六淫之邪所致，而是具有传染性的烈性病，传变迅速。《太平圣惠方》认为"仓卒之际，便至膏肓，故名急风也"；《圣济总录》认识到此病虽然危急，但并非绝对的死症，"诊两手脉阴阳俱细缓者生，或沉微浮数者难治"。据脉象分为"生"与"难治"两种情况，说明对该病的认识有所进步。

4. **综合《素问》《诸病源候论》并有所发挥者** 肝中风、中风身体不随、风不仁、风邪，共计4条。

上列病证，综合了多家之说。如肝中风，《素问》与《病源》均将其与其他四脏的中风一起论述。《素问·风论》："肝风之状，多汗恶风，善悲，色微苍，嗌干善怒，时憎女子，诊在目下，其色青。"《金匮要略·五脏风寒积聚病脉证并治第十一》：“肝中风者，头目瞤，两胁痛，行常伛，令人嗜甘。”《诸病源候论·风诸病上》：“肝中风，但踞坐，不得低头，若绕两目连额，色微有青，唇青面黄者可治，急灸肝俞百壮。若大青黑，面一黄一白者，是肝已伤，不可复治，数日而死。”显见三家对此病的认识并非一脉相承。《备急千金要方》引《诸病源候论》，并提出“服续命汤”。而《圣济总录》单设成篇，综合了《素问》《金匮要略》《诸病源候论》三家之说。此外，《太平圣惠方》将此病列入第三卷的“治肝脏中风诸方”条下，认识与上述也有所不同，“夫肝中风者，是体虚之人，腠理开疏，肝气不足，风邪所伤也。其候筋脉拘挛，手足不收，疠风入肝，坐踞不得，胸背强直，两胁胀满，目眩心烦，言语謇涩者，是肝中风候也。”可见，历代对该病的认识各有不同，且自成体系，至宋代趋于综合。

5. **综合《素问》《太平圣惠方》并有所发挥者** 心中风、肾中风、卒中风，共计3条。

《太平圣惠方》按脏腑辨证将心中风、肾中风分别归入卷四与卷七中，《圣济总录》则按致病邪气将五脏风归入“诸风门”中，并进行了详细的病机分析。如心中风，综合了《素问》《金匮要略》《太平圣惠方》三家所述临床表现，且详细解释了各症状的发生机理。《诸病源候论》《备急千金要方》也有心中风的描述，但与《圣济总录》不属一个系统。

再如卒中风，在宋以前文献中未见其名，有某些症状的简单描述，到《太平圣惠方》单列专篇，指出其病机“脏腑久虚，气血衰弱，腠理开泄，阴阳不和，真气散失，荣卫虚竭，邪气毒风，从外而入，伤于经络。”但未明确记述临床表现，至《圣济总录》则明确提出了“仆倒闷乱，语言謇涩，痰涎壅塞，肢体痛痹，不识人事者，此其证也。”从病机与临床表现看，此病与现代所说的中风十分相似，已非单纯的外风所致，初具了内风的意义，为以后张子和的内外风理论提供了借鉴。

6. **综合《诸病源候论》《太平圣惠方》并有所发挥者** 风腰脚

疼痛、风瘙痒、风热、疬疡风等，共计6条。

其中，风腰脚疼痛是《圣济总录》吸收了《诸病源候论》卷五腰背诸病的"腰脚疼痛候"和《太平圣惠方》卷七之"治肾脏风毒流注腰脚疼痛"及卷二十一之"治风腰脚疼痛冷痹诸方"的部分内容，明确了该病是由肾气不足，风湿冷气乘虚内攻导致的腰脚屈伸、步履疼痛。

再如疬疡风，《诸病源候论》并未将其归入"风诸病"，而是列在卷三十一瘿瘤诸病的"疬疡候"，认为是"风邪搏于皮肤，血气不和所生"；《太平圣惠方》已将其归入"风诸病"卷中，病机认识有所发展，"此皆风之与热，伏留肌腠之间，气血不和，乃生斯疾也"；至《圣济总录》则更加完善，"皆由风邪热气，搏于脾肺经，流散肌肉使然也"。认为此病与白驳病机相同，表现相似，只是病情表现有轻重之别。白癜风与疬疡风情况相似，此不赘述。

7. 综合《素问》《诸病源候论》《太平圣惠方》并有所发挥者 脾中风、肺中风、首风等，共计7条。

上述病证在宋以前文献中皆有记载，但比较零散，《圣济总录》则进行了系统的总结。如脾中风，《素问·风病》："脾风之状，多汗恶风，身体怠惰，四肢不欲动，色薄微黄，不嗜食，诊在鼻上，其色黄。"《金匮要略》："脾中风者，翕翕发热，形如醉人，腹中烦重，皮目眴眴而短气。"《诸病源候论》："脾中风，踞而腹满，身通黄，吐咸汁出者可治，急灸脾俞百壮。"《备急千金要方》则直引《诸病源候论》，且指出"若目下青，手足青者，不可复治"，有方续命汤。《圣济总录》则综合了《素问》《金匮要略》《诸病源候论》三家之说，补充了详细的病机。此外，《太平圣惠方》"脾中风"条下载有"舌本强直，言语謇涩，口面喎僻，肌肤不仁"等表现。肺中风情况与之相似，亦综合了《素问》《金匮要略》《诸病源候论》之说。

再如首风，病名首见于《素问》，《诸病源候论》与《太平圣惠方》皆将其与头面风相混杂，而《圣济总录》则将首风和头面风分开，独立成篇。

8. 其他　风腰脚不随、中风百节疼痛、脑风等，共计7条。

"脑风"这一病名在《素问·风论》中已被提及："风气循风府而上，则为脑风。"《诸病源候论》卷二"风病诸候"的"恶风须眉堕落候"也提到该病名："西南方坤为老母，名曰穴风，一曰吟风，二曰胪风，三曰脑风，其状似疾。不觉痛痒，体不生疮，真似白癞，以经十年，眉睫堕落。"与《内经》所指病证无关，直到《圣济总录》才发展了《素问》理论，且补充了症状，"故项背怯寒，而脑户多风冷"。

"风入腹里急切痛"这一名称见于《诸病源候论》："风入腹拘急切痛者，是体虚受风冷，风冷客于三焦，经于脏腑，寒热交争，故心腹拘急切痛。"《太平圣惠方》亦从其说，但《圣济总录》则云："风入腹拘急切痛者，风邪搏于阴经也。风邪搏于阴经，则肠缩踡，肠缩踡则绌急，风寒之气，与正气相击，故里急而切痛也。"两者皆认为此病由风寒之邪所致，但《诸病源候论》认为是风冷客于三焦，脏腑受邪而致心腹拘急切痛；《圣济总录》则认为是风邪搏于阴经，肠受风寒所致里急切痛。

小结

从以上分析可以看出，在《圣济总录》"诸风门"86条医论中，源自《诸病源候论》者51条，占59.3%，这是《诸病源候论》作为第一部病因症候学专著在中医学中的历史地位所决定的。

《圣济总录》所引文献虽多（表8），但并非原封不动地摘录，而是进行了诸多取舍，且补入当时医家的诸多认识。"诸风门"中许多医论条文中都补充了对症状表现的详细分析，且分析病理之前，先说明其生理，采用生理、病理相对照与比较，更加明晰疾病发生机理。此外，该书还将宋以前文献中记载的许多病证进行了篇次调整，有些进行合并，有些独立成篇，补入临床表现，分类较为系统，可见"诸风病"理论在北宋时期得到了空前的发展。

表8 《圣济总录·诸风门》征引医论文献出处表

文献出处	篇目名称	数目
《内经》	中风、肉苛、漏风、风消、劳风、风成寒中、风成热中、风成寒热、风厥	9
《诸病源候论》	风癔、风口噤、风口喎、中风失音、中风舌强不语、柔风、风弹曳、贼风、风痓、风角弓反张、偏风、风偏枯、中风半身不随、风痱、历节风、风身体疼痛、刺风、风腲腿、风痞癗、风瘙瘾疹、蛊风、风气、风冷、风恍惚、风惊邪、风惊恐、风惊悸、风狂、风癫、风头眩、恶风、大风眉须堕落、乌癞、白癞	34
《太平圣惠方》	急风、破伤风、摊缓、风脚软、风走注疼痛、白虎风、热毒风、风头痛、偏头痛、风头旋、风痰、风秘、白驳、紫癜风	14
《素问》+《诸病源候论》+扩展	肝中风、中风身体不随、风不仁、风邪	4
《素问》+《太平圣惠方》+扩展	心中风、肾中风、卒中风	3
《诸病源候论》+《太平圣惠方》+扩展	中风四肢拘挛不得屈伸、风腰脚疼痛、风瘙痒、风热、瘑疡风、白癜风、大风出虫	7
《素问》+《诸病源候论》+《太平圣惠方》+扩展	脾中风、肺中风、风惊、风痫、首风、头面风、大风癞病	7
其他	风腰脚不随、中风百节疼痛、肌肉瞤动、中风发热、脑风、胃风、风入腹拘急切痛	7

四、分工情况

本书卷帙浩繁，工作量大，故整理工作由多人协作完成。分工情况：整部书总体主持及学术质量控制，由王振国负责，杨金萍协助。郭君双负责版本调研及《乡药集成方》他校部分。具体完成卷数情况：卷1~30由杨金萍、王飞旋、孟玺完成，卷31~55由王春燕完成，卷56~73由周扬完成，卷74~89由范磊完成，卷

90~100 由张丰聪完成，卷 101~120 由刘鹏完成，卷 121~135 由金秀梅、周扬完成，卷 136~150 由李怀芝完成，卷 151~165 由臧守虎完成，卷 166~180 由杨金萍、路明静、李绍林完成，卷 181~200 由何永完成。在本次整理工作中，陈聪、李建业、田丹枫做了较多的基础工作。

我们对《圣济总录》的整理研究，始于 2003 年全国高校古籍整理委员会的立项支持。但因卷帙浩繁，版本情况复杂，经费短缺，难以一蹴而就。历十余年，多方搜求，版本乃备。又得国家中医药古籍保护与利用项目资助，这一巨大的工程始得完成。

在本书整理过程中，承蒙北京中医药大学钱超尘先生、上海中医药大学段逸山先生鼎力支持和指导，中国中医科学院郑金生教授惠赠日本宫内厅书陵部藏《圣济总录》元刻本残卷影印本，并给予诸多具体指导，还有很多师友提供了有益的意见，不能一一列举，在此一并致以衷心感谢。

王振国
杨金萍
2017.12

总 书 目

I

本　草